자세개선을 위한 **티칭 필라테스**

자세불량 / 질환 / 손상

자세개선을 위한

티칭 필라테스

자세불량/질환/손상

실행 가이드

임규돈 외 옮김

Teaching Pilates for Postural Faults, Illness and Injury

A practical guide

Jane Paterson

Exercise illustrations by Marie Robinson
Photographs by Antonia Reeve

BUTTERWORTH HEINEMANN

ELSEVIER

영 문 출 판 사

EDINBURGH LONDON NEW YORK OXFORD PHILADELPHIA ST LOUIS SYDNEY TORONTO 2009

■ 대표 역자

임규돈 모던 필라테스 명예회장

■ 옮긴이

김항진 모던 필라테스 협회장
이남이 모던 필라테스 부협회장
문지숙 M필라테스 대표
장경원 케어필라테스 대표
이상희 엑스파인 필라테스 대표
샤샤정 정현아 샤샤필라테스 대표
여동구 TAO YOGA 대표
정연옥 동원대학교 보건운동관리과 교수

Teaching Pilates for Postural Faults, Illness and Injury

ISBN 978-0-7506-5647-4

주의(notice)
출판사는 사람에게 야기될 수 있는 상해나 손상에 대해 책임을 지지 않으며 출판물의 내용과 관련하여 표현되거나 내포되어 있는 것에 대해 어떠한 책임도 없다. 독자는 의학의 빠른 발달을 염두에 두고 특히 약물 복용량, 진단을 반드시 검토해야 한다.

자세개선을 위한 **티칭 필라테스**
자세불량/질환/손상

2015년 10월 8일 초판인쇄
2015년 10월 15일 초판발행

지은이 : Jane Paterson
옮긴이 : 임 규 돈 외
발행인 : 박 병 조
발행처 : 도서출판 영문출판사
등　록 : 1987년 12월 21일 제2-419호
주　소 : 서울시 강남구 삼성동 69-1
전　화 : (02) 514-5590, 776-5590
팩　스 : (02) 756-8943
홈페이지 : www.ymsbook.net
E-mail : yeongmunsa@empal.com
정　가 : 30,000원
ISBN 978-89-7224-373-1　93510

※ 파본은 교환해 드립니다.

목차
/ Contents

감사의 글 / Acknowledgements

이 프로젝트의 여러 단계에서 관여해주신 분들에게 크게 은혜를 입었다. 먼저 Pat Millard와 5년 이상에 걸친 우정과 옥스퍼드와 에든버러에 있는 각각의 자택에서의 교우에 감사한다. 그녀는 워드프로세서 앞에 앉아서 몇 번이나 문장의 교정과 표의 대조를 하는 데 많은 시간을 보냈다. 그녀의 정확성과 더할 나위 없는 인내력과 스태미나가 없었다면 이 책은 세상에 나오지 못하였을 것이라고 생각한다.

다음으로 옥스퍼드만이 아니라 런던, 버밍엄, 에든버러에서의 나의 학생들, 그리고 교원과 동료들에게도 매우 감사하게 생각한다. 그들은 나에게 영감을 주었고 지지하여 주었다. 그 덕분으로 나는 지도(teaching)를 위한 독자적인 접근법을 개발하고 문장으로써 기록할 수 있었다. 그리고 또한 이러한 것은 이제는 런던의 알란 헤드만의 스튜디오를 포함하여 복수의 센터에서 성공적으로 내놓은 나의 Open College Network Foundation Training Programme for Teachers of Pilates를 결과적으로 내가 제작하는 것으로 이어진 것이다. 다음으로 운동의 상세를 정확히 기술하고 있는지 어떤지를 확인하기 위해 많은 시간을 나와 함께 교정에 할애해주었다. Andy Adamson에게도 감사해야 한다. 또한 나의 위대한 친구인 Eileen Fry, 그 경험과 지식, 기술은 지도방법에 대한 단원을 마무리하는 데에 핵심이 되었다. 화가인 Marie Robinson에 의한 독자적이고 간소하지만 사실적인 삽화와 Antonia Reeve에 의한 사진에도 감사드린다.

그리고 또한 Katerina Swinton, Indigo Reeve, Ron Reeve에 의한 적극적이고 우수한 모델역과 Chris Blagdon에 의한 스튜디오 촬영에 대한 협력에도 감사드린다.

많은 분들의 지지와 특히 Sylvie Essame과 Susie Roberts의 헌신적인 지지에 감사하고 있다. 한편, 나의 남편인 Gordon의 변함없는 조언과 기여, 의학적인 상태를 다루는 단원에서의 공헌에도 감사의 글을 바친다.

마지막으로 이 책의 완성에 있어서 인내심으로 기다려준 Elsevier의 여러분에게도 감사드려야 한다.

Stuart Porter의 조언에도 감사드린다.

헌정사

사랑, 학습에 대한 호기심과 의욕의 선물을 주신 나의 부모, Bill과 Marie Richards에게, 내가 이 나라에서 처음으로 필라테스를 함께 시작한 Alan Herdman에게, 그리고 "하면 된다"는 것을 나에게 결코 잊지 않게 해준 나의 가족: Gordon, Angus, Jennie, Olivia와 Ione에게 이 글을 바친다.

저자 서문
/ Preface

이 책은 내가 직업 무용가를 지향하며 훈련에 몰두하기 시작한 무렵부터 줄곧 간직하고 있던 생각을 집대성했다. 이 책이 무용, 신체단련(physical fitness), 스포츠 분야의 교사만이 아니라 의사 또는 의사와 연계된 운동에 의한 재활을 시행하는 보건 분야의 전문가에게 도움이 되는 교육수단이 될 것이라 기대하고 있다.

나는 철이 들 무렵부터 음악, 몸을 움직이는 것, 그리고 무용을 좋아하였다. 오스트레일리아에 있었던 무렵부터 발레를 배우기 시작하고, 고전무용가로서 단련을 계속하고 그 후 수년간, 프로로서 출연하거나 발레를 가르치거나 하고 있었다. 그러나 특히 엄격한 훈련에 의해서 허리를 다쳐 부득이 진로를 바꿔야 하게 되어 프로로서 무용을 가르치는 것을 그만 둘 것을 결심한 한편, 일반간호의 교육을 받았다. 이러한 것은 나에게 인체해부학과 의학적 문제에 대한 기본적인 이해를 제공하고 그리고 평생을 통한 상해예방이나 건강증진, 바른 자세나 운동 기술에 대한 강한 흥미를 갖게 되었다.

이러한 흥미에 이어서 엘리트 발레무용수나 스포츠선수의 유례가 드문 재능이나 능력은 자기희생이나 노력뿐만 아니라 태어난 체격이나 자세, 그리고 효율적인 동작패턴에 얼마만큼 의존하는지를 이해하고 싶다고 계속 갈망하게 되었다. 또한 특히 엄격한 운동의 강요나 개인이 타고난 재능이나 능력을 돌이켜보지 않는 것과 관련된 상해의 위험성이 얼마만큼 존재하는지를 이해할 필요가 있다고 느끼고 있었다.

내가 오스트레일리아에서 훈련하고 있던 무렵은 훈련이란 부드럽고 사려 깊은 것이라기보다는 많은 노력을 필요로 하는 것이라 생각되어 운동은 신체적 · 정신적인 건강을 촉진하기 위해 가장 효과적이라 하였다. 그러나 한계에 도달할 때까지 견디어내고 운동을 시행하였을 때 일어나는 통증과 피로는 근육피로만이 아니라 집중력, 자세, 균형이나 테크닉조차 불리한 방향으로 변화시켜버리는 징후이었다.

한편, 그 경험 이상으로 다행스럽게도 훌륭한 교사 밑에서 충분히 학습할 수 있었다. 의학적인 공부를 정확히 하지 않았음에도 불구하고 그녀는 좋은 자세나 바른 척주의 기능의 중요성에 대해서 이해하고 격렬하고 엄격한 것이기는 하지만, 불완전하게 운동을 시행하였을 때는 상해가 발생할 것이라는 것도 이해하고 있었다. 그녀는 또한, 학생 자신에게 자기의 숙달에 대해서 어떻게 자기책임을 지는지를 학습하는 것을 기대하고, 그리고 우리들은 전원, 개개인의 기술이나 운동수행에서의 난이도에 대해서 이해하기 위한 자기평가도구를 바로 배웠다.

이러한 것은 나에게 헤아릴 수 없을 만큼 귀중한 것이 되고, 그 후 자신의 기능적 기술이나 수행기술을 높이는 것을 가능케 하고 평소의 일상생활만이 아니라 네 번의 건강한 임신을 통해서 스타일과 자세를 유지하는 것도 가능케 하였다. 오스트레일리아에서 어린 학생이었을 때에 가르침을 받은 것이 조셉 필라테스나 또 다른 운동을 기반으로 한 운동 전문가가 주창하는 원리원칙의 기초의 귀중한 도입이었다는 것을 이제 와서는 분명히 이해할 수 있다.

이러한 원리원칙은 모든 효율적인 움직임을 위한 필수적인 기반으로 남아 있다. 따라서 이 책은 운동의 기술(skill)에 대한 상세한 배려를 통해서 얼마만큼 자세의 문제를 분별할 수 있고, 효율적으로 대처할 수 있는지를 보여주는 것을 목적으로 한 것이다.

조셉 필라테스의 경력 / History of Joseph Pilates

나는 올바를 것이다. 나의 평생에 단 한번이라도 아스피린을 복용한 일도 없고 부상한 일도 없다.
온 나라에서, 온 세계에서 나의 운동(exercise)을 시행하고 있어야 할 것이다.
그렇게 하면 그들은 더 행복해질 것이다.

조셉 유버터스 필라테스
1965년 86세

조셉 필라테스의 원래의 원리원칙과 운동은 다음의 것으로 구성된다.

원리원칙:

- 호흡(Breathing)
- 집중력(Concentration)
- 조절(Control)
- 센터링, 중심화(Centering)
- 정확성(Precision)
- 유동성(Flow)

운동 / EXERCISES

더 헌드레드(The Hundred), 롤업(Roll-Up), 롤오버(Roll-Over), 레그 서클(Leg Circles), 롤링 백(Rolling Back), 싱글 레그 스트레치(Single Leg Stretch), 더블 레그 스트레치(Double Leg Stretch), 스파인 스트레치(Spine Stretch), 오픈 레그 록커(Open Leg Rocker), 코르크 스크루(Corkscrew), 시소(See-Saw), 스완 다이브(Swan Dive), 싱글 레그 킥(Single Leg Kick), 더블 레그 킥(Double Leg Kick), 네크 풀(Neck Pull), 시저(Scissors), 바이시클(Bicycle), 숄더 브리지(Shoulder Bridge), 스파인 트위스트(Spine Twist), 잭나이프(Jackknife), 사이드 킥(Side Kick), 티저(Teaser), 다리를 뻗은 상태에서의 히프 트위스트(Hip twist with outstretched legs), 스위밍(Swimming), 레그 풀 프런트 서포트(Leg Pull Front Support), 레그 풀 백 서포트(Leg Pull Back Support), 사이드 킥 닐링(Side Kick Kneeling), 사이드 벤드(Side Bend), 부메랑(Boomerang), 씰(Seal), 크랩(Crab), 로킹(Rocking), 컨트롤 밸런스(Control balance), 푸시업(Push-Up).

10대 무렵, 조셉 필라테스는 류마티스열, 구루병, 만성천식에 의해서 몸이 차츰 쇠약해져, 그 장애를 극복하는 대체방법을 탐구하기 시작하였다. 참선(Zen meditation), 요가(Yoga), 고대그리스나 로마 군대의 엄격한 운동 등에 대해서 폭넓게 연구하여 14세가 되는 무렵에는 체조, 권투, 스키에 뛰어날 정도로 개선되었다.

그는 독일에서 그리스계의 부모로부터 태어나고 젊은 시절에는 중국인 곡예단에 가입하고 있었다고 생각된다. 1912년, 32세 때, 영국으로 건너가서 프로 권투와 호신술의 교사가 되고 학생 중에는 영국의 경찰도 있었다. 그러나 이 경찰과의 관계도 머지않아 일어난 제1차 세계대전 때에는 그를 지켜주지 않았다. 영국에 체류하는 다른 독일인과 마찬가지로 "적국인"으로서 랭커스터(Lancaster)의 수용소에 1년간 강제 수용되었다. 이 동안에 필라테스는 건강, 신체적 체력에 대한 사고방법을 밝혀내어 함께 수용되어 있는 동료를 실험대상으로 하여 신체적 체력과 정신적 예민성, 그리고 몸통 강화와 유연성을 구축하기 위한 호흡조절을 조합한 일련의 운동의 고안에 착수하였다.

세계대전의 후반에 맨 섬(Isle of Man)에 간호병으로서 이송되고, 필라테스는 처음으로 전쟁의 결과 많은 장애를 갖게 되거나 자리보존을 하게 된 희생자들이 전투에 의한 부상이나 강제수용에 의한 질병으로부터 회복을 시도하고 있는 모습을 목격하게 되었다. 자신의 젊은 시절의 경험으로부터 부상에서 회복을 도우려면 근력강화가 중요하다는 것을 알고 있었기 때문에 그 자신의 몸을 사용해서 환자의 팔이나 다리의 무게를 보조하고 부드럽고 규칙적으로 환자의 팔이나 다리를 움직이기 시작하였다. 병원의 스태프는 그가 관여한 환자의 회복이 빠르다는 것을 인지하고 그 사고방법을 발전시켜가도록 용기를 북돋아 주었다. 그 무렵부터 낡은 병원의 침대에서 제거한 용수철을 사용함으로써 그 아이디어의 구체화를 시작하였다. 그는 용수철에 의해서 인간의 내재근육군의 활동과 유사한 점진적인 저항을 만들어낼 수 있고 중력에 대항함으로써 근력 회복이 가능하다고 믿고 있었다.

전쟁이 끝난 후, 필라테스는 독일로 되돌아가 함부르크경찰과 함께 그의 운동과 기구를 발전시켜갔다. 그는 또한 무용계와의 관계를 심화시키고 슬로바키아의 무용계의 제1인자이고 안무가, 무용평론가이기도 한 Rudolph von Laban과 공적 사적으로 오래 지속된 우호관계를 구축하였다. 그러나 1920년대 중반이 되어서 그가 바라는 것은 아니지만, 독일군이 그의 작업에 흥미를 갖고 군대의 훈련을 요청해왔다. 이 때문에 1923년, 군의 압력이 증가하는 가운데 그는 자기의 기술에 의해서 군의 조직을 돕는 것을 바라지 않아, 미국으로 이민하여 뉴욕에서 새로운 생활을 시작하였다. 대서양을 건너는 긴 선박여행 동안에, 그는 장래의 아내가 될 Clara를 만나게 된다. 그녀는 만성적인 관절염을 극복해야 할 그의 기술의 가르침을 받고 그의 환자가 되었다. 클라라는 그 후, 그들이 1924년에 최초 스튜디오를 무용수 거리의 핵심인 8번가에 개설하고 나서부터 그의 작업상의 파트너가 되었다. 이 새로운 스튜디오의 소문은 무용계에 바로 퍼져, 전설적인 무용수인 Martha Graham, Tanya Holm, George Balanchine과 같은 사람들에게도 지지를 받아 그의 스튜디오와 그 솜씨는 무용수의 근육 손상이나 허리, 무릎, 그 밖의 관절 부상으로부터 회복의 도움뿐만 아니라, 강인성과 균형력을 높이기 위한 보조적 운동기술로서도 머지않아 유명해졌다.

애초의 운동순서는 매트 위에서 시행되고 있었으나 이 황금시대라고 할 수 있는 시기에 필라테스는 운동을 위한 기구를 완전한 형태로 발전시켰다. "Universal Reformer"라 불리는 기구, 이것은 현재는 "Plie Machine"으로서 알려져 있는 것이지만, 수평으로 슬라이딩을 하는 침대이고 4개의 용수철을 동반하며, 따라서 시행하는 운동에 맞춰서 용수철을 조정할 수 있을 뿐만 아니라 개개인의 근력에 맞출 수 있다. 그 후, 몇 년에 걸쳐서 필라테스는 Reformer와 같은 설계로 된 운동 중에 몸통을 안정화시켜 고객의 관절 가동범위를 향상시키고 정렬의 불량이나 하중의 불균형을 교정하여 근육의 조절이나 근육활동에 의한 에너지 소비를 모니터할 수 있는 것 같은 다른 장치를 개발하였다.

1940년대가 되어서 필라테스는 차츰 자신의 죽음이 가까워짐을 알아차리고 후계자를 열망하여 3명의 학생을 교사로서 지도하기 시작하였다. 이들의 "수석

교사" -Eve Gentry, Ron Fletcher 그리고 Romana Krysanowska-는 지금은 세계 중에 확산된 필라테스 교사의 최초의 사람들이었다. 크리사놉스카는 뉴욕의 스튜디오에 있는 클라라 밑에서 1970년대를 통해서 스튜디오 감독으로서 그녀를 뒷받침하였다. 한편 다른 수석교사(Master Teachers) - Bruce King, Kathleen Stanford, Grant Trier와 Carola Trier-는 1950년대에, 그리고 Mary Bowen은 1960년대에 지도를 받았다. 캐롤라 트라이어의 학생이고 1960년대 후반에 그녀의 밑에 있었던 Robert Fitzgerald는 영국에 처음으로 필라테스법(Pilates Method)을 가져온 알란 헤르드만을 지도하였다.

헤르드만은 한때 화학교사였으나 London School of Contemporary Dance에서 훈련을 받고 교사 및 무용수로서 그곳에서 일하고 있을 때, 예술 감독으로부터 뉴욕으로 건너가 필라테스법을 공부하도록 권고를 받았다. 그는 트라이어와 피츠제랄드와 함께 투철하게 몰두하여 1971년에 영국으로 되돌아온 다음, London School of Contemporary Dance 안에 영국에서 최초의 필라테스 스튜디오인 Body Control Studio를 개설하였다. 조셉 필라테스가 시작한 뉴욕의 스튜디오와 마찬가지로 헤르드만의 스튜디오의 고객도 역시 당초에는 배우, 무용수, 가수나 스포츠선수였으나 그 성과가 소문으로 퍼져, 의사나 물리치료사가 재활을 위해 만성적인 부상으로 괴로워하는 환자를 Body Control Studio에 보내게 되었다. 최초의 스튜디오 개설의 성공에 이어서 헤르드만은 최초로 영국에서의 필라테스 지도자를 육성하고 그 교육체계를 발전시켜 새로운 스튜디오를 런던에 개설하였을 뿐만 아니라 영국 국내만이 아니라 유럽, 오스트레일리아에까지 진출하였다.

1977년, 클라라가 사망한 후, 크리사놉스카는 뉴욕의 스튜디오 감독을 계속하였다. 1980년대, 필라테스법은 그 기술의 새로운 중요성이 재인식되어 미국이나 영국, 유럽으로 확산되었다. 그 결과, 1991년 Santa Fe에서 조셉 필라테스의 원래 기술을 왜곡으로부터 지키고 확실한 형태로 교육체계를 제공할 목적으로 Institute for Pilates Method가 조직되었다. 창설 시기에는 Michelle Larson을 감독으로 하고 Joan Breibart를 회장으로 하여 6명의 수석교사가 감독/고문으로서 합류하였다. 1995년, Institute for Pilates Method는 법적으로 명칭의 변경이 요구되었다. 이러한 것은 미국에서는 조셉 필라테스의 원래의 스튜디오와 거기서 가르치는 교사만이 "필라테스"라는 이름을 사용하는 것이 허용되었기 때문이다. 그래서 The Physical Mind Institute라 명칭이 변경된 이 단체는 지금도 존재하고 조셉 필라테스의 이름을 위에 붙이거나 붙이지 아니하거나 관계없이 그들이 키워온 그 정신과 기술도 역시 계속 존재하고 있다.

조셉 필라테스의 전설과 인체와 그것이 어떻게 작용하여 움직이는지에 대한 절대적인 이해를 통한 그의 신체적 성숙에 대한 분투는 오늘날에도 계속 살아있고 헤아릴 수 없는 무용수, 배우, 스포츠 선수, 그리고 상해로부터 회복하려고 하는 사람을 돕고, 그것에 의해서 그들의 신체적 잠재능력을 완전히 회복하는 것이 가능한 것이다.

참고문헌(References)

Pilates JH 1988 Your health. Revised edition, Robbins J (ed). Presentation Dynamics, Incline Village, NV. First published, 1934

독자에 대한 주석 / Note to the reader

이 책은 흔히 발생하는 자세 문제를 이해하고 지적할 수 있어야 한다. 무용이나 운동을 가르치는 지도자뿐만 아니라 물리치료사, 치료 또는 재활 프로그램 안에 필라테스 운동을 사용한 의료를 시행하는 전문가를 위한 것이다.

이 책의 해부학에 관한 부분은 어디까지나 지도할 때의 "참고"로서 포함시킨 것이기 때문에 가장 신뢰를 둘 수 있는 교과서로서는 생각하지 말기를 바란다. 해부학에 대한 추천도서를 부록에서 소개하고 있으므로 그것을 참조하기 바란다.

인체 해부도
/ Anatomical body charts

Thibodeau GA, Patton KT 2007 Anatomy and physiology, 6th edition. Mosby, St Louis의 허가를 받아 게재.

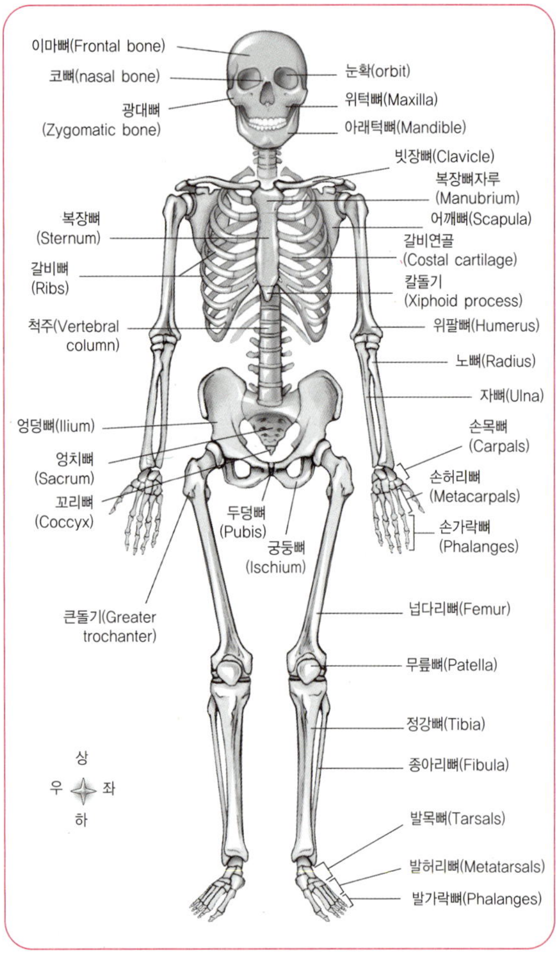

골격 – 앞면도

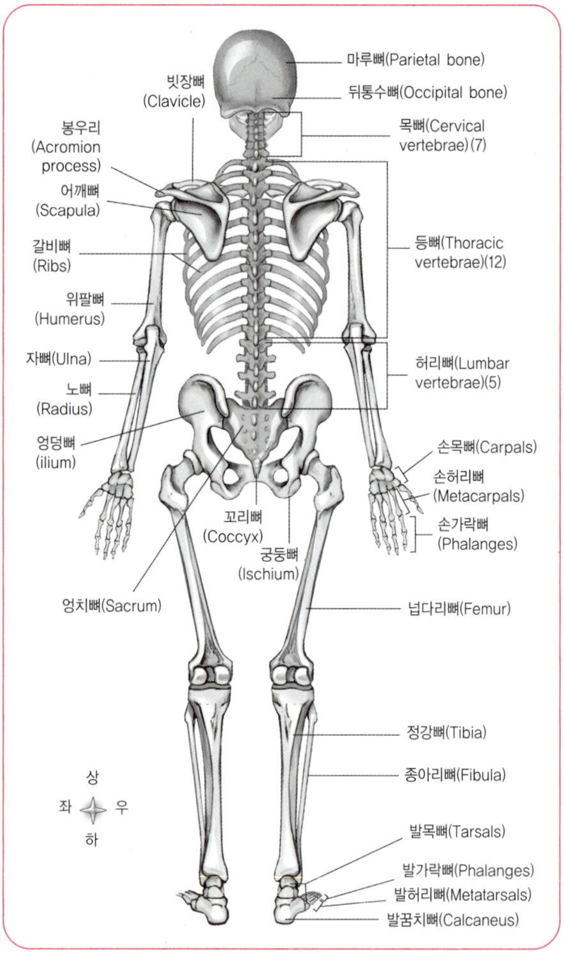

골격 – 뒷면도

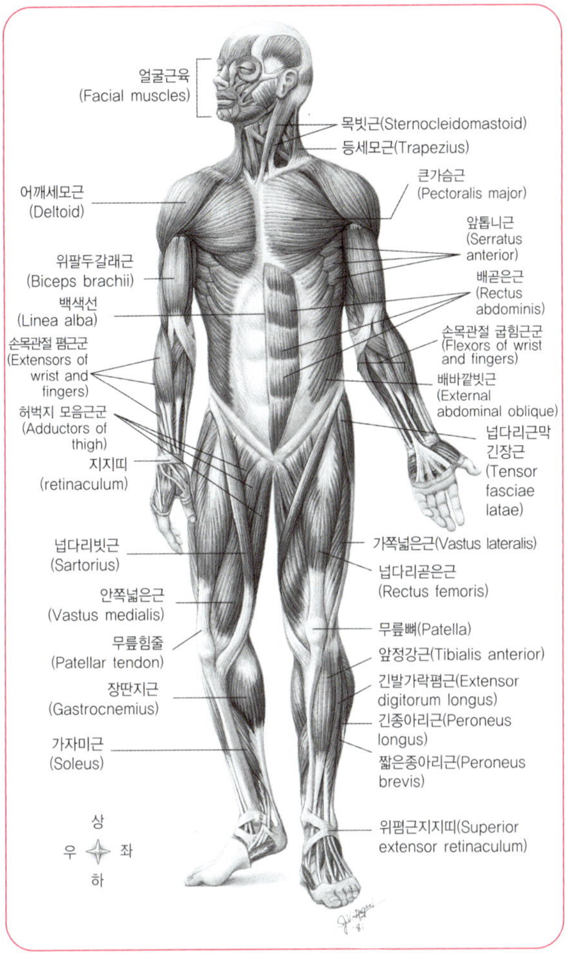

근육계의 개관 – 앞면도

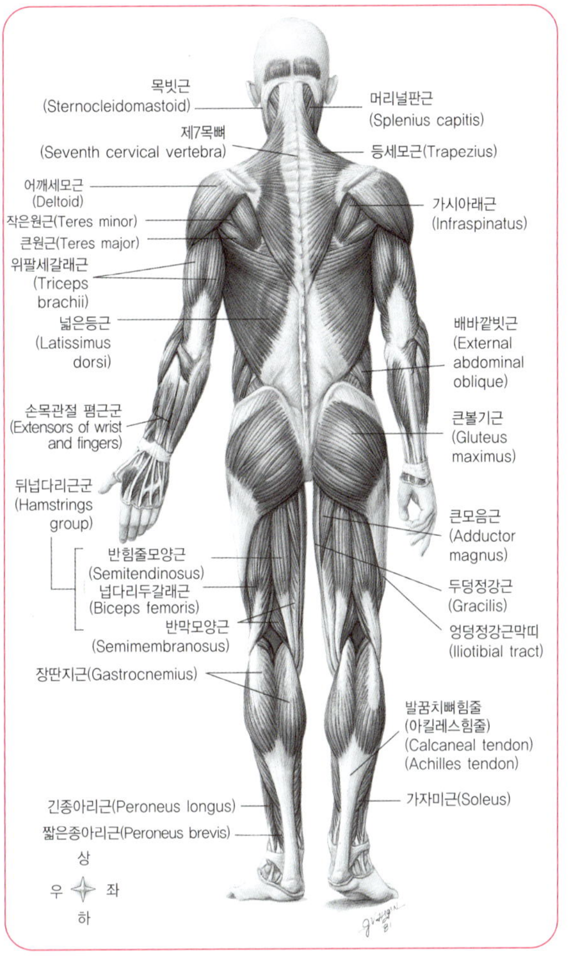

근육계의 개관 – 뒷면도

운동 색인
/ Exercise index

몸통과 다리를 위한 기본적인 코어 강화운동

바로 누운 자세에서 하부복근의 강화 (운동 BCS 1~5)

엎드려 누운 자세에서 엉덩관절 뒷면근육의 강화(운동 BCS 6~8)

옆으로 누운 자세에서 엉덩관절 뒷면근육의 강화(운동 BCS 9~12)

척주, 엉덩관절, 어깨관절의 안정화와 가동화: 네발기기 자세 시리즈(운동 BCS 13~19)

바로 누운 자세에서 척주 가동화(운동 SSM 20–22)

바로 누운 자세에서 상부복근의 강화(하부복근의 강화로부터 진행) [운동 SAS 23–24]

엎드려 누운 자세에서 척주 가동화 (운동 PSM 25~26)

옆으로 누운 자세에서 척주 가동화 (운동 SLM 27)

무릎관절의 근력강화 (운동 KS 28)

상반신의 기본운동

바로 누운 자세에서 팔이음뼈 가동화 (운동 UBE 1~5)

앉은 자세에서 팔이음뼈 가동화 (운동 UBE 6~7)

앉은 자세에서 척추와 팔이음뼈의 가동화 (운동 UBE 8~10)

엎드려 누운 자세에서 팔이음뼈 가동화와 안정화 (운동 UBE 11~12)

옆으로 누운 자세에의 팔이음뼈 안정화와 강화 (운동 UBE 13)

신장(stretch), 관절가동화와 발의 정렬, 가동성, 근력 증진을 위한 운동

발의 정렬, 가동성, 근력의 증진 (운동 FM 1~3)

엉덩관절 뒷면과 다리의 스트레칭 (운동 ST 1~18)

역자 서문

1980년대 중반까지 무용수를 제외한 대부분의 사람들은 필라테스 운동법에 대해 거의 알지 못했지만, 오늘날 일반적인 대중들도 부상 후 재활치료나 전반적인 건강을 도모하기 위해 필라테스 운동법을 많이 활용하고 있습니다. 하지만 강사의 능력에 따라 전문적이고 안전하게 운동을 지도하기도 하고, 비전문적으로 어떠한 평가 및 분석 없이 동작만을 가르치는 지도자들도 상당수 입니다. 또한 동작에 대한 이해 없이 급급하게 사용하는 의료계 종사자들도 있습니다. 필라테스 운동법은 정확한 평가와 분석을 기반으로 운동이 안전하게 지도 되어야 합니다.

이 책은 자세 결함의 분석법, 운동의 상세한 기술, 사실적이고 간소화된 삽화를 통해 보다 효과적으로 정보를 제공하고 있습니다. 이를 통해 외상 후 재활부터 일반인의 건강 및 엘리트 선수들의 컨디셔닝까지 안전한게 운동을 지도 할 수 있을 것입니다.

나는 운동의 원리원칙을 기반으로 그녀의 경험과 지식 및 노력으로 만들어진 이 책이 필라테스 및 의료계에 종사하는 사람들에게 지침서가 되어 항상 참고할 수 있기를 바랍니다.

마지막으로 이 책이 출판되도록 많은 도움을 주신 모던필라테스 임규돈 명예회장님, 영문출판사 박병조 대표님과 직원분들께 진심으로 감사함을 전합니다.

2015년 10월

역자 대표 임 규 돈

제 1 장

좋은 자세를 얻기 위한 방법 / Good posture and how it can be achieved

이 단원의 목차

서론 / INTRODUCTION

자세란 신체 부위의 위치관계를 나타내는 총칭이고 특히, 척추의 형태나 위치를 가리키는 일이 많다. 자세는 사람에게 흔히 관찰되는 정적 · 동적 상황이나 환경에 관련되고 있기 때문에 단독으로 생각할 수는 없다.

선 자세, 앉은 자세, 누운 자세와 같은 정적 자세는 동작이나 동적 자세가 일시적으로 멈춘 상태라 간주해야 하며 정적 자세라 해도 항상 변화하고 있다.

동적 자세에서는 보행, 달리기, 춤, 손으로 물건을 나르는 것 같은 활동의 대부분에서 모든 신체부위의 위치나 정렬(alignment) 특히, 척추를 구성하는 구조 전체는 항상 변화하고 있다. 즉, 동적 자세에서는 운동 중에 신체 전체부위의 관계가 항상 변화하고 있다는 것이다.

정적 · 동적인 것에 상관없이 좋은 자세를 정의하는 것은 어렵다. 그러나 척추만이 아니라 신체를 구성하는 근골격계 모두가 자세를 유지하기 위해 공헌하고 있다는 것으로부터 좋은 자세란 뼈, 관절, 그것을 지지하는 구조에 가해지는 부하를 최소로 하는 것이라고 말하는 것이 가장 좋은 표현방법일 것이다. 실제로 좋은 자세란 편안한 선 자세, 앉은 자세, 누운 자세, 동작과 같은 것을 가리키고 있다.

해부학적 기준에 따른 좋은 자세란 활동내용이나 노력의 정도에 상관없이 외상이나 노화(ageing)의 영향 등으로부터 신체의 지지구조를 보호하도록, 근육과 골격의 균형이 잡혀 있는 상태라 정의할 수 있다. 예를 들면, 지지기저면(supporting base)인 발의 위에 부하와 신체질량을 유지하면서, 손으로 물건을 나르는 방법을 열거할 수 있다. 이 방법에 의해서 안전하고 편안하게 일을 할 수 있다. 보행이나 춤과 같은 별로 격렬하지 않은 활동에서 좋은 자세란 균형의 양호함, 무의식의 우아함, 용이성, 허실이 없는 움직임 등을 가리킨다.

이와는 대조적으로 불량한 자세에서는 관절, 관련되는 근육이나 인대의 비효율적인 사용방법, 또는 명백하게 잘못된 사용방법을 나타내고 있으며 이것이 진행함으로써 최종적으로는 신체의 관련부분의 불가역적 손상의 작용에 의해서 통증을 동반하는 손상이 발생할 가능성이 있다.

다른 사람의 자세를 보면 좋은 자세에서 나쁜 자세까지 다양하다고 느낄지도 모르지만, 사람에서 이상적인 직립자세의 정의가 없으면 자세의 차이를 특정하는 것이 어려울 것이다. 그러나 현실적으로는 정상적 자세, 특히 정상적 좋은 자세라는 것은 거의 볼 수 없다는 것에 주의할 필요가 있고, 자세를 평가하거나 교정하거나 하는 경우, 인대의 길이나 조절의 가동성과 함께 체형, 비율과 같은 타고난 신체적 특징을 고려하는 것이 필수적이다. 예를 들면, 인대가 느슨한 사람은 무릎과 엉덩관절을 젖혀서(과신전) 서는(엉덩넙다리인대로 지지하고 있다) 경향이 있고 인대가 팽팽한 사람보다도 척주의 만곡(curve)이 크다는 특징이 있다.

자세는 성별, 성격, 기분, 연령, 건강상태로부터도 영향을 받으며 하루 동안에도 변화하고 주변의 환경에 대한 반응으로 일어나는 흥분이나 피로와도 연관성이 있다.

정도의 차이는 있으나, 항상 신체의 전체부위가 최적의 관계가 되는 것을 목표로 좋은 자세를 가르침으로써 사람의 활동 모두에서 가장 효율적으로 근골격계가 기능을 하게 된다.

이러한 지도는 정적 · 동적 자세의 기본적인 역학이나 그 2개의 조합, 또한 전반적인 좋은 자세에는 해부학적 위치나 정렬, 근골격계의 기능이 공헌하고 있다는 것을 이해하는 것을 통해서만 효과적인 것이 된다.

한편, 선천적인 것인가, 노화나 퇴행성의 병태에 의한 후천적인 것인가에 상관없이 뼈나 관절의 골격 이상, 또한 외상이나 신경학적 병변 후의 부적절한 또는 비효율적인 근육기능의 문제, 이것에 의한 근력의 저하, 근육의 단축이나 불균형, 이들의 기계적인 인과관계를 고려할 필요가 있다.

게다가, 지도자는 좋은 자세를 자기 자신에서도 보고 느낄 수 있어야 한다. 이러한 것에 의해서 좋은 자세의 기초적인 구성요소에 대한 이해가 심화되고, 또한 자기 자신의 근골격계의 기능을 좋은 상태로 유지할 수 있다. 본보기를 보여주는 것에 의한 효과적인 교육이라는 것은 자기의 신체를 지키기 위해 반드시 필요할 뿐만 아니라, 지도를 받는 사람이 좋은 자세가 되는 것을 촉진하는 도움이 된다.

전반적으로 좋은 자세로 교정이나 개인이나 집단에 볼 수 있는 나쁜 자세 요인을 고친다는 것과 상관없이, 지도를 받는 각자가 자세 불량이나 습관의 특징을 이해할 수 있도록 지원해야 한다. 지도를 받는 사람이 자세를 개선하기 위한 수단이나 방법에 더해서 나쁜 자세나 습관의 특징을 인식함으로써 좋은 자세에 의한 장기적인 은혜를 받을 수 있게 될 것이다.

현대인은 어떻게 하여 직립자세를 유지하고 있는가
/ HOW THE MODERN HUMAN REMAINS ERECT

인류는 진화함에 따라서 두발보행을 시행하게 되고 직립자세를 유지하게 되었다. 따라서 팔이 자유로워지고 팔과 손을 기능적으로 사용함으로써 더 복잡한 활동을 할 수 있게 되었다. 당연히, 팔에 의한 지지가 없어지면 안정성 저하는 피할 수 없지만, 지지기저면의 면적과 강도가 현저하게 축소된다는 보상을 함으로써 직립자세를 획득하였다. 한편, 그 결과, 다리는 근력과 기민성이 발달하고 신체 전체의 가동성과 안정성은 유지되고 더욱 향상된다.

신체는 중력에 의해서 지면을 향해서 항상 잡아당겨지고 있다. 이 힘에 대해서 자세근육군의 장력이 대항하고 있는데 이 역할은 매우 크다. 왜냐하면, 골격, 특히 팔다리의 긴뼈는 형상이 불규칙하고 뼈 끼리로는 지지할 수 없어 뼈만으로 직립자세를 유지할 수 없기 때문이다. 그러나 근육만으로는 직립자세를 유지할 수 없고 근육의 중력에 대항하는 기능은 공간에서 머리위치를 결정하는 데 기여하는 주된 특수감각인 시각이나 안뜰(전정)로부터 입력과 함께 인대, 힘줄, 근육으로부터 정보를 처리하는 중추신경계에 의해서 조절되어 있다. 호흡, 순환, 배설, 소화, 내분비계 등의 다른 계통은 대사의 항상성에 기여함으로써 간접적으로 관여하고 있다(Thibodeau & Patton 1993).

이러한 계통이 기여하고 있다는 것을 인식할 필요는 있으나 이 단원에서 고찰하는 테마는 자세, 균형, 직립자세를 유지하는 근육활동이라는 것으로 여기서는 다른 계통에 대해서는 고려하지 않는다.

요약 / Summary

좋은 자세의 이점 / Advantages of good posture

- 모든 자세근육군이 조절되고 향상·발달하는 것을 촉진하고 유지할 수 있다.
- 신체활동의 효율이나 협응성이 좋아진다는 것부터 전신적인 건강을 유지하기 위해 도움이 된다.
- 따라서 효율적으로 물건을 들어 올리거나 운반하는 것으로 척추를 보호하는 데 도움이 된다.
- 노화 또는 장기간에 이르는 질환 등으로 일어나는 골격의 변화를 보완한다.
- 임신 중이나 산후에 일어나는 장애를 예방하고 허리를 보호할 수 있다.
- 일반적으로 행복감이나 자신감이 높아지고 앉은 자세, 선 자세 때, 동작하는 동안 등, 그날 그날의 활동에서 몸놀림이 좋아진다.

나쁜 자세의 불리한 점 / Disadvantages of bad posture

- 노화와 함께 골격의 변화가 더 조기에 일어나고 경우에 따라서는 영속적인 것이 된다.
- 근육의 균형이 나빠지고 결과로서 장애로 연결된다.
- 호흡이나 순환의 효율이 나빠진다.
- 소화기계의 작용이 나빠진다.
- 협응성이나 편안하게 움직이는 능력이 결여된다.
- 기분이나 행복감에 대해서 나쁜 영향을 미친다.

질병이나 임신 등의 일시적인 나쁜 자세를 취함으로써 장기적, 또는 영속적으로 이전의 좋은 자세를 회복할 수 없게 되고 신체적, 때로는 심리적인 문제로 결부될 가능성을 이해하는 것이 중요하다.

좋은 직립자세 / GOOD ERECT POSTURE

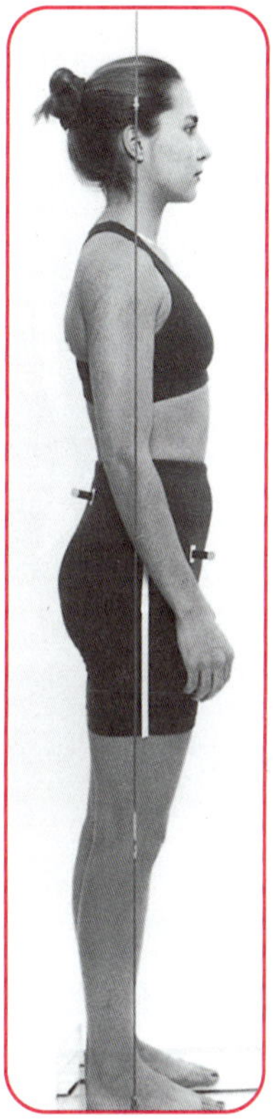

그림 1.1 좋은 직립자세. Sahrmann(2002)으로부터 허가됨.

좋은 직립자세(그림 1.1)를 취하기 위해서는 척추의 구조 및 기능과 함께, 직립자세를 유지하는 기본원리를 이해할 필요가 있다. 또한 일반적인 자세의 습관, 불량, 운동패턴을 인식하기 위해 자세를 관찰·

1

평가하는 능력도 요구된다.

이것에 대해서는 아래의 제목 부분에서 고찰한다:

- 직립자세를 유지하는 기본원리:
  - 척추의 해부학적 구조
  - 신체질량과 중력중심
  - 지지기저면
  - 중력중심선
  - 압력중심
  - 균형과 안정성
- 자세의 관찰방법과 평가:
  - 체형
  - 평가절차
  - 이상적인 정렬
  - 판단하기 쉬운 자세불량
  - 발 위치와 다리 정렬에 흔히 관찰되는 문제

직립자세를 유지하는 기본원리 / BASIC PRINCIPLES OF MAINTAINING AND UPRIGHT STANCE

척추의 해부학적 구조 / Spinal anatomical structures

"척추"는 척추사이원반(추간판), 척추관의 내용물, 척추뼈, 인대, 근육 등으로 구성되어 있다(그림 1.2, 그림 1.3)

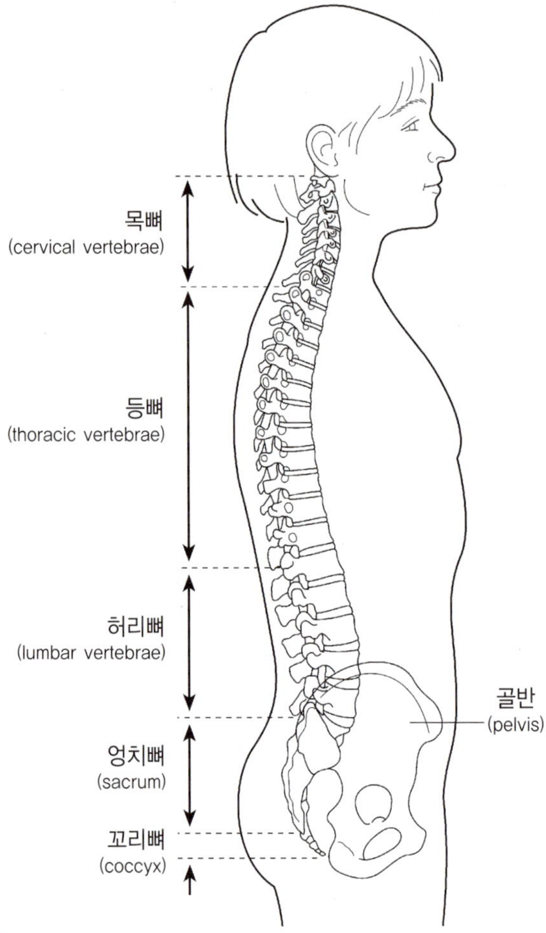

그림 1.2 척추의 측면도.

척추사이원반은 척추뼈의 쿠션으로서 충격을 흡수하고 척추가 움직이기 위한 유연성을 주고 있다. 척추사이원반이 충격을 흡수하는 특성은 일상 활동에 의한 충격으로부터 척추를 보호하기 위해 반드시 필요한 것으로 되어있으며 또한 달리기나 구부리기 동작, 언덕길의 오르고 내리기 또는 보행 등에 효과적이다. 게다가, 굽힘, 신장, 돌림이나 이것이 조합된 운동 중에는 척추사이원반에 의해서 척추 사이의 움직임이 일어나므로 척추사이원반의 건전성 · 완전성이 척추의 전체적인 기능의 대부분을 결정한다.

건강한 척추사이원반에서는 스펀지와 같은 젤리모양의 속질핵(수핵)을 섬유테(annulus fibrosus)가 에워싸고 있기 때문에 운동 중에 척추사이원반의 형상이 변화하여 속질핵이 누출하는 것을 방지하고 있다. 척추에 부하가 걸려있는 경우와 부하가 걸려있지 않은 경우에 속질핵의 변형하는 능력을 그림 1.4 ~ 그림 1.6 에 나타냈다.

척추사이원반의 속질핵에는 수분이 매우 많이 함유되어 있다는 것으로부터 하루를 통해서 항상 척추사이원반에 압력이 가해짐으로써 크기, 흡수력, 완충특성에 나쁜 영향을 미친다. 시간이 경과함에 따라 척추사이원반에서 수분이 새기 시작하여 속질핵이

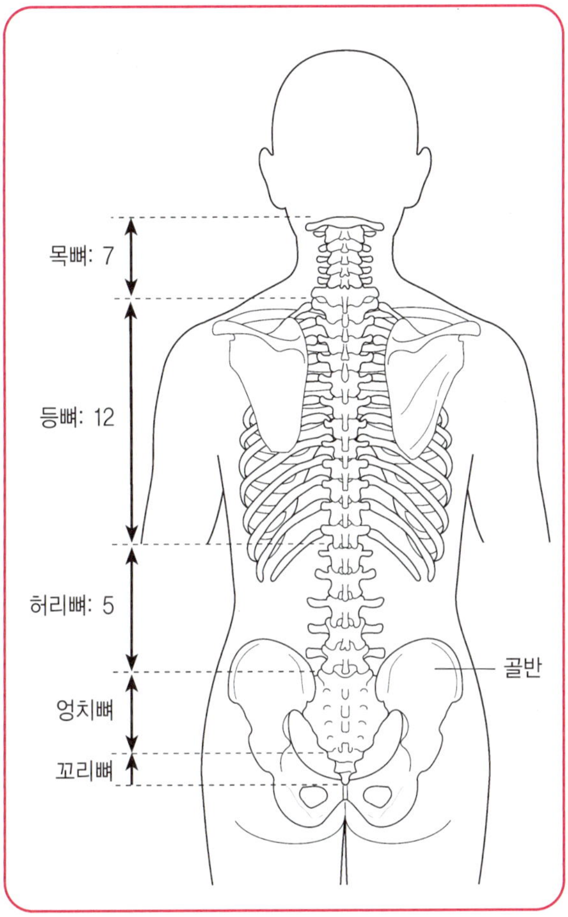

그림 1.3 척추의 뒷면도.

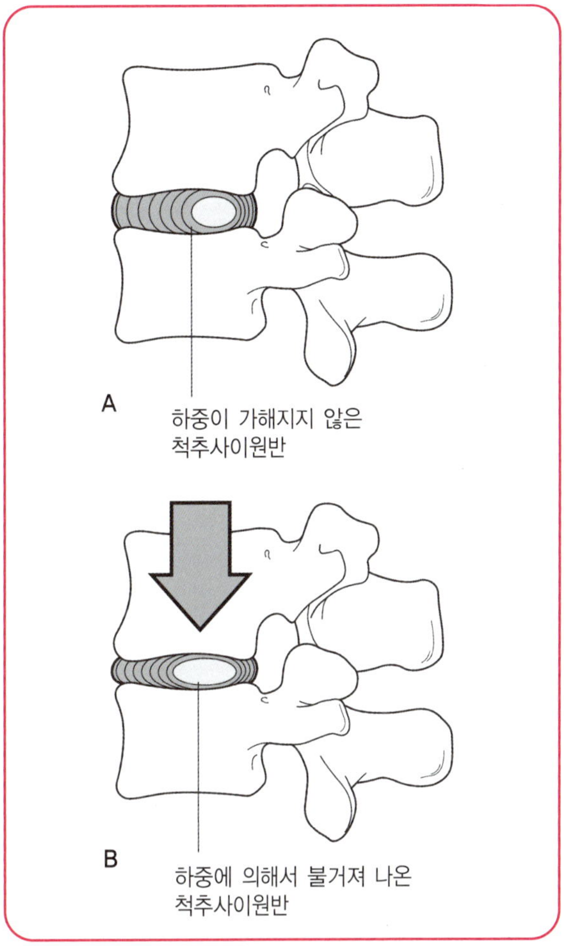

그림 1.4 A: 부하가 가해져 있지 않은 척추사이원반(척추뼈의 측면도). B: 부하가 가해진 척추사이원반(척추뼈의 측면도).

축소한다. 이러한 것에 의해서 척추사이원반의 높이가 상실되어 척추사이원반의 기능, 척추 자체의 움직임이나 기능의 효율이 저하한다. 그러나 이러한 변화는 안정 특히, 야간에 바로 누운 자세로 취침함으로써 회복하고, 또한 하루를 통해서 척추사이원반이 받는 압력을 바꾸는 것에 의해서도 척추사이원반의 건강과 기능을 유지하여 개선할 수 있다(그림 1.7).

척추는 척추사이원반에 의해서 움직이는 것이 가능해져 있으나 목뼈와 허리뼈를 비교하면 알 수 있는 것처럼, 척추뼈의 형상이나 구조의 차이, 또한 인대의 강도나 길이에 의해서 운동의 범위와 종류가 제한되어 있다. 운동은 뇌로부터 임펄스를 전달하는 운동신경의 영향 하에 있는 척추와 근육군에 의해서 조절되고 있다.

정상적인 척추에서는 척추뼈의 뒤 가쪽 면에 있는 작은 척추사이관절이 정확히 줄지어 있다는 것으로부터 젖힘(과신전)이나 과도한 비틀림을 제한하고 있다. 그러나 과도한 허리뼈 앞굽음(전만)이나 척추사이원반의 손상에 의해서 척추사이관절의 틈새가 좁아지면 관절에 과도한 스트레스가 가해져 통증의 원인이 된다(그림 1.8).

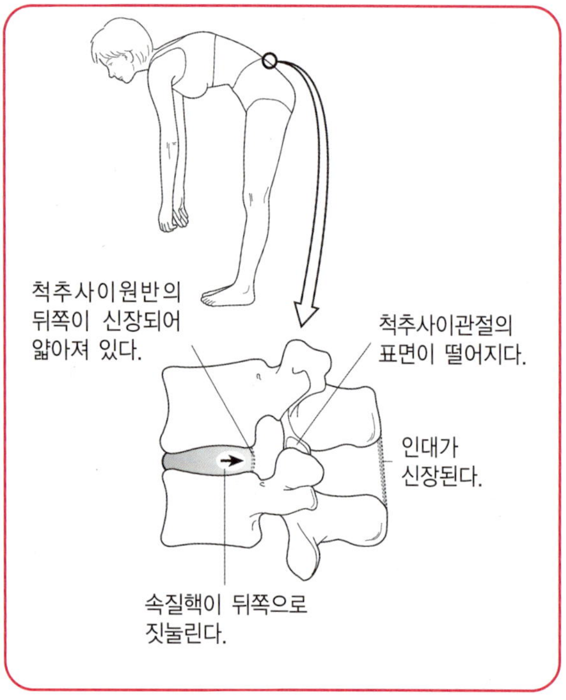

그림 1.5 앞굽힘(forward bending). Oliver(1999)에서 허가됨.

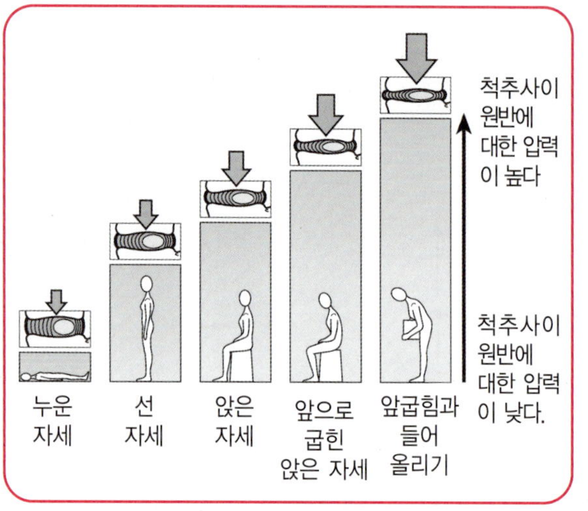

그림 1.7 자세의 차이가 척추사이원반에 대한 압력에 미치는 영향. Oliver(1999)에서 허가됨.

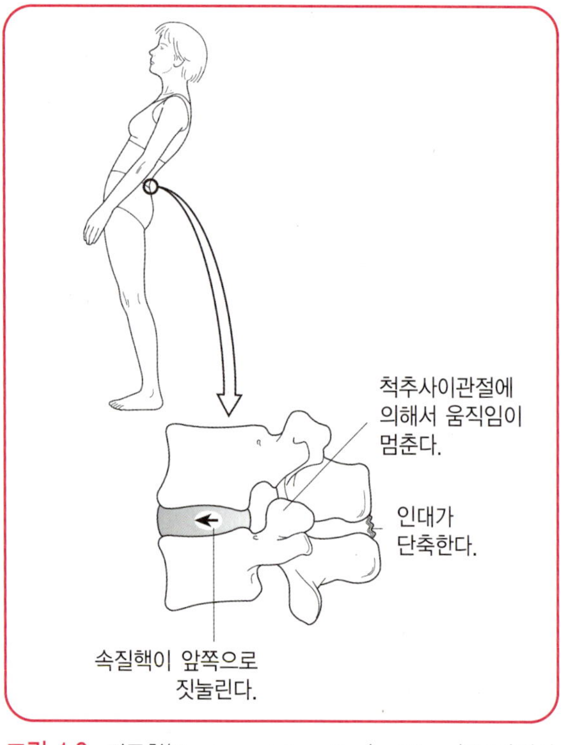

그림 1.6 뒤굽힘(Backward bending). Oliver(1999)에서 허가됨.

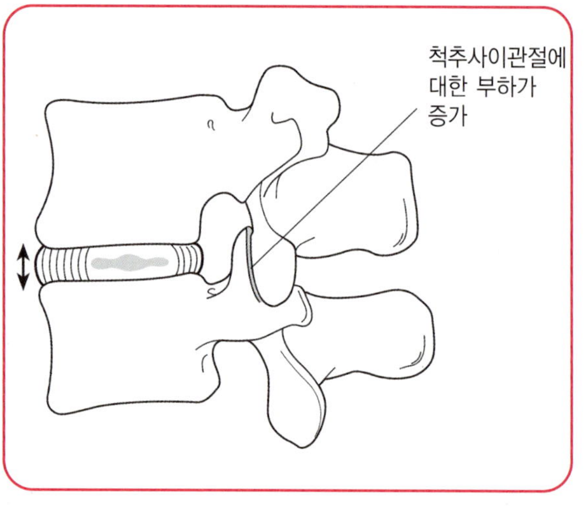

그림 1.8 척추사이원반이 압축됨으로써 척추사이관절에 대한 압력이 증가한다. Oliver(1999)에서 허가됨.

척추를 지지하는 근육과 인대 / Muscles and ligaments supporting the vertebral column

근육 / Muscles

척추세움근은 척주의 뒷면을 엉치뼈에서 머리뼈(두개골)까지 위쪽으로 세로로 뻗고 있는 근육이다(그림 1.9, 그림 1.10A&B). 이 크고 약간 복잡한 척추의 폄근군은 깊은 층, 중간 층, 얕은 층의 3개의 층으로 나뉘어 있고, 게다가 각각이 세분화되어 세로로 뻗는 근육의 종류마다에 이름이 붙여져 있다.

깊은 층 — 가시사이근, 가로사이근, 돌림근

- *가시사이근(극간근):* 이 작은 근육은 가시사이인대와 같은 위치에 인접하는 가시돌기에 부착하여 있다.
- *가로사이근(횡돌간근):* 이 얇은 근육은 인접하는 가로돌기에 부착하여 있고 척추세움근의 상부에서 더 강해져 있다.
- *돌림근(회전근):* 이 근육은 가로돌기에서 한 분절 위의 가시돌기에 부착하며 또한 등뼈에서 가장 발달하고 척주의 참 돌림만을 일으킨다.

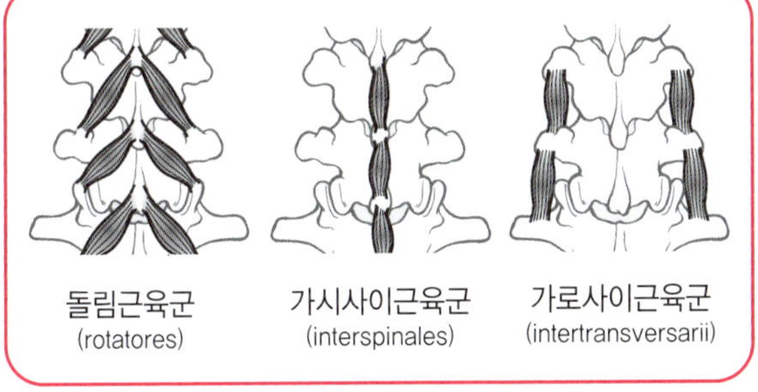

그림 1.9 척추의 가장 깊은 층 수준에 있는 근육군에서는 가시돌기에서 가로돌기, 가시돌기에서 가시돌기, 가로돌기에서 가로돌기의 주로 세 가지 종류의 패턴을 볼 수 있다. 더 얕은 층의 근육군은 이들의 주요 국소 근육군이 더 길어진 것이라 생각할 수 있다. Myers (2001)에서 허가됨.

이러한 깊은 층 근육군은 작고 단독으로는 강하지 않다. 그러나 척추에서 매우 가까운 위치에 있음으로써 척추 전체를 통합하고 정확이 기능을 시키는 것에 크게 기여하고 있으며, 더 미세한 자세조정에 관여하고 있다고 생각된다.

중간층 — 뭇갈래근, 반가시근, 갈비올림근

- *뭇갈래근:* 층 중에서 가장 깊은 층에 있고 근섬유가 가장 짧은 근육이다. 각 근육은 하나의 척추뼈의 척추뼈고리(vertebral arch, 추궁)와 꼭지돌기(유양돌기)로부터 2~3 분절 위의 가시돌기까지 뻗어있다. 뭇갈래근은 엉치뼈에서 상부목뼈까지 넓어져 있다.

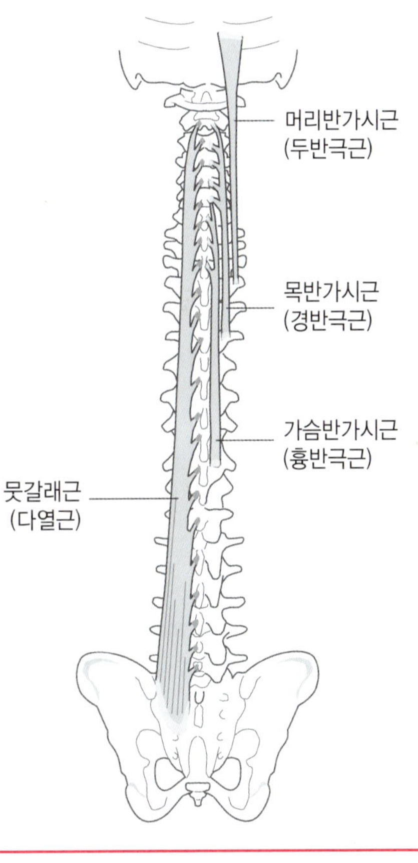

그림 1.10A

1

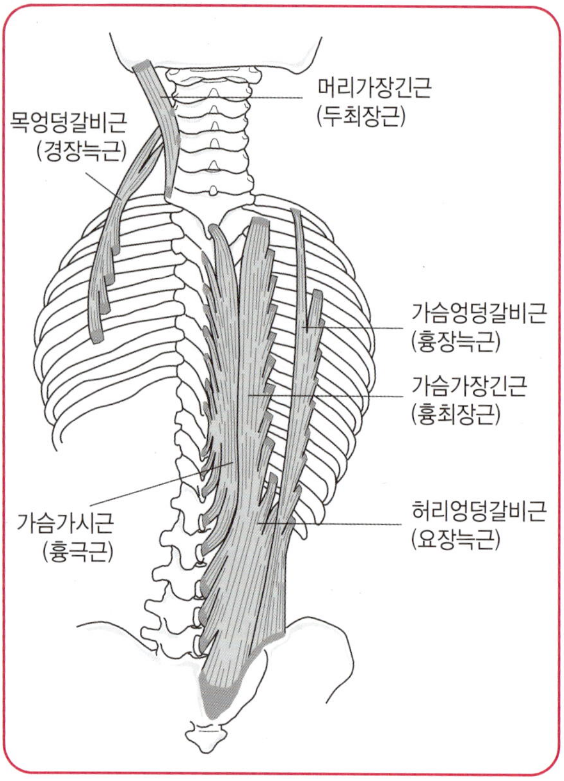

그림 1.10B 척추세움근의 구성요소. Palastanga 등 (2006)의 허가됨.

- *반가시근:* 이 근육의 섬유는 뭇갈래근의 얕은 층에 존재하고 하부등뼈에서 머리뼈바닥(두개저)까지 3개의 수준이 있고 아래에서 차례로 가슴반가시근, 목반가시근, 머리반가시근이라고 이름이 붙여져 있다:

  a. 가슴반가시근: 하부등뼈 가로돌기에서 상부등뼈 가시돌기로 뻗고 있다(Last 1959, p.612).
  b. 목반가시근: 가슴반가시근보다 크고 강력하고 가슴반가시근의 위쪽에서 잇달아 시작(기시)하고 있다. 중쇠뼈(축추)의 이분가시돌기나 고리뼈(환추)도 포함한 목뼈 가시돌기에 닿는다(정지한다).
  c. 머리반가시근: 반가시근 중에서 가장 강력하고 상부등뼈 가로돌기와 하부목뼈의 관절돌기로부터 시작하고 뒤통수뼈 중간선 주의의 머리뼈바닥에 닿는다.

- *갈비올림근:* 작고 강한 12쌍의 삼각형의 근육이고 제11등뼈와 제7목뼈 사이에 존재한다. 12쌍의 각 근육은 척추뼈의 가로돌기에서 시작하고 하부갈비뼈의 위모서리, 갈비결절 주변에 부착한다. 근섬유는 아래 가쪽으로 뻗어 부채꼴모양으로 넓어져 있다(Palastange et al 2002, p.481).

중간층은 전체로서 깊은 층보다 매우 크고 복벽 앞면의 근육군과 함께 척추 전체의 안정성에 크게 기여하고 있다. 특히 뭇갈래근은 좋은 직립자세를 취하고 그것을 유지하기 위하여 중요한 역할을 담당하고 있다고 생각되고 있다. 한편, 갈비올림근은 가슴우리에서 들숨근육군(흡기근육군)의 보조로서 역할이 더 크다.

얕은 층 — 엉덩갈비근(가쪽), 가장긴근(중간), 가시근(안쪽)

엉치가시근(천극근)이란 3층의 가장 얕은 층에 있는 이들 근육군의 총칭이며 가쪽·중간·안쪽으로 나뉘어 평행으로 위치하고 전체가 엉치뼈 뒷면과 엉덩뼈능선(장골능선)의 안쪽모서리에서 가슴우리로 넓어져 있다. 근섬유나 근육다발은 복잡한 배열이고 게다가 연속된 부위로 나눠져 있어 그 이는곳(기시부)과 닿는곳(정지부)의 상세는 이 책의 범위에서는 특히 중요하다는 것은 아니다:

- *엉덩갈비근:* 가쪽의 열은 위쪽으로 향해 허리엉덩갈비근, 가슴엉덩갈비근, 목엉덩갈비근이라는 3개의 부위로 나뉘어져 있다.
- *가장긴근:* 가장 강력한 중간의 열도 마찬가지로 가슴가장긴근, 목가장긴근, 머리가장긴근이라는 3개의 부위로 나뉘어져 있다.
- *가시근:* 비교적 중요하지 않은 안쪽의 열은 가슴가시근, 목가시근, 머리가시근으로 나뉘어져 있고 가슴가시근이 가장 윤곽이 분명하다.

목가시근과 머리가시근은 작아 윤곽이 분명하지

않고 인접하는 엉치가시근의 열에 혼입하여 있는 일이 많다.

골반저근육군과 볼기근군, 엉덩관절 모음근군, 몸통근육군의 모두가 척주를 안정시키기 위해 등(back)의 가장 긴 근육군인 척추세움근의 보조로서 작용하고 신체 전체의 안전성, 효과적인 운동의 기초로 되어있다.

신체질량과 중력중심 / Body mass and centre of gravity

물체의 질량중심은 질량이 균등하게 분산하는 점으로서 정의되어 있으나, 이 정의를 형태가 불균등한 인간에게 적용하는 것은 쉽지 않다. 그러나 우선 신체 전체 질량을 고려한 다음에 머리, 목, 몸통, 팔, 다리의 비율을 평가함으로써 직립자세 때의 중력중심이 어디에 있는가를 어림할 수 있다(표 1.1).

신체의 중력중심은 골반 내의 둘째 엉치뼈 수준 부근에 있다고 일컬어지고 있으나 신체나 팔다리의 움직임에 의해서 변화한다. 예를 들면, 양어깨를 굽혀서 팔을 앞으로 뻗치면 신체 중력중심의 위치는 지지기저면에 따라서 변화한다.

지지기저면 / Base of support

물체를 지지하고 있는 접지면을 지지기저면이라 한다. 이것은 물체가 정지하고 있는가, 움직이고 있는가에 따라서 변화하고 인체의 경우에는 특정의 장면에서 취해진 자세에 의해서 결정된다. 예를 들면, 직립자세에서는 양발이 지지기저면이 되지만, 보행에서는 지지기저면이 한쪽 발에서 또 한쪽 발로 변화한다. 선 자세에서 바로 누운 자세가 되면, 더 많은 신체부위가 표면에 의해서 지지되기 때문에 지지기저면이 증가하고 바로 누운 자세에서 네발기기 자세가 되면, 손, 다리, 발로 체중을 지지한다는 것으로부터 지지기저면은 감소한다.

표 1.1 전체 신체질량에 대한 각 신체분절의 질량의 비율

분절	신체질량에 대한 비율(%)
몸통	49.7
머리와 목	8.1
위팔	각각 2.8
아래팔	각각 1.6
손	각각 0.6
팔의 합계	각각 5.0
허벅지	각각 10.0
종아리	각각 4.7
발	각각 1.4
다리의 합계	각각 16.1

Palastranga et al (2002)에서 허가됨.

중력중심선 / Line of gravity

이상적인 직립의 정적 자세에서 중력중심선은 신체의 중력중심의 중앙을 지나는 수직선이라 일컬어지고 있다. 신체를 측면에서 본 경우, 중력중심선은 바깥귀길(외이도)의 중심, 어깨관절의 조금 앞쪽, 엉덩관절 축의 바로 뒤쪽, 양 무릎관절과 발목관절의 앞쪽, 발꿈치뼈의 바로 앞쪽을 지난다고 추측되고 있다. 앞쪽이나 뒤쪽에서 신체를 본 경우, 중력중심선은 신체를 2분하여 양발 사이를 지난다.

자세평가에서 중력중심선을 관찰하는 것은 이상적인 정적 정렬인지, 치우침이 있는지를 확인하는 데에 도움이 된다. 그러나 반드시 내재하는 생체역학적 문제를 특정할 수 있는 것은 아니라는 것을 이해해야 한다.

압력중심 / Centre of pressure

지면 위에 있는 신체중량이 움직이기는 것에 의해서 지면으로부터는 반발력이 일어난다. 이 반발력의 중심은 압력중심이라 일컬어지고 선 자세에서는 지지기저면 내에 존재한다.

1

균형과 안정성 / Balance and stability

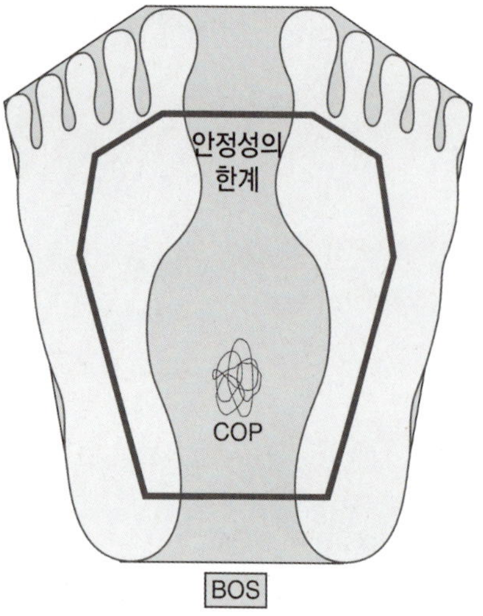

그림 1.11 정적 직립자세에서 바닥과 접해 있는 발의 영역과 발 사이의 영역이 지지기저면(base of support; BOS)이다. 지지기저면의 가쪽 모서리로 중력중심선을 이동하는 것은 간단하게는 할 수 없기 때문에 균형을 무너뜨리지 않고 중력중심선을 이동할 수 있는 영역을 안정성의 한계로 정하고 있다. 바닥반발력의 압력중심(center of pressure; COP)은 상기의 2개 영역 내에 잘 수용되도록 위치하고 있다. 사람은 신체가 항상 조금씩 움직이고 있기 때문에 압력중심에는 어느 정도의 크기의 진폭이 관찰된다. Trew and Everett(2005)에서 허가됨.

중력중심과 중력중심선은 신체의 형태, 질량, 지지기저면의 면적, 형상, 위치에 의해서 결정된다(그림 1.11). 이러한 모든 요인이 전체적인 균형과 안정성에 기여하고 있다.

자세의 안정성은 중력중심이 지지기저면 위에서 충분이 낮은 위치에서 안정하여 있음으로써 확보된다. 게다가 중력중심선은 지지기저면 내의 압력중심을 지날 필요가 있다.

안정된 신체에서는 단시간에 가해지는 외력에 저항하면서 중력중심과 중력중심선을 유지할 수 있고 또한 단시간의 외력에 의해서 움직였다 해도 원래의 균형이 잡힌 위치로 되돌아올 수 있다.

반대로 불안정한 신체에서는 단시간의 외력이 가해지면 중력중심과 중력중심선이 상실되고, 중력의 영향을 받아 더욱 위치가 전위하여 균형이 계속해서 상실된 상태가 된다.

자세의 관찰방법과 평가 / POSTURAL OBSERVATIONAL SKILLS AND ASSESSMENT

모든 사람에겐 독특한 해부학적 특징이 있기 때문에 정상적인 자세의 특징을 명확히 결정하는 것은 어렵다. 그러나 이상적인 정렬이나 자세의 요소를 확인하는 것은 가능하고 이들은 실제로 볼지도 모르는 많은 자세의 변화(variation)를 관찰 · 평가하기 위한 기준이 된다.

자세를 평가하기 전에, 연령, 성별, 병력, 심리상태 등의 상세한 정보, 직업이나 생활양식이 미치는 영향 등에 유의할 필요가 있다.

체형 / Body types

선천적인 특징은 특정의 자세불량과 연관시키는 일이 많기 때문에 체형의 분류도 평가에 도움이 된다. 또한, 이러한 요소에 의해서 특정 개인의 운동 프로그램의 결과가 미리 결정된다.

예를 들면, 키가 크고 신체가 가늘며 근육 긴장이 낮은 사람(야윈 유형)에서는 척추전만(swayback)이나 후만 강화자세(exaggerated kyphotic posture)를 나타내어 근력을 강화 · 유지하는 것이 어려운 일이 있다. 정성들여 설계한 운동 프로그램에 의해서 근육의 긴장이나 지구력을 개선할 수 있는 경우도 있으나, 훈련을 계속하지 않으면 효과는 지속되지 않을 것이다.

인체측정학에서는 인간을 아래와 같이 분류한다:

- *내배엽형(endomorph)*은 다른 체형과 비교하여 팔다리가 짧고 볼기 부분, 허벅지 부분에 과잉의 피하지방이 많은 서양 배 모양(pear-shaped)의 유형을 나타내는 경향이 있다.
- *외배엽형(ectomorph)*은 다른 체형과 비교해서 근육의 발달이 불충분하고 신체가 가늘고 지방이 적은 경향이 있으며, 체중을 증가시키는 것은 어렵고 표준 이하의 체중으로 되어 있는 경우도 있다.
- *중배엽형(mesomorph)*은 어깨 폭이 넓고 골반의 폭이 비교적 좁은 건장한 체형이며 근육을 유지하여 정상적인 근육긴장을 유지하고 체중증가를 방지하기 위해서 정기적인 운동이 필요하다.

평가방법 / Assessment procedures

정적 선 자세의 평가 / Assessment of static standing posture

우선 대상자는 맨발로 양발을 약 8 ㎝ 떼어서 서고(양발 사이에 검사자의 한쪽 발이 들어가는 위치), 양발에 체중이 균등하게 걸리도록 한다.

연직선(plumb line)을 늘어뜨려 신체의 측면과 후면으로부터 관찰하고(최초는 연직선을 사용할 필요가 없을지도 모르나 경험을 쌓으면 연직선을 상상할 수 있게 된다), 통상이라면 연직선과 일치하는 "측면의 이상적인 정렬"과 "후면의 이상적인 정렬"의 체표의 표식(marking)과 그 밑에 있는 해부학적 구조에 주의한다. 이상적인 정렬로부터 편위를 기록하고 다리와 발 위에 있는 신체 전체의 균형을 주의 깊게 관찰한다.

다음으로, 편평발, 엎침발(pronated foot), 뒤침발(supinated foot), 활모양다리(bow leg), 양측외반슬(knock knee), 척추만곡의 강화, 턱이 앞으로 쑥 내밀어져 있는 것 등, 일반적인 자세불량과 연관성이 있는 명확한 특징을 발에서 머리까지 확인한다.

이어서 가이드라인에서 언급된 기준점을 이용하여 우선 머리, 척추, 팔이음뼈, 팔, 다음으로 골반, 엉덩관절, 다리, 발의 분절 정렬을 상세히 조사한다.

확인이 끝나면 이상적 정렬의 편위와 일반적으로 관찰되는 자세불량의 특징을 비교함으로써 특정 문제를 입증하고 그것에 대처하는 방법을 생각한다.

마찬가지 방법으로 앉은 자세나 앉은 자세에서 일어서기, 척추를 움직일 때에 일어나는 문제를 확인한다.

척추의 가동성을 개선하는 운동에서는 최적 운동범위를 통해서 각 척추관절이 움직이고 있는 동안, 척추에 내재하는 구조를 지속적으로 지지하는 것을 목표로 한다(제4장 참조).

앉은 자세의 평가 / Assessment of sitting

각 개인에 관찰되는 적응이나 습관에 의한 영향을 확인하기 위해 앉은 자세도 정식으로 평가하는 것은 유익하다.

우선 대상자는 발을 바닥에 붙이고 무릎의 뒤쪽을 제한하지 않고 허벅지 몸쪽 부분에서 확실하게 지지하도록 의자나 딱딱한 침상에 앉는다. 양발은 허리폭으로 넓힌다.

등뼈의 과도한 후만을 동반한 앞굽힘 자세, 턱의 앞쪽 돌출, 팔이음뼈나 골반의 정렬 불량, 엎침발, 뒤침발 등의 일반적인 자세불량에 관련되는 특징도 확인하기 위해 발에서 머리까지 조사한다.

이상적인 앉은 자세 / Ideal sitting posture

올바른 앉은 자세에서는 체중이 궁둥뼈결절 위에 실리고 허벅지와 함께 안정된 지지기저면을 만들도록 조정한다(그림 1.12). 무릎은 약 90° 굽힘 위치, 종아리는 수직하고 발꿈치가 무릎 뒷부분 밑에 위치한다.

허리뼈는 선 자세와 비교하면 전만은 감소하지만 대략 자연스런 전만을 동반한 중간위치이고, 허리부분을 지지하고 있는 연부구조는 비교적 이완하여 있다. 마루(두정)부분이 천장방향으로 향하도록 척추 전체가 펴지고 상부몸통은 골반 위에서 균형을 잡는다. 이 자세는 골반저근육이나 하부복근의 약한 활동에 의해서 능동적으로 지지할 수 있으나 근육활동을 의식하지 않고 유지하는 것이 이상적이다.

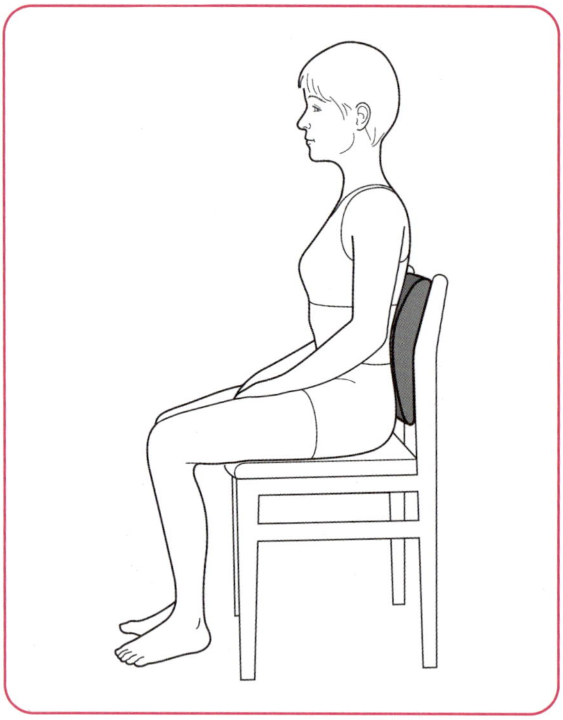

그림 1.12 등받이 또는 쿠션을 허리에 대는 것은 허리를 똑바로 하는 데에 도움이 된다. Oliver(1999)에서 허가됨.

지지된 이상적인 앉은 자세
/ Ideal supported sitting position

수직으로부터 약간 뒤쪽으로 경사진 딱딱한 등받이로 척추 전체를 지지하는 것이 지지된 이상적인 앉은 자세이다.

앉은 자세에서 선 자세로 동작
/ Moving from sitting to standing

앉은 자세에서 선 자세로 옮겨가는 경우, 무릎은 90~110° 굽혀서 발이 무릎관절의 바로 아래나 약간 뒤쪽 위치에 온다. 척추는 안정된 상태이고, 상체를 일으킨 앉은 자세에서 엉덩관절이 약 55° 까지 굽혀져 중력중심이 발목관절의 약간 앞쪽으로 이동한다. 또한 앉은 채로 의자에서 볼기부분을 들어 올리기 위해 어깨관절이 약 50° 까지 굽히고 팔을 들어 올림으로써 중력중심이 발목관절의 앞쪽으로 더 온다. 체중이 의자에서 다리로 이동하면 엉덩관절과 무릎관절이 약간 펴지지만, 아직 굽힘 위치를 유지하고 있다. 이 단계에서 발목관절은 최대 등쪽굽힘 위치가 되어 등쪽굽힘근군과 함께 큰볼기근과 뒤넙다리근의 활동이 커진다.

신체의 중력중심이 충분히 발 위로 이동하면 엉덩관절과 무릎관절은 동시에 펴지기 시작하고 펴짐에 따라 몸통은 수직방향으로 상체를 일으킨 자세가 된다. 동시에 발목관절 바닥쪽굽힘근군의 활동이 엉덩관절과 무릎관절의 폄을 보조하고 척추 상단에서 머리가 정확한 균형을 잡기 위해 목뼈가 약간 굽는다. 선 자세가 되기까지 엉덩관절, 무릎관절, 몸통은 계속 펴진다.

앞쪽굽힘의 평가
/ Assessment of forward bending

정상 / Normal

선 자세의 앞쪽굽힘은 일상적으로 가장 빈번하게 행하는 동작이다. 최초로 엉덩관절을 굽히면서 골반이 뒤쪽으로 움직임으로써 신체가 지지기저면 상에서 균형을 유지할 수 있다. 이상적으로는 엉덩관절이 최초로 굽으면서 약간이지만 허리뼈도 굽기 시작한다. 그러나 남성은 허리뼈를 굽히기 쉽고, 여성은 엉덩관절을 굽히기 쉽다는 것처럼 동작패턴은 특히 성별에 따라서 정상적인 변화(variation)가 관찰된다. 그렇기는 하지만 적절한 허리뼈 기능으로는 굽힘의 전체 가동범위 50%를 넘어서 움직여서는 안 된다.

앞쪽으로 굽음에 따라 허리뼈는 평탄해질 때까지 전만이 감소한다. 이 상태가 되면 엉덩관절은 앞쪽굽힘의 최종범위까지 계속 굽는다. 이 단계의 이상적인 정렬은 무릎이 수동적으로 펴지고 발목관절, 무릎관절, 엉덩관절이 과도하게 뒤쪽 이동을 하지 않고 발 위에서 균형을 유지한다. 엉덩관절이 약 70~80° 굽고, 허리뼈가 평탄해지며 등뼈는 신장되어 완만하고 평활한 만곡을 형성한다(Palastanga et al 2002, p.58).

앞쪽굽힘 최종범위에서 정렬의 변화 / Variations in alignment at the end of forward bending

- 다리에 비해서 몸통이 긴 사람에서는 엉덩관절 굽힘이 적고, 볼기 부분의 뒤쪽 이동을 동반한 하부 등뼈의 굽힘이 관찰되는 경우가 있다.
- 척추분절에 문제가 있는 사람인 경우, 허리뼈가 평탄하고 엉덩관절 굽힘(70~80°)은 정상이지만 등뼈가 과도하게 굽는 경우가 있다.
- 다리에 비해서 몸통이 짧으면 엉덩관절 굽힘은 정상일지라도, 허리뼈의 만곡(전만)은 평탄을 넘어 뒤쪽으로 만곡하는 경우가 있다.
- 허리뼈의 가동성이 제한되고 다리의 근육, 특히 장딴지근(비복근)이 뻣뻣하거나 단축하여 있는 경우, 엉덩관절과 척추의 굽힘이 제한되어 발목관절, 무릎관절, 엉덩관절이 과도하게 뒤쪽으로 이동하는 경우가 있다.
- 편평한 허리(flat back) 자세인 사람에게는 허리뼈의 과도한 굽힘이 관찰되는 경우가 있다. 허리뼈 굽힘의 정상적인 가동범위는 약 50°이며, 정상적인 허리뼈 전만에서 최초 20~35° 굽힘에서 허리뼈는 중간위치가 될 뿐이고, 앞쪽굽힘은 15~20° 더 굽는다. 편평한 허리자세의 사람이 중간위치에서 굽힌 경우, 앞쪽굽힘에 의해서 허리뼈가 거기서부터 50° 굽는다. 이러한 것에 의해서 허리뼈는 해부학적으로 안전한 범위 이상으로 굽고, 허리뼈 뒤쪽에 있는 인대나 기타의 지지에 작용하는 연부구조가 손상되는 경우가 있다.

앞쪽굽힘에서 제자리로 돌아오는 동작 평가 / Assessment of return from forward bending

정상 / Normal

앞쪽굽힘에서 되돌아올 때 최초의 움직임은 엉덩관절의 폄이며 다음으로 엉덩관절과 척추가 동시에 펴지면서 척추분절이 차례로 움직여서 직립자세로 되돌아온다. 올바른 운동패턴에서는 허리뼈와 엉덩관절의 폄이 조합하여 있고, 엉덩관절이 크게 움직이지만 이 2개의 움직임이 동작의 대부분을 차지한다. 직립자세가 되면 다리와 발 위에서 신체의 균형을 바르게 하기 위해 척추는 다시 정상적인 만곡을 그리게 된다(Palastanga et al 2002, p.60).

앞쪽굽힘과 앞쪽굽힘에서 제자리로 돌아오는 동작에 흔히 관찰되는 운동장애 / Common faults in movement sequencing during flexion and return from flexion

굽히는 동안:

- 허리뼈에 과도한 가동성이 있고 다른 분절에 제한이 관찰되는 사람에서는 엉덩관절이 굽혀지기 전에 허리뼈 굽힘의 전체 가동범위에서 50% 이상의 굽힘이 일어나고 이러한 사람은 일반적으로 허리통증이 있다.
- 최적의 가동범위에 기여하는 척주의 각 분절의 장애는 척추 만곡이 과도하게 크고 병변이나 통증 때문에 전체적인 가동성에 제한이 있는 사람에게 관찰되는 경우가 있다. 가동성이 과도한 분절이 있는 한편, 가동성에 제한이 있는 분절도 있다.
- 앞쪽굽힘의 최종범위에서 허리뼈가 25~30° 이상 굽히는 것은 허리뼈의 과도한 가동성이나 척추의 다른 부위에서 가동성 저하가 허리통증의 원인으로 되어있는 사람에 관찰되는 특징이다.
- 엉덩관절과 척추의 굽힘에 제한이 있고 엉덩관절과 발목관절이 과도하게 뒤쪽으로 이동하는 것은 종아리의 근육이 뻣뻣하고 척추의 가동성이 저하하여 있다는 것과 연관되어 있을 가능성이 있다.
- 등뼈의 과도한 굽힘, 엉덩관절의 굽힘 제한, 앞쪽굽힘의 최종범위에 접근함에 따라 무릎이 굽히는 것이 다리에 대해서 몸통이 긴 사람, 또는 볼기근, 뒤넙다리근, 종아리 근육 유연성이 저하하여 있는 사람에게 관찰되는 경우가 있다.

앞쪽굽힘에서 제자리로 돌아오는 동작 중:

- 폄에 의해서 허리통증이 발생하는 사람, 또는 엉덩

관절보다도 허리뼈를 사용해서 일상동작을 시행하는 습관이 있는 사람에서는 제자리로 돌아오는 동작이 허리뼈 폄부터 시작되거나 엉덩관절의 폄이 바로 제한되어 버리는 경우가 있다.

- 척추전만(swayback) 자세의 사람이나 엉덩관절 굽힘근군이 약한 사람에서는 엉덩관절에 걸리는 부하를 감소시키기 때문에 엉덩관절과 발목관절이 앞쪽으로 크게 이동한다.
- 반복해서 허리뼈를 젖히는(과신전) 체조선수나 복벽의 근육이 강하고 뻣뻣함으로써 등뼈의 가동성이 제한되어 있는 사람에서는 제자리로 돌아오는 동작에서 허리뼈는 약간 움직이지만, 엉덩관절의 움직임이 제한된 채로 되어있는 경우가 있다.
- 척추의 만곡이 과도하게 크고 병변이나 통증에 의해 전체적인 가동성이 저하가 있는 사람은 최적의 가동범위에 관여하는 척추의 각 분절에 장애가 관찰되는 경우가 있다. 가동성이 과도하게 되는 분절이 있는 한편, 가동성이 저하하는 분절도 관찰된다. 이것이 허리통증의 원인이 될 가능성이 있다.

옆굽힘의 평가
/ Assessment of lateral flexion or side bending

정상 / Normal

옆굽힘의 가동범위는 움직이는 등뼈분절의 수에 따라서 75° 이상이 되는 경우가 있다. 하부등뼈의 분절은 옆굽힘의 움직임으로 갈비뼈의 제한을 받지 않는다는 것으로부터 이 분절에서 옆굽힘의 태반이 일어난다(각 분절에서 약 8~10°). 다른 등뼈 · 허리뼈 분절에서는 옆굽힘은 비교적 제한되지만(각 분절에서 약 6°) 대부분 균일하게 움직인다. 그러나 허리엉치뼈(요천골) 연결부에서 옆굽힘은 약 3° 뿐이다.

옆굽힘 중, 척추분절 가쪽으로의 움직임은 동시에 돌림을 동반한다. 척추가 오른쪽 옆굽힘을 하면 등뼈는 오른쪽돌림을 하고 허리뼈는 왼쪽돌림을 한다. 이 연결운동에 의해서 오른쪽 옆굽힘이 제한되고 왼쪽 돌림 중 척추의 움직임이 적어져서 반대의 움직임에서도 같아진다.

옆굽힘의 평가에서는 허리뼈는 허리엉치뼈 부분의 위에서 완만하고 평활한 만곡을 또한 이 만곡이 하부등뼈 분절에서 더 커진다. 하부등뼈의 만곡에서 위쪽의 중부 · 상부 등뼈는 더 완만한 만곡을 그리며 척추는 엉덩뼈능선에서 위쪽으로 긴 평활한 C형이 된다.

옆굽힘 동작 중에 관찰되는 장애 / Observable faults during the side bending motion

오른쪽 옆굽힘 때:

- 척추 만곡이 과도하게 크고 병변이나 통증이 전체적인 가동성을 제한된 사람에게는 최적의 가동범위에 영향을 미치는 척추의 각 분절에서 장애가 관찰되는 경우가 있다. 가동성이 과도한 분절이 있는 한편, 가동성이 저하하여 있는 분절도 있다. 이것이 허리통증의 원인이 될 가능성이 있다.
- 척추옆근육이 매우 발달하여 있는 사람에서는 허리뼈가 똑바른 경우가 있고 뻣뻣함이 허리뼈의 움직임을 제한하고 있다. 이 때문에, 옆굽힘 중의 허리뼈는 허리뼈의 기저부인 허리엉치부분으로 향하는 회전축을 따라가지 않고 똑바른 상태가 된다.
- 이것을 평가하고 교정하기 위해 지도자는 옆굽힘을 하기 전에 엉덩뼈능선 수준에서 골반을 지지하도록 하고, 그 다음, 하부갈비뼈를 옆굽힘하는 쪽 아래로 향하도록 지시한다. 위의 방법으로 문제가 교정되어 허리뼈가 옆굽힘 중에 커브를 그릴 것 같으면, 허리뼈의 척추옆근육은 뻣뻣하지만 반드시 단축하여 있는 것은 아닐 것이다.
- 넙다리근막긴장근에 경직이 있으면 반대쪽으로의 옆굽힘할 때 허리뼈의 가동성이 제한되어 허리뼈가 똑바로 되는 경우도 있다.
- 한쪽 옆굽힘에 제한이 있고, 다른 쪽은 그것에 비하여 제한이 없는 경우, 측만증과 같은 병태에 관찰되는 척추분절의 돌림이 원인으로 될 가능성이 있다. 옆굽힘 중, 척추가 항상 오른쪽 돌림을 하

고 있으면 왼쪽돌림이 제한된다는 것으로부터 오른쪽 옆굽힘에 제한이 일어난다. 반대로, 왼쪽 옆굽힘에서는 척추가 오른쪽돌림을 하고 있으면 비교적 제한이 관찰되지 않는다.

척추 돌림 평가 / Assessment of spine rotation

등뼈 돌림은 좌 · 우 약 35°, 허리뼈는 약 13°, 허리엉치뼈 연결부분에서는 한 개 부위로는 가장 움직임이 커서 일반적으로 약 5° 돌림을 한다. 각 등뼈의 형상과 그 위치에 따라서 척추분절이 최적으로 가동하는 것이 가능해지고, 이 때문에 척추에서 돌림의 대부분이 등뼈에서 일어난다. 허리뼈와 허리엉치뼈 연결부분은 허리뼈 굽힘 위치에서 과도한 돌림, 반복되는 돌림에 의해서 손상되기 쉽기 때문에 척추 돌림 중에는 별로 움직이지 않도록 해야 한다(표 1.2, 표 1.3).

표 1.2 앞쪽굽힘과 앞쪽굽힘에서 제자리로 되돌아오는 동안의 이상적인 움직임 요약

앞쪽굽힘 운동의 순서	앞쪽굽힘에서 제자리로 되돌아오는 운동의 순서
1. 앞쪽굽힘을 시작하기 위해 골반이 약간 뒤쪽으로 이동하고 엉덩관절이 굽혀지기 시작한다.	1. 엉덩관절을 폄으로써 앞쪽굽힘에서 되돌아오기 시작한다.
2. 앞쪽굽힘이 진행됨에 따라 허리뼈의 만곡이 감소하기 시작한다.	2. 엉덩관절과 척추가 동시에 펴지지만, 엉덩관절 쪽이 크게 움직여 운동이 계속된다.
3. 허리뼈가 평탄해질 때까지 만곡이 계속 감소하기 시작하고 더욱 앞쪽굽힘이 진행 한다.	3. 엉덩관절과 척추가 동시에 펴지지만, 엉덩관절 쪽이 크게 움직여 운동이 계속된다.
4. 허리뼈가 평탄해지고 엉덩관절이 굽혀짐에 따라 움직임은 계속되고 최종범위까지 더욱 앞쪽굽힘을 한다.	4. 엉덩관절과 척추가 동시에 펴지지만, 엉덩관절 쪽이 크게 움직여 운동이 계속된다.
5. 허리뼈는 평탄해지고 엉덩관절은 약 70~80° 굽힘 위치가 되며 등뼈는 신장되어 최종범위에서 완만한 커브를 그린다.	5. 올바른 정렬로 되돌리기 위해 허리뼈 전만이 다시 일어나고 균형이 잡힌 직립자세가 되어 움직임이 종료한다.

표 1.3 척추의 옆굽힘과 돌림에서 이상적인 움직임 요약*

옆굽힘	회전
1. 하부등뼈의 가동범위가 가장 크다. 등뼈 전체로서의 가동범위는 75° 이상이다 *(척추 전체는 평활하고 연속적인 만곡을 형성한다).* 척추가 오른쪽으로 굽혀지면 등뼈는 오른쪽으로 돌림을 한다.	1. 운동은 등뼈에서 시작한다 *(허리 위에서 일어나도록 지시해야 한다.* *예. 가슴에서 위를 돌리시오).*
2. 허리뼈(L1~S1)의 가동범위는 27° 이다. 허리엉치뼈 연결부분의 가동범위는 약 3° 이다 *(허리뼈 분절은 평활하고 연속적인 만곡을 형성한다).* 척추가 오른쪽으로 굽혀지면 허리뼈는 왼쪽으로 돌림을 한다.	2. 움직임이 계속됨에 따라 움직임은 등뼈에 한정된다.

* Bobath(1978), Larson and Gould(1974), Sahrmann(2002), White(1969), White and Panjabi(1978)의 데이터에 기초함.

1

이상적인 정렬 / Ideal alignment

옆쪽에서 정적 자세의 관찰 / Static postural observation from the side

이 위치에서 가상적인 연직선(plumb line)은 자세의 중력중심선을 나타내고 있으며 이것에 의해서 시상면에서 균형이 잡혀 있는지 어떤지를 관찰하는 것이 용이해진다. 척추에서 시작하여 머리, 어깨뼈봉우리, 엉덩관절, 무릎관절의 위치와 연직선과의 관계를 관찰하고 근육이나 연부조직에 불필요한 긴장이 없는지 주의한다(그림 1.13~1.15).

다리와 발의 관찰에서는 중력중심선이 대략 가쪽복사(외과)를 지나고 있는지를 볼 뿐만 아니라, 무릎관절과 다리근육이 비교적 이완하고 있는지 아닌지

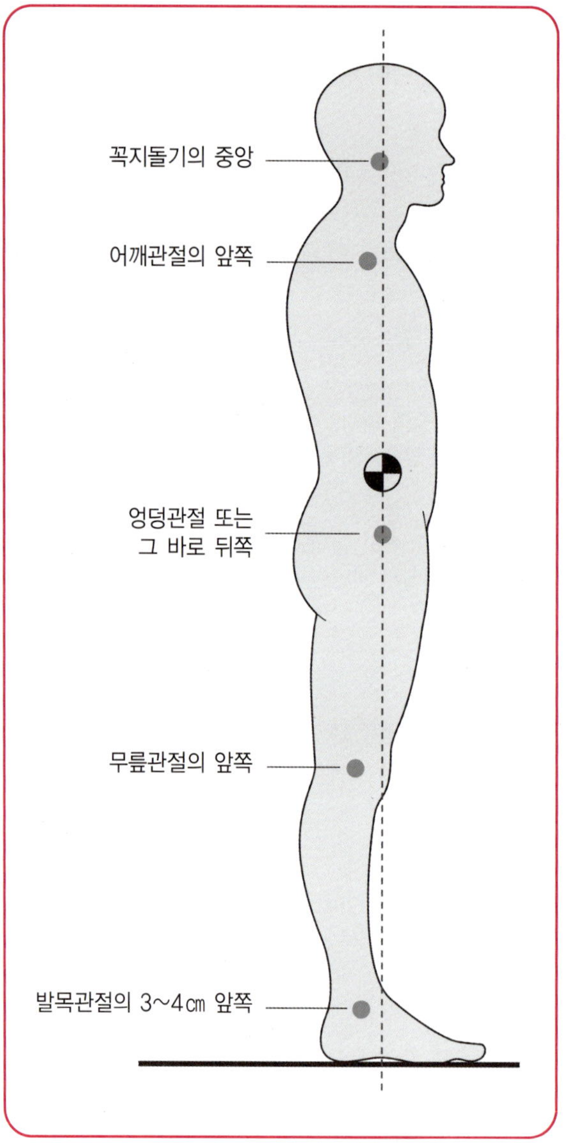

그림 1.13 중력중심을 지나 바닥까지 뻗는 선을 중력중심선이라 부른다. 이 그림은 이상적인 직립자세에서 중력중심선을 나타낸다. 몇 가지 해부학적 기준점이 중력중심선의 위치를 보는 기준이 된다. Trew and Everett (2005)에서 허가됨.

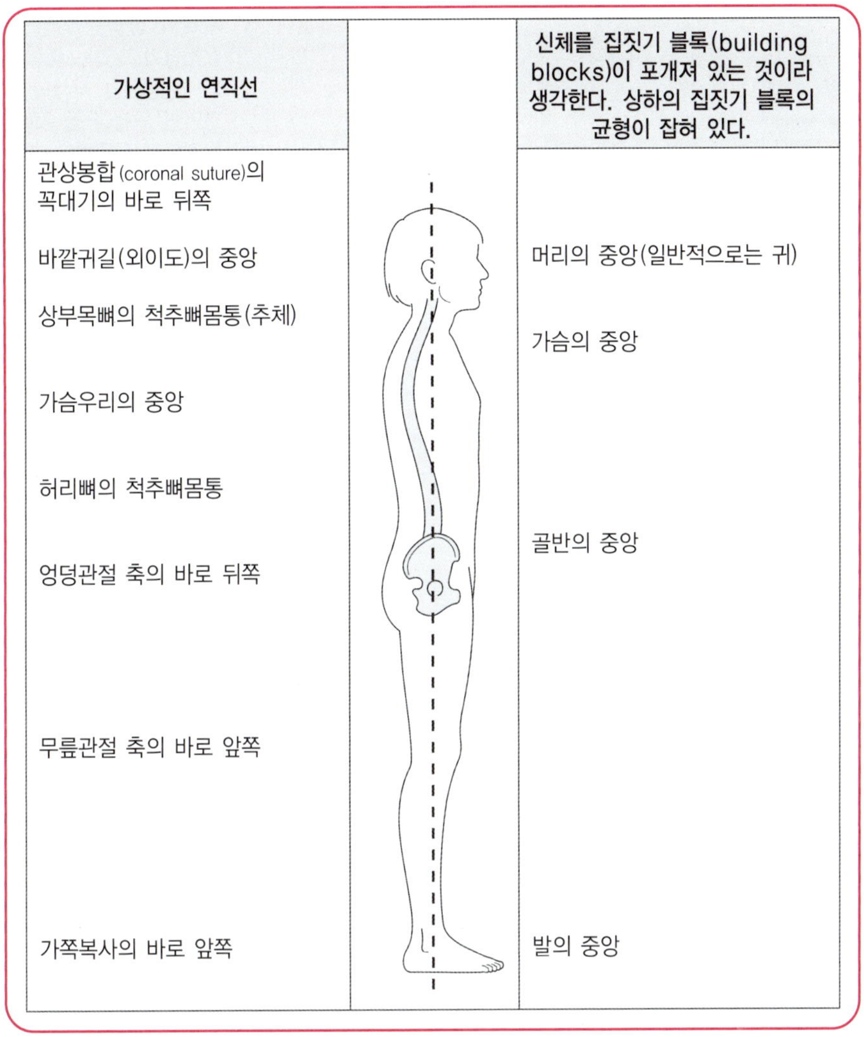

그림 1.14 이상적인 정렬의 측면도. 맨발로 발이 엉덩관절의 바로 아래에 오도록, 발의 폭을 약간 벌려서 똑바로 선다. 발은 앞쪽으로 향해서 평행으로 한다. 무릎은 똑바르지만 이완하여 있고, 손이 엉덩관절의 바로 앞쪽에 위치하도록 팔을 자연스럽게 아래로 늘어뜨린다. 눈은 똑바로 앞쪽을 보고 엉덩관절과 어깨관절은 회전하여 있지 않다. Trew and Everett(2005)에서 허가됨.

에 주목한다. 또한 뒤넙다리근과 볼기근육의 근육 긴장과 근육의 크기에 좌 · 우 차이가 있는지 아닌지를 본다.

뒤쪽에서 정적 자세의 관찰 / Static postural observation from behind

이 위치에서 가상적인 연직선(plumb line)은 자세의 중력중심선을 나타내고 있으며 이것에 의해서 이 마면에서 균형이 잡혀 있는지 어떤지를 관찰하는 것이 용이해진다. 척추로부터 시작하여 근육이나 연부조직을 포함한 해부학적 기준점과 연직선과의 관계를 관찰한다(그림 1.16).

다음으로 발을 보고 위치와 안쪽 세로아치의 유 · 무를 확인한다. 대상자를 맨발로 서게 하고 발은 발끝을 약간 가쪽으로 향하게 한다. 아킬레스힘줄의 외관은 특히 길이나 두께, 종아리근육에 대한 발달의 정도에 주의한다.

종아리근육은 좌 · 우 대칭인지, 과도하게 발달하

1

양호한 정렬을 나타내는 대상자는 아래의 것을 인식할지도 모른다.

머리는 척추의 최상부분. 가슴은 골반과 다리의 위쪽에서 균형이 잡혀 있다.

시선은 똑바로 앞쪽을 향한다.

목은 신장되어 있다(앞 · 뒤 양쪽).

가슴은 펴져 있으나 하부갈비뼈는 몸통 전체와 연결되어 있는 느낌을 유지하고 있다(즉 가슴을 앞으로 쑥 내밀고 있지 않다).

허리뼈는 펴져서 자연스럽고 완만한 만곡을 유지하고 배근육군은 뒤쪽의 척추 방향으로 가볍게 당겨져 허리뼈를 지지하고 있다.

골반은 중간위치이고, 뒤쪽으로 젖혀지거나 엉덩이가 앞으로 밀리지 않고 샅굴부위(groin)가 펴져 있는 감각이 있다.

허벅지 안쪽부분의 활성화

무릎은 굽지 않고 이완하여 있다.

체중을 양발 사이에 균등하게 싣는다.

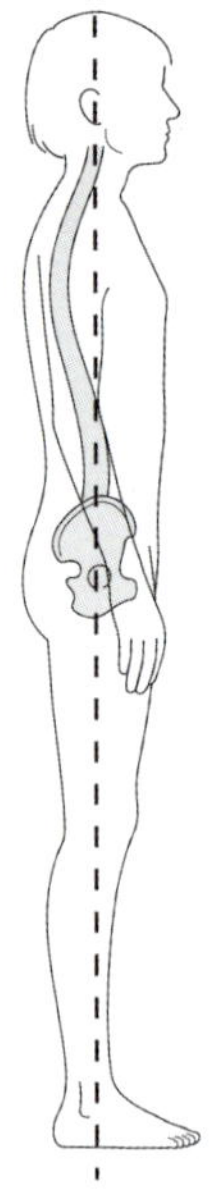

정렬이 불량한 대상자에 대해서 지도자는 아래의 것에 대해서 고려한다.

머리: 앞쪽이동, 뒤쪽이동, 경사, 돌림을 하고 있는가?

목: 긴장, 단축하고 있는가?

어깨: 같은 높이인가? 둥글게 되어 있거나 고르지 못한 돌림을 하고 있는가?

허리: 바닥에 대해서 평행인가?

엉덩관절: 같은 높이인가?

손: 아래로 내린 양손의 높이가 같은가?

허벅지: 내번인가 외반인가?

다리: 근육의 발단은 좌 · 우가 균등한가?

무릎: 같은 높이인가, 외반인가, 내번인가, 젖혀져 있는가?

발: 엎침인가, 뒤침인가, 아치가 저하하여 있는가?

그림 1.15 자세의 정렬은 항상 신체를 아래쪽으로 잡아당기고 있는 중력을 고려하여 관찰한다. 이상적인 자세의 사람은 전체적으로 편안한 느낌이 들 것이다. 자세근육은 효율적으로 작동하고 편안하고 가벼운 느낌이 든다. 근육긴장은 정상이고 이완하여 신장되어 있지 않다. Trew and Everett (2005)에서 허가됨.

이상적인 자세의 대상자에서는 아래의 것을 관찰할 수 있다.

머리는 똑바르고 척추의 상단에서 균형을 유지하고 있다.

양 어깨가 같은 높이이다.

어깨뼈는 등에 대해서 평탄하게 되어있다. 양 안쪽모서리는 약 7.5~10cm 떨어져 있고 윗각은 같은 높이이다.

엉덩뼈능선이 같은 높이이다.

손이 같은 높이이다.

다리는 내번 또는 외반을 하여 있지 않다.

아킬레스힘줄은 양쪽 모두 마찬가지로 발달하여 있고 길이나 두께도 정상이다.

발은 약간 벌림(외전)을 하고 있다. 안쪽 세로아치가 인지된다.

가상적인 연직선이 척추의 선을 따라서 신체를 2등분한다.

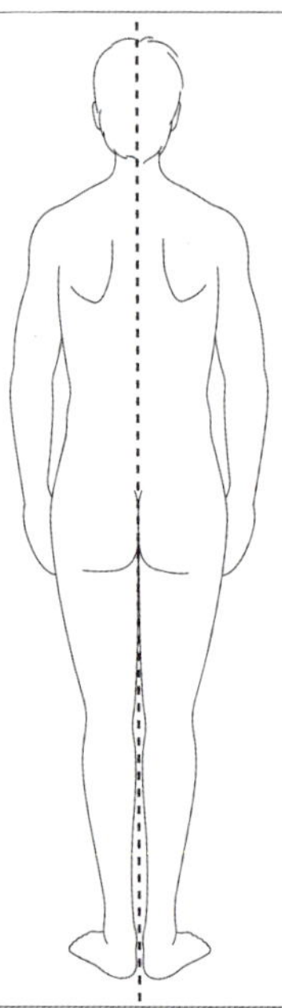

아래의 표면에 있는 기준점이 대칭이고 같은 높이인지를 본다.

귓불
뒤통수뼈융기
(occipital protuberance)
머리선(hairline)

어깨뼈 안쪽모서리
아랫각

허리의 주름

엉덩관절

엉치엉덩관절(천장관절)

볼기주름(gluteal crease)
큰돌기(대전자)
손목관절

오금선(popliteal crease)

종아리

아킬레스힘줄

안쪽복사

그림 1.16 이상적인 정렬의 뒷면도. 맨발로 발이 엉덩관절의 바로 아래에 오도록 발의 폭을 약간 벌려서 똑바로 선다. 발은 앞쪽으로 향해서 평행으로 한다. 무릎은 똑바르지만 이완하여 있고 손이 엉덩관절의 바로 앞쪽에 위치하도록 팔을 자연스럽게 아래로 늘어뜨린다. 눈은 똑바로 앞쪽을 보고 엉덩관절과 어깨관절은 회전하여 있지 않다. Trew and Everett (2005)에서 허가됨.

였는지, 발달이 불충분한지를 관찰한다. 오금, 볼기 부분, 허리 주름(crease)의 수준은 그 기초를 이루는 해부학적 특성과 일치하여 있어야 한다.

자세불량 / POSTURAL FAULTS

쉽게 알아볼 수 있는 자세불량 / Easily recognized faulty postures

굽은 등 / Sway back (Kendall et al 1993)

굽은 등 자세에서는 골반 · 넙다리뼈와 그것에 부착하는 근육과의 관계가 변화하고 엉덩관절 뒤쪽에 있는 근육의 기계적 효율이 저하한다(그림 1.17). 특히 큰볼기근은 충분한 수축이 곤란해지고 절구(acetabulum) 내의 넙다리뼈머리의 조절이 어려워진다. 이 상태가 지속되면 큰볼기근에 폐용성 위축이 일어나고, 그 결과 원래의 주된 역할인 엉덩관절 폄과 가쪽돌림이 제한되고, 보행에서 발꿈치 접지와 입각기에서 활동이 저하한다.

굽은 등(swayback) 자세의 골격 특징

- 머리: 앞쪽 머리자세
- 상부등뼈: 등뼈 후만 강화에 동반하는 뒤쪽 전위
- 허리뼈: 전만 감소, 골반 뒤쪽경사 또는 중간위치에서 골반 앞쪽 전위
- 골반: 앞쪽 전위 · 뒤쪽경사 위치
- 엉덩관절: 폄 위치
- 무릎관절: 젖힘 (과신전) 위치
- 중력중심: 뒤쪽 이동

큰볼기근 위축은 보통 쉽게 확인하거나 촉진할 수 있다. 엎드려 누운 자세에서 엉덩관절 폄 운동에서는 뒤넙다리근과 큰볼기근의 활동이 동시에는 일어나지 않고 뒤넙다리근이 선행하여 활동하기 때문에 양쪽 근육의 윤곽이 동시에 변화하지 않는다.

또 다른 문제 / Other problems

- '앞쪽 머리자세' 와 관련된 목의 과긴장과 목뼈의 문제
- 등뼈의 정렬이상과 근육 기능장애와 관련된 척추에서 가동성 저하의 문제
- 어깨뼈의 정렬과 가동성 장애와 관련된 어깨관절의 문제
- 앞쪽 복벽근, 엉덩허리근, 몸통 폄근, 엉덩관절 뒤쪽 근육의 불균형, 근력저하 또는 근육긴장과 관련된 허리 문제
- 큰볼기근 위축과 뒤넙다리근의 과다사용과 관련된 뒤넙다리근의 문제
- 골반과 다리, 발의 정렬이상, 그리고 넙다리네갈래근과 뒤넙다리근의 수행장애와 관련된 무릎과 발목관절의 문제(이 단원의 끝의 표 1.4 참조)

편평 등 / Flat back (Kendall et al 1993)

편평 등 자세에서는 골반은 중간위치나 뒤쪽경사로 허리뼈의 만곡이 평탄해지고 엉덩관절은 펴져 있다(그림 1.18). 편평 등 자세가 되면 골반 뒤쪽경사와 허리뼈 전만의 감소에 의해서 중력중심선이 발의 앞쪽으로 전위하고 발의 역학(mechanics)과 근육의 기능이 저하한다. 이 중력중심 이동은 앞정강근에도 영향을 주고 발목관절 · 발의 가동성과 무릎 · 엉덩관절의 기능에 나쁜 영향을 미친다.

편평 등(flat back) 자세의 골격 특징

- 머리: 앞쪽 머리자세
- 상부등뼈: 등뼈 후만의 강화
- 허리뼈: 허리뼈 전만의 감소
- 골반: 중간위치가 아니면 뒤쪽 경사위치에서 앞쪽 전위 (굽은등 자세와 마찬가지)
- 엉덩관절: 폄 위치
- 무릎관절: 폄 위치
- 신체정렬: 신체 전체가 약간 앞쪽으로 기울고 중력중심선은 발의 앞쪽으로 전위하고 있다.

뒤쪽근육의 특징		앞쪽근육의 특징
등뼈 폄근은 신장되어 근력이 저하하여 있다. **허리 근육**은 단축하여 근력이 저하하여 있는 경우가 있다. **볼기근군**은 별로 발달하여 있지 않고 근력이 저하하여 있는 경우가 많다(선 자세에서 한쪽 발에 체중을 싣는 일이 많으면 같은 쪽의 **중간볼기근 후부섬유**는 신장되거나 근력이 저하하여 있는 경우가 있다) **넙다리근막긴장근**은 단축하여 근력이 강하거나 경직되어 있다.	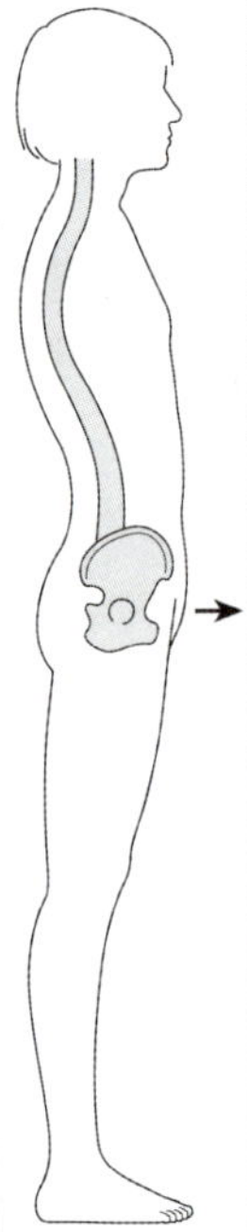	**목의 굽힘근군**은 신장되고 근력이 저하하여 있다. **앞톱니근(전거근)**과 **작은가슴근(소흉근)**은 단축, 또는 근력이 강화되어 있는 경우가 있다. **배곧은근(복직근)**과 **배속빗근(내복사근)**은 단축하여 있는 일도 있으나 반드시 근력이 강해져 있는 것은 아니다. 배바깥빗근(외복사근)은 신장되어 근력이 저하하여 있는 경우가 많다. **엉덩허리근(장요근)**과 **넙다리곧은근(대퇴직근)**은 신장되어 근력이 저하하여 있다.

그림 1.17 굽은 등(sway back) 자세. Trew & Everett(2005)에서 허가됨.

뒤쪽근육의 특징		앞쪽근육의 특징
등뼈 폄근은 신장되어 근력이 저하하여 있을 가능성이 있다. **척추세움근**은 전체적으로 약간 신장되어 근력이 저하하여 있을 가능성이 있고 특히 **허리뼈옆척추근군**의 근력이 저하하여 있을 가능성이 있다. **볼기근군**은 발달이 충분하지 않고 경직되어 있다. **뒤넙다리근**은 단축하여 근력이 강한 경우가 많다.	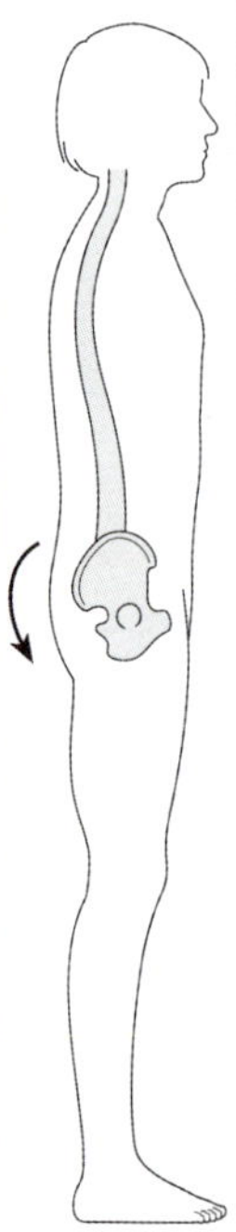	**목의 굽힘근군**은 신장되어 근력이 저하하여 있다. **배가로근(복횡근)**과 **배곧은근, 배속빗근, 배바깥빗근**은 단축하여 근력이 강해져 있을 가능성이 있다. **엉덩허리근**과 **넙다리곧은근**은 신장되어 근력이 저하하여 있는 경우가 많다.

그림 1.18 편평 등(flat back)의 자세. Trew and Everett(2005)에서 허가됨.

허리뼈의 만곡이 현저하게 감소함으로써 올바른 척추의 기능이 저해되고, 척추분절이나 척주 전체의 경직에 의해서 굽힘이나 폄이 제한될 가능성이 있다.

또 다른 문제 / Other problems

- 앞쪽 머리자세와 관련된 목의 과다긴장과 목뼈의 문제.
- 등뼈의 정렬이상과 척추 폄근의 근력저하, 앞쪽 복벽근육의 단축, 볼기근육이나 뒤넙다리근의 단축이나 경직에 관련된 척추의 기능장애.
- 팔이음뼈의 정렬이상과 어깨뼈의 가동성 장애에 관련된 어깨관절의 문제.
- 허리와 볼기근육의 경직에 관련된 허리의 문제.
- 엉덩허리근과 엉덩관절의 뒤쪽에 있는 근육이나 넙다리네갈래근의 수행장애에 관련된 엉덩관절의 문제.
- 뒤넙다리근의 단축과 경직에 관련된 뒤넙다리근의 문제.
- 골반과 다리, 발의 정렬이상, 넙다리네갈래근과 뒤넙다리근의 근육 수행장애에 관련된 무릎관절과 발목관절의 문제(이 단원 끝 표 1.5 참조).

척추후만증 / Kyphosis (Kendall et al 1993)

척추후만증의 골격 특징

- 머리: 앞쪽 머리자세
- 등뼈: 과도한 후만
- 갈비뼈: 과도한 만곡
- 어깨뼈: 어깨뼈 벌림에 의한 과도한 가쪽 전위.
  위쪽돌림, 날개모양이나 경사.

척추후만증은 주로 등뼈 후만, 엉치뼈부분의 후만을 나타내는 해부학 용어이지만, 임상적으로는 옆쪽에서 본 과도한 등뼈 후만을 가리킨다(그림 1.19). 이 과도한 후만은 각 척추의 가동범위를 저하시키고 다리와 발에 관련되는 신체의 균형과 척추의 가동성에 영향을 미친다.

어깨뼈의 정렬이상도 척추후만증과 관련하여 일어나는 일도 많고, 갈비뼈가 과도하게 만곡하면 어깨뼈는 아마도 기울뿐만 아니라 벌림·위쪽돌림을 하고 안쪽모서리는 가슴우리에서 떨어져 뒤쪽으로 돌출한다. 이 정적 정렬이상은 어깨관절 기능장애를 미치고 어깨관절의 굽힘에서 어깨뼈의 위쪽돌림과 최종범위에서 어깨뼈 내림의 양쪽에 영향을 미친다.

척추후만증은 뒤쪽에서 보았을 때 가쪽으로 만곡(측만증)을 동반하는 경우도 있다.

척추후만증에는 가동성이 유지되는 것과 경직되고 움직이지 않게 되는 것이 있다. 가동성이 있는 척추후만증이란 고정되어 있지 않고 변화하는 가능성이 있는 습관적인 후만증 자세이다. 청소년기에는 이 자세불량을 야기할 수 있는 스트레스의 영향을 받기 쉽고 임신과 수유기, 비만, 장기간의 활동 저하, 신체적·정신적 우울상태에서도 발생하는 경우가 있다.

부동성 척추측만증은 이름에서 나타내는 것처럼 개선이 어렵고 외상이나 골관절염, 골다공증, 강직성 척추염, 척추염, 쇼이에르만병 등이 원인으로 발생할 가능성이 있고 또한 노화에 따른 척추원반의 변성에 의해서 고령자에게도 발생하는 일이 있다.

또 다른 문제 / Other problems

- 앞쪽머리자세와 관련된 목의 과다긴장과 목뼈의 문제
- 등뼈의 정렬장애, 척추 전체의 가동성 장애, 척추세움근의 근력저하에 관련된 척추의 기능장애.
- 어깨뼈의 정렬과 가동성 장애에 관련된 어깨관절의 문제.
- 허리나 볼기근육의 경직(tightness), 앞쪽 복벽근육의 장애나 척추원반의 퇴행변성과 같은 골격의 병변에 관련된 허리의 문제.
- 엉덩관절의 변성질환이나 선천성엉덩관절 탈구에 관련된 엉덩관절의 문제.
- 밖굽이무릎(외반슬)이나 편평발과 같은 자세불량을 동반한 다리나 발 문제(이 단원 끝 표 1.6 참조).

1

뒤쪽근육의 특징

등세모근 상부섬유는 단축하여 경직되어 있을 가능성이 있다.

등세모근 하부섬유, 앞톱니근, 넓은등근(광배근), 큰원근(대원근), 마름근(능형근)은 신장되어 근력이 저하하여 있다.

등뼈 폄근은 신장되어 근력이 저하하여 있다.

척추세움근은 근력이 저하하여 전체적으로 경직되어 있다.

큰볼기근 상부섬유는 경직되어 있을 가능성이 있으나 반드시 근력이 강한 것은 아니다.

큰볼기근 하부섬유는 신장되어 근력이 저하하여 있을 가능성이 있다.

뒤넙다리근은 단축하여 있을 가능성이 있다.

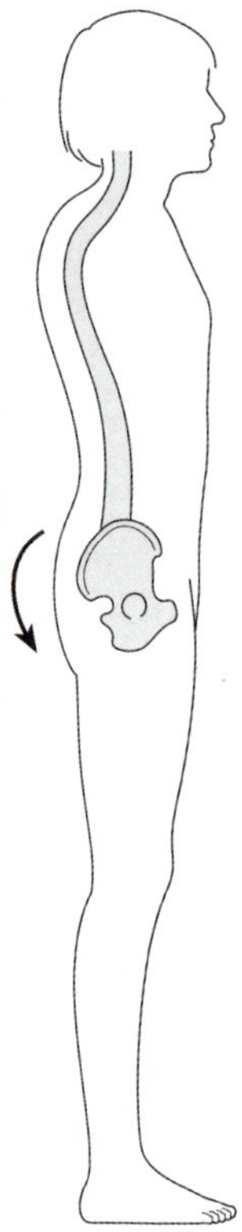

앞쪽근육의 특징

목의 굽힘근군은 신장되어 근력이 저하하여 있다

큰가슴근과 **작은가슴근**은 경직되어 있다.

배곧은근과 **배빗근(복사근)**은 단축하여 있을 가능성이 있다.

큰허리근(대요근)은 신장되어 근력이 저하하여 있을 가능성이 있다.

앞복벽근 하부는 근력이 저하하여 있을 가능성이 있다.

그림 1.19 척추후만증의 자세. Trew & Everett(2005)에서 허가됨.

척추전만증 / Lordosis

척추전만증의 골격 특징

- 허리뼈: 과도한 전만
- 엉치뼈각: 30° 이상
- 골반: 골반 앞쪽경사의 강화
- 엉덩관절: 굽힘 위치
- 무릎관절: 굽혀져 있는 경우도 있다.

편안하게 선 자세의 엉치뼈 각(sacral angle)은 약 30° 이고, 골반이 엉덩관절의 바로 위에서 균형을 잡기 위해 허리뼈는 안쪽으로 만곡하여 있다. 이것에 의해서 복부, 척추, 엉덩관절 뒷부분, 뒤넙다리근의 근육군은 다리와 발 위에서 전신의 균형과 골반경사를 조절하기 위해 최적의 길이를 유지할 수 있다.

척추전만 자세에서는 엉치뼈각은 30° 이상이고, 허리뼈 전만과 골반의 경사는 현저하게 증가하여 엉덩관절은 약간 굽혀져 있다(그림 1.20). 중력중심선은 발끝치부분으로 전위하여 있고 허리뼈와 골반을 조절하는 역할이 있는 개개의 근육군은 발과 다리의 위에서 전신의 균형을 유지하기 위해 변화하고 있다.

앞쪽 복벽과 볼기 부분의 근육 특히, 큰볼기근 하부섬유는 펴져 약화되고 척추세움근과 엉덩허리근, 뒤넙다리근은 단축하여 경직되어 근력이 강화되어 있을 가능성이 있다.

이들 근육의 문제는 엉덩관절이나 허리뼈, 엉치엉덩관절의 기능을 저하시키고 이어서 척추관절의 가동성이나 척주 전체의 기능에 영향을 미친다. 이것에 의해서 다리와 발에서 근육의 불균형과 생체역학적 문제가 발생한다.

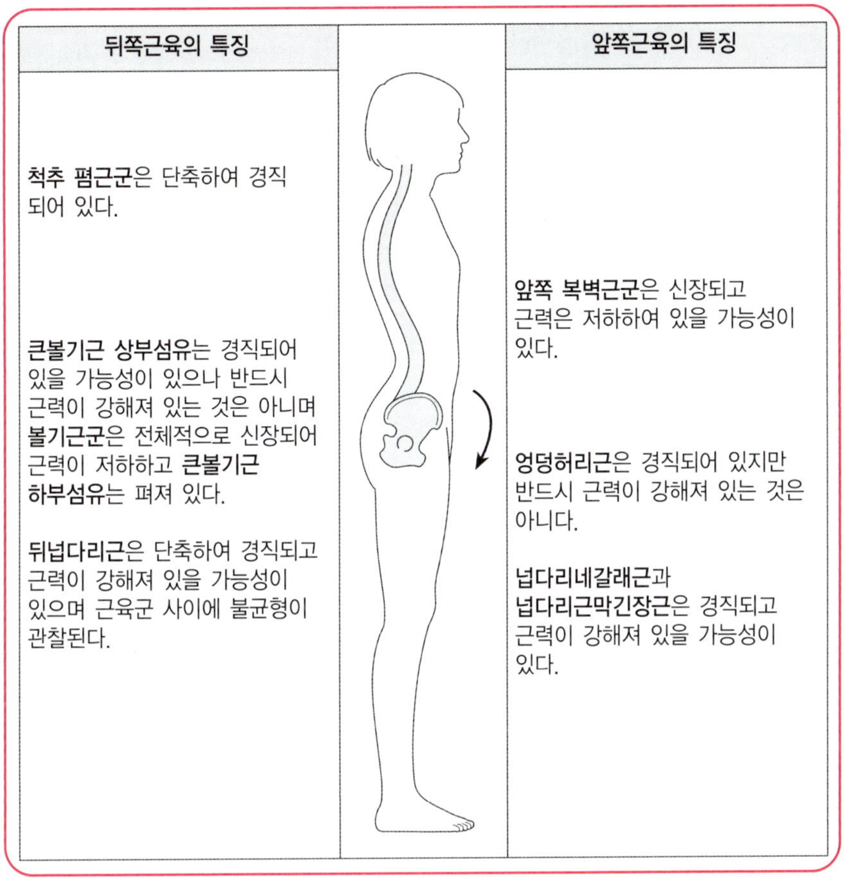

그림 1.20 척추전만증의 자세. Trew & Everett(2005)에서 허가됨.

또 다른 문제 / Other problems

- 엉덩관절 굽힘근군의 단축이나 경직, 퇴행성질환 또는 선천성 엉덩관절 탈구와 같은 엉덩관절의 생체역학적 장애에 의한 엉덩관절의 문제
- 아래의 것과 연관성이 있는 허리의 문제
  - 복근의 낮은 긴장과 조절부전
  - 등허리 · 볼기 부분 근육의 경직(tightness)
  - 척추원반 변성 등의 골격 병변
  - 엉덩허리근의 유연성 저하와 등허리부분 근육과 인대의 과도한 긴장
  - 허리엉치 연결부분이나 특정 허리뼈 척추사이 관절의 반복성 운동
  - 볼기근육의 근력저하, 뒤넙다리근의 경직이나 의미 있는 활동으로 일어나는 엉덩관절 폄을 보상하는 허리뼈의 폄
  - 밖굽이무릎(외반슬)이나 편평발과 같은 다리나 무릎과 발의 정렬 이상(이 단원 끝 표 1.7 참조)

척추후만전만증 / Kypholordosis

척추후만전만증에서는 등뼈는 뒤쪽, 허리뼈는 앞쪽으로의 만곡이 강화된 자세를 취하고 엉덩관절 굽힘 위치에서 무릎관절은 젖혀져 있다(그림 1.21). 머리는 해부학적으로 가장 앞쪽에 위치하고 턱은 앞쪽으로 돌출하고 있다.

과도한 척추만곡은 척추분절의 가동성을 제한하지만, 목뼈에서 특히 고리뒤통수와 고리중쇠관절의 움직임이 방해되고 등뼈에서는 폄, 허리뼈에서는 굽힘의 움직임이 저하한다.

상부몸통의 갈비뼈 만곡의 강화는 어깨뼈의 정렬

1

뒤쪽근육의 특징

목뼈 폄근군은 단축하여 경직되어 있다.

등세모근 상부섬유는 단축하여 경직되어 있다.

상부등뼈 폄근군은 신장되어 근력이 저하하여 있다.

등세모근 하부섬유, 앞톱니근, 넓은등근, 큰원근, 마름근은 신장되어 근력이 저하하여 있다.

배속빗근은 근력이 저하하고 전체적으로 단축하여 경직되어 있을 가능성이 있다.

큰볼기근 상부섬유는 단축하여 경직되어 있을 가능성이 있다.

큰볼기근 하부섬유는 신장되어 약화하여 있다.

뒤넙다리근은 단축하고 경직되어 근력이 강해져 있을 가능성이 있다.

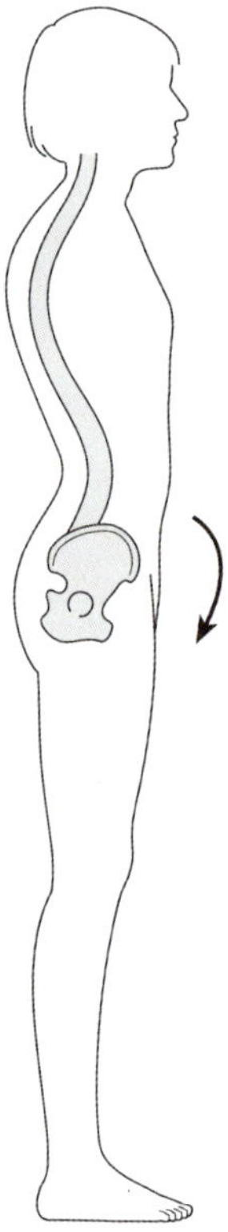

앞쪽근육의 특징

목뼈 굽힘근군은 신장되어 근력이 저하하여 있다.

큰가슴근과 **작은가슴근**은 단축하여 경직되어 있을 가능성이 있다.

배곧은근과 **척추세움근, 배바깥빗근**은 신장되어 하부복근은 근력이 저하하여 있다.

엉덩허리근과 **넙다리네갈래근, 모음근**은 근력이 저하하고 **넙다리근막긴장근**은 신장되어 근력이 저하하여 있을 가능성이 있다.

그림 1.21 척추후만전만증의 자세. Trew and Everett(2005)에서 허가됨.

장애를 일으킬 가능성이 있고, 어깨뼈는 벌림 · 위쪽회전 · 경사가 지고 안쪽모서리가 가슴우리에서 떨어져 뒤쪽으로 돌출한다. 이것에 의해서 어깨관절의 기능이 장애되고 어깨관절 굽힘 중에 어깨뼈 위쪽회전과 최종범위에서 어깨뼈 내림의 영향을 받는다.

하부몸통에서는 골반이 앞으로 경사지고 엉치뼈각(sacral angle)이 30° 이상으로 증가하며, 엉덩관절이 굽혀지고 무릎관절이 젖힘 위치가 되어 중력중심선은 발끔치 방향으로 전위한다. 앞복벽과 볼기근육 특히, 큰볼기근 하부섬유는 신장되어 약화하고 척추세움근과 엉덩허리근, 뒤넙다리근은 단축하여 경직되어 근력이 강화되어 있을 가능성이 있다.

이들의 근육의 문제는 엉덩관절이나 허리뼈, 엉치엉덩관절의 기능을 저하시키고 이어서 척추관절의 가동성이나 척추 전체의 기능에 영향을 미친다. 이것에 의해서 다리와 발에서 근육의 불균형과 생체역학적 문제가 발생한다.

척추후만전만증의 골격 특징

- 머리: 앞쪽 머리자세 (해부학적으로 가장 앞쪽)
- 등뼈: 과도한 후만
- 갈비뼈: 과도한 만곡
- 어깨뼈: 벌림, 위쪽돌림을 하여 가쪽에 위치하고 날개모양 또는 경사져 있는 경우도 있다.
- 허리뼈: 과도한 허리 전만
- 엉치뼈각: 30° 이상
- 골반: 골반 앞쪽경사 커짐
- 엉덩관절: 굽힘 위치
- 무릎관절: 젖힘 (과신전) 위치

뒤쪽근육의 특징

목뼈 폄근군은 단축하여 경직되어 있을 가능성이 있다.

갈비사이근과 **등뼈옆근육군**은 오목한 쪽에서 단축하여 경직되어 있고, 볼록한 쪽에서는 신장되어 근력이 저하하여 있다.

등세모근이나 **앞톱니근**, **넓은등근**, **큰원근**, **마름근**의 길이나 근육긴장의 장애는 팔이음뼈(pectoral girdle)의 정렬 이상에 의해서 일어날 가능성이 있다.

허리옆근육군은 볼록한 쪽에서 단축하여 경직되어 있고 오목한 쪽에서는 신장되어 근력이 저하하여 있다.

볼기근군과 **뒤넙다리근**은 오목한 쪽에서 신장되어 근력이 저하하여 있을 가능성이 있고, 볼록한 쪽에서는 단축하여 경직되어 있다.

큰볼기근은 양쪽에서 근력이 저하하여 있을 가능성이 있다.

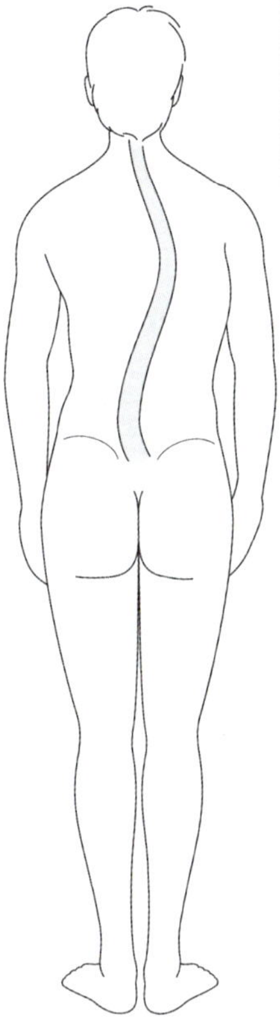

앞쪽근육의 특징

목뼈 굽힘근군은 신장되어 근력이 저하하여 있을 가능성이 있다.

큰가슴근과 **작은가슴근**은 단축하여 경직되어 있을 가능성이 있다.

배곧은근은 단축하여 경직되어 있을 가능성이 있고 기타의 각 앞복벽근은 길이와 근력의 양쪽, 또는 어느 쪽인가 한쪽에 문제가 발생하여 있을 가능성이 있다.
척추 전방의 구성요소의 신장을 조정하기 위해 근육이 전체적으로 신장되어 있을 가능성이 있다.

엉덩허리근은 단축하여 있을 가능성이 있으나 반드시 근력이 강해져 있는 것은 아니다.

넙다리근막긴장근의 하부섬유는 오목한 쪽에서 신장되어 근력이 저하하여 있을 가능성이 있고, 볼록한 쪽은 근력이 강하고 경직되어 있다.

엉덩관절 모음근군은 근력이 저하하여 있을 가능성이 있고 모음근군 사이에 근육의 불균형이 있다.

그림 1.22 척추측만증의 자세. Trew and Everett (2005)에서 허가됨.

또 다른 문제 / Other problems

- 앞쪽 머리자세와 관련된 목의 과긴장과 목뼈 문제
- 척추정렬이나 가동성, 척추세움근의 수행장애와 관련된 척추의 기능장애
- 어깨뼈의 정렬과 가동성 장애와 관련된 어깨관절 문제
- 엉덩관절 굽힘의 단축이나 경직, 퇴행성 질환, 선천성 엉덩관절 탈구와 같은 생체역학적 장애에 의한 엉덩관절 문제
- 아래의 것과 관련이 있는 허리 문제
  - 복부근육의 긴장과 조절의 저하
  - 등허리 부분이나 볼기근육의 경직
  - 척추원반 퇴행변성 등의 골격의 병태
  - 엉덩허리근의 유연성 저하와 등허리 부분 근육 · 인대의 경직
  - 허리엉치 연결부분이나 특정 허리뼈 관절의 반복성 운동
  - 볼기근육군의 근력저하, 뒤넙다리근 경직이나 우위적인 활동으로 일어나는 엉덩관절 폄을 보상하는 허리뼈의 폄
- 퇴행성 질환이나 선천성 엉덩관절 탈구 등의 엉덩관절 문제
- 밖굽이무릎이나 편평발과 같은 자세에 관련된 장애에 관련이 있는 다리 또는 발의 문제 (이 단원 끝의 표 1.8 참조).

척추측만증 / Scoliosis

"척추측만증에서는 보통은 수직이고 똑바른 척추의 선이 명백히 일탈하여 있다" (White and Panjabi 1978) (그림 1.22).

1

척추측만증의 골격 특징

- 등뼈: 이마면의 과도한 측만 (등뼈 부분에서 척추의 좋은 정렬에서 약간 오른쪽으로 만곡하지만 이것은 대동맥의 위치가 오른손잡이와 연관성이 있을 가능성이 있다): 등뼈 후만의 감소.
- 복장뼈: 볼록한 쪽으로 끌어당겨진다.
- 갈비뼈: 볼록한 쪽은 뒤 가쪽으로 융기하고 오목한 쪽은 움푹 들어간다.
- 팔이음뼈: 어깨뼈는 벌림(외전), 위쪽돌림, 날개모양 또는 경사져서 가슴우리 변형에 적응하고 있다.
- 허리뼈: 등뼈 측만과 반대의 측만
- 골반: 회전, 경사의 양쪽 또는 어느 쪽인가 한쪽
- 다리: 한쪽 발에 체중을 거는 것에 의한 다리길이 차이

특발성측만증 / *Idiopathic scoliosis*

특발성측만증은 건강하다고 생각되는 어린이에 흔히 볼 수 있고 그 90%에 명백한 발병원인이 없다. 측만증이 있는 가족에서 흔히 측만증의 어린이가 태어난다는 것처럼 유전적 요인이 있다.

측만증은 척추의 뼈, 근육, 인대의 변형을 동반하지만, 유아기에 인지하는 것은 어렵다. 자세와 정렬의 문제는 어린이가 성장하여 사춘기에서 청년기를 맞이함에 따라 두드러지는 경향이 있다.

뼈 변형은 척추뼈나 척추뼈 사이에 일어나고 보통은 수직이고 똑바른 척추 정렬이 측방으로 전위하는 원인이 된다. 이러한 변형이 차츰 크게 전위하여 근육이나 결합조직의 방향이나 크기를 변화시키고 결과적으로 그 역할에 영향을 미친다. 이러한 기능이 현저하게 손상됨으로써 운동만으로는 변형을 교정할 수 없게 된다.

척주의 측방전위는 척추 만곡의 점에서 1~2 척추뼈몸통의 돌림 즉, 커브의 볼록한 쪽 방향으로의 척추뼈몸통의 돌림, 오목한 쪽 방향으로의 가시돌기의 돌림과 연관성이 있다. 이러한 변화는 갈비뼈와 복장뼈 위치를 바꾸고 오목한 쪽 갈비뼈를 밀어 내린다. 동시에, 복장뼈는 볼록한 쪽으로 내려가고 갈비뼈도 볼록한 쪽의 뒤 가쪽으로 밀려나간다. 따라서 가슴우리 가동성과 호흡효율의 양쪽에 영향을 미친다.

변형은 몸통근육 길이와 긴장에도 영향을 미치고, 오목한 쪽 근육은 단축하는 경향에 있으며, 볼록한 쪽은 신장되어 근육긴장에 이상을 초래한다.

질환에 의한 후천적 측만증 / *Acquired scoliosis as a result of disease*

이 측만증은 뼈의 성질이 변화하는 구루병(rickets)이나 뼈의 형상이 변화하는 비대칭성의 이분척추(spina bifida), 인대의 구조변화가 일어나는 마르팡증후군(Marfan's syndrome) 등의 질환에서 관찰되는 경우가 있다.

또한 신경근육 이상과 연관하여 일어나는 경우가 있다. 예로, 뇌성마비 등, 정적 · 동적 신체균형이나 자세정렬에 영향을 미치는 근골격 기능장애이다.

기타의 원인으로서는 외상이나 신체적 장애, 갈비뼈 절제나 척추수술 등의 외과적 처치가 있다.

기능성 측만증 / *Functional scoliosis*

기능성 측만증(자세의 습관이나 잘 쓰는 손에 의한 측만증)에서는 척추의 내부구조와 주변조직도 변화한다. 처음에는 이들의 변화는 작고 비교적 무해한 경우도 있으나 척추 구조와 기능에서 영속적인 장애가 호흡효율에 관여하는 가슴우리 변형을 일으키는 경우도 있다.

기능성 측만증의 초기단계에서는 교정운동에 의해서 변형을 개선할 수 있는 것처럼 보이지만, 운동만으로 측만증을 완전히 교정할 수 있는지 어떤지는 의문이다. 척추근육의 긴장과 활동이 크게 영향을 받고 있기 때문에 의사나 물리치료사의 지시에 기초하여 충분한 지도 하에서 운동이 필요하다.

운동의 초기목표는 주요 측만의 감소, 정상적인 후만과 전만을 회복시켜서 종합적인 척추의 가동성과 기능을 개선시키는 것이다.

척추측만증의 예방과 치료 / Scoliosis prevention and treatment

측만증을 예방하는 방법은 거의 해명되어 있지 않지만 조기검진으로 중증정도를 수정할 가능성이 있다. 유년기의 측만증 진단의 선별검사 프로그램이나 건강과 자세에 영향을 미치는 습관 등에 대한 인식을 높이는 교육 프로그램은 예방과 조기치료의 도움이 될 가능성이 있다.

이전부터 치료인 보장구(orthotics), 견인, 외과적 처치, 근육의 전기적 자극이나 운동은 상응하는 자격을 가진 임상가의 지시 하에서 관리될 필요가 있다.

보조기는 변형을 수정하기 위해 신체에 장착하여 사용하는 것[밀워키 보조기(Milwaukee brace) 등]이다. 이것은 지지, 고정, 신장함으로써 서서히 척추를 정상 정렬로 유도한다. 보장구를 사용하는 동안, 호흡효율과 골반 정렬을 개선하는 운동이 다른 능동운동과 함께 처방된다.

견인은 약 3주간에 걸쳐서 머리 지지기(head halters) 또는 발목관절의 스트랩(ankle strap) 또는 그 양쪽에 의해서 척추 구조를 신장하는 목적으로 시행한다. 견인은 측만증의 중증사례에 대해서 시행되고 보통은 20세 이하에는 처방되지 않는다. Harrington rods에 의한 내고정이 척추에 대해서 시행되는 경우도 있다. 근육에 대한 전기적 자극은 볼록한 쪽 척추세움근에 대해서 시행된다.

운동(Exercises)

운동만으로 측만증을 개선하는 것은 어렵다.
기능적 만곡을 수정하기 위해 충분히 관리된 운동을 적극적으로 시행하여 환자와 근육에 대해 재교육한다. 운동에서 사용하는 근력은 비교적 느린 진폭으로 횟수는 적고, 보통은 단시간에 시행하는 것이며 이것에는 척추측만을 교정하기 위해 중요한 기계적 효과는 거의 없다. 운동만으로 만곡의 진행예방이나 교정을 해서는 안 된다.

(White & Panjabi 1978).

특발성측만증과 후천성측만증에 연관성이 있는 기타 문제들 / Other problems associated with idiopathic and acquired scoliosis

- 목의 과긴장과 목뼈의 문제
- 등뼈 후만 감소, 갈비사이근 · 등뼈 척추옆근육의 근력이나 수행장애와 관련된 등 위쪽 문제
- 정상적인 등뼈 후만 감소와 관련된 호흡기능 저하
- 팔이음뼈의 정렬이상과 어깨뼈의 가동성 장애에 관련된 문제
- 골반 돌림이나 경사, 좌 · 우 앞복벽근이나 엉덩허리근의 기능장애에 관련된 허리 문제
- 척추 가동성이나 척추세움근의 수행 저하에 관련된 비특이적 허리통증
- 골반의 정렬장애나 엉덩허리근, 볼기근, 넙다리네갈래근의 수행장애와 관련된 엉덩관절의 가동성 저하
- 골반과 다리와 발의 정렬장애, 그리고 넙다리네갈래근 및 뒤넙다리근의 근육 길이 또는 수행장애와 관련된 무릎관절, 발목관절, 발의 문제

측만증의 치료운동은 충분한 감독 하에 상응하는 자격을 가진 임상가의 지시에 기초하여 시행하여야 한다.

아래의 것은 지속적 관리에서 필라테스 접근법의 가이드라인의 하나이다:

- 자세 습관, 잘 쓰는 손, 한쪽 어깨로 책을 운반하는 또는 한쪽으로 치우쳐 체중을 가하도록 하여 발로 서는 등의 의식을 향상시킨다.
- 가능하다면, 정상적인 후만과 전만 커브를 회복하여 다리와 발 위에서 전신의 균형을 재확립하는 것을 지향한다.
- 가슴우리 가동성과 호흡효율을 개선한다.
- 자세 정렬, 팔이음뼈의 정렬, 척추세움근의 수행을 향상시킨다.
- 골반저근육과 배가로근의 수행을 개선한다.
- 배곧은근과 배빗근의 수행과 유연성을 개선한다.
- 엉덩관절 뒤쪽 근육군의 수행을 개선한다. (이 단원 끝의 표 1.9 참조).

1

발 위치와 다리 정렬에서 흔히 관찰되는 문제 / Common faults in foot placement and leg alignment

발의 엎침 위치 / Eversion of the foot

발바닥은 발목관절에서 신체의 중심선에서 떨어져 회전하기 때문에 발바닥보다 안쪽 면으로 체중을 실어 균형을 잡고 있다(그림 1.23).

다리와 발의 정렬을 교정하는 방법 / Measures to help correct lower limb and foot alignment

- 다리의 정렬에 대한 인식을 높인다.
- 체중을 둘째, 셋째 발가락에 싣도록 한다.

아래의 수행을 개선한다:

- 엉덩관절의 모음근
- 작고 깊은 층의 엉덩관절 가쪽돌림근군
- 엉덩관절을 펼 때 큰볼기근
- 큰볼기근 하부섬유
- 뒤넙다리근
- 특히 원심성 수축할 때 엉덩허리근과 가자미근
- 긴 · 짧은종아리근, 셋째종아리근
- 발의 뒤침근: 앞 · 뒤정강근
- 발가락의 굽힘근과 폄근을 포함한 발의 내재근

발의 뒤침 위치 / Inversion of the foot

발바닥이 발목관절에서 몸 중심선이 비뚤어지기 때문에 발바닥을 보다 가쪽 면으로 체중을 실어서 균형을 잡고 있다(그림 1.24).

다리와 발의 정렬을 교정하는 방법 / Measures to help correct lower limb and foot alignment

- 다리의 정렬에 대한 인식을 높인다.
- 체중을 둘째, 셋째 발가락에 싣도록 한다.

아래의 수행을 개선한다:

- 넙다리근막긴장근과 중간 · 작은볼기근
- 특히 원심성 수축할 때 엉덩허리근과 가자미근
- 종아리근
- 발의 굽힘근과 폄근을 포함한 발의 내재근육

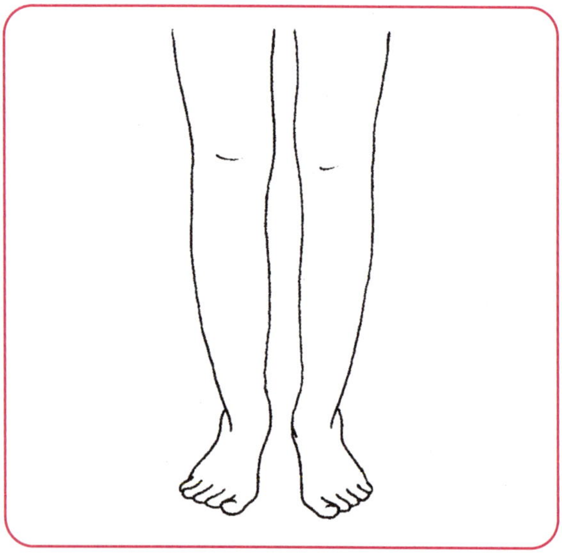

그림 1.23

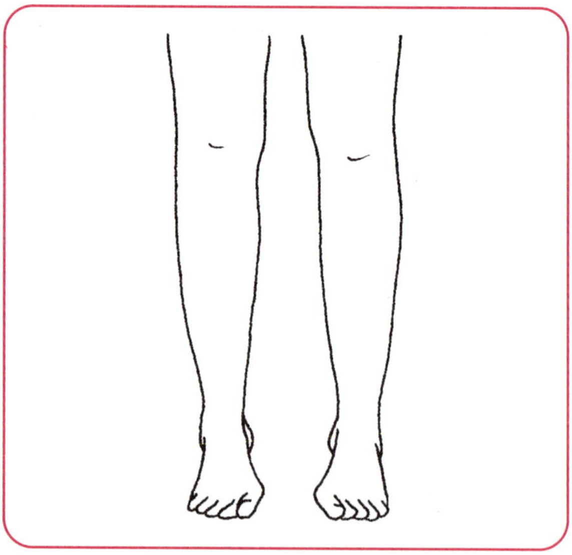

그림 1.24

넙다리뼈의 안쪽돌림 / Medial rotation of the femur

허벅지가 정렬 중간위치에서 안쪽돌림을 하고 있다(그림 1.25)

다리의 정렬을 교정하는 방법 / Measures to help correct lower limb and foot alignment

- 다리의 정렬에 대한 인식을 높인다.
- 엉덩관절 · 무릎관절을 굽힐 때에 무릎을 둘째 · 셋째 발가락 방향으로 굽히도록 지시한다.
- 엉덩관절 가쪽돌림 위치에서 엉덩관절의 가동성과 근력강화의 운동을 시행한다.

과도하게 경직되어 있는 아래의 부위를 풀어준다:

- 엉덩허리근
- 넙다리곧은근
- 엉덩관절 모음근

아래의 수행을 개선한다:

- 골반저근육과 배가로근
- 특히 원심성 수축을 할 때 엉덩허리근
- 큰볼기근 하부섬유
- 큰볼기근, 궁둥구멍근(이상근), 엉덩허리근
- 엉덩관절 모음근
- 뒤넙다리근

넙다리뼈의 가쪽돌림 / Lateral rotation of the femur

허벅지는 중간위치에서 가쪽돌림을 하고 발가락은 현저하게 벌림(외전)을 한다(그림 1.26).

다리의 정렬을 교정하는 방법 / Measures to help correct lower limb and foot alignment

- 다리의 정렬에 대한 인식을 높인다.
- 좌 · 우의 발을 평행으로 놓고 엉덩관절 중간위치에서 가동성과 근력강화의 운동을 시행한다.

과도하게 경직되어 있는 아래의 부위를 풀어준다:

- 큰볼기근, 궁둥구멍근, 깊은 부분의 엉덩관절 가쪽돌림근

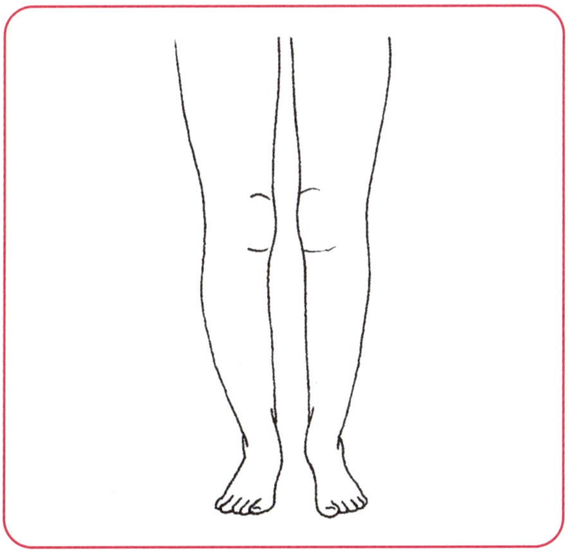

그림 1.25

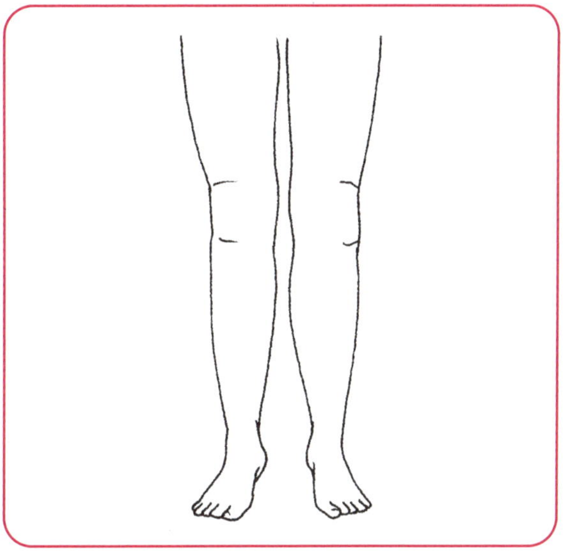

그림 1.26

1

- 엉덩허리근
- 넙다리곧은근
- 뒤넙다리근
- 엉덩관절 모음근

아래의 수행을 개선한다:

- 골반저근육과 배가로근
- 큰볼기근의 하부섬유
- 엉덩관절 굽힘 · 폄에서 뒤넙다리근과 엉덩허리근, 넙다리곧은근의 향상된 활동
- 중간볼기근
- 작은볼기근
- 넙다리근막긴장근

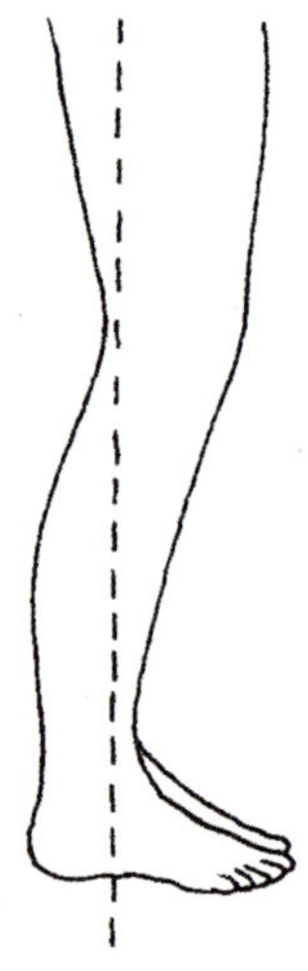

그림 1.27

완전히 펴지지 않은 무릎관절 / Knee joints that do not fully extend

선 자세에서 무릎관절이 약간 굽힌 채이고 완전히 펴지지 않는다(그림 1.27). 한쪽 다리로 서고 반대쪽의 엉덩관절을 굽히고, 다리를 신체 앞쪽으로 펴면, 무릎관절의 굽힘이 더 커진다(양쪽 모두). 이 무릎관절 폄의 제한은 허리뼈 · 등허리부분 · 뒤넙다리근의 경직, 넙다리네갈래근의 근력저하, 발목관절 가동성 저하와 연관성이 있다.

무릎관절 기능을 개선하는 방법 / Measures to help improve knee function

- 무릎관절을 운동할 때 정렬에 대한 인식을 높인다.
- 무릎관절을 펼 때, 허벅지를 "잡아당기도록" 지시하고, 폄의 최종 20° 에서 안쪽넓은근을 충분히 활동시킨다.

과도하게 경직되어 있는 아래의 부위를 풀어준다:

- 등허리부분의 근육과 인대
- 엉치엉덩관절 부분
- 엉덩허리근
- 넙다리곧은근
- 뒤넙다리근: 각 근육을 개별적으로 고려한다.
- 종아리근과 무릎 뒷부분의 연부조직
- 엉덩관절 모음근군

아래의 것을 개선한다:

- 허리뼈의 가동성과 안정성

아래의 수행을 개선한다:

- 골반저근육과 배가로근
- 큰볼기근 하부섬유
- 넙다리근막긴장근
- 엉덩허리근
- 넙다리네갈래근, 특히 안쪽넓은근
- 뒤넙다리근: 무릎관절 운동할 때 관여하는 모든 근육군을 충분히 활동시킨다.

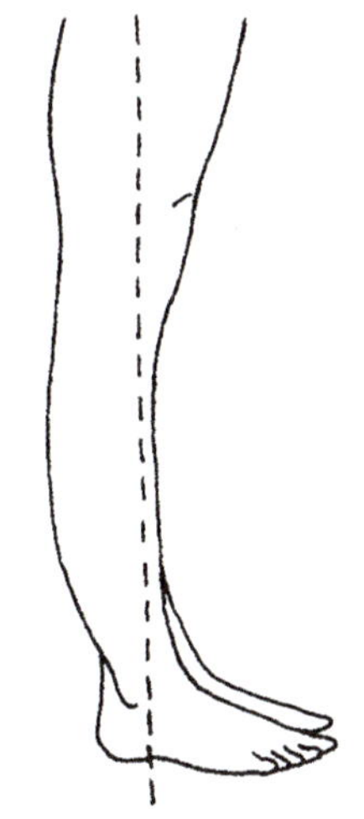

그림 1.28

무릎관절 젖힘(과신전) / Knee joint hyperextension

무릎을 펼 때, 무릎이 뒤쪽으로 이동한다(그림 1.28). 선 자세에서 다리가 뒤쪽으로 활모양으로 되고 중력중심선이 더 발끔치 쪽으로 이동하여 허리뼈 전만이 증가한다. 무릎의 폄 가동범위의 증가는 골반의 불안정성, 뒤넙다리근이나 넙다리네갈래근의 근력저하, 무릎의 뒤쪽 인대나 근육의 젖힘(hyperextension)과도 연관성이 있다.

무릎관절 기능을 개선하는 방법 / Measures to help improve knee function

선 자세에서는 무릎관절의 가벼운 굽힘 위치를 유지하고 중력중심선이 더 앞쪽 발의 중심으로 이동하도록 지시한다. 또한 무릎관절의 젖힘이 일어나지 않도록 무릎관절의 정렬에 주의하도록 한다. 무릎 폄에서는 무릎관절을 뒤쪽으로 밀지 않고 허벅지를 "잡아당기도록" 지시한다.

아래의 것을 개선한다:

- 골반의 정렬, 균형, 안정성
- 엉덩관절의 안정성
- 목말밑관절(거골하관절)의 가동성

과도하게 경직되어 있는 아래의 부위를 풀어준다:

- 허리의 근육과 인대
- 엉치엉덩관절 부분
- 큰볼기근 상부섬유
- 엉덩관절 벌림근
- 종아리근
- 발바닥

아래의 수행을 개선한다:

- 특히 엉덩관절 운동할 때 골반저근육과 배가로근
- 엉덩허리근
- 큰볼기근 하부섬유
- 엉덩관절을 펼 때 큰볼기근과 뒤넙다리근
- 모음근
- 장딴지근(비복근)
- 가자미근
- 앞 · 뒤정강근
- 긴 · 짧은종아리근
- 긴발가락굽힘근
- 긴엄지굽힘근
- 긴발가락폄근
- 긴엄지폄근
- 벌레근

다리 벌림 / Outwards bowing of the legs

허벅지를 안쪽회전과 벌림을 하고 아마도 무릎의 젖힘을 동반한다(그림 1.29). 무릎뼈는 다리 중심축이 아니라 가쪽으로 위치하고 있다. 허리뼈 전만이 증가하고 신체의 중력중심선이 발끔치 방향으로 옮겨진다.

1

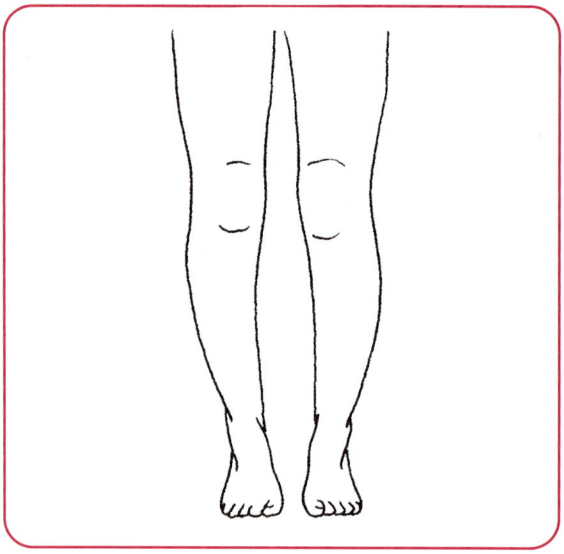

그림 1.29

무릎관절 기능을 개선하는 방법 / Measures to help improve knee function

선 자세에서 무릎을 약간 굽힌 채 중력중심을 안쪽으로 이동시켜 둘째 · 셋째 발가락을 지나도록 한다. 무릎의 뒤쪽에서 고정(lock)되지 않도록 무릎 정렬에 대한 인식을 높인다.

아래의 것을 개선한다:

- 골반의 정렬과 균형 및 안정성
- 엉덩관절 가쪽돌림
- 목말밑관절의 가동성

과도하게 경직되어 있는 아래의 부위를 풀어준다:

- 허리의 근육과 인대
- 엉치엉덩관절 부분
- 큰볼기근 상부섬유
- 엉덩관절 벌림근
- 종아리근
- 발바닥

아래의 수행을 개선한다:

- 특히, 엉덩관절을 운동할 때 골반저근육과 배가로근
- 엉덩허리근
- 큰볼기근 하부섬유
- 엉덩관절을 가쪽돌림할 때 모음근과 함께 큰볼기근, 궁둥구멍근, 심부돌림근, 엉덩허리근
- 뒤넙다리근: 근육군의 불균형을 조정한다.
- 장딴지근(비복근)
- 가자미근
- 앞정강근
- 긴 · 짧은종아리근
- 긴발가락굽힘근
- 긴엄지굽힘근
- 긴발가락폄근
- 긴엄지폄근
- 벌레근

무릎이 중간위치보다 안쪽을 향한다. / The knees are orientated medially from a neutral position

발을 허리폭으로 벌리면서 양쪽 무릎이 맞닿는다(그림 1.30). 중력중심은 발의 더 안쪽에 있다.

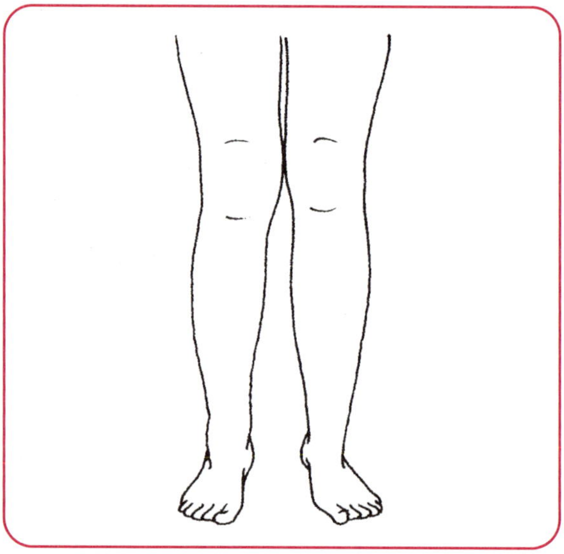

그림 1.30

무릎관절 기능을 개선하는 방법 / Measures to help improve knee function

선 자세에서 무릎의 정렬을 의식한다. 무릎관절을 약간 굽힘 위치로 유지하고, 둘째 · 셋째 발가락의 방향으로 향하고 발의 가쪽을 확고하게 접지시키도록 지시한다.

아래의 것을 개선한다:

- 골반의 정렬, 균형 및 안정성
- 엉덩관절 가쪽돌림
- 목말밑관절의 가동성

과도하게 경직되어 있는 아래의 부위를 풀어준다:

- 허리의 근육과 인대
- 엉치엉덩관절 부분
- 큰볼기근 뒤쪽부분의 근육
- 넙다리근막긴장근
- 가쪽넓은근
- 장딴지근
- 종아리근
- 발바닥

아래의 수행을 개선한다:

- 특히 엉덩관절 운동할 때 골반저근육과 배가로근
- 엉덩관절 가쪽돌림 운동할 때 큰볼기근, 궁둥구멍근, 심부회전근, 엉덩허리근, 모음근
- 모음근
- 넙다리네갈래근, 특히 안쪽넓은근
- 뒤넙다리근: 근육군의 불균형을 조정한다.
- 장딴지근(비복근)
- 가자미근
- 앞 · 뒤정강근
- 긴발가락굽힘근
- 긴엄지굽힘근
- 긴발가락폄근
- 긴엄지폄근
- 벌레근

유용한 검사 / USEFUL TESTS

보행평가 / Gait assessment

정상보행 / Normal gait

보행(걷기)은 좌 · 우 다리를 같은 방향으로 번갈아 움직이는 연속된 활동을 시행하는 복잡한 과정이다.

보행을 더 쉽게 이해하기 위해 발꿈치접지부터 시작하고, 다음 발꿈치접지에 대비하여 반대쪽 다리를 흔들어 내딛기까지를 1주기로 생각한다.

정상보행 패턴에서 발꿈치 접지 / Heel strike during a normal gait pattern

선도하는 다리가 지면과 초기접촉이 일어날 때이고 반면에 뒤따르는 다리는 아직 지면에 접촉하여 있기 때문에 지지기저면은 증가한다. 이때, 보행주기 중에 신체의 중력중심이 가장 낮아지기 때문에 가장 안정된 상태이다.

입각전기 / Moving into the stance phase

접지한(선도하는) 다리는 체중 전체를 지지하는 지지다리가 된다. 발목관절은 등쪽굽힘에서 바닥쪽굽힘으로 향해서 신속하게 움직이고, 앞발부분과 발꿈치로 접지하여 발과 다리로 체중을 받게 된다.

입각중기 / Middle-stance phase

체중 전체가 앞쪽의 지지하는 다리 위에서 균형을 잡기 위해 앞쪽으로 계속 움직이고 동시에 뒤따르는 다리는 지면에서 떠나 흔들어 내딛게 된다. 이것은 보행주기 중에서 신체가 가장 불안정한 상태이고, 지지기저면이 감소함에 따라서 중력중심은 가장 높은 곳에서 뒤쪽에서 지지하는 다리의 앞으로 움직이고 있다. 입각기에서 지지하는 다리의 엉덩관절 벌림근은 유각중기의 다리가 움직이고 있는 동안, 골반 높이를 일정하게 유지하기 위해 구심성으로 수축한다.

1

입각종기에서 보행의 추진기로 / End of the stance phase moving into the propulsive phase of gait

연속된 신체운동 중 다음의 발꿈치접지로 향해서 신체를 앞쪽으로 추진시킬 때이다. 신체가 앞쪽으로 계속 움직이고 있는 동안 지지하는 다리의 발꿈치가 지면에서 들려올라가고, 바닥쪽굽힘을 하며 앞발 부분과 발가락이 지면에서 들려올라갈 때까지를 말한다. 이 단계의 후반, 종아리 근육이 활동하고 앞발 부분과 발가락은 신체를 앞쪽으로 추진하기 위해서 지면을 밀고 있다.

유각기 / Swing phase

뒤따르는 다리가 추진기(propulsive gait phase)를 거친 후 그 쪽의 발은 지면을 떠나고, 다리를 흔들어 내딛어 다음의 발꿈치 접지 준비를 시행한다.

유각기는 가속기, 유각중기, 감속기로 구성된다.

가속기는 엉덩관절과 발목관절 바닥쪽굽힘근이 가속도(탄력, momentum)와 중력에 의해서 도움을 받고 유각 쪽 다리의 앞쪽으로 운동을 가속시킨다. 유각 쪽 발가락을 뗄 수 있도록 발목관절이 등쪽굽힘 방향으로 신속하게 움직인다.

유각중기는 입각중기와 동시에 일어나고 신체가 가장 안정되어 있지 않을 때이다. 지면에서 발가락을 떼기 위해 엉덩관절과 무릎관절은 굽힐 때이고 발이 바닥쪽굽힘을 향해서 약간 내려가 있는 경우도 있다.

지지하는 다리의 엉덩관절 벌림근은 이미 유각기의 골반의 높이를 유지하기 위해 수축하여 있으나, 여기서 유각 쪽으로 골반의 내려감을 조절하기 위해 원심성으로 활동한다.

감속기는 엉덩관절 굽힘 · 무릎 폄 위치이고, 발목관절은 다음의 발꿈치 접지를 위해 등쪽굽힘을 하고 있다. 무릎 폄은 넙다리네갈래근의 활동에 의해 일어나는 것이 아니라, 다리의 전진운동으로 발생하는 가속도의 결과로 일어난다. 다음으로 뒤넙다리근의 원심성 수축으로 감속기의 종반으로 향한다(그림 1.31).

보행 중에, 엉덩관절의 폄은 뒷다리(펴지는 다리)로 향하는 허리뼈의 돌림을 동반하고 이 돌림은 다음의 스텝을 위한 흔들어 내딛기에 의해서 반대가 된

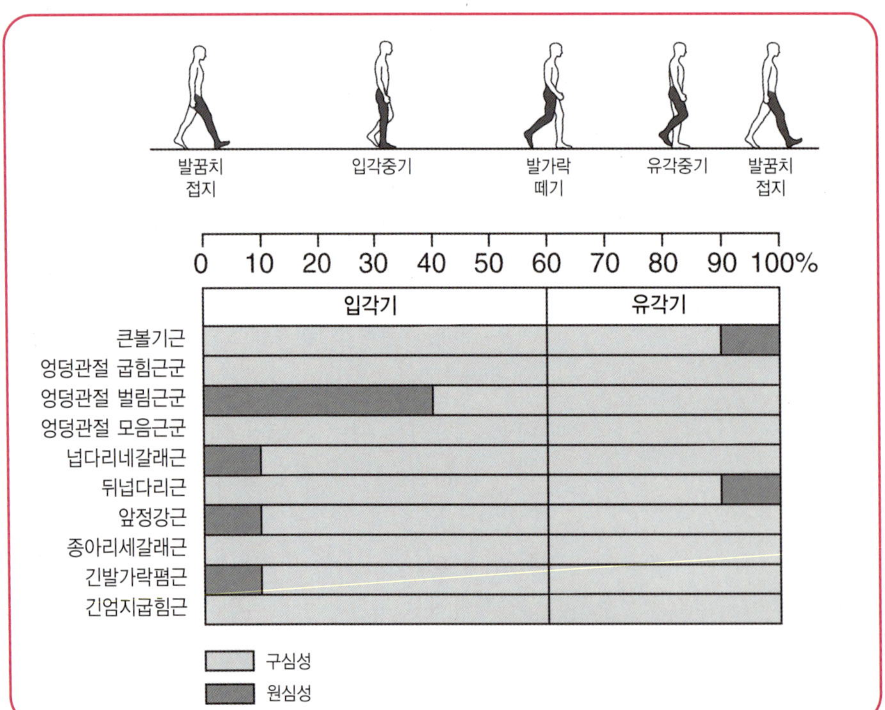

그림 1.31 EMG에 의한 근육활동은 대상자 사이에서 차이가 있다. 또한 속도에 따라 변화하고 더 빠른 속도에서는 더 많은 근육의 입력이 필요해질 것이다. 이 그림은 중등도의 보행속도에서 예상되는 근육활동의 유형과 지속시간을 나타내고 있다. Trew & Everett(2005)에서 허가됨.

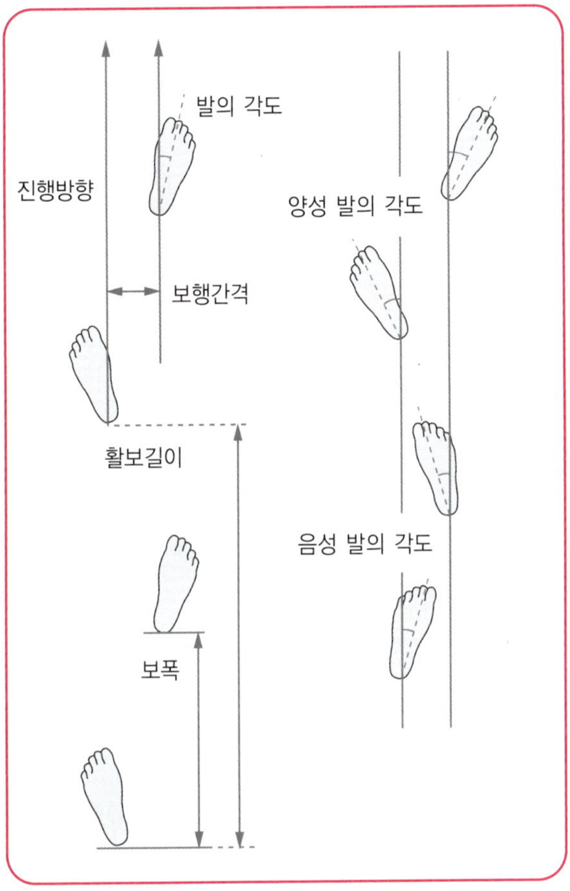

그림 1.32 발자국에 의해서 평가할 수 있는 보행 특징. Trew & Everett(2005)에서 허가됨.

다. 머리가 앞쪽을 계속 향하기 때문에 등뼈와 목뼈는 허리뼈와 반대의 운동을 시행한다. 보행 중에 엉덩관절이 굽혀지는 것과 동시에 보통 반대쪽의 어깨관절은 굽혀지고 등뼈 돌림을 동반하는 팔의 흔들기가 일어난다. 이 무의식적이고 간단한 팔의 운동이 없으면 보행은 경직되고 더 어려워진다.

게다가, 보행을 관찰할 때, 쉽게 보행속도를 변화할 수 있는 능력만이 아니라, 보행속도에도 주의를 기울여 관절 경직이나 근력저하, 통증을 평가할 수 있다. 느린 보행의 걸음 수는 1분당 약 40~50보이고, 중등도의 보행속도에서는 1분당 110보이다. 보통 느린 보행에서는 더 빠르게 걷고 필요에 따라서 달릴 수 있는 가능성이 있으나 근골격계 질환이나 통증에 영향을 받을 가능성이 있다(그림 1.32).

보행속도를 평가할 때에는 활보길이(stride length)(발꿈치 접지에서 다시 같은 쪽 발꿈치 접지까지의 거리), 보폭(step length)(발꿈치 접지에서 반대쪽 발꿈치 접지까지의 거리), 보행간격(step width)(양쪽 다리와 발 사이에 유지되는 거리)을 고려한다.

발가락이 가쪽을 향하고 있는지 안쪽을 향하고 있는지는 엉덩관절 가동성과 연관성이 있고 정강뼈와 종아리뼈 사이의 비정상 돌림을 나타내고 있는 가능성도 있기 때문에 이것도 관찰한다. 발이 앞쪽 방향으로부터 바깥쪽으로 약 30° 정도 약간 돌림을 하는 것이 더 일반적이다.

비정상 또는 병적 보행 / Abnormal or pathological gait

대상자가 운동 스튜디오에 처음에 들어갔을 때 잘못된 보행패턴이 인지되는 일도 있고, 물리치료사나 발전문가(podiatrist)와 같은 자격이 있는 사람에 의한 더 상세한 평가에 의해서 확인되는 일도 있다.

그러나, 운동 지도자로서는 더 명백한 이상보행 패턴을 인지할 수 있는 것과 운동이 부적절할 때를 판단할 수 있는 것이 중요하다.

트렌델렌버그 보행 / *Trendelenburg gait*

엉덩관절 벌림근은 보행 시 골반 안정성의 조절을 시행하기 때문에 벌림근의 근력저하는 병적 보행과 연관성이 있는 경우가 많다. 입각기에서는 벌림근은 지지하는 쪽에서 엉덩관절의 높이를 평행으로 유지하도록 작용하고 유각기에서는 지지하지 않는 쪽으로 약간의 내림(depression)을 조절하고 있다.

그러나 벌림근의 신장이나 근력저하에 의해서 지지하지 않는 쪽 엉덩관절이 입각기에서 내려가 옆굽힘을 하는 경우가 있다. 이 특징은 "트렌델렌버그 보행"에 연관성이 있고, 특히 중증사례에서 쉽게 인지된다. 지지하는 다리보다 앞쪽으로 중력중심 이동할 때, 몸통이 옆굽힘을 함으로써 골반의 경사나 신체적 불쾌감을 방지하고 있을 가능성도 있다.

1

극심한 계상보행 / High stepping gait

다리와 발을 지배하는 신경성 장애가 보행패턴에 영향을 미치는 경우도 있다. 예를 들면, 신경 장애에 의한 명백한 등쪽굽힘 제한이 있으면, 지지하지 않는 다리를 흔들어 내디딜 때에 발끝이 지면을 떠날 수 없게 된다. 따라서 지면에서 다리를 떼기 위해 엉덩관절과 무릎관절이 더욱 깊이 굽는다(닭걸음 행동). 이러한 사례는 발끝을 먼저 접지하고 그 후 발꿈치를 내려치는 것처럼 접지하는 것에서 확인할 수 있다.

또 다른 비정상 보행패턴 / Other causes for abnormal gait patterns

등 · 엉덩관절 · 무릎관절 · 발목관절의 손상이나 발의 통증이 있는 경우에도 무의식적으로 하중을 피하는 경우가 있기 때문에, 보행이 영향을 받는다. 일시적인 비정상 보행패턴도 근육 기능이상을 동반하는 자세불량으로 진행할 가능성이 있어 운동의 프로그램을 입안할 때 고려해야 한다.

무지외반증이나 무릎 연골연화(chondromalacia), 또는 엉덩관절증과 같은 관절 가동성을 저하시키는 진행성 뼈의 변화는 근골격계 기능이나 보행에도 전반적인 변화를 야기할 가능성이 있다. 이러한 진행을 예방하기 위해 부분적이고 동시에 전반적인 근육 기능을 최적 상태로 유지해야 한다.

엎드려 누운 자세에서 엉덩관절 폄에서 불균형의 평가 / Assessment of prone hip extension for related muscle imbalances

엉덩관절을 펼 때 뒤넙다리근의 우위의 동원 / Hamstring recruitment dominance during hip extension

정상기능

큰볼기근와 뒤넙다리근이 동시에 수축하여 허리뼈의 약간의 폄과 함께 엉덩관절이 약 10° 펴진다.

기능장애

엉덩관절이 펴지기 시작한 후에 큰볼기근이 수축하여 윤곽이 변화한다. 이것은 뒤넙다리근이 큰볼기근보다도 우위로 동원되고 있다는 것을 가리키고 있다.

엉덩허리근의 길이와 엉덩정강근막띠(장경인대)의 유연성의 평가 / Assessment of iliopsoas muscle length and iliotibial band flexibility

정상기능

허리뼈의 약간의 폄과 함께 엉덩관절이 약 10° 펴진다.

기능장애

엉덩관절은 약 5° 만 펴지고 허리뼈는 정상 또는 과도하게 펴진다. 이것은 엉덩허리근과 넙다리곧은근이 단축하거나 경직하거나 하고 있는 경우에 발생하고, 또한 배근육이 허리뼈의 안정성을 충분히 조절할 수 없을 가능성이 있다.

허리뼈의 안정성에 대한 배근육의 조절의 평가 / Assessment of abdominal muscle control over lumbar spine stability

정상기능

엉덩관절이 약 10° 펴졌을 때 허리뼈는 극히 약간 펴진다.

기능장애

엉덩관절 폄에 동반하여 골반 앞경사와 과도한 허리뼈 폄이 일어난다. 이것은 허리뼈의 안정성에 대한 배근육 조절이 불충분한 경우, 또는 넙다리곧은근과 엉덩허리근이 경직되어 있는 경우, 또는 그 양쪽이 관찰되는 경우에 일어난다.

넙다리뼈의 미끄러짐의 평가
/ Assessment of femoral glide

정상기능

엉덩관절이 약 10° 펴졌을 때 엉덩관절의 축은 안정된 채로 허리뼈가 약간 펴진다.

기능장애

엉덩관절이 펴질 때에 큰돌기(대전자)가 앞쪽으로 이동한다. 이것은 관절주머니의 앞부분이 과도하게 신장되어 있는 경우에 일어나고, 뒤넙다리근이 큰볼기근보다도 우위로 집중적으로 사용되고, 넙다리근막긴장근의 단축 · 경직도 관찰되는 경우가 많다.

엉덩관절 굽힘근의 길이와 근력의 평가 (앉은 자세에서 엉덩관절 굽힘검사)
/ Assessment of hip flexor length and strength (seated hip flexion test)

정상기능

앉은 자세에서 엉덩관절 120° 굽힘 위치에서 최대 저항을 가하였을 때 허리뼈 · 골반은 중간위치로 유지되어 있다.

기능장애

앉은 자세에서 엉덩관절에 굽힘 저항을 가했을 때 허리뼈 · 골반이 불안정해지고 중간위치를 유지할 수 없다. 이것이 엉덩관절 굽힘 105° 이하에서 관찰된다면 엉덩허리근의 근력 저하를 의미한다.

엉덩허리근 기능의 평가
/ Assessment of iliopsoas muscle function

엉덩관절 굽힘 105~110° 에서는 올바른 앉은 자세를 유지하면서 저항에 견딜 수 있지만, 굽힘 120° 에서는 견딜 수 없다. 이것은 엉덩허리근이 신장되어 있는 경우에 볼 수 있는데 반드시 근력이 저하하여 있는 것은 아니다.

토마스 검사 / Thomas test (Sahrmann 2002)

토마스 검사는 대상자를 테이블 끝에 눕히고 한쪽 다리를 테이블 끝에서 내린다(그림 1.33). 또 한쪽의 다리를 배 위에서 살짝 껴안고 등은 힘을 빼고 허리뼈를 편평하게 한다. 뻗고 있는 쪽 허벅지를 테이블 위에 올려놓고 엉덩관절의 축과 맞춘다(정렬시킨다). 엉덩관절은 10° 펴서 모음 · 벌림과 돌림은 중간위치를 유지한다. 그 다음에 정강뼈를 벌림과 돌림을 시키지 않고 무릎을 약 80° 굽힐 수 있다.

배근육 기능의 평가
/ Assessment of abdominal muscle function

정상기능

엉덩관절을 10° 폈을 때에 허리뼈는 중간위치를 유지한다.

기능장애

엉덩관절 폄에 동반하여 골반의 경사나 돌림이 일어난다. 이것은 배의 내재근의 근력저하에 의해서 허리뼈의 안정성이나 과다가동성의 조절이 불충분해져 있다는 것을 생각할 수 있다. 골반경사가 일어나는 것은 골반저근육군이나 배가로근의 기능이 불충분하

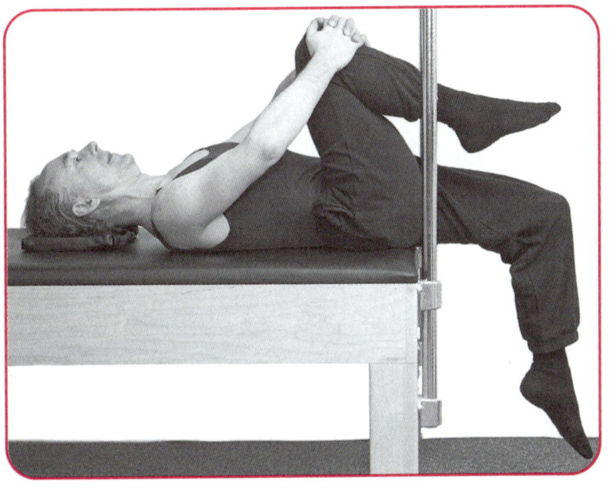

그림 1.33 토마스 검사.

1

기 때문이다. 골반 돌림이 일어나는 것은 배빗근에 의한 조절이 불충분하기 때문이라 생각된다.

엉덩관절 기능의 평가
/ Assessment of hip joint function

정상기능

엉덩관절은 모음 · 벌림, 돌림의 중간위치를 유지하면서 10° 펴지고, 정강뼈의 벌림이나 돌림을 동반하지 않고 무릎관절을 약 80° 굽힐 수 있다.

기능장애

- 엉덩관절은 벌림을 동반하여 펴지고 무릎관절은 수동적으로 펴진다. 이것은 넙다리곧은근이 단축하여 있는 경우에 일어난다.
- 엉덩관절 폄이 제한되고 무릎관절이 펴지면서 엉덩관절이 벌림을 한다. 이것은 엉덩허리근이 단축하여 있는 경우에 일어난다.
- 엉덩관절의 안쪽돌림이나 벌림 또는 그 양쪽에 의해서 엉덩관절의 폄이 증대한다. 이것은 넙다리근막긴장근의 단축과 유연성의 저하가 있는 경우에 일어난다.
- 엉덩관절 폄으로 넙다리뼈머리가 앞쪽으로 전위한다. 이것은 관절주머니 앞면이 신장되거나 엉덩허리근이 잡아 늘여져 근력이 저하하여 있는 경우에 일어난다.

무릎관절 기능의 평가
/ Assessment of knee joint function

정상기능

정강뼈의 벌림 · 돌림을 동반하지 않고 비교적 쉽게 무릎관절이 80° 굽혀진다.

기능장애

- 엉덩관절 폄에 의해서 정강뼈가 가쪽돌림을 한다. 이것은 넙다리근막긴장근이 단축하여 엉덩정강근막띠가 경직된 경우에 일어난다.
- 엉덩관절 폄에서 정강뼈가 가쪽으로 전위한다. 이것은 엉덩정강근막띠가 단축하여 경직된 경우에 일어난다.
- 엉덩관절을 모음과 펼 때 무릎에 불쾌감이나 통증이 나타난다. 이것은 넙다리근막긴장근이 단축으로 엉덩정강근막띠가 경직되고, 무릎뼈가 가쪽으로 전위함으로써 일어난다.

허리뼈의 안정성과 기능의 평가 (바로 누운 자세에서 양쪽 엉덩관절 · 무릎관절의 폄 검사)
/ Assessment of lumbar spine stability and function (supine test with bilateral hip/knee extension)

정상기능

바로 누운 자세에서 엉덩관절 · 무릎관절을 완전히 폈을 때 허리뼈 · 골반이 중간위치를 유지한다.

기능장애

- 허리뼈가 펴지고 골반의 앞쪽경사이다. 이것은 배근육의 기능저하, 엉덩관절 굽힘근의 단축 · 경직으로 일어난다. 평가에서 발생한 허리부분 통증이나 위화감이 엉덩관절 · 무릎관절을 동시에 굽힘으로 완화된다면 배근육과 엉덩관절 굽힘근의 활동이 부족하다는 것을 확인할 수 있다.
- 허리뼈가 굽혀지고 골반이 뒤로 기울어진다. 이것은 몸통 폄근의 신장, 배근육의 단축으로 일어난다. 평가에서 발생한 허리 통증이나 위화감이 엉덩관절 · 무릎관절을 동시에 굽힘으로써 완화된다면, 몸통 폄근이 신장되어 배근육이 단축하여 있다는 것을 뒷받침하고 있다.

허리뼈 · 골반 · 엉덩관절의 정렬과 안정성의 평가(한쪽다리 선 자세의 검사)

/ Assessment of lumbar spine, pelvis and hip and lower limb alignment and stability (standing on one leg test)

정상기능

골반은 양 위앞엉덩뼈가시가 수평면에서 같은 높이의 중간위치가 된다(그림 1.34). 척추는 정상적인 커브를 그리면서 뻗어 있고 상반신은 골반 위에서 균형을 잡고 골반은 지지하는 다리 위에서 균형을 유지하고 있다. 지지하는 다리는 허벅지와 무릎이 돌림 중간위치, 정강뼈가 넙다리뼈와 발목관절의 관계를 일정하게 유지하는 올바른 정렬로 되어있다.

기능장애

- 몸통이 지지하는 다리 쪽으로 옆굽힘을 한다. 이 특징은 지지하는 다리 쪽 엉덩관절 모음근의 근력저하에 따른다고 생각된다.

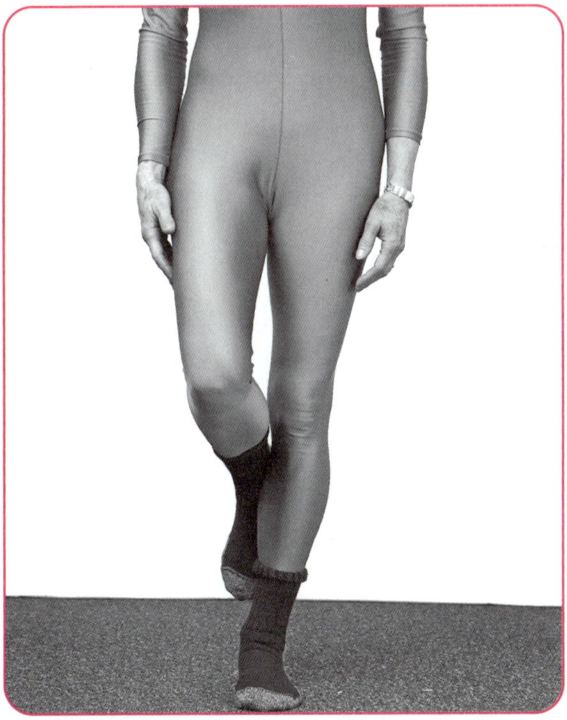

그림 1.34 한쪽다리 선 자세.

- 골반이 지지하는 다리에서 멀어지도록 내려간다. 이것은 지지하는 다리 쪽 엉덩관절 모음근의 근력저하에 따른다고 생각된다.
- 골반이 지지하는 다리 쪽으로 내린다. 이것은 지지하는 다리 쪽 엉덩관절 벌림근의 신장과 모음근의 단축에 따른다고 생각된다.
- 지지하는 다리의 넙다리뼈가 안쪽돌림을 한다. 이것은 엉덩관절 벌림근의 신장과 근력저하에 따른다고 생각된다.
- 넙다리뼈의 정렬은 바르지만 무릎이 돌려져 있다. 이것은 정강뼈와 넙다리뼈 사이에서 비정상적인 돌림이 일어나고 있기 때문이라고 생각된다.
- 넙다리뼈와 정강뼈의 위치는 바르지만, 발목관절이 외반을 하여 발이 엎침 위치로 되어있다. 이것은 짧은종아리근의 단축 등의 잠재적인 비정상 때문이라고 생각된다.

안정 시 어깨뼈 정렬의 평가

/ Assessment of resting scapular alignment

정상적인 정렬

어깨뼈는 제 2~7등뼈 높이로 척추에 병행하도록 위치하고 가시돌기에서 약 7.5 cm 떨어져 있다(그림 1.35~1.37). 갈비뼈의 커브를 따라가고 있기 때문에 약 30° 앞쪽으로 돌림을 하고 있다.

비정상적인 정렬

- 어깨뼈의 안쪽모서리가 가슴우리 뒷면에서 떨어져 날개어깨뼈의 상태로 되어있다. 이것은 정상적인 등뼈 후만이 없는 발레 무용수나 요가 강사, 척추측만이나 등뼈의 비정상적인 후만이 있는 사람에서 관찰된다. 일반적으로는 앞톱니근의 근력저하로 일어나지만, 상반신의 과다활동에 의한 팔이음뼈의 근육의 불균형에 의한 경우도 시사되고 있다. 후자에 대해서는 어깨뼈 전체가 가슴우리 뒷면에서 떨어져 있다고 생각된다.

1

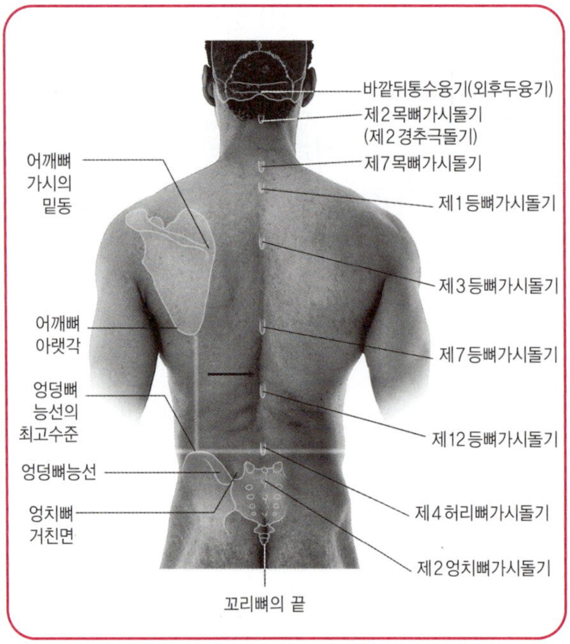

그림 1.35 몸통 뒷면에서 본 가시돌기의 위치와 신체구성의 관계. Gray's Anatomy for Students (2005)에서 허가됨.

- 어깨뼈 아래모서리가 가슴우리에서 떨어져 있다. 가장 가능성이 높은 요인은 작은가슴근의 단축과 경직이지만, 팔과 팔이음뼈의 근육의 장애도 생각할 수 있다.
- 어깨뼈가 아래쪽돌림을 하고 있다. 이것은 어깨뼈 안쪽모서리가 척주에 대해서 평행이 아니며 아랫각이 안쪽을 향하고 있을 때 일어난다. 어깨올림근과 마름근이 단축하여 경직되며 등세모근 상부섬유와 앞톱니근의 근력이 저하하여 잡아 늘여져 등뼈 후만이 증가하여 있는 사람에게 관찰된다.
- 어깨뼈가 위쪽돌림을 하고 있다. 이것은 어깨뼈 안쪽모서리가 척추에 대해서 평행이 아니며 어깨뼈 아랫각이 가쪽을 향하고 있을 때 일어난다. 이것도 또한 등뼈 후만이 증가하여 있는 사람에서 관찰된다. 갈비뼈의 커브가 강하면 어깨뼈는 경사지고 또한 벌림 · 위쪽돌림을 한다. 등세모근 상부섬유가 단축하여 경직되면 어깨뼈는 위쪽돌림을 한다.

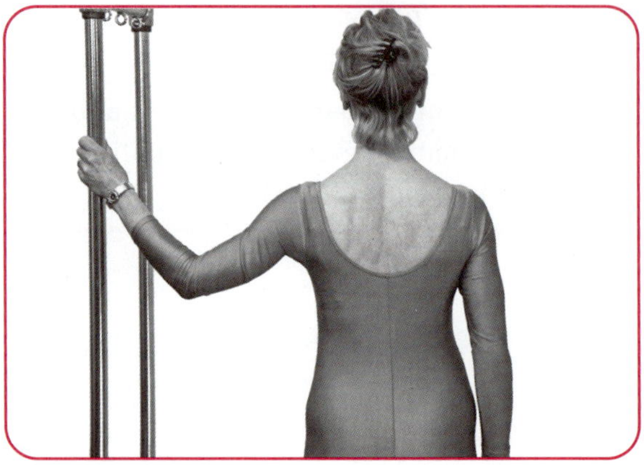

그림 1.36

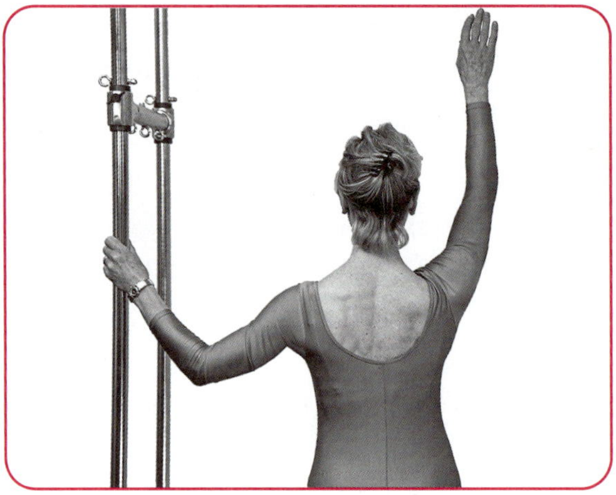

그림 1.37

- 어깨뼈가 모음을 하고 있다. 이것은 양쪽 어깨뼈 안쪽모서리의 거리가 15 ㎝ 이내이고, 쌍방의 어깨뼈가 가까이 잡아당겨져 있는 상태이다. 마름근과 등세모근 중부 · 하부섬유가 단축하여 경직되는 것과 앞톱니근이 잡아 늘여져 근력이 저하하여 있는 것을 생각할 수 있다.
- 어깨뼈가 벌림을 하고 있다. 이것은 양쪽의 어깨뼈 안쪽모서리가 15 ㎝ 이상 떨어져 있을 때에 일어난다. 이 때문에 가슴우리의 형상에 맞춰서 어깨뼈는 이마면 위에서 30° 앞쪽으로 돌림을 하고 관절오목은 앞쪽에 있는 상태가 된다. 위팔은 안쪽회전을 하고 있는 것처럼도 보이지만, 이것은 어깨위팔관절의 돌림에 의한 것이 아니라 어깨가

둥글게 된 자세이기 때문이다. 등뼈 후만이 강한 사람 또는 일상적으로 팔의 높은 강도의 운동을 시행하는 사람에게 관찰된다. 주된 원인은 앞톱니근, 큰가슴근이 단축하여 경직되는 것이다.

- 어깨뼈가 올라가고 목이 단축한 것처럼 보인다. 등세모근 상부섬유가 명백히 단축하여 있으면 어깨뼈는 올라간다. 어깨올림근의 단축에서는 어깨뼈 윗각은 올라가지만, 봉우리(견봉)는 올라가지 않는다. 또한 모음을 동반한 올림에서는 등세모근 상부섬유, 어깨올림근, 마름근이 단축하여 경직됨으로써 일어난다.
- 어깨뼈가 내려가고 목이 신장한 것처럼 보인다. 이것은 어깨뼈가 제 2~7 등뼈보다 아래쪽으로 위치하고 있는 상태이다. 원인으로는 등세모근 상부섬유가 신장하고 동시에 넓은등근과 큰가슴근이 단축되어 있는 것, 또는 근력 저하가 있는 것, 또는 그 양쪽을 생각할 수 있다.

어깨의 관절가동범위의 평가
/ Assessment of shoulder joint range of motion

정상기능

어깨관절의 굽힘 가동범위는 180° 이고, 어깨뼈는 60° 위쪽돌림을 하여 아랫각이 중간겨드랑선(mid-axillary line) 부근에 도달한다. 이 운동할 때는 척추는 안정된 상태 그대로이고, 어깨관절은 거의 올라가거나 내려가지 않고, 팔이음뼈가 갈비뼈 위에서 올바른 위치를 유지하고 어깨뼈는 가슴우리의 뒤 가쪽 모서리에서 3 cm 이상은 벌림을 하지 않는다. 어깨관절 굽힘 180° 의 최종가동범위에서는 어깨뼈가 내려간다.

기능장애

- 척추의 정렬과 안정성이 불량하다. 이것은 팔만을 움직일 때의 코어에 대한 불충분한 인식 또는 코어조절(core control)의 불량과 연관성이 있다.
- 배근육의 느즈러짐(sag)과 허리뼈 폄이 있다. 이것은 팔만을 움직일 때의 골반저근육군, 앞복벽, 몸통 뒷면의 근력이 불충분한 것이나 조절 불량과 관계가 있다.
- 어깨관절을 굽힐 때에 팔이음뼈의 올라감이 관찰된다. 이것은 등세모근 상부섬유가 중부 · 하부섬유보다도 우위로 활동하고 있어, 다른 팔이음뼈 주위근육이 상대적으로 약화하여 있다는 것과 연관성이 있다.
- 어깨관절 굽힘의 가동범위가 180° 미만이다. 이것은 가슴근군의 단축과 경직, 넓은등근의 단축, 어깨관절 굽힘근인 큰가슴근과 어깨세모근 앞쪽섬유의 근력저하와 관계가 있다. 어깨관절의 통증도 굽힘의 가동범위 제한의 원인이 될 수 있다.
- 어깨뼈 아랫각이 위쪽돌림을 하지 않고 벌림을 하여 중간겨드랑선 부근에 도달한다. 이것은 마름근군의 단축 · 경직과 앞톱니근의 신장과 관계가 있다.
- 어깨뼈의 위쪽돌림이 60° 이하로 되어있다. 이것은 마름근군의 단축 · 경직과 앞톱니근과 등세모근의 신장과 활동성 저하와 관계가 있다.
- 어깨관절 굽힘의 최종가동범위에서 어깨뼈가 내려가지 않는다. 이것은 작은가슴근의 단축과 경직 및 등세모근 하부섬유의 신장과 근력저하와 관계가 있다.

팔에 하중을 가할 때 팔이음뼈의 정렬과 몸통의 안정성의 평가
/ Test for pectoral girdle alignment and torso stability when weight bearing through the upper extremities

정상기능

엎드려 누운 자세에서 팔다리로 지지하고 신체를 바닥에서 뗀다(그림 1.38). 팔꿈치를 펴고 양손이 어깨위팔관절의 바로 아래에 오도록 한다. 양 새끼손

1

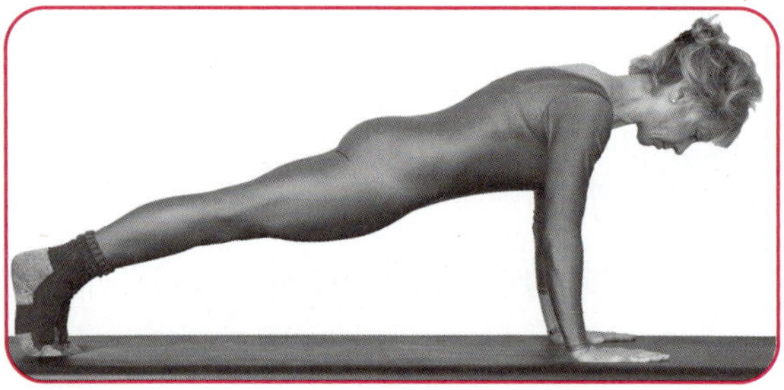

그림 1.38

가락으로 가볍게 바닥을 누르고 팔이음뼈를 안정시키는 근육군의 관여를 돕는다. 양 무릎을 펴고 다리가 몸통과 일직선이 되도록 한다. 발가락은 등쪽굽힘을 하고 발가락과 양손으로 균형을 잡는다. 목의 뒷면을 길게 한 채 머리마루를 앞으로 펴고, 척추는 펴져 있으나 생리적인 만곡은 유지되도록 한다. 시선은 양 엄지손가락 사이로 돌린다.

상체와 팔이음뼈는 어깨뼈가 가슴우리에서 4 cm 이상은 모음, 날개모양, 경사, 벌림을 하지 않고, 갈비뼈 위에서 접촉하는 올바른 위치가 된다.

기능장애

- 어깨뼈가 극단적으로 모음을 하거나 날개모양, 경사지거나 극단적으로 벌림을 하고 있다. 어깨뼈의 모음, 날개모양, 경사는 앞톱니근의 근력 저하나 활동성의 저하에 의해서 일어난다. 가슴우리의 뒤 가쪽모서리를 넘어서 3 cm 이상 벌림을 하고 있다면, 앞톱니근이 단축하고 잡아 늘여져 근력이 저하하고 있는 마름근군과 등세모근보다도 우위이다.
- 배근육의 느스러짐이나 허리뼈 폄이 관찰된다. 이것은 골반저근육군 및 앞복벽과 등근육의 근력이 저하되어 있거나 조절이 불충분할 때에 일어난다.
- 어깨나 팔꿈치, 손목관절의 통증이 있다. 이것은 근육의 불균형이나 류마티스관절염과 같은 기초병변이 있기 때문이라고 생각된다.

배근육의 근육긴장의 평가(선 자세)

/ Assessment of abdominal muscle tone in standing

정상기능

직립자세에서는 복부는 평탄하고 배근육군은 정상적인 길이이고 비교적 이완되어 있다.

기능장애

- 허리뼈는 전만이 증가하고 복부가 느스러져 있다. 이것은 앞복벽의 근육긴장이 전체적으로 낮아서 일어난다.
- 복부의 다른 부분과 비교하여 배꼽보다 아랫부분에서 근육긴장이 낮고 허리를 조여 깊은 층의 배근육을 수축시켜도 비교적 이완된 채로 있다. 이것은 배가로근의 수행의 개선을 하지 않고 배곧은근과 배빗근을 단련시킨 사람에게 일어나는 경우도 있다.
- 등뼈의 후만이 증가하고 가슴우리가 내려가 있다. 이것은 척추후만전만증 등의 일반적인 자세불량이나 배곧은근을 배가로근이나 배빗근보다도 강화함으로써 일어난다. 후자에서는 등뼈 후만은 근소하지만 특히 "윗몸 일으키기"와 같은 운동에서 배곧은근이 앞쪽으로 현저하게 급증한다.

선 자세에서 양발을 평행으로 한 상태에서 무릎을 굽히고 펼 때 동적 다리와 척추 정렬과 기능의 평가 (Trew & Everett 2005)

/ Assessment of dynamic lower limb and spine alignment and function in standing during knee flexion and extension with the feet parallel and in line with the hip joints (Trew & Everett 2005)

정상기능

- *굽힘할 때:* 무릎관절은 적어도 45° 이상 굽히고 발의 세로아치를 감소시키면서 발꿈치는 바닥에 접지한 채로 한다(그림 1.39). 무릎을 굽힐 때,

무릎은 똑바로 앞쪽을 향한 채로 발의 둘째 · 셋째 발가락으로 향한다. 앞정강근과 긴발가락폄근은 과도하게 활동시키지 않고 발목관절의 앞부분에 있는 연부조직은 비교적 이완하여 있다.

- *폄 때:* 엉덩관절이 펴져 있을 때, 운동은 엉덩관절로 한정되고 척추의 생리적인 만곡을 유지한다(그림 1.40). 무릎관절이 펴져 있을 때, 무릎뼈는 종아리 축을 따라서 위쪽으로 움직인다. 무릎관절 폄의 최종 20° 에서 안쪽넓은근이 강하게 활동하고, 무릎뼈를 안쪽으로 당겨 넙다리뼈 안쪽관절융기(내측과)가 정강뼈 안쪽관절융기 위에서 뒤 가쪽으로 미끄러지는 것을 가능케 한다. 그 결과, 무릎관절의 정렬은 올바른 상태가 된다.
- *폄의 최종범위:* 허벅지 안쪽 면에 있는 안쪽넓은근 등 허벅지 부분의 근육은 충분히 끌어올려지고 무릎은 뒤쪽으로 밀리거나 고정되지 않는다.

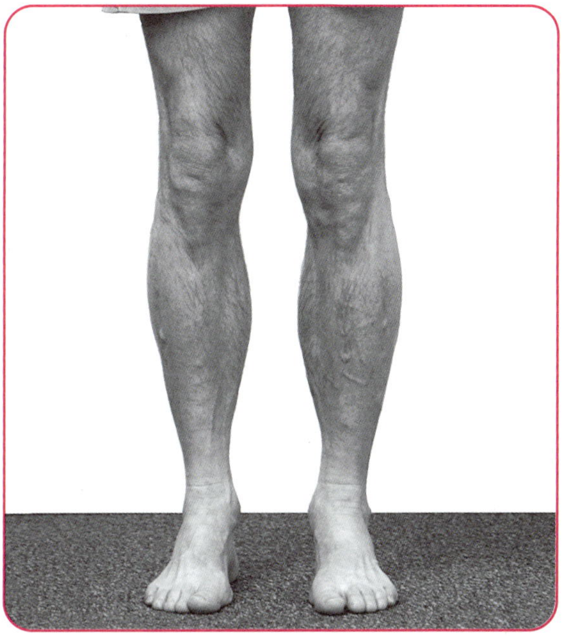

그림 1.40

기능장애

- 무릎관절이 굽는 동안에, 무릎이 중간위치 안쪽으로 이동하고 발의 안쪽으로 향해서 체중이 이동한다. 이것은 엉덩관절 뒷면의 특히 엉덩관절 가쪽돌림근의 근력저하가 있을 때와 발목관절, 목말밑관절(거골하관절)의 가동성 저하와 무지외반증(hallux valgus) 등에 의해서 발 전체의 가동성이나 기능이 저하하여 있을 때에 일어난다.

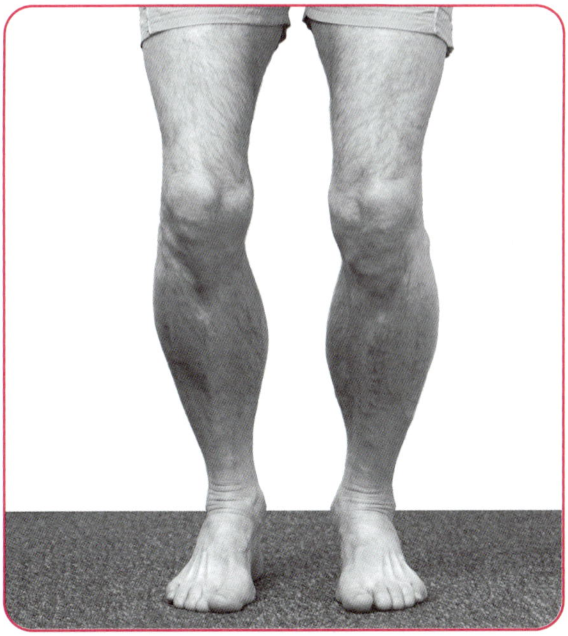

그림 1.39

허리, 엉덩관절 뒷면, 허벅지 또는 종아리 가쪽, 발바닥면의 연부조직 경직이나 엉덩관절 모음근군, 무릎관절 굽힘근군과 폄근군, 종아리세갈래근, 가자미근, 앞정강근, 뒤정강근, 긴발가락굽힘근, 긴엄지굽힘근, 긴발가락폄근, 긴엄지폄근, 벌레근의 활동이 저하하여 있다. 의식하지 못하는 사이에 기능장애가 진행되고 고유감각의 기능저하에 의해서 잘못된 자세가 습관화된다.

- 엉덩관절은 폄 때에 안쪽돌림을 하고, 무릎관절은 뒤쪽으로 밀려 뒤로 휘는 것이 관찰된다. 동시에 허리뼈 전만은 증가하고 신체 중력중심이 발꿈치의 뒤쪽으로 이동한다. 이 무릎관절 폄 가동범위 증가는 특히, 골반의 안정성 불량이나 엉덩관절 가쪽돌림근군, 뒤넙다리근, 넙다리네갈래근의 근력 저하, 무릎관절 뒤쪽의 인대가 과도하게 잡아

1

늘여져 있는 것과 연관성이 있다.

보통은 허리와 큰볼기근 상부섬유, 엉덩관절 벌림근, 종아리근군, 발바닥면의 연부조직의 경직도 관찰된다.

인식 부족이나 고유감각의 기능저하에 의해서 무릎관절을 뒤쪽으로 밀어 넣거나 고정하는 것을 습관화해서 무릎관절 기능장애를 더욱 조장한다.

- 무릎관절을 펼 때, 무릎뼈가 위 가쪽으로 이동한다. 열정적인 레저스포츠 참가자나 달리기를 하는 사람 등에 관찰되고, 넙다리네갈래근의 과부하 또는 넙다리근막긴장근의 경직과 관계가 있다. 안쪽넓은근의 근력저하 또는 무릎관절의 완전 폄을 저해하는 병변과도 연관성이 있다.

바로 누운 자세에서 다리를 길게 뻗고 앉은 자세까지 신체를 일으킬 때 척추의 가동성과 근육활동의 평가

/ Assessment of spine mobility and muscle action from supine to the upright sitting position

정상기능

시작자세: 바로 누운 자세가 되고, 양 다리를 펴고 양팔은 신체의 곁에 둔다. 굽힘의 최초는 끄떡이는 것처럼 머리를 굽히고 [고리뒤통수관절(환추후두관절)] 이어서 목뼈 · 등뼈가 굽고 동시에 골반은 뒤로 기울어 허리뼈는 평탄해진다. 어깨관절이 약 90° 굽혀짐과 동시에 앞쪽으로 손을 뻗친다(그림 1.41). 등뼈와 허리뼈는 최종가동범위까지 계속해서 굽고 이 때 엉덩관절 굽힘은 약 80° 로 한다. 그 후, 엉덩관절이 굽고 척추가 펴져 다리를 길게 뻗고 앉은 자세가 된다. 이 앉은 자세에서는 앞쪽으로 양팔이 뻗고, 팔이음뼈는 일직선이 된다(그림 1.42).

엉덩관절이 굽혀져 있는 동안은 엉덩허리근과 배근육군이 동시에 활동하고 배곧은근의 과다활동(즉, 배근육군이 앞쪽으로 부푸는 것)을 방지하도록 작용하여 척추뼈몸통의 연속된 움직임을 돕는다.

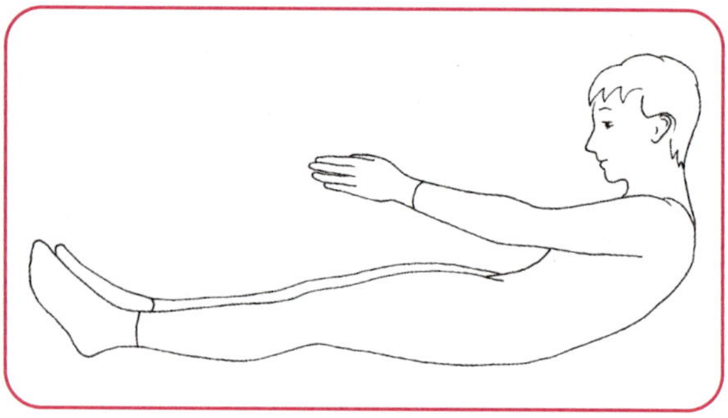

그림 1.41

기능장애

- 목뼈, 등뼈를 굽힐 때, 허리뼈 전만이 그대로인 상태나 전만 감소가 불충분하여 평탄하게 되지 않는다. 이것은 엉덩허리근의 단축과 경직이 있을 때, 또는 허리뼈 척추뼈몸통의 가동성을 제한하는 것 같은 척추의 이상이 있을 때 일어난다.
- 등뼈, 허리뼈의 굽힘은 동시에 일어나지만, 전체의 굽힘은 제한되어 있다. 이것은 배빗근의 근력저하가 있을 때, 또는 척추뼈몸통의 가동성이 제한되어 있을 때에 일어난다.
- 굽힐 때 전체 가동범위에 걸쳐 척추뼈몸통이 연속하여 가동하지만, 앉은 자세가 될 때 근력이 불충분해져 있다. 이것은 엉덩허리근, 배근육의 어느 쪽인가, 또는 양쪽의 근력저하가 있을 때 일어난다.

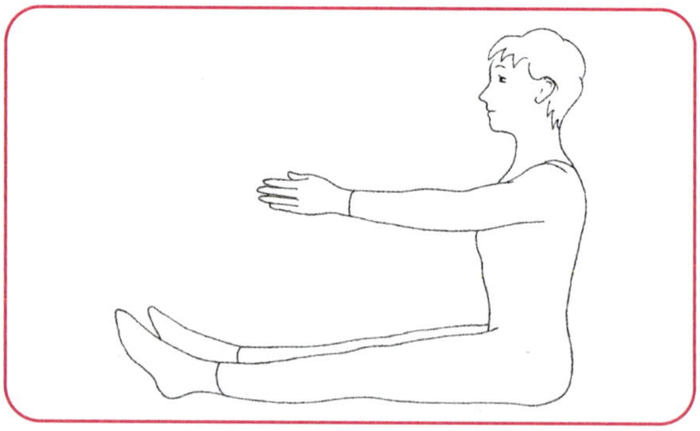

그림 1.42

- 척추뼈몸통은 연속적으로 가동하지만 허리뼈 굽힘으로 배근육이 앞쪽으로 불거져 나온다. 이것은 배곧은근이 배가로근, 배빗근보다 우위로 되어있을 때 일어난다.
- 척추뼈몸통이 연속적으로 가동하지 않고 배근육이 불거져 나온다. 이것은 엉덩허리근, 배빗근의 기능이 저하하여 척추뼈몸통의 가동성이 제한되어 있을 때 일어난다.

다리를 길게 뻗고 앉은 자세에서 되돌아오는 경우 / Return from the sitting position

정상기능

골반 뒤쪽경사부터 시작하고 허리뼈 굽힘이 진행됨에 따라 고리뒤통수관절의 굽힘이 계속된다. 골반 뒤쪽경사를 유지하면서 척추뼈가 연속적으로 가동하여 척추의 전체적인 굽힘이 심화되어 간다. 이것에 의해서 등뼈, 허리뼈는 굽고 허리뼈가 평탄해져 바닥에 접촉한다. 그 다음에 펴져 바로 누운 자세에 접근한다(그림 1.43).

동작이 끝날 무렵이 되면 골반 뒤쪽경사가 감소하고 다리가 펴져 골반이 중간위치로 되돌아온다. 팔은 어깨관절의 올림, 앞쪽 돌출을 하지 않고 천정을 향해서 뻗어닿기를 할 수 있도록 어깨관절 약 90° 굽힘위치를 유지한다. 양팔은 머리 위로 뻗은 후 몸쪽으로 되돌린다.

굽힐 때에 엉덩허리근과 배근육군은 몸통의 자세를 조절하기 위해 함께 작용하고 척추뼈몸통의 작용을 돕는다.

동작이 끝날 때, 등근육 상부는 척추를 펴지 않도록 이완하고 가슴우리와 골반의 관계를 유지한다. 이것에 의해서 몸통근육이 안정 시의 길이로 되돌아온다.

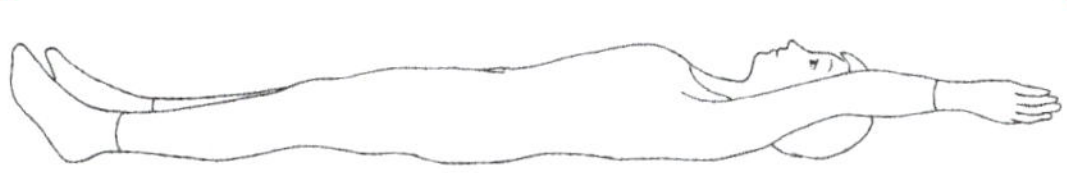

그림 1.43

기능장애

- 동작을 시작할 때, 골반이 뒤쪽으로 경사지지 않는다. 이것은 허리뼈의 가동성과 배근육의 조절이 불충분할 때 일어난다.
- 굽힐 때에 허리뼈가 평탄한 채로 등뼈 후만이 두드러지게 증가한다. 이것은 허리뼈의 가동성이 불충분하고 아마도 엉덩허리근의 단축 · 경직이 있을 때에 일어난다.
- 척추뼈몸통의 연속된 가동성은 없으며 배근육군이 불거진다. 이것은 일반적으로 엉덩허리근과 배빗근의 기능저하와 관계가 있고, 척추의 이상에 의해서 척추뼈몸통의 가동성이 제한되어 있을 때 일어난다.

참고문헌 / References

Bobath B 1978 Adult hemiplegia: evaluation and treatment, 2nd edn. Heinemann, London

Gray's Anatomy for Students 2005 Churchill Livingstone, Edinburgh

Kendall FP, McCreary EK, Provance PG 1993 Muscles: testing and function, 4th edn. Lippincott Williams & Wilkins, Philadelphia

Larson CB, Gould M 1974 Orthopaedic nursing, 8th edn. Mosby, St Louis

Last RJ 1959 Anatomy: regional and applied, 2nd edn. Churchill, London

Myers TW 2001 Anatomy trains: myofascial meridians for manual and movement therapists. Churchill Livingstone, Edinburgh

Oliver J 1999 Back in line. Butterworth-Heinemann, Oxford

Palastanga N, Field D, Soames R 2002 Anatomy and human movement, 4th edn. Butterworth-Heinemann, Oxford

Palastanga N, Field D, Soames R 2006 Anatomy and human movement, 5th edn. Butterworth-Heinemann, Oxford

Sahrmann SA 2002 Diagnosis and treatment of movement impairment syndromes. Mosby, St Louis

Thibodeau GA, Patton KT 1993 Anatomy and physiology, 2nd edn. Mosby, St Louis

Trew M, Everett T 2005 Human movement: an introductory text, 5th edn. Churchill Livingstone, Edinburgh

White AA 1969 Analysis of the mechanics of thoracic spine in man, an experimental study of autopsy specimens. Acta Orthop Scand Suppl 127:1

White AA, Panjabi MM 1978 Clinical biomechanics of the spine. Lippincott, Philadelphia

자세불량에 대한 운동 일람표

표 1.4 굽은 등 자세(swayback posture) – 해야 할 것

개선할 항목	가동성(M)/유연성(F)의 증가	근력과 수행의 향상	운동(exercise)
호흡효율	갈비뼈, 복장뼈, 등뼈	가로막과 배근육	가로막의 호흡 시리즈
목뼈의 정렬과 기능	(M) 고리뒤통수관절–굽힘과 폄: 고리중쇠관절– 돌림 (F) 목뼈의 폄근군과 목빗근	목뼈 굽힘근군	네발기기 시리즈: BCS13, BCS14 스트레칭 시리즈: ST10 – ST12
등뼈의 정렬과 기능	(M) 등뼈 옆굽힘 · 돌림 · 폄	등뼈 폄근군	척추 가동화 시리즈 : *옆으로 누운 자세* SLM27 엎드려 누운 자세 PSM25, PSM26 네발기기 자세 시리즈: BCS16
팔이음뼈의 정렬과 기능	(F) 상부등세모근, 가슴근육군 (M) 어깨뼈 (M) 어깨뼈의 안정성을 유지하면서 하는 팔	등세모근 중부 · 하부섬유, 앞톱니근, 넓은등근, 큰원근, 마름근군	상반신 시리즈: *바로 누운 자세* UBE1, UBE5 *앉은 자세* UBE6, UBE7 *엎드려 누운 자세* UBE11, UBE12 *옆으로 누운 자세* UBE13 스트레칭: ST14 – ST16, ST18.1, ST18.2
허리뼈의 정렬과 기능	(F) 배곧은근, 배빗근군 (M) 허리뼈 굽힘과 폄 (M) 척추 전체의 굽힘과 폄	골반바닥근육군 및 배가로근 (특히 하부섬유) 배빗근군(특히 배바깥빗근) 엉덩허리근(원심성 · 구심성 수축 때) 큰볼기근 하부섬유(엉덩관절 폄 때) 뒤넙다리근(무릎관절 굽힘 · 폄 때) 척추세움근	기본적인 코어(core)의 강화 (적절한 것을 선택): BCS1, BCS2, BCS3, BCS4, BCS5, BCS6, BCS7 (적절하다면 BCS8) 스트레칭: ST13, ST15 척추 가동화 시리즈 : *네발기기 자세* BCS19 *바로 누운 자세* SSM20, SSM22 네발기기 자세 시리즈: BCS16, BCS18

표 1.4 굽은 등 자세(swayback posture) – 해야 할 것 – *계속*

개선할 항목	가동성(M)/유연성(F)의 증가	근력과 수행의 향상	운동(exercise)
엉덩관절의 정렬과 기능	(M) 엉덩관절 (F) 넙다리근막긴장근 (한쪽을 반대쪽보다 많이 시행한다) (F) 큰볼기근 (특히 상부섬유)	중간볼기근 (특히 하부섬유, 한쪽의 엉덩관절 모음근군을 반대쪽 보다 많이 시행한다) 넙다리네갈래근 (특히 무릎을 굽힐 때 넙다리곧은근과 무릎을 펼 때 안쪽넓은근) 엉덩관절 안쪽과 가쪽 돌림근	옆으로 누운 자세에서 엉덩관절 뒷면근육의 강화 : BCS9–BCS12 네발기기 자세 시리즈 : BCS15
무릎관절	(F) 뒤넙다리근	무릎관절의 안정에 작용하는 근육 (필요한 경우)	무릎의 근력강화 : KS28 스트레칭(적절한 것을 선택) ST1–ST4.3, ST7
다리/발의 정렬과 기능	(F) 종아리근군 (M) 목말밑관절 (M) 발	가자미근 (특히 원심성 수축 때) 앞정강근, 뒤정강근 긴종아리근, 짧은종아리근 발의 내재근	스트레칭(적절한 것을 선택): ST1–ST4.3, ST7 발의 운동(적절한 것을 선택): FM1.1, FM1.2, FM3.2
	…로 이동		원래의 매트운동

1

표 1.5 편평 등 자세(flat back posture) – 해야 할 것

개선할 항목	가동성(M)/유연성(F)의 증가	근력과 수행의 향상	운동(exercise)
호흡효율	갈비뼈, 복장뼈, 등뼈	가로막과 배근육	가로막의 호흡 시리즈
목뼈의 정렬과 기능	(M) 고리뒤통수관절의 굽힘과 폄; 고리중쇠관절– 회전 (F) 목뼈의 폄근군과 목빗근	목뼈 굽힘근군	네발기기 시리즈: BCS13, BCS14 스트레칭 시리즈: ST10 – ST12
등뼈의 정렬과 기능	(M) 등뼈 옆굽힘/회전/폄	등뼈 폄근군	척추 가동화 시리즈 : *옆으로 누운 자세* SLM27 *엎드려 누운 자세* PSM25, PSM26 네발기기 자세 시리즈: BCS16
팔이음뼈의 정렬과 기능	(F) 상부등세모근, 가슴근육군 (M) 어깨뼈 (M) 어깨뼈의 안정성을 유지하면서 하는 팔	등세모근 중부 그리고 하부섬유 앞톱니근, 넓은등근, 큰원근, 마름근군	상반신 시리즈 : *바로 누운 자세* UBE1, UBE5 *앉은 자세* UBE6, UBE7 *엎드려 누운 자세* UBE11, UBE12 *옆으로 누운 자세* UBE13 스트레칭 : ST18.1, ST18.2
허리뼈의 정렬과 기능	(F) 배곧은근, 배빗근군 (M) 허리뼈 굽힘/폄 (M) 척추 전체의 굽힘/폄	골반저근육군 및 배가로근 (특히 하부섬유) 엉덩허리근 큰볼기근 하부섬유 (엉덩관절 펼 때) 척추세움근	기본적인 코어(core)의 강화 (적절한 것을 선택) : BCS1, BCS2, BCS3. BCS4, BCS5, BCS6, BCS7 스트레칭 : ST15, ST17 척추 가동화 시리즈 : *네발기기 자세* BCS19 *바로 누운 자세* SSM20, SSM22 네발기기 자세 시리즈: BCS15, BCS17, BCS18

표 1.5 편평 등 자세(flat back posture) – 해야 할 것 – *계속*

개선할 항목	가동성(M)/유연성(F)의 증가	근력과 수행의 향상	운동(exercise)
엉덩관절의 정렬과 기능	(M) 엉덩관절 (F) 넙다리근막긴장근 (F) 큰볼기근 상부섬유	엉덩관절 돌림근 엉덩관절 모음근군 넙다리네갈래근 (특히 엉덩관절을 굽힐 때와 넙다리곧은근과 무릎을 펼 때의 안쪽넓은근)	옆으로 누운 자세에서 엉덩관절 뒷면근육의 강화 : BCS9, BCS12 스트레칭(적절한 것을 선택) ST1–ST4.2, ST6
무릎관절	(F) 뒤넙다리근	무릎관절의 안정에 작용하는 근육 (필요한 경우)	무릎의 근력강화 : KS28 스트레칭 : ST2.1, ST2.2
다리/발의 정렬과 기능	(F) 종아리근군 (M) 목말밑관절 (M) 발	가자미근 (특히 원심성 수축 때) 앞정강근, 뒤정강근 긴종아리근, 짧은종아리근, 발의 내재근	스트레칭 : ST1 발의 운동(적절한 것을 선택): FM1.1, FM1.2, FM3.2
	…로 이동		원래의 매트운동

표 1.6 가동성이 있는 척추후만증(mobile kyphosis) – 해야 할 것

개선할 항목	가동성(M)/유연성(F)의 증가	근력과 수행의 향상	운동(exercise)
호흡효율	갈비뼈, 복장뼈, 등뼈	가로막과 배근육	가로막의 호흡 시리즈
목뼈의 정렬과 기능	(M) 고리뒤통수관절의굽힘과 폄; 고리중쇠관절– 돌림 (F) 목뼈의 폄근군과 목빗근	목뼈 굽힘근군	네발기기 시리즈: BCS13, BCS14 스트레칭 시리즈: ST10 – ST12
등뼈의 정렬과 기능	(M) 등뼈 옆굽힘/돌림/폄	등뼈 폄근군	척추 가동화 시리즈 : *옆으로 누운 자세* SLM27 *엎드려 누운 자세* PSM25, PSM26 네발기기 자세 시리즈: BCS16, BCS18
팔이음뼈의 정렬과 기능	(F) 상부등세모근, 가슴근육군 (M) 어깨뼈 (M) 어깨뼈의 안정성을 유지하면서 하는 팔	등세모근 중부/하부섬유, 앞톱니근 넓은등근, 큰원근, 마름근군	상반신 시리즈 : *바로 누운 자세* UBE1, UBE5 *앉은 자세* UBE7 *엎드려 누운 자세* UBE11, UBE12 *옆으로 누운 자세* UBE13 스트레칭 ; ST4.3 ST18.1, ST18.2
허리뼈의 정렬과 기능	(F) 엉치엉덩관절 주위 (M) 허리뼈 굽힘 (M) 척추 전체의 굽힘 (F) 배곧은근, 배빗근 (F) 뒤넙다리근, 큰볼기근 (특히 상부섬유)	골반저근육군 및 배가로근 (특히 하부섬유) 엉덩허리근 척추세움근 큰볼기근(특히 하부섬유) 뒤넙다리근	기본적인 코어(core)의 강화 (적절한 것을 선택) : BCS1, BCS2, BCS3, BCS4, BCS5, BCS6(필요에 따라 BCS7–BCS 12) 스트레칭: ST15 – ST17 척추 가동화 시리즈 : *네발기기 자세* BCS19 *바로 누운 자세* SSM20, SSM22 네발기기 자세 시리즈: BCS15–BCS18

표 1.6 가동성이 있는 척추후만증(mobile kyphosis) – 해야 할 것 – *계속*

개선할 항목	가동성(M)/유연성(F)의 증가	근력과 수행의 향상	운동(exercise)
엉덩관절의 정렬과 기능	(M) 엉덩관절 (F) 넙다리근막긴장근, 엉덩허리근과 넙다리곧은근(필요한 경우)	엉덩관절 돌림근 (필요한 경우)	옆으로 누운 자세에서 엉덩관절 뒷면근육의 강화(적절한 것을 선택) : BCS9, BCS11 엎드려 누운 자세에서 엉덩관절 뒷면근육의 강화 : BCS8 스트레칭(적절한 것을 선택) : ST1–ST4.2, ST6
무릎관절	(F) 뒤넙다리근	무릎관절의 안정에 작용하는 근육 (필요한 경우)	무릎의 근력강화 : KS28 스트레칭 : ST2.1, ST2.2
다리/발의 정렬과 기능	(F) 종아리근군 (M) 목말밑관절 (M) 발	가자미근 앞정강근, 뒤정강근 긴종아리근, 짧은종아리근, 발의 내재근(필요한 경우)	스트레칭 : ST1 발의 운동(적절한 것을 선택) : FM1.1, FM1.2, FM3.2
	…로 이동		원래의 매트 운동

표 1.7 척추전만증(lordosis) – 해야 할 것

개선할 항목	가동성(M)/유연성(F)의 증가	근력과 수행의 향상	운동(exercise)
허리뼈의 정렬과 기능	(M) 허리뼈 굽힘 (M) 척추 전체의 옆굽힘/회전/폄 (F) 척추세움근 (F) 엉덩허리근, 넙다리곧은근 (F) 큰볼기근(특히, 상부섬유) (F) 뒤넙다리근 (F) 엉치엉덩관절 주위 (M) 척추 전체의 굽힘	골반저근육군, 배가로근 (특히 하부섬유) 배빗근 배근육군(엉덩관절 굽힐 때에 허리뼈의 안정성을 조절한다). 엉덩허리근(특히 원심성 수축) 큰볼기근 하부섬유 큰볼기근(엉덩관절 펼 때 뒤넙다리근의 공동수축)	기본적인 코어(core)의 강화 : BCS1, BCS13, BCS16, BCS18 척추 가동화 시리즈 : *옆으로 누운 자세* SLM27 *네발기기 자세* BCS19 *바로 누운 자세* SSM20, SSM22 네발기기 자세 시리즈: BCS18 스트레칭 : ST4.3
엉덩관절의 정렬과 기능	(M) 엉덩관절 (허리뼈의 안정성을 유지하면서) (F) 배곧은근, 배빗근 (F) 넙다리근막긴장근, 엉덩허리근, 넙다리곧은근	엉덩관절 모음근군 넙다리네갈래근 (특히 무릎관절 펼 때 안쪽넓은근)	스트레칭 : ST12–17 네발기기 자세 시리즈: BCS 15
무릎관절	(F) 뒤넙다리근	뒤넙다리근(무릎을 굽힐 때, 특히 원심성 수축)	무릎의 근력강화 ; KS28 스트레칭 : ST2.1, ST2.2
다리/발의 정렬과 기능	(F) 종아리근군 (M) 목말밑관절 (M) 발	가자미근(특히 원심성 수축 때) 앞정강근, 뒤정강근 긴종아리근, 짧은종아리근 발의 내재근	스트레칭 : ST1, ST4.2, ST5, ST7 발의 운동: FM1.1–FM3.3

표 1.8 척추후만전만증(kypholordosis) – 해야 할 것

개선할 항목	가동성(M)/유연성(F)의 증가	근력과 수행의 향상	운동(exercise)
호흡효율	갈비뼈, 복장뼈, 등뼈	가로막과 배근육	가로막 호흡의 시리즈
목뼈의 정렬과 기능	(M) 고리뒤통수관절의 굽힘과 폄; 고리중쇠관절의 돌림 (F) 목뼈의 폄근군과 목빗근	목뼈 굽힘근군	네발기기 시리즈 : BCS13, BCS14 스트레칭 시리즈 : ST10, ST12
등뼈의 정렬과 기능	(M) 등뼈 옆굽힘/돌림/폄	등뼈 폄근군	척추 가동화 시리즈: *옆으로 누운 자세* SLM27 *엎드려 누운 자세* PSM25, PSM26 네발기기 자세 시리즈: BCS16, BCS18
팔이음뼈의 정렬과 기능	(F) 상부등세모근, 가슴근육군 (M) 어깨뼈 (M) 어깨뼈의 안정성을 유지하면서 하는 팔	등세모근 중부/하부섬유 앞톱니근, 넓은등근, 큰원근, 마름근군	상반신 시리즈: *바로 누운 자세* UBE1 – UBE5 *앉은 자세* UBE7 *엎드려 누운 자세* UBE11, UBE12 *옆으로 누운 자세* UBE13 스트레칭: ST4.3 ST18.1, ST18.2
허리뼈의 정렬과 기능	(M) 허리뼈 굽힘 (M) 척추 전체의 옆굽힘/돌림/폄 (F) 척추세움근 (F) 엉덩허리근, 넙다리곧은근, 큰볼기근 (특히, 상부섬유) (F) 뒤넙다리근 (F) 엉치엉덩관절 주위	골반저근육군, 배가로근 (특히, 하부섬유) 배빗근 배근육군(엉덩관절 굽힐 때에 허리뼈의 안정성을 조절하면서). 엉덩허리근(특히 원심성 수축) 큰볼기근 하부섬유 큰볼기근(엉덩관절 폘 때의 뒤넙다리근의 공동수축)	기본적인 코어(core)의 강화 : BCS1– BCS13, BCS16 – BCS18 척추 가동화 시리즈 : *옆으로 누운 자세* SLM27 *네발기기 자세* BCS19 *바로 누운 자세* SSM20–SSM22 네발기기 자세 시리즈: BCS18 스트레칭 : ST4.3

표 1.8 척추후만전만증(kypholordosis) – 해야 할 것 – *계속*

개선할 항목	가동성(M)/유연성(F)의 증가	근력과 수행의 향상	운동(exercise)
엉덩관절의 정렬과 기능	(M) 엉덩관절 (허리뼈의 안정성을 유지하면서) (F) 배곧은근, 배빗근 (F) 넙다리근막긴장근, 엉덩허리근, 넙다리곧은근	엉덩관절 모음근군 넙다리네갈래근 (특히, 무릎관절 펼 때 안쪽넓은근)	스트레칭 : ST12–17 네발기기 자세 시리즈: BCS15
무릎관절	(F) 뒤넙다리근	무릎을 굽힐 때의 뒤넙다리근 (특히, 원심성 수축)	무릎의 근력강화: KS28 스트레칭 : ST2.1, ST2.2
다리/발의 정렬과 기능	(F) 종아리근군 (M) 목말밑관절 (M) 발	가자미근 (특히 원심성 수축 때) 앞정강근, 뒤정강근 긴종아리근, 짧은종아리근 발의 내재근	스트레칭 : ST1 – ST4.2, ST5 – ST7 발의 운동: FM1.1 – FM3.3

표 1.9 기능성 측만증(functional scoliosis) – 해야 할 것

개선할 항목	가동성(M)/유연성(F)의 증가	근력과 수행의 향상	운동(exercise)
호흡효율	갈비뼈, 복장뼈와 등뼈 (특히, 더 수축하여 있는 쪽)	가로막과 배근육	가로막 호흡의 시리즈
목뼈의 정렬과 기능	(M) 고리뒤통수관절의굽힘과 폄; 고리중쇠관절의 회전 (F) 목뼈의 폄근군과 목빗근	목뼈 돌림근군, 굽힘근군	네발기기 시리즈: BCS13, BCS14 스트레칭 시리즈: ST10 - ST12
등뼈의 정렬과 기능	(M) 등뼈 옆굽힘/돌림/폄	등뼈 폄근군 (불균형에 대해서)	척추 가동화 시리즈 : *옆으로 누운 자세* SLM27 *엎드려 누운 자세* PSM25, PSM26 네발기기 자세 시리즈: BCS16, BCS18
팔이음뼈의 정렬과 기능	(F) 상부등세모근, 가슴근육군 (M) 어깨뼈 (M) 어깨뼈의 안정성을 유지하면서 하는 팔	등세모근 중부/하부섬유 앞톱니근, 넓은등근, 큰원근, 마름근군	상반신 시리즈 : *바로 누운 자세* UBE1–UBE5 *앉은 자세* UBE7 *엎드려 누운 자세* UBE11, UBE12 *옆으로 누운 자세* UBE13 스트레칭 : ST4.3 ST18.1, ST18.2
허리뼈의 정렬과 기능	(M) 허리뼈 굽힘 (M) 척추 전체의 옆굽힘/돌림/폄 (F) 척추세움근 (F) 엉덩허리근, 넙다리곧은근 (F) 큰볼기근(특히 더 수축하여 있는 쪽) (F) 뒤넙다리근 (F) 엉치엉덩관절 주위(특히 더 수축하여 있는 쪽)	골반저근육과 배가로근 (특히, 하부섬유) 배빗근(불균형에 대해서) 배근육군 (엉덩관절을 굽힐 때에 허리뼈의 안정성을 조절하면서) 척주세움근 전체 (불균형에 대해서) 엉덩허리근 (불균형에 대해서) 큰볼기근(엉덩관절을 펼 때, 불균형에 대해서)	기본적인 코어(core)의 강화 : BCS1– BCS13, BCS16–BCS18 척추 가동화 시리즈 : *옆으로 누운 자세* SLM27 *네발기기 자세* BCS19 *바로 누운 자세* SSM20–SSM22 네발기기 자세 시리즈: BCS18 스트레칭 : ST4.3, ST12–ST17

1

표 1.9 기능성 측만증(functional scoliosis) – 해야 할 것 – *계속*

개선할 항목	가동성(M)/유연성(F)의 증가	근력과 수행의 향상	운동(exercise)
엉덩관절의 정렬과 기능	(M) 엉덩관절 (허리뼈의 안정성을 유지하면서) (F) 배곧은근, 배빗근 (특히 더 수축하여 있는 쪽) (F) 넙다리근막긴장근, 엉덩허리근, 넙다리곧은근 (특히 더 수축하여 있는 쪽)	엉덩관절 모음, 벌림근군 및 넙다리네갈래근 (불균형에 대해서)	네발기기 시리즈: BCS15
무릎관절	(F) 뒤넙다리근	무릎을 굽힐 때의 뒤넙다리근 (불균형에 대해서)	무릎의 근력강화: KS28 스트레칭: ST2.1, ST2.2
다리/발의 정렬과 기능	(F) 종아리근군 (M) 목말밑관절 (M) 발	가자미근 (특히 원심성 수축) 앞정강근, 뒤정강근 긴종아리근, 짧은종아리근, 발의 내재근 (불균형에 대해서)	스트레칭: ST1–ST4.2, ST5–ST7 발의 운동: FM1.1–FM3.3

제 2 장

흔히 볼 수 있는 질환과 문제 / Common Medical Conditions and Problems

이 단원의 목차

질환이나 손상으로부터의 회복과정에 있는 사람이나 의학적 문제를 가진 사람에게 적절한 운동방법으로서 필라테스가 권장되는 일이 많다. 이 때문에 필라테스의 지도자는 이제까지 다양한 질환이나 그것에 의한 문제에 직면하여 왔다고 생각된다.

건강이나 안전을 손상시키지 않기 위한 평가나 운동 프로그램의 개발이나 적절한 의사에 외뢰에 도움이 되도록 이 단원에서는 다음과 같은 흔히 볼 수 있는 질환에 대해서 언급한다.

- 식이장애
- 비만
- 만성피로증후군
- 간질
- 다발성경화증
- 파킨슨병
- 갑상선질환
- 골다공증
- 골관절염

- 류마티스관절염
- 그 밖의 관절염
- 고혈압
- 심혈관질환
- 뇌혈관질환
- 만성폐색성폐질환
- 천식
- 위와 장의 문제
- 목의 문제
- 어깨관절의 문제
- 등허리의 문제
- 엉덩관절의 문제
- 무릎관절의 문제
- 종아리의 문제
- 발목관절과 발의 문제

모든 사례에 공통 요점 / GENERAL POINTS APPLICABLE IN ALL CASES

- 의학적 문제와 기타 문제와 병존하기 쉽다는 것을 이해하고, 개인의 주치의나 기타 건강 전문가와 항상 연락을 취한다.
- 운동 수업 전에 현재의 상태에 대해 검토한다.
- 진통제나 소염제에 의한 치료는 신체기능의 악화를 은폐하게 되기 때문에 주의한다.
- 자세불량과 이와 연관된 근육기능의 부전을 수정하는 것부터 시작한다.
- 팔다리의 운동 준비로 올바른 척추정렬과 안정성에 항상 초점을 둔다.
- 마지막으로 개개인의 체력수준에 적합한 적절한 운동 프로그램을 지도하고 단계적으로 근력이나 지구력을 강화해감으로써 개개인의 믿음과 신뢰관계를 구축한다.

개별적인 의학적 상황 요점을 아래에 언급한다.

식이장애 / EATING DISORDERS

식이장애는 신체장애로 연결되는 일도 있는 생리학적 변화에 관계되는 행동적 문제의 하나이다.
식습관이나 체중조절 행동장애(disturbance)가 있다.

*신경성식욕부진(anorexia nervosa)*과 *신경성폭식증(bulimia nervosa)*은 운동을 시행하는 경우 체력에 문제를 일으키는 사례가 매우 많다. 이것은 소녀나 젊은 여성에서 중요한 이환요인이 되지만 남성에서는 일반적이지 않다. 병인(etiology)은 복잡하여 별로 잘 이해되어 있지 않지만 사회적, 심리학적, 생물학적인 요인을 포함하고 있으며 유전적인 경향도 관계가 있다. 환자는 자기 몸의 크기나 형태에 대해서 과장된 이미지를 갖고 있고, 이 때문에 감량이나 조정을 해야 한다는 인식에서부터 단식이나 기타의 더 불분명한 방법을 시행한다.

*신경성식용부진*에서는 극단적인 체중감소를 초래하는 자기단식(self-starvation)이 일어난다. 환자는 극도로 힘든 정도로 신체적인 과다활동 상태에 있는 경우도 있고, 자기의 행동에서 주의를 딴 데로 돌리려고 여러 가지로 꾀하는 경우가 있다. 체중을 측정할 때에 두툼한 옷을 입고 주머니에 무거운 것을 감추고 있을지도 모른다. 극단적인 식사제한이나 노골적인 단식을 위해 설사약(laxative)이나 이뇨제를 잘못된 방법으로 사용하고 있을지도 모른다. 근육의 위축과 약화에 의한 체중감소나 진행성골다공증을 동반하는 낮은 골밀도에 의한 체중감소가 극단적으로 일어나고 있을지도 모른다. 갑상선 기능저하, 팔다리의 냉증, 저혈압이나 서맥(bradycardia)을 동반하는 심혈관 기능의 저하, 변비나 무월경(amenorrhea)이 진행되고 있는 일도 있다. 대부분은 만성적으로 몸의 상태가 좋지 않지만, 가능성 있는 골밀도 감소를 제외하고 두드러진 변화조차도 보통 반전될 수 있다. 그러나 신체적 합병증 때문에 사망하거나 궁극적으로는 자살하는 사람도 있을 수 있다.

*신경성폭식증*에서는 대식 후에 자기단식이 저절로 치솟는 구토(self-induced vomiting)와 번갈아 나타난다. 체중은 정상일지 모르나 구토가 심장부정맥이나 콩팥장애를 동반하는 알칼리증(alkalosis)이나 전해질의 상실을 포함하는 탈수나 대사장애를 초래하는 일이 있다. 또한 구토 중의 위산(gastric acid)에 의해서 치아의 명백한 손상이 일어날 수도 있다.

관리 / Management

식이장애 환자는 이미지 관리와 과다활동적인 운동을 통해 다이어트에 대한 추가적 이득으로 필라테스를 생각하고 있을 가능성이 있다. 따라서 폭식증이든 또는 특히 식욕부진이든 환자에 대한 필라테스 운동 적합성을 처음에 평가할 때는 어떠한 근원적인 신체적 이상의 정도는 물론 이들 동기부여 요인을 확인하는 것이 중요하다.

자세와 근육의 이상 / Faults in posture and muscles

이것에는 다음의 것들이 포함된다:

- 앞쪽 머리자세를 동반하는 척추후만증
- 앞으로 구부정한 자세와 전신적인 근육의 약화; 장기간의 활동성 저하에 기인하여 특히 척주 또는 엉덩관절의 주위근육에 약화가 인지된다.
- 과도한 운동요법에 의한 팔다리 근육의 문제

운동지도의 요점 / Good teaching practice

다음의 것이 포함된다:

- 탈수나 전해질의 불균형과 같은 리스크에 주의한다.
- 과도한 운동요법을 피한다.
- 근력과 지구력은 점진적으로 만들어간다.

비만 / OBESITY

비만은 많은 선진국에서 문제가 되고 있다. 영국에서는 키의 제곱으로 체중을 나눠서 계산한 체질량지수(BMI, 단위: kg/m²)를 보면 인구의 50%가 과체중이고 20%가 비만이라 하고 있다. BMI 정상범위를 18.5~24.9라 한다면 25 % 이상은 과체중, 30% 이상은 비만, 40% 이상은 고도비만이 된다. 가장 체중이 증가하기 쉬운 연령은 20~40세이다. 병인으로서는 특유의 요인이 있는 사례도 있으나 행동상의 요인이나 유전적 요인이 일반적이다.

비만자가 증가한 과거 20년에서는 음식물 섭취량은 증가하지 않지만, 신체 활동량은 전체적으로 감소하고 있는 것 같다. 그러나 음식물 섭취량은 증가하지 않아도 식사내용의 구성이 높은 에너지의 지방이나 당분이 많은 것으로 바뀌어왔다는 것을 이해하는 것이 중요하다. 금연에 의해서 음식이나 알코올에 대한 욕구가 증가한다는 것도 생각할 수 있다. 이러한 행동적 요인은 비만경향이 있는 경우에 매우 중요하다고 한다.

유전적 요인도 영향을 줄 가능성이 있으며, 일반적인 것은 아니지만 복부가 뚱뚱한 사과모양 유형이나 볼기부분 · 허벅지가 굵은 (서양) 배 모양 유형과 같은 체형에 영향을 주는 경우도 있다.

체중증가의 원인으로 갑상선이나 뇌하수체 · 부신계(pituitary-adrenal system)의 내분비이상이 있다는 것도 인식해두어야 한다. 체중증가에는 매우 많은 합병증이 있고, 특히 2형 당뇨병, 고혈압, 뇌졸중, 관상동맥성 심장질환, 호흡장애, 체중에 관계되는 근골격계 질환인 관절염, 요실금 등은 대상자를 평가하여 운동 프로그램을 계획하는 데에 고려해야 할 중요한 요인이다.

자세와 근육의 이상/ Faults in posture and muscles

제1장에서 보여준 자세의 문제를 포함한다.

2

운동지도의 요점 / Good teaching practice

다음의 것이 포함된다:

- 바로 누운 자세에서 선 자세로의 동작이 지나치게 빠르면 혈압강하제의 부작용으로서 기립성 저혈압이 일어날 수 있다는 것을 이해한다.
- 운동 중 노력성호흡, 위역류증후군, 전반적인 불쾌감을 피하기 위해 옆으로 누운 자세, 앉은 자세, 선 자세로 시행하는 것을 고려한다.
- 필요에 따라서 복압성요실금을 경감하기 위해 골반저근육의 긴장상태를 개선한다.
- 근력이나 지구력을 서서히 개선한다.
- 필요에 따라서 감량을 강화한다.

만성피로증후군 / CHRONIC FATIGUE SYNDROME

이것은 정의 부여가 애매하고 다른 명칭으로 바이러스성피로증후군(post-viral fatigue syndrome), 근육통성뇌척수염(myalgic encephalomyelitis, ME), 유행성신경근육무력증(epidemic neuromyathenia), 아이슬란드병(Iceland disease) 등이 있다.

신체나 정신 훈련(극히 적은 경우가 많다)을 시행한 후에 비정상적인 근육피로에 의해서 쉽게 극도의 피로에 빠지고 이 상태에서부터 회복이 매우 느리다. 비정상적인 탈진에 의해 두통, 현기증, 집중력 저하, 기억장애, 흥분성, 수면장애, 근육통 등의 다양한 증상을 나타내고 발열이나 림프절의 비대가 인지되는 일도 있다. 두근거림, 가슴 통증이나 조이는 느낌, 복통, 경련 등과 같은 다양한 심장이나 위장의 증상이 발생하는 일이 있다. 불안, 우울증이 인지되는 경우가 많고 그 이유는 불분명하지만, 남성보다 여성에게 많다.

이들 증상의 대부분은 인플루엔자 등의 바이러스성 질환 후에도 관찰되는 일이 많지만, 대개는 단기간에 소실된다. 이 때문에 현재는 바이러스성 질환의 병력이 없어도 6개월의 이환기간 후에 한해서 만성피로증후군이라 진단되고 있고 감염성 양성 림프절 질환(전염성단핵구증[infectious mononucleosis], 선열), 유행성근육통(보른호름병), A형간염(황달의 합병, 비합병을 포함), 기타 비교적 경증의 다양한 바이러스성 질환이 포함되어 있다. 실험실 검사에서는 정상인 경우가 많지만, 바이러스혈(viraemia)의 병력이 관찰되는 일이 있다. 이 병태의 개념에 대해 한창 논의되고 있지만 많은 의학 분야의 권위자는 그 존재를 인정하고 있다. 그러나 그 대부분이 정신의학적인 문제에 의한 것이라 생각하는 사람이 아직도 있다.

관리 / Management

활동량의 단계적이고 동시에 지속적인 증가(단계적 운동), 휴식시간 감소, 운동에 의한 자신감과 체력 개선을 목적으로 한 행동학적, 인지적 접근법이 기본이 된다. 신체적인 회복 열쇠로 운동의 필요성을 받아들이도록 권장한다. 환자에 따라서는 플루옥세틴(fluoxetine)(프로작, Prozac)과 같은 세로토닌 재흡수 억제제인 항우울제에 반응하는 경우가 있다.

만성피로증후군의 환자가 필라테스 운동을 희망하거나 의뢰하는 일은 놀라운 일이 아니고, 환자의 증상의 중증 정도에 기초하여 신중하게 프로그램을 조정함으로써 실제로 이득을 기대할 수 있다. 주치의 등 의학적 조언자가 이 프로그램의 존재를 알고 인식하는 것이 중요하다.

자세와 근육의 이상 / Faults in posture and muscles

앞으로 구부정한 자세나 전신 근육 약화가 관찰된다. 특히 척주는 볼기부분의 근육군이 장기간 활동하지 않은 영향을 받고 있을 가능성이 있다.

운동지도의 요점 / Good teaching practice

- 재발할 수 있다는 것, 특히 과도한 운동 후에

재발하기 쉽다는 것을 이해한다.

- 운동 사이의 휴식시간을 서서히 줄여나감으로 체력을 개선해간다.
- 정상적인 일상활동으로 서서히 되돌리도록 돕는다.

간질 / EPILEPSY

간질에서는 뇌 안의 활동전위는 그 결과에 따른 뇌장애의 영향에 의해서 재발성의 발작이 일어난다. 단발의 발작(single seizure)은 간질이라 말할 수 없으나 최초 발작 후의 재발률은 첫 해에서 70%이다.

병태를 조절하기 위해 명백한 유발요인을 식별하여 제거하는 것만으로 충분한 사례도 있다. 복합적인 진통치료 프로그램이나 뇌의 외과적 수술에 의해서만 적절한 조절이 가능해지는 사례도 있다. 유발요인으로서는 수면부족, 기타 피로, 음주, 단주, 약물남용, TV화면이나 나이트클럽 등에서 임계 빈도(critical frequency)에서 조명의 반짝임이 있다. 병발감염(intercurrent infection)이나 대사장애에 의해서도 흔히 조절된 간질이 불안정해질 가능성이 있다.

간질의 병인에는 매우 많은 선천적 요인이나 후천적 요인이 있다. 경련만을 나타내는 증상사례도 있는가 하면, 경련 이외에 다양한 증상을 나타내는 증상사례도 있다. *일차성전신간질(primary generalized epilepsy)*은 보통 소아기 또는 청년기에 진행하고 기능이나 신경계통의 비정상과는 대조적으로 구조적인 비정상과는 아무런 연관성이 없다.

*이차성전신간질(secondary generalized epilepsy)*에는 많은 약물이나 대사성 장애, 드물지만 유전성 질환도 관여하고 있을 가능성이 있는 등, 많은 요인이 관여하고 있다.

*부분발작(partial seizure)*은 뇌의 얕은층에 있는 대뇌겉질에서 비정상적 집중으로부터 발생하고 한쪽 팔다리 또는 다른 국소적 부위로부터 시작되며 *전신발작*으로 진행하기 쉽다. 머리 외상이나 뇌의 외과수술이 원인이 되는 경우도 있다. 수막염(meningitis), 뇌염, 열대병(tropical disease) 등의 병력, 유전질환, 퇴행성 질환이 있는 경우도 있다.

간질 특유의 *대발작(major seizure)*에서는 의식을 상실하고 기억상실(blackouts)을 동반하여 넘어진다. 소발작에서도 의식은 상실하지 않지만 기억상실이 발생하는 경우가 있다.

긴장간대발작(tonic-clonic seizure)을 특징으로 하는 전형적인 대발작은 환자로서 나중에 기억하기 어려운 부분적인 단계나 전조증상을 동반하여 시작된다. 의식상실을 동반하는 강직(rigidity)이 잇달아서 일어나고, 특히 외출할 때 넘어져서 지면이나 물체에 충돌함으로써 외상을 입는 일도 있다. 호흡정지나 청색증(cyanosis)이 뒤따를 수 있다. 긴장성 강직 단계는 바로 근육 수축과 이완이 변화하여 전신이 급격히 경련을 일으키는 간대경련의 단계로 옮겨간다. 그 후 이완의 단계로 옮겨가서 호흡이 재개되고 안색이나 전신적인 징후가 개선된다. 그 수분 후에는 의식이 회복되지만, 30분 이상에 걸쳐서 혼란이나 지남력장애가 이어지고 이 사건을 몇 시간에 걸쳐서 기억할 수 없는 일조차 있다.

두통이나 전신 권태감이 있고 혀를 깨묾, 요실금, 변실금이 일어나는 경우도 있다. 이러한 대발작은 우연히 목격한 사람에게 불안감을 줄 수 있다.

그다지 극적인 것이 아니거나 명백하지 않은 것조차 부분발작은 신체적인 허탈을 동반하지 않는 의식의 변화가 있다. "기억상실(blackouts)"이나 "소발작(absence)"은 멍한 눈으로 빤히 보는 상태(의식이 불분명한 상태)와 함께 일어나고 안구, 입술, 팔다리 등의 불수의적 움직임이 몇 분간 지속하는 경우도 있다. 의식이 회복한 후도 혼란 상태나 졸린 상태가 남을 가능성이 있다. 대발작과 마찬가지로 환자가 후에 기억해낼 수 있는 조짐이 있는 경우도 있다. 이 조짐은 기분의 변화, 기억과 지각, 환시(visual hallucination), 구역질이나 복통 등 다양하다. 이것은 편두통 환자에 흔히 관찰되는 현상이기도 하다.

2

발작의 대부분은 신체의 반쪽이나 한쪽 팔다리의 운동이나 감각의 증상을 나타내기 쉽다.

고령자에서 *후발성간질(late onset epilepsy)*은 일반적인 것이며 60세 이상의 발병률이 증가하고 있다. 체력의 유무에 따른 차이는 별로 없고 이 질환은 고령자의 혼란 상태의 원인이 될 가능성이 있다. 단순한 소발작은 하루 중에서 반복해서 일어나는 경우가 있다. 최근에는 이 소발작들은 개발된 항경련제 투약으로 쉽게 조절할 수 있게 되었다.

대발작이 일어나고 있는 동안에는 시행할 수 있는 처치는 많지 않지만, 외상이나 합병증의 예방을 위한 응급처치나 냉철한 대응을 필요로 한다.

응급처치 / First aid

- 위험한 장소(불, 물, 기계, 가구 등이 있는 곳)에서 안전한 장소로 이동시킨다.
- 경련이 멈춘 후에 회복하기 쉬운 자세[반쯤 눕힌 자세)로 옮긴다.
- 기도를 확보한다.
- 입 안에 물건을 삽입하지 않는다(경련이 시작되었을 때에 혀를 깨무는 일이 일어나지만 다른 사람이 방지할 수는 없다).
- 경련이 5분 이상 계속되는 경우나 의식을 회복하지 않는 채로 반복하는 경우는 구급차를 호출한다.
- 환자는 30~60분간 의식상태가 흐려 혼란스러울 수 있기 때문에 완전히 회복할 때까지 혼자 있게 하지 않는다.

*간질지속상태(status epilepticus)*는 의식이 회복되지 않은 채로 일련의 경련이 지속하는 상태이며 의학적 긴급상태이고 생명과 관계가 있다. 구급차를 기다리고 있는 동안에는 앞에서 언급한 응급처치를 시행하는 것이 적절하다.

비간질성 발작(심인성 발작, 거짓간질)은 겉보기에는 간질성 발작과 유사하지만, 비정상 간질성 방전에 의한 것이 아니라 심리적 원인에 있다. 발작은 식별하기 어려우며 겉보기에 간질지속상태와 마찬가지로 되는 일도 있으나 움직임은 비정상적으로 크고 등이 두드러지게 활모양[활모양강직(opistho-tonos)]이 된다. 청색증이나 혀 깨물기는 일어나지 않지만 요실금이 있는 경우가 있다. 이러한 현상은 여성에 일어나기 쉬운 복잡한 인격장애와 관계가 있을 가능성이 있고 간질성 발작으로 발전하는 일은 없다.

관리 / Management

간질환자에 대한 운동 프로그램을 평가하기 전에 환자의 주치의 등 의학적 조언자의 허가를 받는 것이 중요하며 경련 발병률 또는 알고 있는 유발요인을 고려하는 것과 의사에게 필라테스 운동의 특징에 대해서 충분히 알리는 것도 중요하다. 의학적으로 허가를 받은 경우에도 결국은 큰 발작의 발병률이 낮고 잘 조절된 간질환자 이외에는 권장되지 않는 것 같으며, 잘 조절된 사례는 전체의 80% 정도에 있다. 그렇다 하더라도 스태프는 일어날 가능성이 있는 발작에 대해서 항상 준비해야 하고 적절한 대응에 대해서 알아둘 필요가 있다. 잘 조절된 환자도 피로나 호흡기 등의 바이러스 감염과 같은 불안정해질 수 있는 요소를 갖고 있는 경우가 있다. 일반적인 예방책으로는 운동수업을 중지해야 한다.

실제로는 간질환자 대부분은 만일의 경우를 대비하여 자신의 상태를 잘 이해하고 있고 조절을 상실하는 것을 피하기 위해서 필요한 수단을 강구하고 있다.

자세와 근육의 이상 / Faults in posture and muscles

제1장에서 언급한 몇 가지의 습관적 자세나 잘못된 자세가 포함될 수 있다.

운동지도의 요점 / Good teaching practice

- 발작을 일으키는 유발요인에 대해서 알아둔다.
- 공복, 피로, 스트레스, 바이러스 감염 등의 잠재적인 불안정 요소를 고려한다.

■ 발작에 대한 응급처치를 이해한다.
■ 개개인의 체력에 적절한 맞춤 운동 프로그램을 제공한다.

다발성경화증 / MULTIPLE SCLEROSIS

다발성경화증(MS)에 의한 장기간의 능력 장애의 일반적인 신경학적 원인은 자기 자신의 조직에 대한 면역이나 항원항체반응이고, 미엘린(myelin)의 생산에 관여하는 중추신경계 세포에서 자기면역증상이 일어나는 것에 있다. 말이집은 말초신경이 아니라 뇌 또는 척수로 구성되는 중추신경계의 신경섬유를 보호하고 영양을 공급하는 작용을 갖는다. 기본적인 면역반응으로서는 말이집 생성세포를 감소시키는 염증반응이 일어나고 이것은 중추신경 전체에서 발생하여 말이집탈락(demyelination)으로 연결된다. 신경섬유의 전기적 절연이 장애를 받고 활동전위의 전달이 이 영향을 받아 최종적으로는 신경섬유가 파괴되어 흉터가 된다. 뇌줄기, 시신경(optic nerve), 척수는 최초에 영향을 받기 쉬운 부위이다.

증상은 신경 손상에 영향을 주는 비교적 급성 염증기부터 시작된다. 이 최초의 급성 염증기는 코르티코스테로이드(corticosteroid)에 반응하는 일이 많으나 증상이 진정되면 신경섬유는 염증과 말이집의 감소에 의해 파괴된다. 그러나 자기면역증상으로서의 다발성경화증의 개념에 대해서 최근에는 이의가 제기되고 있어 현재로서는 원인은 분명하지 않다.

환자의 대부분은 재발과 완화의 진행을 거치며 그 밖에 느리게 진행하는 경우와 몇몇 경우는 급속히 매우 빠르게 진행되어 사망하는 경우가 있다. 사춘기 이전 또는 60세 이후에 발병하는 일은 드물고 여성에 많이 관찰된다. 약물치료에는 베타인터페론(beta-interferon)이나 기타 면역조절제가 사용되지만 그 효과에 대해서는 한창 논의가 진행되고 있다.

말이집탈락 병변은 수일 후 또는 수주 후에 출현하고, 수주에서 수개월에서 소멸한다는 특징을 갖는다. 진행패턴은 상이하며 증상사례에 따라서는 수년~10년 후에, 경증의 시각 또는 감각의 장애에서부터 중증의 운동장애 범위에서 재발한다. 그러나 명백한 지적 장애는 질환의 후기가 될 때까지 발생하는 일은 적다.

일반적인 임상증상 / Common features clinical of MS

■ 피로와 우울증(흔히 인지되는 증상이고 치료에 반응한다)
■ 운동의 약화와 경직(spasticity)
■ 감각의 변화: 마비와 감각이상
■ 발작성, 이상감각성 통증
■ 빈뇨, 요의 절박, 실금(흔히 일어난다)
■ 변비
■ 발기부전(impotence)
■ 삼킴 장애
■ 시각장애: 시신경염, 복시, 눈떨림(nystagmus)
■ 소뇌의 영향: 실조(ataxia), 활동떨림
■ 인지 기능장애: 건망증, 다행증, 치매(dementia)
■ 현기증(vertigo)

관리 / Management

급성 재발에서 관리는 입원하여 다량의 스테로이드나 면역억제제를 포함한 치료를 필요로 한다. 장기적인 합병증이나 능력 장애에 대해서는 작업치료나 물리치료에 의한 폭넓은 처치에 더하여 특정 장애를 겨냥한 약제의 복용을 필요로 한다.

긴 회복기간에 있고 증상이 경증인 환자는 필라테스 운동을 희망할 가능성이 있다. 또한 회복과정에서 물리치료사에 의해서 의뢰되는 일도 있다. 정기적인 운동은 근력 회복을 돕고 자신감을 구축하여 보다 나은 상태를 만들어낸다.

자세와 근육의 이상 / Faults in posture and muscles

제1장에서 언급한 몇 가지 습관적인 자세나 잘못된 자세가 인지되는 일이 있다. 이로 인해 질환의 진행과 더불어 환자 개개인의 특정 신체장애에 의한 균형불량이나 자세불량을 야기한다.

운동지도의 요점 / Good teaching practice

- 개개인의 환자의 체력수준에 걸맞은 유연성이 있는 운동 프로그램을 계획한다. 질환의 초기에는 명백한 기능장애가 없는 경우도 있다.
- 일상 활동의 자립을 유지하기 위해 필요한 근력 근육군을 강화한다.
- 각 운동을 수행하기 위해 충분한 시간을 설정한다.
- 충분한 몸통근육의 억제가 있는지를 확인하고 척추 가동술을 안전하게 적절히 시행한다.
- 과욕이나 피로를 피한다.
- 자세나 균형에 대한 중력의 영향을 제외하고 운동 효과를 높이기 위해 소도구(props)와 지지기구(supports), 그리고 필라테스에 사용하는 특수화된 기구를 사용한다.

파킨슨병 / PARKINSON'S DISEASE

이것은 가장 대표적인 퇴행성 신경학적 질환이다. 주된 증상으로는 잘 알려져 있는 떨림(tremor)이나 동작 완만, 강직(rigidity), 자세반사장애이다.

전형적인 증상은 처음에는 피로, 통증, 정신적 완만과 우울증만이 관찰, 인지되는 경우가 있다. 그 후에 떨림이 관찰되며 이것은 한쪽성이고 팔에 관찰되는 경우가 많으며 시간의 경과에 따라서 다른 팔다리, 입, 혀 등에 출현한다. 동작완만은 서서히 진행되고 신체 뻣뻣함(stiffness)이나 굽은 자세로 연결되는 경축이 일어난다. 자세반사장애는 최종적으로 넘어지기 쉬운 것으로 연결된다. 근력, 반사, 감각은 정상이다. 지적 능력도 초기에는 정상이며 신체증상이 먼저 나타난다.

관리 / Management

약물치료가 기본이며 이것은 특히 동작완만이나 경축에 효과가 있다. 약물치료로 개선되지 않는 떨림에 대해서는 신경외과적 치료가 시행된다. 물리치료에서는 모든 단계에서 경축이나 자세이상을 감소시키는 효과가 있다.

자세 개선이 중요하지만, 이것은 건강관리 전문가에 의한 지도하에서 시행되어야 한다.

자세와 근육의 이상 / Faults in posture and muscles

제1장에서 언급하는 자세불량이 인지되는 경우가 있다. 게다가 질환의 진행에 동반하여 자세는 굽고 경축이 일어나게 되어 넘어짐의 경향이 있다.

운동지도의 요점 / Good teaching practice

- 개개인의 환자의 체력수준에 걸맞은 유연성이 있는 운동 프로그램을 계획한다. 질환의 초기에는 명백한 기능장애가 없는 경우도 있다.
- 일상 활동의 자립을 유지하기 위해 필요한 근력 근육군을 강화한다.
- 각 운동을 수행하기 위해 충분한 시간을 설정한다.
- 충분한 몸통근육의 억제가 있는지를 확인하고 척추의 가동술을 안전하게 적당히 시행한다.
- 다리나 발에 대한 코어강화 또는 균형을 개선한다.
- 과도한 노력이나 피로를 피한다.
- 자세나 균형에 대한 중력의 영향을 제외하고 운동 효과를 높이기 위해 소도구(props)와 지지기구(supports), 그리고 필라테스에 사용하는 특수화된 기구를 사용한다.

당뇨병 / DIABETES MELLITUS

당뇨병은 인슐린 호르몬의 완전 또는 상대적인 결핍에 의한 혈당치의 상승(고혈당)을 보이는 특징적인 임상증후군이다. 인슐린 결핍작용과 영향의 기전은 복잡하고 포도당이나 다른 탄수화물뿐만 아니라 단백질이나 지질 대사가 관여하고 있고 이차적으로는 수분이나 전해질 균형에도 영향을 준다.

급성 당뇨병성 대사장애에 의해서 사망하는 일도 있으나 더 장기간에 이르는 대사장애는 세포에 불가역성의 손상을 주고 이것은 특히 혈관계에 영향을 미치며, 합병증에 의한 다종다양한 징후를 나타낸다.

혈중 포도당 수준은 보통은 작은 범위 내에서 조정되고 있고 식후에 장내에서 흡수된 포도당과 함께 간(liver)에 저장된 상태로부터 혈액순환으로 들어오는 포도당과 골격근을 주로 한 세포조직으로 흡수되는 포도당 사이에서 균형이 유지되어 있다. 포도당은 골격근만이 아니라 뇌에 있어서도 중요한 에너지원이며 지속적으로 공급될 필요가 있다.

글루카곤이나 아드레날린은 간 포도당의 방출을 유지하는 작용을 가진 호르몬이며 인슐린은 필요에 따라서 식사의 직후에 간 포도당의 방출을 억제하고 근육이나 지방에 의한 흡수를 자극함으로써 혈중 포도당의 두드러진 상승을 억제하도록 작용한다.

*인슐린은 췌장*의 *β세포*에 의해서 췌장의 정맥 내에 분비되어 있고 *글루카곤은 췌장*의 *α세포*로부터 분비되어 있다. 췌장의의 주요 샘세포(glandular cell)는 이들의 세포와는 달리 소화액을 십이지장으로 분비하고, 또한 간으로부터 췌장을 경유하는 담즙과 보통의 담즙을 생산한다. *부신속질(suprarenal medulla)*로부터의 아드레날린은 직접적으로 부신정맥에 분비된다.

당뇨병에서는 인슐린의 완전한(*1형 당뇨병*) 또는 상대적(*2형 당뇨병*) 결핍 때문에 *고혈당증상*이 진행된다. 1형 당뇨병에서는 인슐린의 완전한 결핍은 면역학적 요인 또는 불명의 요인에 의한다. 2형 당뇨병에서는 하나 이상의 다양한 요인이 인슐린의 작용에 저항하는 상태를 만들어내고 있을 가능성이 있다. 생각할 수 있는 요인이란, 췌장질환, 유전적 결함, 약물에 의한 영향, 뇌하수체, 부신피질, 갑상샘 등의 다양한 샘(glands)이나 임신부의 태반(placenta)으로부터의 호르몬 길항작용 등 다양하다. *임신당뇨병(gestational diabetes)*은 임신 중에 처음으로 진단된 고혈당이라 정의되고 이환의 용이성은 개별 환자에서 다르다. 이것은 출산 후에 치료하는 경우와 그렇지 않은 경우가 있다.

소변 중에 당이 나오는 *당뇨(glycosuria)*는 혈중 포도당이 콩팥문턱값(renal threshold)을 초과하였을 때에 발생하지만, 이 콩팥문턱값은 개개의 환자에 따라서 다르다. 포도당의 배출에는 갈증이나 대량의 배뇨(다뇨증)와 같은 전형적인 특징을 야기하는 수분배출의 증가가 필요하다. 이러한 특징은 2형 당뇨병에서는 그다지 두드러지지 않다. 2형 당뇨병은 수개월 또는 수년에 걸쳐서 천천히 진행하고 이때, 콩팥문턱값도 상승하기 때문에 갈증이나 다뇨증의 증상은 경증이고 발견이 늦어지는 경향이 있다.

소변 중의 포도당을 측정하는 것은 일상의 의학적 검사에서 당뇨병을 처음으로 발견하기 위한 일반적인 방법이지만, 단순히 콩팥문턱값이 낮은 것에 의한 당뇨는 *신성당뇨(renal glycosuria)*라 불리고 있고, 비교적 안전하고 건강한 임부에게 관찰되는 경우가 있다. 그러나 최종적으로는 혈중 포도당 수준의 측정에 의해서 진단된다. 때로는 식후의 혈중 포도당 수준이 급격히 상승하여 콩팥문턱값을 초과하는 경우가 있다. 이것은 *식사당뇨(alimentary glycosuria)*라 불리고 있고 신성당뇨와 마찬가지로 양성(benign)이다. 그러나 임신부의 당뇨는 식사당뇨와 임신당뇨병과를 구별하기 위해 혈중 포도당의 측정에 의해서 항상 후속조치를 할 필요가 있다.

*케톤(ketone)*을 보기 위한 소변검사도 일상적으로 시행되고 있다. 고혈당이 결합되어 있지 않다면 케톤뇨가 반드시 당뇨병과 연관성이 있는 것은 아니다. 당뇨병이 의심될 때에는 혈중 포도당의 정확한 측정

을 필요로 한다. 상승수준이 일정하지 않은 경우는 오해되는 일도 있어, 공복 시의 수준이나 표준량의 포도당을 섭취한 후에 엄밀한 수준을 측정하는 포도당부하시험에 의해서 보완할 필요가 있다.

당뇨병의 주된 특징은 초기에는 고혈당에 의해서 발생하고 있고 갈증, 다뇨증, 야간빈뇨(야간의 방뇨), 피로, 오심, 두통, 체중변화 등이고, 단 음식을 좋아하게 된다. 감염에 대한 저항성 저하와 생식기 아구창(genital thrush)도 발생하기 쉬워진다. 이들의 모든 특징은 2형과 비교하여 1형에 많이 관찰되고 2형에서는 증상이 관찰되지 않거나 만성피로나 권태감만이 인지된다.

1형 당뇨병에서는 체중의 감소 이외의 신체적인 징후는 관찰되지 않을지도 모른다. 그러나 적어도 선진국에서 2형 환자의 70% 이상에서는 과체중이 인지되고 50% 전후에서는 고혈압이 인지된다. 다른 대조적인 특징의 개요에 대해서 표 2.1에 나타냈다.

*케톤*은 유기화합물이며 흔히 알려져 있는 것에 냄새가 강렬한 아세톤이 있다. 아세톤은 지방대사에 의한 산성 부산물이며 보통은 간에서 완전히 분해된다. 비교적 급성의 인슐린 부족에 의한 전체적인 분해대사(catabolism)로 지방이 분해되면 케톤의 생성이 증가한다. 아마도 감염이나 스트레스가 걸린 상태에서 식욕감퇴, 구토, 설사 등이 인지될 때 조차 케톤의 수요는 증가한다. 중증의 당뇨를 동반하는 고혈당은 수분이나 나트륨이나 칼륨을 주로 한 전해질의 상실을 초래하여 *케톤산증(ketoacidosis)*이 되고 최종적으로 "당뇨병혼수(diabetic coma)"라 불리는 상태가 되는 일이 있으며 혼수가 장시간에 이르면 구조불능이 될 수도 있다. 다뇨증이나 갈증, 명백한 체중감소, 쇠약, 오심이나 구토, 탈수를 동반하는 경련이나 복통, 저혈압, 빈맥(tachycardia), 공기기아(air hunger), 땀이나 숨결에 아세톤 냄새가 합병하고 있는 경우는 급성의 의학적 응급사태이며 인슐린, 체액, 전해질의 보충을 필요로 하고 현재 갖고 있는 감염증의 치료도 요구된다.

한편 *저혈당*은 당뇨병 치료의 영향에 의한 것이며 2형과 비교하여 1형에서 경구치료를 받고 있는 환자에서 많이 관찰된다. 증상은 자율신경계의 문제, 특히 교감신경계에 의한 것이 많고 발한 등의 스트레스 반응, 떨림, 빈맥과 불안감, 이것을 동반한 혼란, 의식장애나 혼수(당뇨병혼수), 뇌 안의 포도당수준의 급격한 저하에 의한 경련(convulsions)을 나타낸다.

표 2.1 1형 당뇨병과 2형 당뇨병의 대조적인 특징

	1형 당뇨병	2형 당뇨병
발병연령	<40세	>50세
증상 지속기간	수주	수개월~수년
체중	정상이거나 낮다	비만
케톤뇨	있다	없다
인슐린이 없으면 사망한다	있다	없다
가족력	일반적이지 않다	있다
진단 시 합병증 (혈관계 등)	없다	25%

당뇨병의 합병 / Complications of diabetes

비교적 조절이 양호한 장기간에 이르는 1형 당뇨병이나 발견될 때가지 장기간이 경과한 2형 당뇨병에서는 다양한 합병증이 서서히 진행한다. 이러한 합병증의 배경에 있는 기전은 기본적으로 혈관계에 있고, 최종적으로는 중증의 장애가 발생한다.

- 시력장애로 연결되는 녹내장이나 백내장
- 신부전을 동반하는 콩팥병(nephropathy)
- 감각상실(sensory loss)과 운동마비를 동반하는 말초신경장애
- 자세성저혈압이나 약화된 장 운동성을 동반하는 자율신경장애
- 발 문제: 신경장애나 말초순환장애에 의한 통증이나 궤양
- 심근의 허혈이나 경색을 동반하는 관상동맥 순환장애
- 허혈성발작이나 뇌졸중 등의 뇌혈관장애

진행 중인 당뇨병의 관리 / Management of ongoing diabetes

1형 당뇨병의 일반적인 관리방법은 식사요법과 인슐린에 의한 관리, 2형에서는 식사요법과 1종 이상의 경구약제에 의한 관리, 또는 2종류의 경구약제에 인슐린을 합친 관리이다. 처음으로 이환된 환자의 50%는 식사요법만으로 조절이 가능하며 20~30%는 저혈당약제를 필요로 하고 20~30%는 인슐린 치료를 필요로 한다.

생활양식의 변화, 특히 평소의 운동이나 체중조절을 위한 건강한 식사는 관리를 성공시키기 위해 중요하지만, 고령자는 이들의 생활양식을 지속시키는 것이 어렵다.

최종적인 목표는 대사를 정상적인 상태로 접근시키고 이상적인 체중과 혈중 포도당 수준을 획득함으로써 혈관질환이나 특유의 합병증의 발병률을 감소시키는 것이다. 케톤산증이나 저혈당의 급성 합병증에 의해서 사망하는 경우도 있으나 개인이나 사회로서 더 큰 문제가 되는 것은 장기간에 이르는 합병증의 이환율이나 사망률이다.

*식사관리(dietary management)*의 목적은 경구약제(oral agent)나 인슐린에 의한 혈당조절을 촉진하기 위해 에너지를 적절한 상태로 유지하는 것이다. 사용되고 있는 두 종류의 경구약제는 모두 내인성의 인슐린(endogenous insulin)을 필요로 하기 때문에 1형에서는 효과가 없다. 근육의 운동은 근육혈관바탕(muscle vascular bed)에서 내인성의 인슐린의 감도(sensitivity)를 높이는 것 같고 이것에 의해서 식사나 경구약제의 효과가 더욱 증가한다.

*슬포닐우레아(sulfonylurea)*는 작용하는 시간에 따라서 다양한 형태로 사용되고, 췌장의 β세포로부터의 인슐린 수준의 증대를 자극하도록 작용하고, 이것에 의해서 저혈당증(hypoglycaemia)이 일어날 수 있다. *바이구아니드(biguanides)*는 내인성의 인슐린에 대한 조직의 감도를 높이는 작용을 가진 유일하게 사용되는 약제이며 이것은 저혈당증을 일으키지 않는다. 다른 경구약제도 특별한 사용 프로그램에서 사용할 수 있도록 진보하고 있다.

*인슐린*은 1921년에 발견되고 이전에는 치명적인 질환이었던 당뇨병의 치료를 바꾸었다. 처음에는 동물유래의 인슐린을 사용하여 왔으나, 현재는 인간과 같은 형태의 것을 합성할 수 있어 다양한 종류의 인슐린이 피하주사 후에 다른 시간이나 속도로 작용하도록 조합되어 개별적인 프로그램에 맞춰서 사용되고 있다. 소아나 허약한 성인에 대한 부주의한 근육주사에 의해서 더 급격한 흡수나 매우 큰 영향을 야기하는 경우도 있다.

중요한 새로운 진보는 *흡입하는 유형의 인슐린*이며 주사에 의한 것과 동등한 효과가 있는 것 같다. 장시간 작용형의 인슐린주사에 조합하여 사용함으로써 단시간 작용형의 부가적인 주사의 대용이 된다. 소아나 1일에 몇 회의 주사를 맞을 수 없는 사람에게 매력이 있는 것 같다.

당뇨병 환자는 일반적으로 불량한 조절의 영향을 예측하고 인식하는 것을 포함하여 모든 관리내용에 대해서 학습하게 된다. 당뇨병성 케톤산증에 이르는 급성의 대사 기능부전은 예측할 수 있는 경우가 많고 흉부의 감염, 구토를 동반하는 소화관의 감염, 설사, 경증의 심근경색 등과 같은 스트레스가 강한 사건의 수 시간에서부터 1~2일 후에 일어나는 경향이 있다. 급성질환이 속발하고 응급 입원치료를 피할 수 없는 경우가 많다.

저혈당증은 슬포닐우레아에 의해서 조절되고 있는 당뇨병과 비교해서 1형 당뇨병에서 더 많이 발생한다. 저혈당증은 속발성의 혼수, 경련, 심장의 부정맥이나 경색을 야기함으로써 치명적인 상태가 되고, 특히 이들이 운전 중에 일어나면 생명을 잃을 위험성이 높다. 당뇨병의 가장 중대한 장애는 운동 중에 일어나기 쉽기 때문에 장시간의 격렬한 운동을 시행하기 전에 인슐린의 투여량을 줄이고 인슐린을 사용하고 있는 사람은 반드시 포도당의 정제를 휴대를 하도록 지시를 받는다.

병태는 초기치료나 병태의 중증도, 급성 진행의 정도에 좌 · 우되는 부분이 크다. 환자의 의식이 분명한 경우, 포도당을 가능한 빨리 복용해야 하며 이것에 의해서 즉각 개선되는 경우가 많다. 의식장애가 있는 경우는 의사의 지도 하에 정맥 내에 포도당을 투여할 필요가 있다. 더욱이 장기간 작용하는 인슐린이나 경구약제의 사용에 의해서 저혈당증이 다시 일어날 가능성이 있기 때문에 의식을 회복하고 삼키는 능력이 회복되면 즉각 포도당을 입을 통해서 투여해야 한다.

포도당 투여에 더해서 기본적인 응급처치로 자세에 대한 주의, 기도관리, 외상예방을 시행한다.

기본적으로 잘 조절된 당뇨병 환자에서도 가벼운 운동 중에도 저혈당증이 일어날 가능성이 있기 때문에 삼킬 수 없게 되기 전이나 오심이나 구토가 삼키는 것을 저해하기 전에 대응하는 것이 중요하다.

일반적으로는 항상 잘 조절되어 있는 당뇨병을 제외하고 정도는 다양하지만, 합병증의 징후가 있다고 가정해야 한다. 이것은 특히 심혈관계에 대한 운동 프로그램을 평가할 때에 고려해야 하며 얼핏 보기에 건강상태가 좋은 것처럼 보이는 환자일지라도 주의해야 한다.

자세와 근육의 이상 / Faults in posture and muscles

제1장에 언급한 자세습관이나 잘못된 자세가 인지되는 경우가 있다.

운동지도의 요점 / Good teaching practice

- 공복, 피로, 스트레스, 바이러스 감염 등의 불안정한 요소에 대해서 인식한다.
- 시력장애에 대해서 인식한다.
- 소도구(props)나 전문화된 필라테스 기구를 사용할 때에 다리에 자상(cut)과 같은 작은 외상이 일어나지 않도록 한다(말초 순환의 부전에 의해서 치료가 느리다).
- 저혈당증이 일어난 경우의 응급처치에 대해서 이해한다.
- 개개인의 체력에 적절한 맞춤 운동 프로그램을 제공한다.

갑상선 질환 / THYROID DISEASE

목 앞쪽에 있는 이 내분비샘의 질환으로서는 주로 *갑상샘기능항진증*(과다활동), *갑상샘기능저하증*(활동저하), *갑상샘종*(비대)이 있다. 또한 갑상샘은 다양한 염증이나 악성종양이 일어나기 쉽다. 요오드(*iodine*)는 갑상샘호르몬(티록신)의 주요 구성요소이며 갑상샘은 식사에 의한 요오드의 섭취나 전신의 대사에 관여한다. 식사에 의한 요오드의 부족은 갑상샘종(goitre)의 원인이 되고 세계 어떤 지역에서 풍토병을 일으키는 일도 있다. 이러한 나라에서는 요오드의 섭취 부족은 일상적으로 어떤 브랜드의 식염(table salt)에 첨가하여 보충하고 있다.

갑상선 질환은 흔히 중년 여성에게 일어나기 쉽지만, 임상적 이상이 없어도 일상적인 선별검사에서 갑상샘기능 이상이 발견되는 경우가 있다.

갑상샘 기능항진증의 흔한 증상은 정상적인 식욕이나 증가한 식욕에 따른 체중 감소, 열과민증(heat intolerance), 떨림(tremor), 피자극성(irritability)이다. 두근거림, 심방세동의 전조가 있는 경우도 있다. 갑상샘 기능검사는 진단의 뒷받침이 되고 기능장애의 정도를 정량화하는 데에 도움이 된다. 전형적이고 흔한 증상[그레이브스병(Grave's disease)]은 면역학적 문제가 기초가 되고 샘(gland)이 광범위하게 비대하여 갑상샘호르몬이 과도하게 생산되고 최종적으로 잘 알려져 있는 갑상샘의 과다활동에 의한 눈의 증상인 안구 돌출, 결막염으로 연결되는 눈꺼풀 후퇴, 각막궤양, 시력장애가 있고 이들은 흡연자에 관찰되는 일이 많다.

갑상샘 기능항진증 관리의 선택지로서는 카비마졸(carbimazole)과 같은 항갑상샘약제, 갑상샘의 부분적인 절제술, 경구 방사성 요오드가 있다. 프로프라놀롤(propranolol)과 같은 β-아드레날린 차단제는 갑상샘기능항진증의 증상을 즉각 경감하고 장기간 사용하는 약제로서는 부적절하지만, 강한 스트레스가 걸리는 상황일 때에는 도움이 되는 경우가 있다. 잘 조절되고 있다고 말하기 어려운 환자에서는 운동을 시행하면 떨림, 두근거림, 피자극성, 열과민성의 영향이 악화하는 경향이 있다.

갑상샘기능저하증의 흔한 임상 증상은 피로, 졸림, 체중 증가, 추위민감증(cold intolerance), 서맥, 고혈압, 협심증(angina), 빈혈, 쉰 목소리(hoarseness), 피부의 건조, 통증, 근육의 경직이다. 점액수종(myxoedema)이 인지되는 일이 있고 이것은 손, 발, 눈꺼풀에 두드러지게 일어나는 비압흔성수종(non-pitting oedema)이다. 많은 증상사례에서는 이들 증상 중 소수의 것이 진행하여 명백해진다.

*갑상샘기능저하증*은 호르몬 보충요법에 의해서 치료되지만, 이것은 티록신(thyroxine)을 3~6주에 걸쳐서 서서히 증가시키면서 투여하는 것이다. 갑상샘기능저하증은 허혈성 심질환을 동반하는 일이 있으나 보충요법 중에 활동수준을 올리지 않는 한 협심증은 언제나 일어나는 것은 아니며 보충요법의 기간은 단축되는 경우도 있다. 조절이 불충분한 환자에서는 피로나 추위민감증, 경직, 과도한 노력 하에서 협심증이 발생할 가능성에 의해서 운동에 참여하는 것이 제한되는 경우가 있다.

자세와 근육의 이상 / Faults in posture and muscles

제1장에서 언급하는 자세습관이나 잘못된 자세가 인지되는 경우가 있다.

운동지도의 요점 / Good teaching practice

- 불충분한 치료를 나타내는 징후를 인식한다.
- 개개인의 체력수준에 걸맞은 맞춤 운동 프로그램을 제공한다.

골다공증 / OSTEOPOROSIS

골밀도 저하와 구조적 변화를 동반하는 전신성의 뼈 질환이고 골절의 위험성이 높아진다. 일반적인 진단은 세계보건기구(WHO)가 정한 폐경 후 여성에서 척추, 넙다리뼈, 아래팔의 골밀도 문턱값(threshold)에 기초하여 시행된다. 그러나 남성이나 폐경 전의 여성에서도 같은 기준을 사용하는 것이 적절할 것이다(청년 또는 소아에서는 무리이지만).

골밀도는 몸통뼈대에서는 30세대에서 최대에 도달하고, 말초 부위에서는 더 빨리 최대에 도달한다. 골격이 성숙한 후에는 남녀 모두 매년 골밀도의 1%가 상실되고, 여성의 폐경 후 3~5년에서는 그것이 가속적으로 진행한다. 뼈 상실에 의해서 겉질뼈(cortical bone)와 비교하여 뼈잔기둥(trabecula)이 더 얇아져 골다공증성의 골절은 뼈 구조가 비교적 약한 허리뼈, 넙다리뼈 목부분, 노뼈 먼쪽에 발생하기 쉽다.

폐경기 후에 일어나기 쉬운 1차성 골다공증은 에스트로겐 결핍에 의한 뼈 상실의 가속화 결과이다. 다양한 원인에 의한 2차성 골다공증은 여성의 4%, 남성의 60%를 차지하고 있다. 이것에는 류마티스관절염, 강직성척추염(ankylosing spondylitis), 영양과 관계되는 위장장애, 칼슘대사가 영향을 준다. 위험요인에는 유전에 더해서 성별(여성), 노화, 조기폐경, 생식기능부전, 흡연, 알코올 다량섭취, 신체 무활동, 저체중이 있다. 골다공증의 예방에는 걷기나 에어로빅스와 같은 일반적인 하중운동에 의해서 최대 골질량을 증가시켜 뼈의 상실을 감소시키는 것이 목적이 되지만, 한편 과도한 운동은 뼈 상실을 조장하는 경우도 있다. 칼슘을 섭취하고 흡연과 알코올의 다량섭취를 삼가는 동시에 2차성의 원인을 탐색하여 치료하는 것이 중요하다.

관리 / Management

골다공증은 큰 사회적인 건강문제이지만 현재는 평가나 관리의 진보에 따라 효과가 있게 되었다.

낙상에 관계되는 환경 요인을 줄임으로써 골절이나 그것에 의한 사회 경제적 효과를 볼 수 있다.

치료는 통증완화가 중심이 되고 외상의 경과 관찰이나 뼈의 재흡수 예방이나 뼈 형성의 촉진에 기초하는 약물치료가 시행된다.

칼슘, 불화물(fluoride), 비타민 D 등으로 구성된 *뼈 흡수억제제(antiresorptive agents)*는 단독 또는 조합하여 사용되지만, 그 상승효과는 아직 불분명하다.

여성호르몬 치환요법은 폐경에 의한 증상의 조절에는 중요하지만, 현재는 골다공증에 대해서는 권장되어 있지 않다. 에스트로겐 단독이나 프로게스테론과의 조합에 관한 연구에서는 어느 것도 속발하는 골다공증성 골절을 감소시킨다는 것을 보여주고 있다. 그러나 뇌졸중, 심혈관계 문제, 유방암 등 발병률에 대한 영향을 정량화하는 것은 어렵다.

*비스포스포네이트(bisphosphonate)*는 뼈 흡수의 억제에 매우 큰 효과가 있으나 섭취방법의 불편성이나 위장에 대한 부작용이 제한 요인으로 되기 때문에 최적의 효과를 얻기 위해서는 지시를 장기적으로 준수하는 것이 필요하다. 이 약제는 수십 년이나 골격 내에 머물지만, 장기적인 영향은 불분명하다.

*선택적 에스트로겐 수용체 조절*인자는 뼈의 에스트로겐 수용조직에서 작용제(agonist) 효과를 발휘하도록 작용하고, 그것에 의해서 심혈관계 질환이나 유방조직 등에 바람직하지 않은 영향을 줌이 없이 골다공증에 대한 효과를 초래한다. 골밀도에 대한 효과는 비스포스포네이트와 비교하여 낮고 호르몬요법과 마찬가지로 정맥혈전증(venous thrombosis)의 위험성이 있다.

부갑상샘호르몬을 사용한 동화작용 치료(anabolic therapy)에 의한 뼈 형성의 촉진은 효과가 입증되어 있으나 장기간의 사용은 금기로 되어있고, 비스포스포네이트를 병용하지 않고 치료를 중지하면 효과가 감퇴한다.

스트론튬염(strontium salts) 등의 더 새로운 약제는 비스포스포네이트와의 비교로부터 확실한 효과를 나타내어 사용되고 있다.

자세와 근육의 이상 / Faults in posture and muscles

- 척추후만증
- 척추후만전만증
- 척추측만증

이 관찰되는 경우가 있다(제3장 참조).

운동지도의 요점 / Good teaching practice

- 골밀도 감소의 정도를 이해한다. 중증의 경우는 돌발성의 척추뼈몸통 골절의 위험성이 높아진다.
- 척주의 변형이 있는 경우에는 운동에 한계가 있다는 것을 인식한다.
- 발을 헛디디거나 낙상을 예방한다.
- 하중운동에 의해서 뼈를 좋은 상태로 유지한다. 예를 들면, 몸통을 조절하는 것은 효과적이며 또한 다리근육의 근력훈련으로 다리의 무게를 부하로 하여 이용하는 것도 좋다.
- 척주의 굽힘을 피한다. 이 동작은 척추뼈몸통의 골절을 일으킬 뿐만 아니라 굽힘을 주로 한 운동이나 굽힘과 폄을 조합한 운동은 골밀도를 오히려 감소시키는 경우가 있다고 연구에서 보여주고 있다. 따라서 실제로는 허리뼈를 중립으로 안정시킨 다음에 엉덩관절의 운동을 시행하는 것이 일반적이다.
- 정렬을 갖추고 조절하면서 하는 몸통 폄 운동을 시행함으로써 척주세움근의 운동을 시행한다.
- 부하가 큰 허리뼈 폄을 피한다. 이것은 척추분리증이나 척추전방전위증으로 연결되는 척추뼈몸통 골절을 초래한다.

골관절염 / OSTEOARTHRITIS

이것은 매우 많이 관찰되는 관절염이며 노화와 깊은 관계가 있고 고령자의 통증이나 능력 장애의 주된 요인이 된다.

유병률(prevalence)은 이르면 30세대에서 상승하고 65세의 80%에서는 X선학적 변화가 인지되고 그 중 절반 이하에 증상이 있다.

골관절염(OA)은 윤활관절(synovial joint)에 영향을 미치고 유리연골의 결손을 초래한다는 특징이 있다. 이와 동시에 새로운 뼈가 증식하고 인접하는 뼈의 형상변화의 정도에 따라서 관절에 리모델링이 일어난다. 류마티스관절염과는 달리 염증은 두드러지지 않다. 무릎이나 엉덩관절에 발병하기 쉽지만, 손가락, 발가락, 목뼈에도 발생하고 능력 장애나 이동능력의 저하를 초래한다. 일반적이지는 않지만, 어깨관절, 팔꿉관절, 발목관절에도 발생한다.

전신적인 체질이나 국소의 생화학적 요인이 중복되어 기능상의 손상이나 다양한 손상에 의해서 야기되는 윤활관절의 수복과정이 진행되고 불가역적인 변화가 일어나는 일이 있다. 기계적, 대사적, 유전적, 체질적인 요인이 이러한 손상이나 수복과정을 일으키지만, 인대파열, 반달 파열, 관절 내 골절과 같은 명백한 것이 아니라면 본질적인 손상에 대해서는 불명한 일이 많다. 이것은 연골만이 아니라 관절 전체와 인접하는 구조물에 이상이 발생하는 질환이라 파악해야 한다. OA에서는 뼈, 연골, 윤활막, 관절주머니, 인대, 근육과 같은 상호 의존하는 모든 관절 조직에 변성 · 변형과정이 일어난다. 수복과정에서는 새로운 조직이 생성되고 관절형상의 리모델링이 일어나며 이것은 근본적인 외상이나 장애를 보상할 수 있다. 그 결과, 다소의 관절변형은 남지만 통증이 소실하고 기능이 회복하는 경우도 있다. 한편, 중증 사례에서는 만성적인 변화와 조직의 수복반응의 부족으로부터 변형에 더하여 통증이나 능력 장애를 동반하고 진행성 불가역적인 손상이 일어나는 경우가 있다.

OA에 일어날 수 있는 임상증상은 통증이나 기능적 제한이지만, 많은 환자에 있어서 통증보다도 기능적인 제한이 큰 문제가 된다.

골관절염에 의한 통증의 일반적인 특징 / Common characteristics of pain in osteoarthritis

- 45세 이상(특히 60세 이상)의 여성에 많이 관찰된다.
- 수 개월, 또는 수년 동안에 잠복성으로 시작된다.
- 정도는 시간에 따라서 증감하고 단속적이다.
- 주로 운동이나 하중에 영향을 받고 안정에 의해서 완화된다.
- 단시간(15분 이내)의 아침의 뻿뻿해짐이나 안정 후에 단시간(1분 이내)의 경직되는 것 같은 현상이 일어난다.
- 보통, 1개, 또는 2~3개의 관절에서 일어난다.

골관절염에서 기능적 제한에 의한 흔한 신체증상 / Common physical features underlying functional restriction in osteoarthritis

- 운동의 제한(관절주머니의 비후, 뼈가시에 의한 블로킹)
- 촉진할 수 있고, 때로는 들리는 큰 마찰음 (고르지 못한 관절 면)
- 관절 틈새 주변의 뼈의 종창(골증식체)
- 불안정성을 동반하지 않는 변형
- 관절의 틈새나 주위의 압통(tenderness)
- 근력저하와 근육위축
- 류마티스관절염과 비교하면 윤활막염은 경증이거나 관찰되지 않는다.

조사연구 / Investigation

OA의 진단과 평가는 일반적으로 임상증상에 기초하여 시행된다. 단순한 X선 영상은 필수적이지 않지만 전형적인 특징을 밝히기 위해서는 도움이 된다. 이것에는 관절 틈새의 협소화, 골증식체, 유리체(loose body), 변형 등이 있고, 특히 수술을 고려하고 있는 경우에 구조적 변화를 전체적으로 평가할 때에 유용하다. 급성의 염증과정은 없기 때문에 생화학적, 혈액학적인 중재는 특별히 나타내어 보여주고 있지 않지만 원인불명의 젊은 나이에 발병하는 OA에

2

서는 혈색소침착증(hemochromatosis), 말단비대증, 신경병성 기전(neuropathic mechanism)과 같은 요인을 확인하는 것을 더 필요로 한다.

*전신결절성 골관절염(generalized nodal OA)*은 중년여성에 흔히 관찰되고 통증이나 뻣뻣함, 서서히 몸쪽으로 확산되는 손가락관절의 종창 등 전형적인 증상을 보이는 질환이다. 이환관절(affected joints)에서 헤베르덴결절(Heberden 's node)이나 부샤르결절(Bouchard's node)이 진행된다. 증상은 시간의 경과에 따라 경감하고 기능은 비교적 유지되는 경우가 많지만, 엄지손가락의 OA는 기능장애의 명백한 원인이 되는 경우가 있다. 전신결절성 골관절염은 유전 가능성이 높고, 특히 무릎관절에 일어나기 쉽다. 또한 명백한 가족력이 있으며 특히 여성에 유전되기 쉽다. 결절성 OA는 미란성 OA(erosive OA)와 같이 X선 촬영에서 볼 수 있는 더 중증의 관절에 대한 손상을 동반하는 장기간의 염증성의 경과를 거치는 일이 있다.

*엉덩관절 골관절염(hip OA)*에서는 남녀 모두 관절 상단에 영향을 받기 쉬우며 처음에는 한쪽성인 경우가 많고 예후는 비교적 나쁘다. 일반적이 아닌 안쪽형은 여성에 많고 보통은 양쪽성이고 예후는 좋다.

엉덩관절통증은 샅굴부위의 깊은 부분에 발생하고, 볼기부분이나 허벅지 앞부분, 무릎, 정강이로 방사한다. 아픈 쪽 엉덩관절을 밑으로 한 옆으로 누운 자세를 취하였을 때에 엉덩관절의 가쪽에 통증이 있는 경우는 뼈돌기윤활낭염(trochanteric bursitis)을 시사하고 있다.

운동 제한에 더해서 단속적이고 불안정한 보행, 넙다리네갈래근과 큰볼기근의 위축, 관절운동의 제한(특히 엉덩관절 굽힘 위치에서 안쪽돌림), 샅굴부위 앞쪽 압통이 인지되기 쉽다. 굽힘이나 가쪽돌림에서 변형이나 증상이 더 중증인 쪽 다리의 단축도 인지되는 경우가 있다. 비만은 예후를 악화시키는 부가적인 위험요인이다.

무릎 골관절염(knee OA)은 단독으로 일어나거나 결절성 OA 증상으로 일어나기도 한다. 한쪽성 OA를 초래하지만 무릎 OA의 대부분은 특히, 여성에서는 양쪽에 발병하기 쉽다. 통증은 계단이나 경사면의 보행 중에 무릎뼈 주변에 느끼는 경우가 많다. 장시간 보행, 의자에서 기립 · 착석, 자동차의 승 · 하차, 앞쪽 굽힘이 곤란해지는 일이 많다. 검사에 의해서 통증이 심한 관절에 대한 하중을 피하는 것 같은 동작이나 단속적이고 불안정한 보행, 정렬의 비정상(특히 내번이나 굽힘의 변형), 관절 압통, 관절운동 제한, 마찰음, 뼈의 종창을 나타내어 보여준다. 칼슘인산염 결정의 침착은 경직이나 삼출액과 함께 명백한 염증과 연관성이 있는 경우가 흔히 있고, 이것은 통풍의 윤활막염에서도 관찰된다.

*젊은 나이에 발병하는 OA*는 45 이하에서 일어나는 것을 가리킨다. 하나의 관절에 발병하고 외상의 병력을 가진 경우가 많다. 몇 개의 관절에서 발병하는 드문 사례에서는 제외 진단을 필요로 한다.

관리 / Management

치료방법이 없기 때문에 조기의 류마티스 질환의 가능성을 배제하고 관리는 장애를 최소화하며 구조적 진행을 더욱 제한하기 위한 교육, 운동, 생활양식의 수정과 통증의 조절에 집중한다.

환자교육 / Education

설명서를 사용하여 OA의 자연경과나 비만, 유전, 외상(특히 노동에 관한)이나 그 병력과 같은 OA를 악화시키는 위험요인에 대해서 정보를 제공한다. 구조적인 변화는 바뀌지 않지만, 통증이나 기능장애는 개선될 수 있다는 것, 손이나 비교적 경증의 무릎이나 엉덩관절의 예후는 양호하고 개선의 여지가 있다는 것 특히, 감량 등으로 기계적 스트레스를 줄임으로써 증상이 더 완화될 수 있다는 것을 설명한다.

운동 / Exercise

무작위비교시험에서는 보행, 자전거타기, 수영 등의 유산소운동과 근력훈련 모두에 의해서 주요 관절의 통증, 능력 장애, 기능장애에 대해서 중등도이기는 하지만, 장기적인 효과가 나타난다는 것을 보여주고 있으며, 고령자에서도 효과가 있다고 한다. 노화에 따른 근력저하나 고유감각 저하, 균형장애가 있는 경우에서도 앞에서 언급한 운동이 금기가 되는 일은 없고 고령자에 일어나는 주된 근골격계 장애인 관절 OA에서 통증이나 장애의 개선에 효과가 있다.

통증 조절 / Pain control

처음에 파라세타몰에 의한 통증 조절이 시행되고, 국소에 대한 이부프로펜과 같은 국소 *비스테로이드성 항염증제*(NSAIDs)가 추가되는 경우가 있다. 진통제는 Co-Codamol과 같은 파라세타몰과 아편제제의 조합이나 비선택적인 경구 NSAIDs의 사용으로 향상시키는 경우가 있다. 이들은 특히 고령자에서 위장이나 콩팥에 대한 부작용을 일으킬 가능성이 있다. COX2 선택적 억제제는 심혈관계의 문제를 일으키는 위험성이 높기 때문에 현재는 사용되는 일이 적어졌다. 캡사이신과 같은 국소적인 자극제는 무릎이나 손의 OA에 효과적일 가능성이 있다. 글루코사민(glucosamine)은 플라시보(placebo)의 효과가 있다는 명백한 근거는 보여주지 못하고 있다.

중등도에서 중증의 통증에는 *코르티코스테로이드(corticosteroid)*의 관절 내 주사가 일시적인 효과를 나타낼 가능성이 있으나, 보존적인 치료에 효과가 없고 장애나 기능저하가 진행하며 특히, 야간통증의 조절을 할 수 없는 경우에는 수술에 의한 치료가 고려된다. 그러나 연령을 감안하여 수술이나 마취에 견딜 수 있는 체력이 있는지를 고려해야 하며 인공물의 수명이 약 15년이라는 것으로부터 수술을 시행하는 연령도 고려해야 한다.

자세와 근육의 이상 / Faults in posture and muscles

- 척추후만증
- 척추후만전만증
- 척추측만증

이 관찰되는 경우가 있다(제3장 참조)

운동지도의 요점 / Good teaching practice

- 통증이나 능력 장애의 정도를 인식시킨다.
- 관절의 종창(swelling)이나 통증이 큰 문제가 되지 않는 시간대(일반적으로는 아침) 등에 시행하도록 운동계획을 수립한다.
- 척주에 통증을 동반하는 병인이 없는 경우에 척추의 가동술을 시행한다.
- 특이적인 통증에 대해서는 건강전문가에게 상의한다.
- 이환된 관절을 지지하고 있는 근육에 대해서 운동을 시행한다.
- 통증이나 불쾌감이 없는 중간영역의 범위에서 관절의 운동을 시행한다.
- 고유감각이나 균형을 개선한다.
- 증상을 악화시키는 것 같은 활동을 피한다.

류마티스관절염 / RHEUMATOID ARTHRITIS

골관절염(OA)과는 달리 류마티스관절염(RA)은 염증성 병태이다. 염증성 류마티스 중에서 가장 흔하며 사회경제적인 영향을 고려해서 신체의 기능장애를 조절하고 규칙적인 예방도 가능하다.

전신성 장애나 관절 밖(extra-articular) 증상과 함께 변형을 동반하는 다양한 정도의 관절염이 대칭성으로 일어난다. 질환은 평생 지속되고 정도는 다양하지만, 악화(exacerbation)와 완화(remission)를 반복한다. RA는 세계적으로 발생하고 병인이 하나는 아니지만, 여성이라는 것은 위험요인의 하나이며 출산하여 수유 육아를 한 후에 이환하기 쉬워진다. 흡연도 위험요인이지만 유발요인이 무엇이든, 만성적 염증성의 관절파괴를 초래하는 자기면역 기초를 동반하는 두드러진 염증과정을 유발한다.

초기의 변화는 윤활막의 관절 내에의 침출을 동반하는 종창이나 울혈이다. 인접하는 관절연골은 마모하여 파괴되며 염증이 있는 관절에 인접하는 근육은

2

위축하고 최종적으로 관절은 경직된다. 류마티스결절이 피하나 흉막(pleurae), 폐, 심장막에 발생하는 일이 있다. 조기에 불가역적인 손상이 발생하기 때문에 진단이나 치료가 늦어지면 안 된다.

증상은 서서히 대칭적으로 출현하고 손, 손목관절, 발의 작은 관절에 일어나는 일도 많지만, 고령이 되어 발병하면 증상이 급속히 극적으로 진행되기 쉽다. 아침이나 활동을 하지 않을 때 뻣뻣해짐, 염증기에 있는 관절에서는 운동에 의해서 심한 통증이 발생하기 쉽다. 정도는 다양하지만 증상이 무릎관절, 팔꿉관절, 엉덩관절, 어깨관절로 확산된다.

매우 많은 관절 밖 증상을 나타낼 가능성이 있으며 발열, 식욕부진, 체중감소, 피로, 빈혈을 일으키고 그 밖에는 더 복잡한 혈액학적 문제를 일으킬 수 있다.

다양한 정도의 근육 위축, 세동맥의 염증, 눈이나 신경에 대한 영향, 피하 또는 다른 조직에서 류마티스결절의 국소적인 영향이 발생하는 경우가 있다.

*고리중쇠관절의 불완전탈구(atlantoaxial subluxation)*는 장기간에 이르는 RA에서는 흔히 관찰되는 것이며 고리가로인대의 침식에 의해서 일어난다. 목의 굽힘은 치명적인 급성 경수 손상을 초래할 가능성이 있기 때문에 운동 중에는 항상 주의가 필요하다. 목의 굽힘에 의해서 뒤통수 통증이나 팔의 감각이상이 발생하지 않았는지 확인할 필요가 있다.

관리 / Management

주된 목적은 증상 완화, 염증 억제, 이환관절 기능 유지, 가능한 범위에서 생활양식의 변화에 있다. 더 많은 중증사례에서는 손목관절 보조기(wrist splints) 등의 가정에서 자조기구를 필요로 한다.

발병 후부터 기능적 능력은 급속히 저하하기 때문에 가능한 조속히 조절을 확립하는 것이 중요하다. 고령자군에서는 골다공증, NSAID의 위나 콩팥에 대한 독성이, 특히 코르티코스테로이드 치료 중에 부가적인 문제가 되기 쉽다.

급성기에서는 신체의 안정, 수동적 운동, 항염증제가 적응이 된다. 최종적으로는 통증 경감이나 힘줄 파열 예방을 목적으로 손목관절의 윤활막 절제나 손가락 힘줄집에 대한 수술이 시행될 가능성이 있다. 현재는 큰 관절만이 아니라 손가락 관절에 대한 인공관절치환술이 시행되는 경우가 있다.

염증은 *특이질환수식성항류마티스제제(specific disease modifying anti-rheumatic drugs, DMARDs)*, 새로운 *생물학적 약제*, 장기처방에 의한 NSAIDs, 코르티코스테로이드를 사용함으로써 가능한 한 조기에 완화시켜야 한다. 그 중 생물학적 약제는 구조적 손상의 억제에 큰 효과를 발휘한다.
염증이 양적으로도 시간적으로도 충분히 억제되면 이 치료법은 종료할 수 있을 가능성이 있다.

NSAIDs는 오랜 동안 표준 치료법이었으나 그것에 의해 증상이 개선되어도 질환의 진행이나 장기적인 장애는 변화하지 않는다. 한편, DMARDs는 증상을 조절함과 동시에 구조적인 손상을 억제하도록 작용한다. 금(gold), 히드록시클로로퀸(hydroxychloroquine), 페니실라민(penicillamine), 설파살라진(sulfasalazine), 사이클로스포린(ciclosporin), 그리고 메토트렉세이트(methotrexate)는 모두 효과가 있으나 이들 대부분은 독성을 갖고 있어 장기간의 사용이 제한되어 있다. 앞에서 언급하였으나 고령자군에서는 골다공증, NSAIDs의 위나 콩팥에 대한 독성이 특히 코르티코스테로이드 치료 중에 문제가 되기 쉽다.

최근, RA에서 종양괴사인자(tumor necrosis factors, TNFs)와 같은 생화학적 물질의 작용을 차단할 수 있는 가능성이 나타남으로써 치료에 변혁을 가져왔다. 메토트렉세이트와 같은DMARDs를 조합하여 사용함으로써 항TNF 생물학적 약제는 높은 효과를 나타내는 것 같으며 6개월 이상의 회복기간 후에 종료하는 것이 가능하다. 이러한 약제는 현재는 다양한 종류가 있으나 잠복성 결핵의 재발 등의 감염 위험성이 높아진다는 문제점이 있다. 활동성 결핵을 배제하기 위한 적절한 선별검사조차 되어있다면 항TNF와 DMARDs를 조합하여 사용함으로써 완화한 후는 DMARDs 치료만을 계속해서 시행하면 더 안전한 접근법이 될 가능성이 있다.

정기적 운동은 중요하며 적절한 약제치료와 함께 특히 작업치료나 물리치료를 포함시켜야 한다. 관절의 종창이나 통증은 아침에 악화하기 쉽기 때문에 운동은 하루의 후반에 배정하면 더 효과적일 것이다.

관절치환술 / JOINT REPLACEMENT SURGERY

현재는 엉덩관절, 무릎관절, 어깨관절, 팔꿉관절의 RA나 OA에 대해서만이 아니라, 손가락이나 손허리손가락관절의 RA에 대해서도 효과적인 관절치환술이 보급되어 있다. 수술결과가 불량한 사례의 비율은 15년 동안에 엉덩관절에서는 15%, 무릎관절에서는 10%라 일컬어지고 있다. 치환술에 의한 관절운동범위는 회복하지만, 증상사례에 따라서는 경우에 따라서(책상다리를 하였을 때 등) 엉덩관절의 탈구가 일어나는 일이 있고, 어깨관절에서는 수술 전 또는 수술 중에 회전근개가 손상될 위험성이 있다.

건선성관절염 / PSORIATIC ARTHRITIS

이 염증성의 관절염은 일반적으로 건선환자나 그 병력이 있는 사람에게 발병하지만, 피부증상에 선행하여 나타나는 경우도 있다. 증상에는 몇 가지의 유형이 있으며 일반적으로는 팔과 다리의 관절에 영향이 나타난다. 하나 또는 2개의 큰 관절에 나타나고 무릎관절에 나타나는 경우가 많으며 다량의 침출액을 동반한다. 그 밖에는 류마티스의 소견이나 강직성척추염과 마찬가지의 소견이 인지된다.

예후는 RA보다 양호하며 치료의 중심은 단순한 진통제, 경구 또는 국소의 NSAIDs이고 운동 내용이나 자세의 주의할 점은 척추염에 대한 것과 같다. 치료에 대한 저항성이 높은 사례에서는 관절염이나 피부증상은 DMARDs가 효과적인 경우도 있다.

통풍 / GOUT

통풍은 요산에 유래하는 요산염 결정의 존재에 의해서 관절과 관절주위의 조직이 염증을 일으켜 손상된 상태이며 관절염, 건초염(tenosynovitis), 연조직염(cellulitis), 소결절성의 침착물(통풍결절)을 동반한다. 죽종(atheroma)과 인슐린 저항성을 동반하고 있을 가능성도 있다. 일차통풍(primary gout)은 대부분 남성에게만 일어나고 반대로 콩팥병(kidney disease)이나 약물치료가 원인으로 일어나는 이차통풍(secondary gout)은 여성에 많다.

다른 어떠한 관절염보다 심한 통증을 동반하는 통풍의 급성발작은 콜히친(colchicine)이나 다량의 NSAIDs, 부신피질호르몬의 내복 또는 관절 내 주사에 의한 진통(analgesia)이 필요할 만큼 생활에 영향을 미치지만, 2~3주일 동안 정도에서 완화하고 장애는 거의 남지 않는다. 식사관리는 음식재료로 쓰는 내장(offal) 등 대사산물(metabolite)이 요산으로 되는 푸린(purine)을 함유하는 재료를 피하는 것에 집중한다. 요산의 배설을 촉진하는 약제도 급성발작의 발병을 감소시키기 위해 사용된다.

자세와 근육의 이상 / Faults in posture and muscles

- 척추후만증
- 척추후만전만증
- 척추측만증

이 관찰되는 경우가 있다(제3장 참조)

운동지도의 요점 / Good teaching practice

- 통증과 장애의 정도를 인식하는 것.
- 운동은 관절의 종창과 통증이 가장 적을 때 (보통은 아침)에 시행하도록 계획한다.
- 심한 통증이 있는 경우는 전문가에게 상담한다.

2

- 골다공증이나 통증이 있는 척주병변 등, 금기가 되는 질환이 없는 경우는 척주 가동술을 시행한다.
- 골다공증이나 통증이 있는 척주병변이 있는 경우는 척주의 굽힘을 피하지만, 그 경우 실제로는 허리뼈를 중간위치로 하여 안정화시키면 엉덩관절의 가동화가 일어난다.
- 정렬을 조절하면서 허리 폄 운동(back extension exercise)을 시행하여 척추세움근을 강화한다.
- 침해되어 있는 관절을 지지하고 있는 근육의 운동을 시행한다.
- 침해되어 있는 관절을 통증이 없는 범위(보통은 관절이 움직이는 범위의 중간영역)에서 움직인다.
- 특히 침대 위의 안정을 필요로 하는 급성 부상 후는 고유감각과 균형을 개선한다.
- 쾌적하고 바른 자세를 유지하기 위해 필라테스에서 사용하는 도구나 지지기구를 사용한다.
- 과욕과 피로를 피한다.

고혈압 / HYPERTENSION

고혈압은 다양한 증상을 야기한다. 혈압은 노화에 따라 높아지지만 심혈관질환, 특히 관상동맥질환이나 뇌혈관질환, "뇌졸중" 발병은 평균혈압과 밀접하게 관계가 있다. 연령에 관계없이 혈압강하치료를 시행함으로써 이들 질환의 발생이 감소한다는 것이 밝혀져 있다. 혈압의 심혈관에 대한 영향은 그 사람의 특정할 수 있는 위험인자(특히 연령, 성별, 체중, 신체활동량의 감소, 흡연, 가족력, 혈중콜레스테롤, 당뇨병, 혈관질환의 병력)의 수에 따라서 결정된다.

따라서 관리의 요점은 혈압을 낮추는 것뿐만 아니라, 이들의 위험요인 중 개선할 수 있는 것에 대응하는 것도 포함된다.

고혈압은 특히, 중추신경계, 망막, 심장, 콩팥의 혈관에 나쁜 영향을 준다.

혈관 벽이 비후하고 내강은 동맥경화의 원인이 되는 섬유성조직과 지질을 죽상의 침착물에 의해서 좁아짐과 동시에 특히 앞에서 언급한 것 같은 경우, 관상동맥과 뇌혈관질환을 야기하는 죽상동맥경화증이 된다. 혈관의 내벽은 좁아짐과 함께 약해지고 동맥류(aneurysm)가 발달한다. 이것에 의해서 동맥, 특히 대동맥의 파열(rupture)과 박리(dissection)의 가능성이 발생한다. 혈관이 좁고 경화되면 혈관저항이 높아져 고혈압이 지속되고 더욱 악화한다.

*중추신경계(CNS)*에서는 뇌혈관이 파열하여 일어나는 뇌출혈도 혈관의 협착이나 죽종(atheroma)에 의한 폐색으로 일어나는 뇌경색도 뇌 조직에 허혈성 손상을 동반한다.

*망막의 혈관(retinal vessels)*은 다른 혈관계(vascular system)에서 일어나고 있는 변화를 보여주고 있을 가능성이 있고 망막검영법(retinoscopy)은 간단하고 유용성이 높다고 할 수 있다.

심장질환의 이환율과 사망률은 관상동맥질환과 심근손상의 발생률과 깊은 관계가 있다. 고혈압은 심장에 부담을 주기 때문에 좌실심비대(left ventricular hypertrophy, LVH)가 진행되지만, 그 정도는 심전계(ECG)와 방사선의 영상에 의해서 평가할 수 있다. LVH는 심장질환 합병의 전조로서 흔히 관찰되며 위험요인 평가에 매우 유용하다. 심방세동은 좌심실비대와 관상동맥질환에서 잘 일어난다.

장기간에 이르는 콩팥의 혈관에 대한 손상은 최종적으로 신부전으로 연계된다.

고혈압은 두통과 관련지어지는 일도 많지만 실제로는 대부분 무증상이고, 정기검진에서 발견되는 일이 많다. 이동 중의 상태, 바람직하게는 하루 동안의 정확한 자동측정에 의한 추적평가 데이터의 독해를 시행할 필요가 있다. 내분비질환의 존재 등의 요인은 특정해야 하며 다른 위험요인이나 콩팥 손상 등의 합병증도 특정할 필요가 있다.

관리 / Management

수축기혈압과 확장기혈압의 양쪽을 저하시키기 위해 *생활양식의 평가*를 시행하여 비만을 개선하고 염분과 알코올 섭취를 줄이며 정기적으로 운동을 시행한다. 또한 과일과 야채, 생선의 섭취량을 증가시키고 포화지방의 섭취를 감소시키며 흡연은 중지한다.

이들의 관리에 더하여, 항고혈압제(antihypertensive drug)에 의해서 적절한 혈압수준으로 한다. 당뇨병이 있는 사람은 항상 고위험이라 간주하고 그 상한선을 약간 낮게 설정해야 한다. 작용이 다른 종류의 항고혈압제는 다양한 조합이나 개개의 반응, 편리성, 부작용에 기초하여 적절한 것이 사용된다. 대부분의 사람이 부작용을 감소시키기 위해 2~3종류의 약제를 낮은 용량으로 사용하는 병용치료를 필요로 한다.

*낮은 용량의 아스피린*을 사용한 *보조치료*는 혈소판의 활동을 저하시키는 것을 목표로 한다. 아스피린은 뇌출혈의 위험성을 높이지만, 혈압의 조절이 양호하다면 효과가 있다고 간주하여 사용된다. *스타틴(statin)계 약제*는 혈중 콜레스테롤이 높은 경우에 관상동맥질환의 진행 위험성의 증가를 억제하기 위해 사용된다. 이러한 약제는 다양한 심혈관의 위험인자에 대해서 몇 가지 유익한 추가효과를 나타내고 있다.

자세와 근육의 이상 / Faults in posture and muscles

제1장에서 언급하는 다양한 자세의 문제를 볼 수 있다.

운동지도의 요점 /Good teaching practice

- 기초적인 심혈관질환이 있을 가능성을 이해한다.
- 약물치료로 인한 두통이나 현기증이 일어날 가능성이 있다는 것을 인식한다.
- 바로 누운 자세에서부터 신속하게 일어서면 혈압강하제의 부작용에 의해서 기립성 저혈압이 일어날 가능성, 그리고 혈소판의 활동성 저하에 의해서 내출혈을 일으킬 가능성이 있다는 것을 이해한다.
- 과욕과 피로를 피한다.

관상동맥성 심장질환 / CORONARY HEART DISEASE

2

관상동맥성 심장질환(CHD)은 심장질환 중에서 가장 많은 질환이며 세계적으로 주된 사망원인으로 되어 있다. 영국에서는 사망률은 차츰 저하하고 있으나 서유럽에서는 가장 높다. 죽종(atheroma)은 CHD의 기초를 이루고 협심통과 심박 이상을 동반하면서 관상동맥에의 혈액공급을 단절한다. 심근경색이나 돌연사를 일으킬 수 있는 관상동맥 혈전이 존재할 가능성이 항상 있다.

관리 / Management

이것은 생활양식에 대한 상세한 조언과 약물치료로 구성된다. 흡연을 중지하고 체중을 이상적인 범위로 하며 정기적으로 운동을 시행한다. 그러나 특히 과식을 한 후나 매우 추운 날은 격렬한 또는 익숙하지 않은 부하량의 운동은 시행하지 않도록 한다.

협심증을 유발한다고 하는 격렬한 운동을 시행할 때에는 혀밑 질산염(sublingual nitrate) (니트로글리세린)을 휴대한다.

장애의 한 요인으로 될 수 있는 정신적 불안이나 오해는 제거해야 한다. 협심통증은 모두 영속적인 장애의 징후라고 두려워하여 온갖 운동을 피하려고 하는 사람이 많다.

치료는 낮은 용량의 아스피린이나 클로피도그렐(clopidogrel)에 의한 *항혈소판치료(antiplatelet therapy)*, 또는 질산염, β차단제와 칼슘통로차단제(calcium channel blocker)에 의한 *항협심증치료(antianginal therapy)*가 중심이 된다.

현재 외과적 치료법은 관상동맥우회술(coronary artery bypass grafting, CABG)이나 풍선혈관성형술

(balloon angioplasty) 또는 관상동맥 스텐트(stent) 삽입에 의한 경피적 관상동맥 중재술(percutaneous coronary interventions, PCI)이 시행되고 있다.

급성심근경색(심장발작)에 대해서 산소흡입과 고용량의 아스피린 투여는 가장 유용한 응급처치이며 전문가의 도착에 앞서 시행해야 한다.

2

자세와 근육의 이상 / Faults in posture and muscles

제3장에서 언급하는 다양한 자세의 문제를 볼 수 있다.

운동지도의 요점 / Good teaching practice

- 운동은 적어도 식후 1시간 경과한 후에 충분히 따뜻한 장소에서 시행한다.
- 운동 강도는 증가시켜야 하지만 건강관리의 전문가의 감시 하에 시행하는 것으로 한다.
- 혀밑 질산염 등을 즉각 사용할 수 있는 상태로 해둔다.
- 과욕이나 피로를 피한다.

뇌혈관질환 / CEREBROVASCULAR DISEASE

뇌혈관질환(CVA)은 선진국에서 암, 허혈성심장질환에 이어서 세 번째로 장애나 사망을 야기하는 원인이 되는 질환이다. 그 기전은 혈관의 폐색에 의한 뇌 허혈이거나 뇌 조직의 물리적 손상에 의한 파열을 일으키는 출혈이다.

가장 흔히 관찰되는 CVA는 *급성의 국소 뇌졸중*이지만 고령자에서는 서서히 치매가 되는 뇌기능의 저하가 관찰되는 경우도 있다. 급성의 국소적인 뇌졸중에서는 갑자기 특유한 장애가 출현한다. 보통은 편마비이지만, 고차 뇌기능의 장애인 실어(언어의 장애)나 시야협착 등을 동반할 가능성도 있다.

뇌졸중에 의한 장애는 24시간 이내에 회복하는 경우나 증상이 6시간 이상 진행하거나, 완료하고 악화하지 않는 경우에는 일과성일지도 모른다. 뇌동맥이 폐색되면 산소공급의 결핍에 의해서 그 부위의 뇌 조직이 급성으로 손상을 받는다. 이것은 일반적으로 동맥경화나 색전증(embolism)에 잇달아서 일어나고 불용성의 혈전이 심장, 대동맥활(aortic arch)이나 경동맥(carotid arteries)으로 뇌의 동맥계로 운반된다. 항응고제(anticoagulant)를 사용하고 있지 않을 경우, 심장에서 심방세동이 일어나면 박리된 혈전이 뇌 순환으로 들어가 색전증의 원인이 될 수 있다. 그러나 뇌혈관의 국소의 보상에 의해서 주요 혈관의 폐색에 의한 영향을 매우 잘 억제할 수 있는 경우도 있다.

이 밖에, 허혈에 의한 뇌 조직에 대한 손상의 원인으로 생각할 수 있는 것은 혈관파열에 의한 뇌 내 출혈이나 이미 색전증에 의한 손상을 받고 있는 부분이나 뇌 주변의 공간에 출혈이 있는 거미막하 출혈(비교적 젊은 사람에 많다) 등이다.

뇌졸중의 위험요인은 나이가 듦, 유전, 뇌졸중 병력, 심장발작이나 기타 혈관질환, 고혈압, 당뇨병, 고지혈증, 흡연, 과도한 알코올 섭취, 경구피임약이다.

관리 / Management

뇌졸중 관리의 요점은 뇌 손상을 최소한으로 억제하는 것, 합병증을 방지하는 것, 장애를 적게 하는 것, 재활을 시행하는 것, 재발을 방지하는 것이다.

그러나 거미막하출혈의 경우, 뇌 내 출혈과는 대조적으로 혈관으로부터의 출혈을 조절하여 작은 동맥류의 파열을 방지하기 위해서 뇌신경외과적 중재를 필요로 한다.

혈전용해제와 항응고제가 사용되는 일도 있으나 그 중에서 아스피린은 다른 약제보다도 출혈을 초래할 가능성이 낮다.

환자에게 가장 중요한 목적인 기능회복을 가속화하기 위해 재활은 가능한 한 조기에, 가능하다면 전문적인 뇌졸중 전문 의료시설에서 시작한다.

자세와 근육의 이상 / Faults in posture and muscles

제1장에서 언급하는 다양한 자세의 문제가 포함된다.

운동지도의 요점 / Good teaching practice

- 시각, 청각, 언어, 균형 등의 영향을 미치는 관련된 문제라는 것을 인식한다.
- 기능장애뿐만 아니라 활동이 제한되는 것에 의한 전신의 약화가 있다는 것을 고려한다.
- 일상생활활동의 자립을 유지하기 위해 필요한 근육군을 강화한다.
- 대상자가 효과적으로 운동을 시행할 시간을 확보한다.
- 안전한 척주의 가동화를 위해 몸통근육의 조절을 확보한다.
- 자세나 균형에 대한 중력의 영향을 감소시킴으로써 운동의 효과를 높이기 때문에 필라테스를 사용하는 도구나 지지기구를 사용한다.
- 과욕과 피로를 피한다.
- 서서히 일상생활로 되돌아갈 수 있도록 돕는다.

만성폐쇄성폐질환 / CHRONIC OBSTRUCTIVE PULMONARY DISEASE

만성폐쇄성폐질환(COPD)이란 만성기관지염과 폐기종을 가리킨다. 폐 기능장애를 일으키는 공기흐름 장애를 동반하여 천천히 진행하는 질환이지만, 넓은 면적이 장애되어도 기관지확장제에 부분적으로 반응을 나타낼 가능성이 있다.

*만성기관지염(chronic bronchitis)*은 장기간에 걸쳐 기침을 하고 가래가 나오는 증상이며 *폐기종(emphysema)*에서는 기도의 말단이 영구적으로 파괴된다. 많은 경우, 이 두 가지 상태는 중복하여 있다.

지속적인 기도의 염증을 유발하는 가장 큰 원인의 하나는 흡연이지만, 먼지나 대기오염 등의 다른 자극물질이나 직업 등도 원인이 된다. 이 상태가 진행되면 기침과 가래의 발작이 일어난다. 보통은 겨울에 감기가 든 후에 일어나지만, 서서히 나빠지면 기침이 연중 계속된다. 환자는 반복하여 가슴의 감염증에 걸리기 쉽고, 숨이 차거나 진한 가래를 동반하는 기침이나 천명(wheezing)이 있고, 능동적으로 목갈비근(사각근), 목빗근(흉쇄유돌근) 등의 호흡보조근을 사용한다. 가슴의 앞 · 뒤지름의 상대적인 증가에 의해서 "술통가슴(barrel chest)"이 된다.

2

관리 / Management

관리 요점은 완전히 금연을 하는 것과(금연 프로그램에 참여하는 것이 이상적이다) 환경적, 직업적 요인을 가급적 제거하는 것이다. 숨이 찬 것을 악화시켜 폐 기능을 저하시키는 가슴의 감염증이 있는 경우, 신속하게 항생물질 치료를 받을 필요가 있다. 항콜린약제(anticholinergic agent)나 β교감신경흥분제 등의 기관지 확장제(bronchodilators)는 정기적으로 조합하여 사용한다. 흡입용의 항염증부신피질호르몬도 사용할 수 있으나 항생물질과 같이 악화를 억제하기 위해 사용해야 하며 장기적으로 사용하지 않는 것이 기본이다. 운동은 폐 기능을 향상시켜 숨이 찬 것을 감소시키기 위해 권장된다.

자세와 근육의 이상 / Faults in posture and muscles

척추후만증과 척추후만전만증이 관찰되는 일이 있다(제3장도 참조).

운동지도의 요점 / Good teaching practice

- 충분히 따뜻한 장소에서 시행한다.
- 흡입용의 항염증부신피질호르몬 등의 약물을 바로 이용할 수 있도록 준비해둔다.
- 숨이 찬 것에 대한 공포심 때문에 진행이 방해될

가능성이 있다는 것을 인식해둔다.

- 운동의 강도를 강화해야 하지만 반드시 의료전문가의 감시 하에서 시행하는 것으로 한다.
- 효율적으로 호흡하기 위해 선 자세에서 시행한다.
- 효율적으로 호흡하기 위해 엎드려 누운 자세는 피한다.
- 과욕과 피로를 피한다.

천식 / ASTHMA

기관지천식은 만성의 기도의 염증과 과민성에 의해서 흉부 압박감(chest tightness)이나 천명, 기침, 숨이 차는 것이 일어나는 상태이다. 공기흐름 제한의 정도는 다양하고 치료에 의해서 회복할 수 있다. 사례에 따라서는 증상은 중증으로 진행하지만 발작과 발작의 사이는 증상이나 징후가 없는 경우도 있다.

기관지천식의 환자는 많으며 게다가 증가하고 있으나 그 원인은 명확하지 않다. 그러나 조기부터 공기 알레르기항원(aeroallergens)이나 담배연기에 노출되는 것은 유전적으로 과민한 사람에게는 원인이 될 수 있다. 기관지천식은 가족성으로 일어나고 비염, 두드러기(urticaria), 습진(eczema) 등의 알레르기 증상과 관련이 있다는 것이 알려져 있다.

알레르기의 환경적 요인은 집안의 진드기나 곤충, 애완동물, 씨앗, 담배, 요리 또는 기타의 원인에 의한 연기(fume) 등, 옥내에 있을 가능성도 있으며 풀이나 꽃가루, 농작물로부터의 알레르기항원, 자동차나 공장으로부터의 배기가스 등 옥외에 있는 경우도 있다.

어떤 종류의 약제(특히 아스피린이나 NSAIDs, β차단제는 평활근에 대한 특정의 약리학적 작용에 의해서, 또한 히스타민 방출에 연관되어 있는 다양한 약제)는 기관지천식을 일으키는 경우가 있다.

기타 악화인자에는 호흡기의 감염증, 흡연, 운동, 차가운 공기 등이 있으며 극심한 걱정거리나 스트레스가 악화인자가 되는 경우도 있다.

관리 / Management

관리의 요점은 일반적인 증상을 이해하는 것, 악화인자를 알면 그것을 회피하는 것, 더 효과적인 장치가 개발되어 있는 흡입용의 기관지확장제와 항염증약제를 정확히 선택하여 사용하는 것이다.

자세의 이상 / Faults in posture

척주전만증이 관찰되는 일이 있다(제3장도 참조).

운동지도의 요점 / Good teaching practice

- 바이러스 감염이나 스트레스 등 악화인자를 인식한다.
- 청결하고 따뜻한 장소에서 시행한다.
- 흡입용의 항염증부신피질호르몬 등의 약제를 바로 이용할 수 있도록 준비해둔다.
- 필요에 따라서 효율적으로 호흡하기 위해 선 자세에서 시행한다.
- 발작이 있을 때는 엎드려 누운 자세를 피한다.
- 기관지천식이 있는 사람에게는 적합할 가능성이 있고 운동 내용능력이 높은 경우도 있다는 것을 인식해둔다.

위장 문제 / GASTROINTESTINAL PROBLEMS

위식도역류 / Gastro-esophageal refux

위식도 역류는 위의 내용물이 식도의 아래쪽으로 역류하는 것이며 인구의 30%에 일어난다. 위산은 강산성이기 때문에 *가슴 쓰림(heartburn)*이 일어난다.

때때로 일어나는 역류는 건강한 사람에서도 일반적이다. 이러한 역류는 식도의 연동과 역류가 일어나지 않도록 끊임없이 삼키고 있는 알칼리성의 침(타액)에 의해서 해소된다.

그러나 장기간에 걸쳐 그러한 역류가 계속되면 식도염에 의한 원래의 가슴 쓰림을 동반하는 위식도역류가 된다. 장기간에 걸쳐 계속되는 원인은 비만이나 임신에 의해서 복부의 내압이 상승하였을 때 역류시켜 버리는 식도괄약근의 긴장이 낮은 것이다.

식도열공 탈장 / Hiatus hernia

이것은 복부와 흉강 사이의 압력차가 없어져 시도가 조여지고 가로막 열공(hiatus)의 틈새가 없어지기 때문에 역류와 관계되는 경우가 있다. 그러나 식도열공 탈장과 역류의 연관성은 낮으며 큰 탈장을 가진 사람이 역류를 일으키지 않거나 반대로 작은 열공에서도 역류를 일으키기도 한다.

주증상인 가슴 쓰림과 구토는 몸을 굽히거나 긴장하거나, 누움으로써 일어나는 일이 있다. 가슴 쓰림은 식도로 들어가는 산에 대해서 일어나는 알칼리성의 침(타액)의 반사적인 분비에 의한 가능성도 있다.

관리 / Management

감량을 하고 상태를 악화시키는 식사에 관한 요인이나 위산을 중화하는 약제나 위산의 분비를 억제하는 약물투여 등을 피하도록 생활양식의 조언을 시행한다. 최종적으로는 역류방지를 위해 수술이 필요한 경우도 있다.

염증성장질환 / Inflammatory bowel disease

염증성장질환이란 일반적으로 궤양성대장염(ulcerative colitis ; UC)과 크론병(Crohn's disease ; CD)을 가리킨다. 양쪽 모두 재발과 완화를 반복하고 구별하기 어렵다. 그러나 UC가 대장에 한정되는 것에 반해서 CD는 단순히 회장(ileum) 말단부분에만 일어나는 것이 아니라 입에서부터 항문까지의 위장관의 어디에서나 일어날 가능성이 있다.

관리 / Management

평생에 걸쳐서 증상이 계속되고 사회심리적인 영향이 있기 때문에, 장기간의 약물치료와 영양치료의 기초로서 카운슬링이나 교육적인 지원이 필요하다.

UC환자의 60%는 전체 결장과 직장의 외과적 절제가 필요한 경우가 있어 회복에 영향을 준다.

CD환자의 80% 이상은 외과적 수술이 필요하다. 그러나 위장의 건강한 부분에 재발할 가능성이 있기 때문에 외과적 절제는 기능을 하고 있는 광범위한 장의 결손을 피하도록 보존적으로 시행된다. 그러나 염증성장질환의 환자는 인공항문일 가능성이 있다는 것을 코어운동(core exercise)을 시행하고 있을 때에는 잊어서는 안 된다.

염증성 장질환은 이른바 “장질환성(entero-pathic)” 관절염에 연관성이 있는 경우가 있다.

관절염과 장질환 / Arthritis and bowel disease

궤양성대장염과 국한성 회장염(regional ileitis)(크론병)의 환자는 염증성관절염, 이른바 “장질환성” 관절염에 대해서 감수성이 높다. 다리의 큰 관절에 일어나는 것이 대부분이며 장질환 악화와 동시에 염증도 일어난다. 궤양성대장염이 결장전절제술(total colectomy)로 개선되는 경우는 관절염도 완화된다. 그러나 크론병에서는 결장전절제술에 대한 반응이 별로 좋지 않고 지속하는 경우도 있다. 엉치엉덩관절염(sacroilitis)과 강직척추염(ankylosing spondylitis)은 장질환과 동시에 일어나는 경우가 있으나 장질환성관절염과는 달리 독자적인 경과를 거친다.

과민성대장증후군 / Irritable bowel syndrome

과민성대장증후군은 장의 움직임에 연관하여 일어나는 복통 또는 복부팽만이나 불규칙한 장 운동에 관계하여 장의 습관 변화가 일어나는 장의 기능적인 장애이다. 인구의 20%에 일어나지만 그중 의사의 진료를 받는 것은 절반이다. 대부분이 젊은 여성에서 일어나고 부득이 장기휴직을 하게 되거나, 삶의 질을 떨어뜨리는 것으로 연결된다. 소화불량, 만성피로증후군, 월경곤란, 성교통증 또는 공황발작, 신체적 또는 성적 학대의 병력이 있을 가능성이 있다.

주증상은 산통성 복부통증, 경련, 복부팽만감 등이고 낮 동안에 악화하지만 변비와 설사(보통은 어느 한쪽이 심하다)를 반복하고 완화된다. 신체검사에서는 보통 문제가 발견되지 않는다.

관리 / Management

관리의 요점은 환자를 안심시켜 암에 대한 공포심을 제거하는 것이다. 그렇지 않으면 자주 스트레스가 많은 생활상의 사건이나 인간관계에서 문제와 연관하여 재발을 반복한다.

환자는 빈번하게 걱정을 하여 스트레스가 쌓일 뿐만 아니라, 복부의 통증, 경련이나 팽만감 등의 증상 때문에 특히 실금(incontinence)을 유발하는 경향이 있는 경우, 필라테스 코어 강화운동을 시행할 때에 어려움이 있을 가능성이 있다. 그러나 운동을 견딤으로써 자신감과 웰빙을 개선할 가능성이 있다.

자세의 이상 / Faults in posture

제1장에서 언급한 다양한 자세의 문제가 관찰되는 경우가 있다.

운동지도의 요점 / Good teaching practice

- 심리적인 문제가 나타날 가능성을 인식해둔다.
- 대장창냄술(colostomy) 자체는 운동의 금기가 아니라는 것을 이해하고, 적절한 운동의 스케줄을 세울 필요가 있다는 것을 기억해둘 필요가 있다.
- 산통성 복부통증이나 경련, 복부의 팽만감 등의 상태가 낮 동안에 악화할 가능성이 있다는 것을 인식해둔다.
- 복부의 증상 때문에 코어 강화운동은 처음에는 어려울 가능성이 있다는 것을 이해한다.
- 복부의 증상을 완화하기 위해 호흡과 이완에 중점을 둔다.
- 운동할 때 위의 역류나 전신 불쾌감을 피하기 위해 옆으로 누운 자세나 앉은 자세, 선 자세를 취할 필요가 있을 가능성이 있다는 것을 인식한다.

목, 어깨, 팔의 문제 / NECK, SHOULDER AND ARM PROBLEMS

목과 어깨는 근골격계의 통증이 발생하기 쉬운 부위이다. 이것은 중노동이나 노화에 의한 것만이 아니라 장기간에 걸쳐 알 수 없는 동안에 진행하고 있는 자세 습관에도 연관성이 있다. 심리적 요인으로서 우울증이 있을 가능성도 있다.

통증은 뼈나 연부조직 등의 손상에 잇달아서 일어나는 경우가 있으나 신경뿌리의 통증, 뼈의 병변이나 잠재하는 감염, 악성종양을 배제할 필요가 있다.

일어나 있는 동안, 목은 끊임없이 움직이고 있다. 어깨관절은 팔이음뼈의 주요 구성요소이며 가슴우리(흉곽)와 연결되고 관절주머니 또는 인대, 힘줄, 윤활주머니 등으로 구성된다. 또한 팔이음뼈는 가동성이 매우 높다. 어깨위팔관절이나 어깨관절의 안정성은 회전근개에 의존한다. 통증에 의해서 회전근개를 지지하고 있는 근육의 긴장이 장애되면, 회전근개가 이완하여 어깨관절의 불안정성을 야기한다.

목의 통증 / NECK PAIN

목 통증은 특히 *고리중쇠뼈 불완전 탈구*를 일으키는 류마티스관절염이나 골증식체를 동반하는 *강직성 척추염* 등에 의해서 목뼈에 일어날 가능성이 있다. 목의 신경뿌리 통증은 *척추원반 탈출*에 의해서 일어나는 경우도 있다.

근육 연축(spasm)을 동반하는 목과 팔의 통증은 급속한 가속이나 감속 또는 "편타(whiplash)"에 잇달아서 일어날 가능성이 있다.

통증은 연부조직에서만 일어나는 경우가 있다. “통증유발점(trigger point)”이라 불리는 압박하면 통증이 재현되는 근막 통증이 근육 안에 결절로 자주 존재하고 있다.

급성사경 (‘사경’)
/ Acute torticollis, also termed ‘wryneck’

급성사경은 근육의 갑작스런 통증과 경직에 의해서 발병하고 보통, 목이 옆으로 굽는다. 격렬한 신체활동이나 불안정한 자세로 움직이지 않고 있는 것, 작은 근육의 손상에 의해서 일어날 가능성이 있다. 기타의 원인에는 돌기사이관절(추간관절)의 “록킹”(locking, 척추사이원반의 문제, 기도 상부나 다른 부위의 바이러스 감염이 있다. 그러나 분명한 원인을 모르는 경우도 있다. 움직임을 제한하는 한쪽의 근육의 연축이 있을 가능성은 있으나 보통은 이상은 관찰되지 않는다. 그러나 척추사이원반의 파열이나 척추골절, 탈구는 제외가 필요하다.

목의 긴장 / Cervical strain

목의 긴장은 팔이음뼈를 지지하고 있는 근육(등세모근, 목빗근, 목갈비근, 어깨올림근, 마름근)에 대한 과부하나 과도한 스트레스에 잇따라서 일어나는 근육힘줄의 손상이다. 그 기전은 과도한 폄이나 굽힘, 회전이나 옆굽힘이다. 통증과 움직임의 제한은 수 시간 또는 밤 사이에 진행한다.

목뼈 염좌 / Cervical sprain

목뼈 염좌는 목의 돌기사이관절을 지지하고 있는 인대와 관절주머니 구성체의 손상이고, 목의 과도한 폄이나 굽힘에 뒤이어 일어난다. 통증과 움직임의 제한은 목의 긴장의 경우보다도 급속하게 진행한다. 진단을 시행할 때는 급성사경, 목뼈와 척추사이원반의 손상과의 감별을 시행한다.

자세의 이상 / Faults in posture

전문 무용수나 운동선수에 자주 관찰된다. 이마를 앞쪽으로 돌출시킨 가동성 또는 부동의 척추후만증이나 척추측만증의 자세, 다양한 불량자세가 관찰되는 경우가 있다(제3장을 참조).

운동지도의 요점 / Good teaching practice

- 의사 의견을 참고로 통증, 지각이상, 근육의 약화 등의 경고 징후를 인식해 두고 필요에 따라서 의사에게 연락한다.
- 처음에 자세와 팔이음뼈의 정렬, 근육의 기능을 수정한다.
- 목근육의 등장성 운동을 시행하고 서서히 능동운동으로 진행시킨다. 의료 전문가에 의한 조언을 받은 경우만, 가동술과 신장도 시행한다.
- 진행성의 퇴행성질병인 경우, 목뼈 가동술은 부적절한 것이 될 수 있다는 것을 인식해둔다. *동작 중에 목뼈구멍의 내경이 좁아지면, 신경의 협착이 일어나 신경증상이 출현한다. 이 문제는 보통 장애의 진행에 따라서 척추사이원반이 유합함으로써 해결된다.*
- 이러한 경우, 고리뒤통수관절(환추후두관절)의 굽힘 · 폄(고리중쇠관절에도 약간의 각도의 굽힘/폄이 일어나고 있을 가능성이 있다)과 고리중쇠관절의 회전을 제한하는 것이 중요하다.
- 병리학적 병변이나 통증 등의 금기가 없는 경우, 허리뼈나 등뼈의 가동성을 포함하는 척주 전체의 기능을 향상시킨다.
- 팔과 손에 잔존한 취약성을 개선시킨다.
- 단계적으로 전신적인 근력이나 스태미나 그리고 기능을 개선한다.

어깨의 통증과 손상
/ SHOULDER PAIN AND INJURIES

어깨 통증의 대부분은 연부조직에 유래한다. 특히 젊은 사람이나 보다 활발한 생활을 하고 있는 사람에서는 회전근개염과 회전근개 파열, 인접하고 있는 봉우리돌기의 골증식체, 어깨관절의 불안정성이 통증의 원인이 되는 경우가 많다. 반복되는 회전근개 파열은 최종적으로는 어깨관절염으로 연결된다.

통증은 어깨 전체에 느껴지는 경우가 있다. 게다가 그 통증은 팔을 올려서 무엇인가를 시행하였을 때나 장애된 쪽 팔을 밑으로 하여 누우면 악화한다. 파열의 범위가 넓은 경우, 근육피로와 근육약화가 연관성을 갖고 있다고 생각된다. 석회화힘줄염은 회전근개 내에 석회화한 침착물(deposits)이 발생하는 회전근개염, 회전근개 파열의 하나의 형태이다. 둔한 통증은 진통제나 NSAIDs, 관리 하에서 가동술이나 신장을 필요로 하는 발열이나 전신의 상태불량을 동반한 급성 통증으로 진행하는 경우가 있다.

만성 어깨관절장애 / Chronic shoulder injuries

만성 어깨관절장애는 *충돌증후군(impingement syndrome)*을 포함하고 수영이나 투구 동작이 있는 경기, 라켓을 사용하는 경기의 선수에게 흔히 일어난다. 충돌증후군은 봉우리돌기와 위팔뼈머리의 사이에서 회전근개와 봉우리밑윤활주머니의 연부조직이 반복하여 충돌함으로써 회전근개 손상과 봉우리밑윤활막염이 발생하여 만성적으로 되는 것이다. 또한 가시위근힘줄(극상근건)에서 회전근개 손상이 진행될 가능성도 있다. 통증은 야간에 심해진다. 어깨관절 불완전탈구에 뒤이어 일어나는 사례가 있다.

*동결견(frozen shoulder)(어깨관절주위염)*은 관절주머니가 유착하고 중년기나 당뇨병환자에 일어나는 일이 많지만, 단독으로 일어나는 일은 적다. 이것은 유착성관절주머니염(adhesive capsulitis)의 하나의 형태이고 골절이나 탈구에 의해서 걸이(sling)로 고정된 경우 등, 장기간에 걸친 고정을 필요로 하였을 때에 자주 어깨나 그 주변의 통증으로 일어난다. 윤활막염(synovitis) 등을 동반하는 급성 염증이 있는 경우도 있다. 통증은 야간에 증가하는 경향이 있으며 근육의 피로를 동반한 진행성의 가동제한이 일어나는 경우도 있다. 부상 후에 매일 가동술을 시행하는 것은 동결견을 예방하기 위해 도움이 되는데 그렇게 하지 않으면 만성이 되어 치유가 어려워진다.

어깨 통증은 어깨관절의 관절염, 연골손상, 목뼈신경뿌리 · 위팔신경얼기의 포착이나 신경염, 흉곽출구의 신경압박에도 연관되어 있을 가능성이 있다.

어깨의 통증은 또한 *봉우리빗장관절(acromioclavicular joint)*에 국한되는 경우도 있으나 마찬가지로 관절염이나 염좌가 되기 쉽다.

직업에 관련된 만성적인 팔의 통증 / Chronic, work-related upper limb pain

이 증후군은 원인이 될 수 있는 요소가 다양하다는 것을 알게 되었다. 손목굴증후군이나 손의 굽힘근 · 폄근의 건초염(tenosynovitis), 팔꿈치의 굽힘근 · 폄근의 내 · 외 상과염(lateral or medial epicondylitis)(골프엘보우와 테니스엘보우) 등의 원인이 되고, 처음에는 국소적인 통증이 주증상이다. 통증은 진행되어 몸쪽으로 확산되고 팔 전체로 확산되는 경우도 있다. 통증의 정도와 범위는 신체소견과 일치하지 않고 심한 고통을 초래할 가능성이 있다. 보통 키보드를 사용하는 것과 연관성이 있으나, 직장의 갑작스런 이동이나 작업내용의 변화, 인간관계 등, 직장에서 문제도 관여한다. 신경생리학적 · 심리사회적 기전이 관여하고 있을 가능성이 있기 때문에 진통의 전문가에 의뢰하는 것이 좋을 것이다.

섬유근육통증후군 / Fibromyalgia syndrome

섬유근육통증후군은 원인불명이고 어깨관절 주위의 광범위한 근골격계의 통증과 강한 압통이 일어난다. 최근에는 일반 진료소나 류마티스 클리닉에서 자주 볼 수 있으며 진단이나 치료가 시행되고 있다. 그러나 전신의 검사에 의해서도 뻣뻣함, 불량한 수면 패턴, 우울증이나 기타 신체적 요인은 있어도 명백한 원인은 발견되지 않는다. 압통점(tender spots)을 압박하면 급성통증과 고통을 야기한다. 두통이나 현기증, 지각이상에 대해서 검사를 시행해도 중요한 것은 아무 것도 밝혀지지 않은 것이 많다.

일정한 특징은 감정적, 신체적 스트레스에 의해서 악화되는 통증이다. 이미 검사를 시행하고 있을 것인 공황발작, 불안, 우울, 그리고 집중력 부족만이 아니라 만성피로, 편두통이나 두통, 과민성 방광질환이나 대장질환을 동반할 가능성이 있다.

관리는 현재, 보완요법(complementary medicine)이나 대체요법을 중심으로 시행하는 경향에 있으나 교육과 이완을 합쳐 단계적 운동 프로그램으로 부하를 올리면서 신체활동을 시행하는 것도 중요하다. 일상 활동을 현실적이고 성취 가능한 것으로 구분하여 시행하는 것을 목적으로 한다. 이것에 의해서 성취감을 느끼고 조절을 회복시킨다. 부하를 올리는 목적은 근력을 강화하여 체력을 회복시키고 유연성을 높임으로써 통상의 건강상태로 되돌리는 것이다.

자세의 이상 / Faults in posture

머리를 앞쪽으로 돌출시킨 가동성이 있는, 또는 부동성 척추후만증이나 척주측만증의 자세가 관찰되는 일이 있다(제3장 참조).

운동지도의 요점 / Good teaching practice

- 통증이 목의 병리학적 변화에 연관되어 있을 가능성이 있다는 것을 인식한다.
- 치료에 동반하여 어깨관절의 가동술을 시작한다.
- 전문가의 조언에 기초하여 부하량을 올리고 관절의 가동범위를 넓힌다.
- 자세와 팔이음뼈의 정렬과 안정성을 도모한다. 특히 팔을 움직이기 전에 개선을 도모하여 안정시킨다.
- 허리뼈나 등뼈를 포함하는 척주 전체의 가동성을 개선시킨다.
- 어깨 기능의 완전한 회복에는 최장 2년을 필요로 할 가능성이 있다는 것을 이해해둔다.

주: 수술이나 부상 이후의 재활은 아래와 같이 주의 깊게 단계부여를 한다.

- *단계 1:* 아래와 같은 운동을 시행한다.
  - 선 자세에서 양팔을 자연스럽게 늘어뜨린 상태에서 어깨를 움츠린다.
  - 장애가 있는 쪽 팔을 흔들어 움직인다: 한쪽 발에서부터 반대 발로 체중을 이동시키고 그것에 맞춰서 팔도 몸의 움직임에 따르게 하여 자연스럽게 흔들어 움직인다.
  - 바로 누운 자세에서 건강한 쪽의 팔로 장애 쪽 어깨의 굽힘 범위를 넓히도록 한다.
- *단계 2:* 단계 1의 최대 6주 후.
  - 바로 누운 자세에서 어깨의 굽힘 범위를 증가시킨다. 반대의 손으로 보조하면서, 또는 보조 없이 시행한다.
- *단계 3:* 목적은 팔이음뼈와 관절의 안정화와 가동화이다. 아래의 운동을 시행한다.
  - 벽을 향해서 팔꿈치를 굽히고 벽을 기는 것처럼 팔을 올려가고(어깨뼈를 내리다) 벽에 2개의 원을 그린다.
  - 등의 뒤에서 장애가 있는 쪽의 손목관절을 건강한 쪽의 손으로 움켜쥐고 어깨를 뒤로 끌어내린 채로 천천히 위로 올려간다.

단계 1~3을 종료한 다음 필라테스 운동의 팔이음뼈 강화를 시행한다.

등허리의 문제 / BACK PROBLEMS

흉배부와 요배부의 만성적인 통증 / Chronic thoracic and lumbar back pain

많은 사람이 만성의 요통을 경험한다. 급성 발병이 아니라면 오랜 세월의 불량자세, 물건을 들어 올리거나 운반하는 동작의 잘못, 척추원반의 이상, 척추의 변형이 원인이 된다.

만성적인 근육피로 / Chronic muscle strain

만성적인 근육피로는 요통의 흔한 원인이며 허리의 근육활동 반복에 의해서 근섬유 수준에서 손상이 진행하여 축적된다. 동시에 통증은 척추원반이나 돌기사이관절에 일어날 가능성이 있다. 검사에서는 통증에 의한 운동제한이 관찰되고 근육 연축이나 국소성 압통이 인지될 가능성이 있다.

일반적으로, 이것은 자연스럽게 치유하는 상태이며 의학적 치료를 받지 않아도 진통제 복용이나 허리와 복부의 스트레칭과 근력강화 운동에 의해서 3~4주에서 개선된다. 상태가 악화되거나 3~4주 지나도 개선이 안될 경우는 전문가와 상의할 필요가 있다.

허리뼈 가시사이 윤활주머니염 / Lumbar interspinous bursitis

허리뼈 가시사이의 윤활주머니에서 자극과 염증은 허리에서 통증 원인이 되고 허리뼈의 젖힘(과신전)에 의해서 악화하고, 굽힘에 의해서 완화된다. 하나 이상의 가시사이 윤활주머니가 염증을 일으키고 있을 가능성이 있고, 통증을 동반한 주위의 근육 연축은 움직임의 제한에 관여하고 있을 가능성이 있다. 통증 완화와 활동의 단계적인 회복은 동시에 윤활주머니염이 회복하고 있는 징후이다.

엉덩뼈 골단염 / Iliac apophysitis

엉덩뼈 골단염은 양쪽 엉덩뼈능선이 되는 엉덩뼈 성장판의 염증이다. 이것은 골격이 미숙한 사춘기에 일어난다. 엉덩뼈능선을 따라서 압통이 있고 연관되는 근육에 연축이 있어 움직임의 제한을 동반할 가능성이 있다. 만성의 근육좌상처럼 스스로 동작을 제한함으로써 일어나고 마찬가지의 치료법에 반응을 나타낸다.

요통 / Low back pain

선진국에서는 적어도 인구의 70%에 요통이 발생하고 사회경제적인 문제로 되어있다.

요통의 원인은 많으며 척주만이 아니라 악성종양이나 패혈증, 전신성 질환도 그 원인이 된다. 요통의 구조적인 원인에는 기계적 요인, 또는 특히 척추사이관절염, 척추원반의 손상, 척추증(spondylosis), 척추전방전위증(spondylolisthesis)이 관여하고 있을 가능성이 있다. 게다가, 척추원반 염증이나 엉치엉덩관절염, 척추염, 중년이나 고령자에서는 골다공증에 의한 관절판의 손상이 있을 가능성이 있다. 발병시의 질환이나 직업, 운동, 전신상태 등을 문진해야 한다. 발병이 비교적 젊거나 중년 후반인 경우에 따라 기초질환을 배제하는 것이 중요하다.

다리 통증을 동반하는 요통 / Low backache with leg pain

허리 통증이 없고 다리에 통증이 있는 것은 많은 척수질환의 특징이다. 궁둥신경통(다리 통증이 방사하는 것처럼 확산한다)의 대부분은 허리뼈 신경뿌리가 척추사이뼈구멍(추간공)에서 압박되어 척추사이원반이 탈출하는 것에 의한다. 노화에 따른 척추사이원반의 수분 함유량 저하는 척추사이원반 손상의 한 원인이다. 이것은 급성으로 발병하고 속질핵이 원반의 갈라진 곳에서부터 탈출함으로써 신경압박으로 더욱 연계된다. 척주관협착증은 중년 또는 고령자의 다리 마비의 원인이 될 수 있다. 또한 특히, 척추사이원반에 병리학적 변성이 있는 경우에 돌기사이관절염도 다리 마비의 원인이 될 수 있다.

비특이적인 허리 통증은 척추와 척추 주변의 구조 또는 자세에 의한 스트레스의 영향이 원인이 되고, 최대 85%가 이 사례이다.

국소적 허리 통증은 척추와 엉치엉덩관절에 영향을 주는 척추관절병증에서 일어나는 경우가 많다. 강직성 척추염이나 건선성 관절염 등 연관성이 깊은 더 주변의 관절염, 또는 궤양성대장염과 크론병과 같은 장질환성 관절염이 있을 가능성이 있다.

척추분리증과 척추전방전위증 / Spondylolysis and spondylolisthesis

척추분리증과 척추전방전위증은 특히 운동선수에서는 요통의 원인으로서 드물지 않다.

허리뼈 돌기사이관절 아치의 결손이 한쪽인 경우에는 척추분리증, 양쪽인 경우에는 전방으로 탈구하여 척추전방전위증이 된다. 통증의 정도는 최소한의 것으로부터 중증의 것까지 있고, 다리에 방사모양으로 확산된다. 국소적인 통증이 있을 수 있으며 척추전방전위증에서는 척추뼈의 전방으로의 전위를 촉진할 수 있는 경우가 있다. 관련되는 요인으로서는 돌기사이과절의 주변에서 젖힘(과신전) 스트레스가 장기간 반복되는 것에 의한 피로골절을 생각할 수 있다. 척추분리증과 척추전방전위증은 전문가에게 의뢰할 필요가 있다.

엉치엉덩관절의 통증 / Sacroiliac joint pain

엉치엉덩관절 통증은 볼기 부분만이 아니라 허리나 허벅지 부분에서도 느껴지는 경우가 있다. 엉치엉덩관절은 윤활막성 연결이지만 강력한 인대로 고정되어 있다. 통증의 원인에는 기계적인 것과 엉치엉덩관절염(sacroilitis)에 의한 것이 있다.

등뼈와 허리뼈 척추사이원반의 질환 / Thoracic and lumbar disc disease

가슴 부위에서는 T10과 T11, T11과 T12, T12와 L1, 허리 부분에서는 L4와 L5, L5와 S1 사이의 척추사이원반에서 질환이 흔히 일어난다. 급성의 근육이나 인대의 손상과 비교하여 통증의 발생 시에 가슴부분의 탈출에 관계하는 외상의 병력은 없는 경우가 있다. 척추사이원반 탈출이 한쪽에 일어난 경우 척수신경의 과민성 반응이나 압박에 의해서 흉벽이 복벽에 관계된 수준에 통증이 나타날 가능성이 있다. 탈출이 중심부분에서 일어나면 통증은 전혀 없고 척수압박 때문에 다리에 근육의 경직과 약화가 일어나는 경우가 있다. 이 경우는 전문가에 의뢰할 필요가 있다. 그러나 가슴부분의 척추사이원반 탈출은 드물다.

허리뼈 탈출은 중앙부분이나 척추주변부위의 통증과 연관되어 있다. 그러나 통증이 발생할 때 외상의 병력이 없을 가능성이 있고, 그 원인은 볼기부분에 있다고 생각하기 쉽다. 그러나 통증은 다리에 방사하는 것처럼 확산되고(궁둥신경통), 이것은 척추사이원반 탈출의 존재를 시사한다. 더욱 강한 압박이 가해지면 통증은 둔감(numbness)이나 근력약화로 바뀔 가능성이 있다. 관련되는 척추사이원반의 범위를 넘어서 국소적인 압통이 있는 경우, 허리뼈 윤곽이 평탄해져 2차성 근육연축에 의한 움직임 제한이 연관되어 있을 가능성이 있다. 요통은 탈출(hernia)에 의한 것보다 척추사이원반의 퇴행성 변화에 의한 것이 많고 전문가에 의한 다리의 신경학적 검사에서 특징적인 소견을 나타낸다. 척추사이원반 탈출에 의한 신경뿌리의 압박은 간단한 SLR(straight-leg raising, 다리의 폄 올림)검사에서도 명백해진다.

궁둥신경통을 동반하는 일련의 허리통증은 휴식이나 진통제, 서서히 일상생활로 복귀하는 것에 의해서 개선될 가능성이 있다. 그러나 만성적인 통증이나 신경학적인 문제가 있는 경우, 수술적 견해를 가진 전문가에 의한 평가가 필요하다.

척추측만증과 척추후만증 / Scoliosis and kyphosis

척추측만증과 척추후만증과 같이 서서히 진행하는 척추의 변형은 일반적으로 통증이나 장애 등의 증상을 동반하지 않는다. 어떠한 관련된 만성의 통증도 추가적인 검사를 요하는 징후가 된다.

2

2

*척추측만증*은 척주의 옆쪽으로의 비정상적인 만곡이며 뒷면에서 보았을 때에 더 명백해진다. 게다가 선 자세에서 앞쪽으로 굽히면 특징적인 갈비뼈 돌출(rib hump)이 관찰된다.

*척추후만증*은 등뼈의 정상적인 만곡이 과도하게 강조된 것이며 측방에서 보면 가장 잘 알 수 있다.

측만증도 후만증도 등뼈와 허리뼈의 가동성이 변화하고, 그 일그러짐의 정도에 따라 폐 기능의 장애에 관여할 가능성이 있다. 더 심각한 중증 사례는 수술에 의한 고정이 시행된다.

강직성척추염 / Ankylosing spondylitis

강직성척추염은 엉치엉덩관절이나 척추에 잘 발생하는 염증성 관절염이고, 척추의 경직과 골화를 동반한다. 남성에 잘 발생하고 발병은 느리며 경직과 볼기부분에 확산되는 통증을 반복한다. 이 때문에 궁둥신경통과 혼동될 가능성이 있다. 보통 허리뼈와 엉치뼈가 처음에 영향을 받지만 느리게 진행하면서 척추 전체로 확산된다. 척추 경직과 불활동성은 이차성 골다공증을 야기하고 척추골절 위험성을 높이게 된다. 절반 가까이가 관절병증으로 진행하고 보통 좌·우 대칭의 힘줄염이나 뼈의 압통, 전신성 피로를 동반한다. 심혈관계 또는 눈, 전립샘의 이상 등, 관절병증의 특징이 있는 경우도 있다. 운동 목적은 경직을 완화하여 가동성을 유지하는 것이며 정기적인 수영은 이상적인 운동이다.

관절염과 장질환 / Arthritis and bowel disease

81쪽을 참조.

허리뼈 돌기사이관절증후군 / Lumbar facet syndrome

기타의 윤활막성 연결과 마찬가지로 돌기사이관절도 염증을 일으키고 허리뼈의 폄이나 돌림으로 악화하고 굽힘에 의해서 완화하는 통증을 동반하는 경우가 있다. 환자의 대다수는 척추사이원반 질환의 병력이 있다.

자세의 이상 / Faults in posture

척추전만증, 척추측만증이 관찰되는 경우가 있다(제1장을 참조).

운동지도의 요점 / Good teaching practice

- 전문가에게 의뢰할 필요가 있는 통증, 지각이상, 근육의 약화 등의 경고징후를 인식한다.
- 정기적인 운동은 통증이나 욱신거리는 통증, 그리고 경직을 완화시킬 가능성이 있다는 것을 이해한다.
- 손상(척추사이원반 손상 등)에 의한 기계적인 통증은 예리한 또는 둔탁한 통증으로 나타나고, 아침보다도 저녁 무렵이나 야간에 악화하며 휴식에 의해서 완화한다는 것을 인식한다.
- 이러한 통증이 있을 때는 전문가의 평가를 받을 때까지 운동은 시행하지 않는다. 최초의 치료는 안정이나 물리치료이다.
- 처음에 척주의 정렬을 수정하고 안정성을 높이는 것에 주안점을 둔다.
- 엉덩허리근의 근력이나 긴장(tightness), 운동 중 수행을 평가한다.
- 정기적인 가정운동(home exercise)을 지시받은 경우에만 척주의 가동술을 시행한다.
- 척추분리증이나 척추전방전위증, 허리뼈 돌기사이관절증후군 및 척주관협착증을 동반하는 경우 척주의 폄을 피한다.
- 척추사이원반 손상 후는 전문가에 의해서 안전이 확인될 때까지 허리뼈의 굽힘을 피한다. 효과적인 코어강화에 의한 등허리뼈의 가동성이 정상적으로 조절되어 있는 경우 이외는 완전히 회복한 후에도 허리뼈의 굽힘은 금기이다.
- 등이나 볼기 부분(특히, 큰볼기근의 하부섬유), 다리근력의 강화를 시행한다.

■ 자세, 근력, 스태미나의 회복과 함께 적응이 있으면 허리뼈, 등뼈의 가동성을 향상시킨다.

엉덩관절의 문제 / HIP PROBLEMS

엉덩관절의 통증은 샅굴부위나 허벅지 앞면에서 느껴지는 경향이 있고 자주 무릎에 초점이 맞춰져 참된 원인이 감춰진다. 볼기부분 뒷면에서부터 느끼는 통증은 허리뼈에 유래하는 가능성이 높다. 엉덩관절의 통증은 파행(limping)의 일반적인 원인이다.

*성인의 엉덩관절 통증과 경직*의 대부분은 골관절염(osteoarthritis)에 유래하지만, 류마티스관절염이나 건선성관절염, 강직성척추염(통증보다 경직이 두드러지는 경향이 있다)도 원인이 될 수 있다. 인공관절 치환술은 최종적인 수단이며 가장 효과적인 방법이다. 골다공증을 원인으로 하는 골절은 중 · 고령의 여성에 잘 발병하고 수술에 의한 고정이나 넙다리뼈 머리의 반관절성형술(hemiarthroplasty)이 필요하다.

엉덩관절 통증은 뼈머리의 허혈성 괴사(파제트병)나 골반의 악성종양 등으로도 일어난다. 엉덩관절 통증을 일으키는 연부조직의 원인으로는 넙다리돌기 윤활낭염(trochanteric bursitis)이나 절구테두리(acetabular labrum)의 손상이 있다.

*소아의 엉덩관절 질환*은 엉덩관절 통증보다도 파행을 동반하는 편이 많다. 그 통증은 엉덩관절에 유래하는 것과 혼동할 가능성이 있다. *선천성 엉덩관절 탈구*는 보통 5세 전에 일어난다. *넙다리뼈 뼈끝의 괴사(페르테스병)*는 5~10세의 남아에 발병한다. *넙다리뼈 뼈끝 상부의 미끄러짐*은 과체중 남아, 또는 여아(체중의 영향은 받지 않는다)에 관찰된다. 양쪽의 엉덩관절이 침해될 가능성, 수술이 필요해질 가능성이 있다. 무릎관절 통증은 흔히 관찰되는 증상이지만, 소아의 엉덩관절 통증의 원인에는 패혈증에 의한 관절염이나 *일과성의 윤활막염*, 청소년의 만성 관절염 등이 있다.

자세의 이상 / Faults in posture

척주전만증, 측만증과 굽은등 자세(swayback posture)가 관찰되는 경우가 있다. 관련되는 다리와 발의 정렬이상도 있을 가능성이 있다(제3장을 참조).

운동지도의 요점 / Good teaching practice

■ 관절염 등 염증에 기인하는 통증은 가동술로 완화할 수 있지만, 기계적 통증(mechanical pain)에는 처음에는 안정이나 물리치료가 필요하다는 것을 이해한다.
■ 파행(특히 소아의)은 무릎보다도 엉덩관절 통증의 징후일 가능성이 높다는 것을 이해한다.
■ 허리나 엉덩관절의 뒤쪽, 다리와 관련되는 근육의 약화와 긴장(tightness)을 개선한다 [큰볼기근, 뒤넙다리근, 넙다리네갈래근은 특히 근력저하, 긴장과 수행의 저하를 일으키기 쉽다].
■ 큰볼기근 하부섬유의 운동을 시행한다.
■ 뒤넙다리근에 대해서 구심성 및 원심성으로 운동을 시행하고 주의를 기울이면서 유연성을 개선시킨다.
■ 넙다리네갈래근의 근육의 불균형을 인식한다(안쪽넓은근은 무릎 폄 최종가동범위 10~20° 에서만 완전히 활동하기 때문에 항상 가장 영향을 받는다).
■ 엉덩허리근의 근력, 긴장, 수행의 평가를 시행하고 적절히 운동을 시행한다.
■ 특히 장애 쪽 발로 섰을 때 발의 기능과 균형을 개선한다(적절하다면).
■ 자세를 개선하고 코어강화와 조절을 시행한다.

무릎의 통증은 보통 손상을 받은 후에 출현하지만 자연스럽게 일어나는 일도 있다. 엉덩관절로부터의 연관통(referred pain)은 흔히 있는 함정이다. 보통 경직과 양쪽 무릎뼈의 어느 쪽인가의 함몰부분을 채운 관절 내 삼출액이 있다는 증거가 있고, 이것은 임상검사를 해보면 "무릎을 가볍게 두드림(patellar tap)" 과 연관성이 있다.

2

2

무릎의 문제 / KNEE PROBLEMS

*성인의 무릎통증*은 축구를 하는 중 회전력에 의한 반달(meniscus) 또는 십자인대의 파열 등으로 보통 스포츠에 의한 손상에 동반하여 갑작스런 무릎 전체의 종창은 관절 내 출혈을 야기한다. 더 느리게 진행되는 삼출(effusion)은 반달 파열이 더 경증이라는 것을 시사한다. 만성 통증과 종창은 보통 류마티스 관절염이나 골관절염에 유래하지만, 건선성관절염과 강직성척추염도 그 원인이 될 수 있다. 관절 유리체는 골관절염으로 일어나는 일이 있고, 관절 불안정성과 간헐적 통증을 일으킨다. 근간을 이루는 넙다리뼈 또는 정강뼈로부터 관절연골의 분리를 동반하는 *박리뼈연골염(osteochondritis dissecans)*은 통증이나 종창, 불안정성이나 "무릎꺽임(giving way)"을 일으킨다. *무릎뼈의 정렬이상*에는 직접적인 충격이나 강한 근육수축에 의한 무릎뼈의 완전탈구 또는 불완전탈구가 있다. *무릎뼈 불완전탈구*는 여아에서 흔히 관찰되지만, 운동으로 개선되는 경우가 많다.

무릎 주위의 다양한 장소에서 발생한 *윤활주머니*가 염증을 일으켜 통증이 발생하는 경우도 있다.

소아의 무릎통증 원인으로서는 무릎뼈의 연골이 부드러워지는 *무릎뼈연골연화증(chondromalacia patellae)*도 생각할 수 있다. 사춘기의 여성에 관찰되고 성숙기에 시작되는 경향이 있다. *정강뼈거친면(경골조면)*의 *뼈연골염*(오스굿-슐라터병)은 사춘기의 남성에 관찰되고 무릎힘줄 부착부분의 국소적 통증이나 압통, 종창이 있다. 보통 자연히 치유한다.

유사한 질환에는 무릎뼈 먼쪽 끝 또는 무릎뼈힘줄 몸쪽 부착부분에 통증이 발생하는 신딩-라센-요한손병(Sinding-Larsen-Johansson's disease)이 있다.

잠김 무릎 / Lock knee

잠김 무릎은 반달파열이 광범위하게 일어난 경우에 반달이 관절 내에 들어감으로써 무릎의 완전 굽힘이나 완전 폄을 방해하는 증상이다. 이른바 "양동이 손잡이 모양 파열(bucket-handle tear)"은 이 현상과 연관성이 깊다. 잠김 무릎은 자기가 굽힘과 폄을 하고 수동 돌림을 시켜서 반달 사이에 끼인 부분을 해방한다는 방법으로 가동성을 회복시킬 수 있다.

자세의 이상 / Faults in posture

척추측만증, 굽은등 자세(swayback posture), 다리의 정렬이상(엉덩관절의 안쪽·가쪽회전, 정강뼈의 내번, 발의 내번이나 외반 등) 등이 관찰되는 경우가 있다(제3장을 참조).

운동지도의 요점 / Good teaching practice

- 악화시키는 활동을 피하도록 권장한다.
- 무릎관절의 문제는 엉덩관절, 발목관절, 발의 기능도 고려해야 한다는 것을 인식한다. 발목관절의 가동성이 감소하면 발의 작은 관절이나 무릎관절, 엉덩관절도 장애된다.
- 다른 전문가(발의 전문의 등)와 연락을 취하는 것이 필요한 경우가 있다는 것을 이해한다.
- 허리나 엉덩관절의 뒤쪽, 다리의 관련되는 근육의 약화와 긴장(tightness)을 개선한다(큰볼기근, 뒤넙다리근, 넙다리네갈래근은 특히 근력저하, 긴장과 수행의 저하를 일으키기 쉽다).
- 뒤넙다리근의 구심성, 원심성 운동을 시행하고 시중하게 유연성을 개선한다.
- 넙다리네갈래근의 근육의 불균형을 개선한다(안쪽넓은근은 무릎 폄의 최종 가동범위의 10~20° 에서만 완전히 활동하기 때문에 항상 가장 영향을 받는다).
- 무릎뼈의 옆쪽으로의 전위(안쪽넓은근이 약해지고 넙다리근막긴장근의 긴장이 있으면 일어난다)를 평가하고 적절한 근력강화와 스트레칭을 시행한다.
- 엉덩허리근의 약화, 긴장, 수행을 평가하고 그것에 기초하여 운동을 시행한다.

■ 특히 장애 쪽의 발로 섰을 때의 발의 기능과 균형을 개선한다(적절하다면).

종아리 문제 / LOWER LEG PROBLEMS

종아리 문제는 장거리 달리기나 사이클링, 수영 등의 지구성의 스포츠에서 많은 과다사용에 의한 장애가 원인으로 일어나기 쉽다. 많이 발병하는 부위는 힘줄이나 아킬레스힘줄, 정강이 주위(정강이 통증)이다. 아킬레스힘줄염은 힘줄 주위의 염증과 아킬레스힘줄과 힘줄집의 염증과 종창을 동반하고 반복성의 과다사용에 의해서 일어난다.

*정강이 통증(shin splints)*은 정강뼈의 중간이나 옆부분, 뒷부분에 국한된 만성적인 통증이 있는 상태이다. 기전으로서는 정강뼈의 윤활막염, 피로골절, 만성 구획증후군 등을 생각할 수 있다.

*정강뼈의 골막염(tibial periostitis)*에서는 정강뼈의 옆쪽(전형적 예에서는 중앙 1/3)에 통증이 있고 달리기를 할 때의 착지와 발끝떼기의 지연과 연관성이 있다고 생각되고 있다. 보통은 준비운동에 동반하여 완화하지만, 중증의 사례에서는 달리기나 점프를 하는 동안 통증이 지속한다. 이것은 이른바 "견인성골막염이고 근육의 부착부에 과도한 스트레스가 가해짐으로써 근육과 뼈 사이에서 염증을 일으킨다고 생각되고 있다.

뼈 주위에서 근육수축이 반복되는 것에 기인하는 *피로골절(stress fracture)*과의 감별진단은 중요하다. 근력이 증가해도 뼈의 강도는 같은 비율로 증가하지 않는다. 스트레스가 계속되면 다수의 미소한 골절이 일어나고 그것이 완전한 피로골절로 진행한다. 증상은 운동 후에 일어나는 둔통(dull pain)부터 시작된다. 통증은 보행 중 활보마다 심해질 가능성이 있으나 견인성골막염*(traction periostitis)* 등과 비교하여 손상부위에 집중한다.

종아리의 근육긴장 / Muscle strain in the lower limb

목이나 팔이음뼈의 근육에 대해 설명한 것처럼 무릎이나 발목관절이 주위에 대한 부하를 지나치게 걸거나 젖힘(과다신전)에 의한 근육힘줄의 손상이다.

종아리의 근육염좌 / Muscle sprain in the lower limb

무릎이나 발목관절 주위의 인대나 관절주머니 등의 손상에 의해서 일어난다.

2

발목관절과 발의 문제 / ANKLE AND FOOT PROBLEMS

많은 경우, 손상과 연관하여 일어난다. 스포츠손상의 절반 이상은 다리에 일어나고 그 중 1/3은 발목관절이나 발에 일어난다. 대부분이 연부조직에만 일어나고 급성의 경우도 만성의 경우도 있으나 보통 과다사용의 결과이다. 특정 스포츠나 신체활동 특히, 스키나 달리기, 발레, 축구, 체조 등과 연관하여 일어나는 경우가 많다.

*발목관절과 발의 염좌*는 발목관절의 안쪽인대와 곁인대(측부인대)에 일어날 수 있다. 급성 곁인대 손상은 보통 발의 과도한 뒤침(회외)이나 등쪽/바닥쪽 굽힘에 의해서 일어난다. 골절이 없는 경우, 최선의 관리방법은 끈(strap)에 의한 지지이다. 치료가 실패하면 만성 염좌나 인대의 이완을 일으킬 가능성이 있다. 이 경우에는 실패로 끝날 가능성이 있는 운동치료보다는 수술에 의한 재건이 선택되는 경우도 있다. 안쪽인대의 중증의 손상은 드물다. 발목관절의 양쪽에 통증과 종창이 있는 경우, 목말뼈(거골)의 불안정성과 발목뼈의 연관성이 있는 경우도 있다. 상위 발목관절 염좌는 뼈사이막(골간막)의 압통을 동반하는 먼쪽정강종아리관절(원위경비관절) 손상의 가능

성이 있다.

*종아리 힘줄(peroneal tendon)*의 손상으로는 비교적 약한 구조에 기인하는 건초염(tenosynovitis), 건염(tendinitis), 힘줄의 파열이 있으며 스키나 축구에서 일어나는 경우가 있다.

*바닥쪽발꿈치발배(스프링)인대[plantar calcaneonavicular(spring) ligament]의 염좌*는 발의 중간 아치의 압통을 동반하고 발허리(중족) 부분의 회전 손상에 의해서 일어난다.

아킬레스힘줄 손상(아킬레스건염, 아킬레스힘줄 파열)은 흔히 일어나지만 다루기가 어렵고 과다훈련에 의해서 일어나는 경우가 많다. 달리기의 이지기(push-off phase), 라켓 스포츠나 발레의 도약(grands jetés) 때의 장딴지근의 급격한 수축에 의해서 아킬레스힘줄의 완전파열 또는 부분파열이 일어난다. 완전파열은 외과적 수복이 필요하고 더 진단이 어려운 부분파열에서는 흉터조직의 적출술이 필요한 경우가 있다. 복합적인 건염이나 윤활주머니염은 안정, NSAIDs, 초음파, 장딴지근의 원심성 운동으로 개선을 기대할 수 있다.

운동선수가 뼈의 통증을 호소하고 X선이 정상인 경우는 피로골절을 의심해야 한다. 피로골절에는 정상적인 뼈에 과도한 부하가 걸려 일어나는 것과 여성의 발레 무용수나 체조선수 등에 많다. 식욕부진증으로부터 일어난 무월경에 의한 골다공증의 뼈에 보통의 부하가 걸려 일어나는 것이 있다. 발생하는 위치는 정강뼈 먼쪽, 발꿈치뼈, 발배뼈 등이고 시행하고 있었던 신체활동이나 스포츠에 의한다. 치료의 기본은 안정, 움직이지 않는 것, 진통제, 훈련과정에 대해서 주의를 기울이는 것이다.

발과 발목관절 주위의 *신경의 포착(entrapment)*은 정강신경(경골신경), 장딴지신경(비복신경), 두렁신경(복재신경)이나 종아리신경(비골신경) 등에 일어날 수 있다.

*몰톤신경종(Morton's neuroma)*은 보통 셋째발가락과 넷째발가락의 발허리뼈머리 사이에 통증이 있고 자갈 위를 걷고 있는 것처럼 느낀다. 치료의 중심은 신발의 보정, NSAIDs, 스트레칭, 부신피질호르몬 주사, 마사지, 외과적 처치, 신경종 적출술 등이다.

*발바닥근막염(plantar fasciitis)*은 국소적 압통을 동반하고 설 수 없을 정도로 통증의 원인이 된다. 진통제나 스트레칭, 부신피질호르몬 주사에 의한 치료가 잘 되지 않으면 외과적 근막이완(fascial release)이 필요하다.

앞발부분의 발허리뼈머리 사이의 통증은 분명치 않으며 충격 스포츠(impact sports)와 관계가 있다. 몰톤신경종을 제외하면 치료는 스트레칭, 진통제, 보장구치료(orthotics) 등이 중심이 된다.

무지외반증(hallux valgus)[엄지건막류(bunions)]는 유행을 따르지만, 발에 맞지 않는 신발을 신는 많은 일반대중에 일어난다. 특히 만성의 손상을 반복하여 받는 발레 무용수에 일어난다. 치료는 수술에 의한 장기간에 이르는 직업에 대한 영향을 연장시키기 위해 장구치료, 진통제의 복용 등을 시행한다.

발허리발가락관절(중족지절관절)의 경직과 통증으로부터 일어나는 *엄지발가락굳음증(강직족무지)(hallux rigidus)*은 특히 길고 폭이 좁은 발에 일어난다. push-off 스포츠에서 볼 수 있고 작은 외상이나 관절염이 원인이 된다. 신발바닥이 강하고 딱딱한 신발이 필요한 경우가 있다.

외상이나 스포츠 등과 연관성이 없는 *발목관절의 통증*은 류마티스관절염 또는 골관절염, 통풍 등에 의한 윤활막염이 원인일 가능성이 있다.

구획증후군 / Compartment syndromes

*급성 구획증후군(compartment syndromes)*은 좁은 근육구획 안의 압력이 상승함으로써 조기에 격통이 있고, 허혈이 발생하여 조직괴사를 일으키거나 팔다리가 부자유하게 될 가능성이 있다. 원인은 골절을 동반 또는 동반하지 않는 연부조직의 손상, 좌멸, 과도한 운동이다. 다리근육의 구획에서 가장 일어나기 쉽지만 노뼈의 과상골절(supracondylar fracture)에 의해서 위팔동맥이 손상된 경우, 아래팔에 일어나는

경우도 있으며 *볼크만 구축(Volkmann's contracture)*을 일으킨다.

창백해지거나 맥을 짚을 수 없게 되거나 마비가 출현하기 전에 조기에 발견하여 신속한 치료를 시행하는 것이 반드시 필요하다. 안정이나 중등도의 올림(elevation), 진통제에 의한 조기완화가 인지되지 않으면, 치료는 궁극적으로는 외과적 해리술(release)이 필요한 경우도 있다.

*만성의 구획증후군*에서는 그 발병을 감지하기 힘들고 장기간 훈련 후에 일어난다. 외상을 동반하는 경우 운동은 혈류를 증가시키고, 근육을 확대시킴으로써 상태를 더욱 악화시킨다. 충혈이 더해져서 결국 동맥의 유입이 늦어지고 허혈성의 통증이 악화한다. 따라서 통증은 운동이 시작된 후에 출현하고 서서히 악화하여 달리기를 재개할 수 있게 되기 전에 안정이 반드시 필요할 정도로 극심해진다. 만성의 구획증후군은 정강뼈 측면의 앞쪽근육 구획에서 가장 잘 일어나지만, 다른 구획에서도 일어나는 경우가 있다. 정강뼈의 압통이 없는 것으로 정강뼈골막염과 피로골절을 배제할 수 있으나 세 가지 상태가 동시에 일어나고 있는 경우도 있다. 치료는 안정이나 진통제, 신발에 주의하는 것이지만, 최종적인 방법은 근막절개술(fasciotomy)이다.

자세의 이상 / Faults in posture

척추전만증, 굽은등 자세(swayback posture), 다리의 정렬이상(엉덩관절의 안쪽·가쪽돌림, 정강뼈의 내번, 잠김 무릎, 발의 내번이나 외반 등) 등이 관찰되는 경우가 있다(제3장을 참조).

운동지도의 요점 / Good teaching practice

- 상태를 악화시키는 활동을 피할 것을 권고한다.
- 발의 전문가에게 의뢰하는 것이 적절한 경우가 있다는 것을 이해한다.
- 아직 종창이 잔존하여 있는 것 같은 인대손상 등의 외상에 대한 조기의 가동술은 의료의 전문가가 아니면, 시행해서는 안 된다는 것을 이해한다.
- 다리나 발만이 아니라 허벅지 부분의 근육기능도 향상시킨다.
- 가자미근의 근육기능과 유연성을 평가하여 개선한다. 발꿈치 올리기(heel raise)나 발꿈치를 올린 채로 천천히 무릎을 굽히는 등의 운동을 시행함으로써 가자미근의 원심성 수축력이 향상된다. 아킬레스힘줄의 손상이나 문제에 대한 재활의 중요한 부분이다.
- 운동부하(exercise tolerance)가 개선됨에 따라 저항밴드를 사용하여 바닥쪽굽힘과 등쪽굽힘으로 전체적인 종아리근육의 근력과 유연성을 향상시킨다.
- 더 섬세한 움직임의 조절을 포함하는 발의 내재근의 기능을 향상시킨다 (예: 발가락으로 화장지를 집어 올리는 등).
- 염좌를 반복하거나 관리가 불충분하면 영구적인 발목관절의 불안정성으로 연결될 수 있다는 것을 인식한다.
- 특히 부상한 쪽 다리의 고유감각과 균형을 개선한다.

2

제 3 장

몸통, 다리, 발의 해부학 / Anatomy review - the torso, lower limbs and feet

이 단원의 목차

가슴우리(흉곽) / THORACIC CAGE

뼈 · 관절 / BONES AND JOINTS

*가슴우리(흉곽)*는 몸통부분의 뒤쪽에 위치하는 등뼈와 앞쪽에 위치하는 복장뼈 사이를 갈비뼈와 갈비연골로 연결하여 구성되어 있다(그림 3.1).

*복장뼈(흉골)*는 복장뼈몸통(흉골체)과 그 위쪽의 복장뼈자루(흉골병)와 아래쪽 칼돌기(검상돌기)로 구성되고 가동성이 있는 유리질(hyaline)의 갈비연골을 통해서 갈비뼈와 결합하여 있다.

제1~7갈비뼈는 *갈비연골(costal cartilage)*을 통해서 복장뼈와 결합하여 관절을 구성하고 있다. 또한 제8~10갈비뼈의 연골은 제7갈비연골에 부착하여 복장뼈와 결합된다. 게다가 '뜬갈비뼈(floating rib)' 라 불리는 제11, 12갈비뼈는 앞 끝이 유리하여 있다. 이 연골들은 앞에서 언급한 것처럼 특히 하부 갈비뼈인 제8~10갈비연골과 제7갈비연골이 결합하여 배쪽 가슴우리의 가동성을 증가시키기 위해서 작용한다.

갈비뼈, 갈비연골과 복장뼈의 운동 / MOVEMENTS OF THE RIBS, COSTAL CARTILAGES AND STERNUM

가슴우리의 주된 관절 / Main joints of the thoracic cage

뒤쪽에는 등뼈의 돌기사이관절과 갈비뼈와 척추뼈몸통 사이의 결합부분이 있고, 앞쪽에는 복장뼈자루결합, 제1~7갈비연골과 복장뼈로 구성되는 복장갈비관절(흉늑관절), 그리고 제8~10갈비연골과 몸쪽에서 연속하는 연골로 구성되는 연골사이 접합이 있다.

*등뼈의 돌기사이관절*은 2차성의 연골성 관절과 윤활막성 관절을 포함하고, 갈비뼈와 등뼈의 척추뼈몸통과 가로돌기 사이의 갈비척추관절(늑추관절)과 갈비가로관절(늑횡돌관절)로 구성된다.

*갈비척추관절*은 같은 쪽 갈비뼈머리와 척추뼈몸통에 의해서 형성되고 갈비가로관절은 갈비뼈결절과

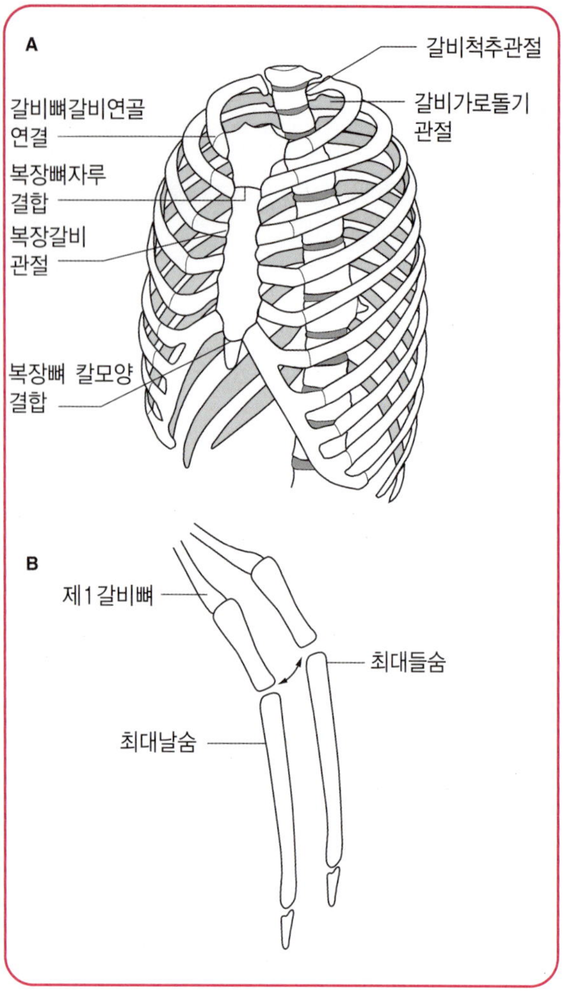

그림 3.1 A: 가슴우리 관절. B: 호흡할 때 복장뼈의 움직임(측면도). Palastanga 등(2002)에게서 허가됨.

가로돌기 갈비뼈오목에 의해서 형성된다.

관절운동 / Joint movement

갈비척추관절과 갈비가로관절에서는 가동범위가 제한되어 있고, 날숨(호기)과 들숨(흡기) 때의 몇몇 미끄러짐과 돌림운동만이 가능하다. 그러나 갈비척추관절과 갈비가로관절의 몇몇 관절운동은 갈비뼈가 가지는 길이에 따라서 호흡 중의 복벽의 앞 가쪽 방향으로 큰 운동을 일으킨다.

복장뼈자루 결합과 복장뼈 칼모양결합은 복장뼈몸통과 복장뼈자루 및 칼돌기 사이 2차성의 연골성 관절이다. 양 결합부분은 호흡 중에 약간 움직이는 것이 가능하다.

복장갈비관절은 제1~7갈비뼈 갈비연골과 복장뼈로 구성된다. 제1복장갈비관절은 연골성 결합이고 갈비뼈와 복장뼈 사이의 큰 움직임을 방지하고 있다. 또한 제2~7복장갈비관절은 윤활막성의 연결이고 호흡 중에 필요한 갈비연골과 복장뼈의 관절면의 미끄럼운동을 가능케 하고 있다.

제8, 9의 연골사이관절은 윤활막성 관절이고 갈비뼈의 움직임을 증가시키고 있기 때문에 약간의 미끄럼 운동이 가능하다. 제 10의 연골사이관절은 섬유성이고 비교적 고정되어 있다.

갈비뼈, 복장뼈와 가로막의 운동은 호흡주기를 만들어내기 위해 가슴우리 용량을 증가시키거나 감소시키는 작용을 갖고 있다.

들숨 동안에 상부의 갈비뼈는 앞 위쪽으로 움직이고 복장뼈자루 결합은 상부갈비뼈와 함께 앞 위쪽으로 약간 굽는다. 또한 하부갈비뼈는 바깥 위쪽으로 움직이고 가로막은 아래쪽으로 움직인다. 이 움직임은 가슴우리와 가슴우리가 에워싸는 폐의 크기를 증가시킨다. 들숨에서는 가슴우리 내압은 음압으로 되어있고, 가슴우리의 확대에 의해서 더욱 음압으로 됨으로써 폐에 공기가 들어온다.

수동적 날숨에서는 갈비뼈와 복장뼈가 내려가고 또한 가로막이 이완 · 상승함으로써 가슴우리와 폐는 원래의 정상적인 크기로 되돌아온다. 이것은 폐와 외부환경 사이에 일어나는 압력 기울기에 의해서 공기가 폐에서 배출됨으로써 가슴우리와 폐가 원래의 정상적인 크기로 되돌아오는 것이다.

"펌프"와 "양동이 자루"의 움직임에 의한 갈비뼈의 작용 / 'Pump' and 'bucket handle' rib action

호흡 중에 제 2~5갈비뼈는 가로방향으로의 확대는 거의 없으며 앞 · 뒤방향으로 확대된다. 이러한 활동은 펌프로 물을 퍼 올리는 움직임과 유사하다는 것으로부터 "펌프" 작용이라 불린다.

이에 반해서 제 8~10 갈비뼈는 가로방향으로 확대된다. 그리고 그 움직임은 양동이 자루의 움직임에 가깝다는 것으로부터 "양동이 자루(bucket handle)" 작용이라 불리고 있다.

갈비뼈 중간부분(제 6, 7 갈비뼈)은 펌프와 양동이 자루 양쪽 움직임을 동반하고 제1 갈비뼈와 제11, 12 갈비뼈는 가슴우리의 용량증가에 관여하지 않는다.

호흡에 관여하는 근육 / MUSCLES INVOLVED IN BREATHING

표 3.1 호흡에 관여하는 근육

들숨	날숨
가로막	배가로근
목갈비근	배속빗근
갈비사이근	배바깥빗근
갈비올림근	넓은등근
위뒤톱니근	가슴가로근
	갈비밑근
	아래뒤톱니근

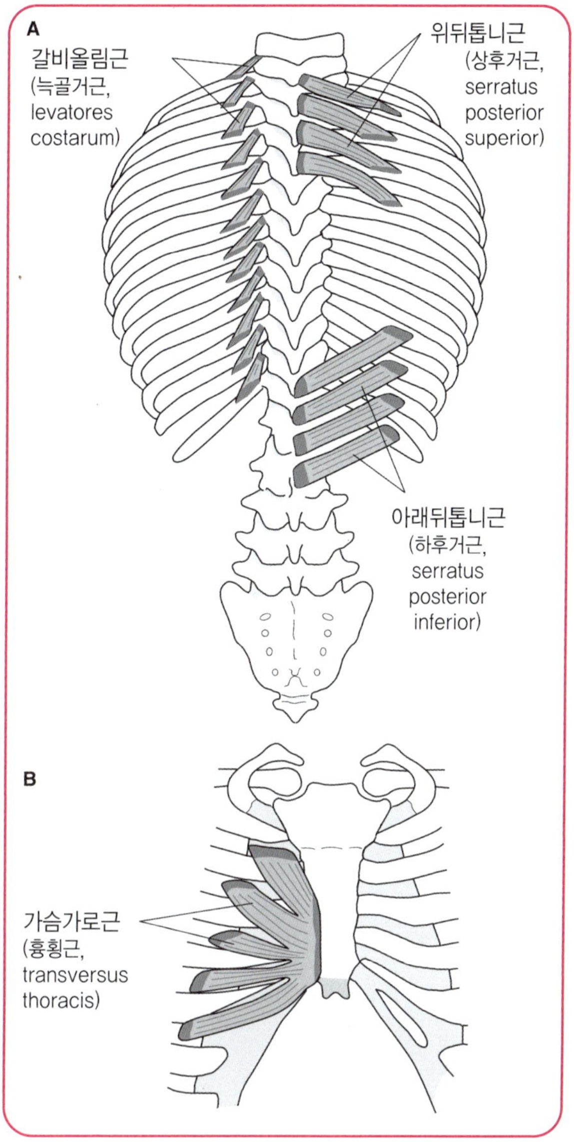

그림 3.2 A: 등에서 본 몸통. 왼쪽은 갈비올림근, 오른쪽은 위뒤톱니근과 아래뒤톱니근을 나타낸다. B: 배쪽에서 본 가슴우리. 왼쪽 가슴우리 안쪽에 있는 가슴가로근을 나타낸다. Palastangs 등(2002)으로부터 허가됨.

들숨 / Inspiration

*가로막(diaphragm)*은 근육힘줄로 구성되는 돔(dome)을 형성하고 있고, 흉강(thoracic cavity)과 복강(abdominal cavity)을 나누고 있다(그림 3.2). 가로막은 복장뼈부분(칼돌기의 뒷면), 갈비뼈부분(제7~12 갈비연골 내면), 오른쪽다리 및 왼쪽다리의 허리뼈부분(L1–3 및 L–2의 허리뼈몸통과 활꼴인대)에서 시작한다.

가로막의 부착부는 뼈가 아니며 강인한 섬유성의 조직인 힘줄 중심에 부착하여 있다. 힘줄 중심에는 대정맥을 통과시키기 위해 대정맥구멍, 하행대동맥을 통과시키는 대동맥구멍, 식도를 통과시키기 위한 식도구멍 등, 여러 가지 구조물을 통과시키기 위한 구멍(opening)이 있다.

*정상적인 호흡*에서는 돔 위의 가로막이 수축하고 힘줄 중심은 가슴우리의 양을 증가시키기 위해 내려감으로써 들숨을 만들어내고 있다. 그리고 날숨 동

3

안 가로막은 이완하여 폐 자체의 탄성에 의한 수축력에 의해서 내뱉어지고 공기 비율을 조절하고 있다.

기침이나 재채기로 인해서 일어나는 *강제날숨(forced expiration)*에서는 복근 수축과 가로막의 이완에 의해서 복압이 상승한다. 이 가로막으로 향하는 복압은 결과적으로 가로막 위쪽으로 전위를 증가시키고 있다. 이 가로막의 위쪽으로 움직임의 증가는 더욱 폐 용량을 감소시켜 폐로부터의 공기를 내쉬게 한다.

바깥갈비사이근(외늑간근), *속갈비사이근(내늑간근)*과 *맨속갈비사이근(최내늑간근)*은 독립된 3개의 층이고, 인접하는 갈비뼈 사이에 위치하고 있다. 호흡 중(들숨 중)의 이들 근육군의 기능적 역할(바깥갈비사이근은 하위갈비뼈의 올림을 돕는 작용을 갖는다)에 대해서는 아직도 논쟁이 있으나, 이들의 근육군은 호흡 중에 갈비사이 부분의 공간 지지와 가슴우리 벽의 안정화에 관여하고 있다.

*갈비올림근*은 제 7목뼈와 제1~11등뼈 사이에 척주의 좌 · 우 각각에 위치하고 있는 짧고 강력한 근육이다. 이러한 근육은 척추의 가로돌기에서 시작하고 척추의 바로 아래에 있는 갈비뼈 또는 2개 아래의 갈비뼈 위모서리에 부착하고 있다. 들숨 중에 갈비뼈를 올리는 작용을 갖고 게다가 척주의 회전과 옆굽힘을 돕도록 작용한다.

*위뒤톱니근*은 마름근의 깊은 층에 위치하는 근섬유이고, 척주의 양쪽에 있으며 각각 제 7목뼈 가시돌기(극돌기), 제 1~3등뼈 가시돌기에서 시작하고 같은 쪽의 제 2~5갈비뼈에 부착하고 있다. 또한 근육의 작용으로서는 호흡(들숨) 중 갈비뼈의 올림에 관여하고 있다.

날숨 / Expiration

*가슴가로근(transversus thoracis)*은 몸통 앞면에 있는 흉벽의 복장뼈와 갈비뼈의 내면에 위치하는 근육이다. 칼돌기 등면과 하부복장뼈에서 위 가쪽방향으로 뻗고, 제 2~6갈비뼈의 갈비연골에 부착하여 있다. 수축할 때에는 날숨의 보조근육으로서 갈비뼈와 갈비연골을 끌어내리는 작용을 갖고 있다.

갈비밑근(늑하근)은 대부분이 가슴의 2개의 갈비사이 공간(늑강간)을 넘어서 위치하고 있다. 근육의 작용으로서는 갈비뼈를 아래쪽으로 끌어내리고 날숨을 돕는 작용을 갖고 있다.

*아래뒤톱니근(serratus posterior inferior)*은 넓은 등근의 깊은 부분에 위치하는 근육이고 제 11, 12등뼈 가시돌기, 제 1, 2허리뼈 가시돌기, 그리고 그 부분의 가시끝인대(극상인대) 및 등허리근막(흉요근막)에서 시작하고 있다. 이것은 하위갈비뼈를 아래뒤쪽으로 끌어내리는 작용을 갖고 있다(Palastangs et al 2002, p.483).

앞복벽의 근육군은 가로막과 함께 가슴과 복부의 용량과 내압을 변화시키는 작용을 갖고 호흡 중(날숨 때)에 매우 중요해진다.

정상호흡 / In normal breathing

- 들숨 중에는 배근육군은 이완하여 복강 내압을 감소시킴으로써 가로막의 수축에 의한 내림(하강)을 가능케 한다.
- 날숨 중에는 배근육군은 수동적으로 수축하여 복강 내압을 증가시킴으로써 이완한 가로막의 상승운동을 보조한다.

강제날숨 / In forced expiration

- 배근육군이 능동적으로 수축하고 가로막이 이완할 때에 복강내압을 더욱 증가시킨다. 배근육의 활동에 의한 복압은 가로막에 대해서 복강 내용물을 밀어붙여 가로막 위쪽으로 전위를 증가시키고 있다. 이것에 의해서 가로막에 대한 강한 압박에 더하여 폐의 수축에 의해서 흉강내압을 증가시킨다.
- 강제날숨이나 숨을 참을 때의 배근육군의 활동은 가로막을 고정하는 작용이 있고, 척주를 안정화시키는 효과를 갖고 있다. 이 호흡패턴은 무거운 물건을 들어 올릴 때나 마찬가지의 활발한

운동을 시행할 때에 무의식적으로 시행되고 있을 가능성이 있다.

척주 / VERTEBRAL COLUMN

해부도는 xiv 쪽 참조.

뼈와 관절 / BONES AND JOINTS

*척주(vertebral column)*는 24개의 가동성이 있는 척추(7개의 목뼈, 12개의 등뼈와 5개의 허리뼈)와 9개의 유합한 척추(5개의 엉치뼈와 4개의 꼬리뼈)로 구성되어 있다.

*돌기사이관절*은 고리뼈(atlas)와 중쇠뼈(axis)라 불리는 제1, 제2목뼈의 사이에서 시작되고, 제5허리뼈와 세모꼴의 형태를 한 엉치뼈 중 제 1엉치뼈 사이인 엉치꼬리뼈 연결부분까지의 각 척추뼈몸통 사이에 존재한다. 최종적으로는 엉치꼬리뼈결합으로 제5엉치뼈를 엉치뼈 끝에서 꼬리뼈와 연결한다. 머리뼈(두개골)와 제 1목뼈(고리뼈) 사이의 관절을 고리뒤통수관절(환추후두관절)이라 하고, 또한 고리뼈와 제2목뼈(중쇠뼈) 사이에 있는 관절을 고리중쇠관절(환축관절)이라 한다. 이들 2개의 특징적인 목뼈의 관절은 머리의 끄떡임이나 좌 · 우로의 돌림을 가능케 하는 구조로 되어있다.

개개의 척추뼈몸통의 사이에 개재하고 있는 *척추사이원반(추간판, intervertebral disc)*은 척추의 전체 길이의 약 1/4을 차지하고 있다. 그 기능은 일상의 활동에서 보행이나 달리기 등을 하고 있을 때의 완충작용이다.

*성인 척추*에는 4개의 만곡이 있다. 목과 허리에는 앞쪽으로 볼록한 만곡이 있고(전만), 가슴과 엉치꼬리뼈 부분에는 앞쪽으로 오목한 만곡이 있다(후만). 이들 만곡은 척추사이원반과 함께 척추의 장축 방향에 걸리는 압력을 분산하여 완화하는 작용을 갖고 있으며 이것에 의해서 몸통 유연성을 제공하고 있다.

척주의 움직임과 주요 근육군의 작용 / MOVEMENTS OF THE VERTEBRAL COLUMN AND THE MAIN MUSCLES INVOLVED

목뼈 / Cervical spine

굽힘과 폄 / Flexion and extension

하위 목의 관절의 전체적인 가동범위는 굽힘에서 약 25°, 폄에서 약 85° 이다. 그 중에서 가장 가동성이 적은 관절은 제7목뼈와 제1등뼈 사이이다.

직립자세에서 굽힘을 조정하기 위해 척추의 목 근육(등세모근, 머리널판근, 머리가장긴근, 머리반가시근)과 작은뒤통수밑근육군(후두하근군)은 머리의 무게에 대해서 서로 역할을 수행하고 있다.

바로 누운 자세에서 머리의 굽힘은 머리빗근, 긴머리근, 고리뼈와 뒤통수뼈의 사이에 있는 뒤통수밑근육군의 수축에 의해서 시행된다.

머리뼈의 뒤통수뼈관절융기(occipital condyle)와 제1목뼈 사이에 있는 *고리뒤통수관절(환추후두관절, atlanto-occipital joint)*은 전체범위의 약 20° 운동을 가능케 하고 있다. 굽힘과 폄은 고리뼈 가쪽덩이(lateral mass) 위의 뒤통수관절융기의 부분에서 약간의 돌림에 의해서 일어난다. 완전한 돌림은 고리중쇠관절에서 일어난다.

3

옆굽힘, 돌림과 휘돌림 운동 / Lateral flexion, rotation and circumduction

목의 *옆굽힘*은 굽히는 쪽 근육 활동에 의해서 시작되고 관절면, 척추사이원반의 압박, 그리고 반대쪽의 목뼈관절주머니의 유연성에 의해서 제한된다.

고리뒤통수관절에서 옆굽힘에서는 뒤통수관절융기가 고리뼈에 대해서 움직이고 약 8° 의 가동성을 갖고 있다. 중쇠뼈는 제 3목뼈에 대해서 옆굽힘을 시행하기 위해 고리중쇠관절은 특이적으로 옆굽힘에 관여하지 않는다.

3

하위 목의 가동범위는 좌 · 우로 약 40° 옆굽힘을 가능케 하고 있고 동시에 옆굽힘 쪽으로 약간의 돌림을 동반한다. 이 옆굽힘에 동반하는 돌림은 목뼈관절면의 형태나 위치관계가 순수한 옆굽힘을 방해하기 때문에 발생한다.

또한, 머리뼈와 제1목뼈에서 *돌림*에서는 가동범위로서는 중간위치에서 시작되고, 좌 · 우로 약 15°의 움직임을 가능케 하고 있다. 머리의 돌림은 가쪽관절면과 중쇠뼈의 약간의 볼록한 면 위에서 일어나고 있다. 머리돌림운동 중에는 약간 후방으로 경사지고 돌림운동도 포함되는 움직임이 된다. 뒤통수밑부분의 돌림운동은 목빗근과 마름근에 의해서 만들어지는 운동이다.

*휘돌림 운동*은 굽힘, 폄, 옆굽힘, 돌림의 복합운동이며 심층부와 얕은층부의 복수의 목 근육군이 관여하고 있다.

등뼈 / Thoracic spine

굽힘과 폄 / Flexion and extension

등뼈의 가동범위는 50~70° 이다. 등뼈는 전체적으로 굽힘의 가동성 쪽이 크고, 폄은 가시돌기와 인접하는 가시돌기의 충돌이나 앞세로인대(전종인대)의 긴장에 의해서 제한되어 있다. 또한 하위등뼈의 굽힘은 하위갈비뼈의 길이와 유연성에 의해서 더 자유도가 크다.

척추 등쪽 면의 근육군은 선 자세 때에 양쪽이 작용하여 굽힘을 조절하고 있다. 바로 누운 자세로부터의 굽힘에서는 운동 중에 복벽의 근육군 특히, 배곧은근과 배빗근군이 작용하고 있다.

앞복벽의 근육군은 선 자세 때의 폄을 조절하기 위해 등면의 근육군과 서로 관계하고 있다. 바로 누운 자세에서는 항상 척추세움근이 활동하고 있다.

큰허리근과 앞 복벽의 근육군은 선 자세 때 폄의 조절에 작용하고 척추 등쪽 면 근육군은 엎드려 누운 자세로부터의 폄을 야기한다.

허리뼈 / Lumbar spine

굽힘과 폄 / Flexion and extension

허리뼈는 굽힘에서는 비교적 높은 자유도를 갖고 있으며 가동범위는 약 55° 이다. 폄의 가동범위는 약 30° 이다.

선 자세 때의 굽힘은 양쪽의 척추 등쪽의 근육군에 의해서 조절되고 있다. 또한 척추사이원반의 뒤쪽 긴장, 뒤세로인대(후종인대), 황색인대, 가시사이인대 및 가시끝인대에 의해서 제한된다.

바로 누운 자세에서는 큰허리근과 앞복벽근육군(배곧은근, 배빗근)의 구심성이고 양쪽성의 활동이 굽힘을 가능케 한다.

큰허리근과 앞복벽의 근육군은 선 자세 때의 폄을 조절하고 있다. 엎드려 누운 자세에서 척추 등쪽의 근육군은 양쪽의 허리네모근의 수축에 의해서 폄을 가능케 하고 있다. 또한 허리네모근은 허리뼈에서 옆쪽의 안정성에 관여하고 있다(Palastanga et al 2002, p.512).

등허리뼈 / Thoracic and lumbar spine

옆굽힘과 돌림 / Lateral flexion and rotation

등뼈와 허리뼈의 가동범위는 목뼈와 마찬가지로 개인차가 있고, 또한 연령의 변화에 따라서 강하게 영향을 받는다. 가동범위는 유소기에서 청년기에 걸쳐서 최대가 되고, 30세 무렵에는 50% 정도까지 가동범위가 저하한다.

옆굽힘은 선 자세 때에 최대가 된다. 또한 정상적인 척추의 만곡이 감소하거나(앉은 자세) 반대가 되거나(척추 굽힘 · 폄) 하면 옆굽힘은 감소한다. 게다가 척추를 펼 때와 같이 척추의 정상적인 만곡이 반대가 되면, 돌림의 가동범위는 감소하거나 완전히 상실된다.

옆굽힘은 굽힘 쪽의 앞복벽 근육군과 허리네모근의 구심성 수축에 의해서 일어나거나 그 후 반대쪽의 앞복벽 근육군 및 허리네모근에서 일어나는 원심성 수축에 의해서 조절된다. 반대쪽 원심성 수축은 10° 옆굽힘 위치에서 일어나기 시작한다.

가시근육군에도 옆굽힘의 작용이 있다. 척추세움근의 수축은 수축하는 쪽의 돌림과 옆굽힘에 작용한다. 또한 뭇갈래근(다열근)은 척추의 수준마다의 옆굽힘가 폄 및 돌림에 작용한다. 게다가 목부분과 허리부분에 있는 가로사이근(횡돌간근)은 한쪽의 수축에 의해서 같은 쪽으로 옆굽힘을 하는 작용이 있다. 가로사이근과 뭇갈래근은 옆굽힘 중의 척추의 안정에 가장 중요한 역할을 수행하고 있다.

등뼈 / Thoracic spine

등뼈 하부는 등뼈 상부에 비해서 옆굽힘의 가동성이 크고 등뼈 전체로서 좌 · 우 각각 20° ~25° 의 가동범위를 갖고 있다. 목뼈와 마찬가지로 등뼈의 옆굽힘에는 돌림이 관여하고 있고, 옆굽힘 쪽과는 반대방향으로 약 1° 의 돌림을 동반한다. 즉, 가시돌기는 만곡 볼록한 쪽으로 돌림을 한다. 옆굽힘 때에는 운동의 증가에 동반해서 가슴우리가 변형되어 올림쪽은 확대하고 반대쪽은 단축한다.

등뼈에서는 척추뼈몸통의 형상과 등뼈의 완만한 후만이 돌림을 가능케 하고 있다. 돌림의 가동범위는 등뼈의 과도한 후만이나 등뼈의 폄에 의해서 감소하고 완전히 상실되는 경우도 있다.

등뼈는 좌 · 우방향으로 약 35° 의 돌림 가동범위를 갖고 있다. 그 운동은 제 6~9 등뼈의 사이에서 자유도가 비교적 높고 팔이음뼈 및 다리이음뼈에 가까운 부위에서는 비교적 제한을 받는다.

주로 앞복벽의 근육군, 특히 배빗근군의 작용에 의해서 등뼈의 돌림이 일어난다. 왼쪽의 배속빗근과 오른쪽의 배바깥빗근이 함께 수축하면 몸통이 왼쪽으로 돌림을 한다.

반가시근(반극근)은 앞복벽이 근육군과 함께 몸통의 돌림을 일으킨다. 한쪽의 반가시근이 수축함으로써 반대쪽으로 몸통의 돌림이 일어난다.

뭇갈래근과 회전근군도 역시 가슴부분에서 돌림을 일으키는 것이 가능하다. 그러나 뭇갈래근과 회전근군의 가장 중요한 역할은 인접하는 척추를 안정화시키기 위해 근육 길이를 변화시켜 척추분절(vertebral segment)마다에 안정성을 제공하는 것이다.

허리뼈 / Lumbar spine

성인의 옆굽힘의 가동범위는 아마도 사춘기 전의 소아의 절반정도이며 좌 · 우로 각각 20~30° 이다. 옆굽힘과 돌림은 동시에 일어나고, 돌림은 허리뼈 돌기사이관절의 형상과 방향에 따라서 제한을 받는다. 옆굽힘은 모든 연령층에서 제한되고, 최소의 돌림을 나타내는 허리엉치관절(요천관절)에서는 더 제한된다. 게다가 돌림은 굽힘이 증가함과 동시에 제한 더 적어지지만, 이것은 허리뼈 척추원반 탈출로 연결되는 척추기능장애의 특징이 될 수 있다.

허리뼈에서 같은 쪽으로 옆굽힘 및 돌림은 폄 위치에서 허리뼈 돌기사이관절의 관절면이 접촉하기 때문에 제한된다.

다리이음뼈 / PELVIC GIRDLE

뼈와 관절 / BONES AND JOINTS

*다리이음뼈(골반대, pelvic girdle)*는 엉덩뼈(장골), 궁둥뼈(좌골), 두덩뼈(치골)의 3 개 뼈로 구성되고 함께 볼기뼈(관골, innominate bone)가 된다. 좌 · 우 볼기뼈는 앞쪽에서 두덩결합(치골결합), 뒤쪽에서 좌 · 우 엉치엉덩관절로 결합하여 골반을 형성한다.

5 개의 엉치뼈(천추, sacral vertebrae) 융합에 의해서 구성되는 *엉치뼈(천골, sacrum)*는 세모꼴의 형상을 취하고, 제 5 허리뼈와 제 1 엉치뼈 사이에 허리엉치 연결부(lumbosacral junction)를 형성하고 있다. 4 개의 꼬리뼈(미추, coccygeal vertebrae)의 융합에 의해 구성되는 꼬리뼈(미골, coccyx)는 엉치뼈의 세모꼴 끝에 해당하는 제 5 엉치뼈와의 사이에서 엉치꼬리 결합을 형성하고 있다.

3

3

골반은 골반내장기관(pelvic viscera)을 지지 및 보호하고 척추를 통해서 체중을 다리로 전달하여 지지하고 있으며 다리기능의 보조나 근육군의 부착부로서의 작용이 있다. 여성의 골반은 산도(birth canal)를 지지하는 기능을 갖고 있다.

엉덩뼈와 엉치뼈 사이에 있는 *엉치엉덩관절*은 강인한 인대가 주위를 결합하여 안정하고 있다. 엉치엉덩관절의 관절면에서는 일상적 활동 중의 약간의 미끄러짐과 돌림운동이 가능해져 있다.

게다가, 직립자세에서 바로 누운 자세가 될 때에 엉치뼈는 엉덩뼈에 대해서 앞쪽으로 약 5° 돌림을 한다. 이 엉치뼈의 움직임은 임신 중이나 출산 중에 증가하고 머리의 끄떡임 운동과 유사한 복합적인 엉치엉덩관절의 움직임을 일으킨다.

제 5허리뼈와 제 1엉치뼈 사이에 있는 *허리엉치연결부*는 척추의 일부이며 이 부위는 잠재적으로 가장 약한 부분이다. 이것은 엉치뼈 상부의 기울기에 의해서 제 5허리뼈가 미끄러지는 경향이 있고 앞·아래쪽으로 움직이기 때문이다. 그러나 이 움직임은 제1엉치뼈와 제 5허리뼈의 관절돌기가 중복함으로써 제한되어 있고, 동시에 관절을 고정하여 안정시키는 강인한 인대에 의해서 보강되어 있다. 정상적인 허리엉치관절의 움직임은 굽힘이나 폄, 옆굽힘이며 이 가동범위는 개인에 따라 다르고 연령에 따라 좌·우된다.

2~13세의 소아의 허리엉치관절은 가동성이 매우 크고 허리뼈의 굽힘과 폄 전체 가동범위의 75% 이상을 허리엉치관절이 담당하고 있다. 그러나 이 가동성은 사춘기에서 성인에 걸쳐서 감소하고, 35세의 굽힘/폄 가동범위의 평균은 약 18°가 되며 나이가 듦에 따라 더욱 감소한다. 옆굽힘에서 허리엉치관절의 가동범위는 굽힘 및 폄보다 작고 소아에서 약 7°, 성인에서 1°이며 고령자에서는 가동성이 상실된다.

제 5엉치뼈와 제 1꼬리뼈 사이에서 구성되는 *엉치꼬리 결합*은 배변이나 분만 중에 수동적인 굽힘 및 폄을 가능케 하고 있다. 이 가동성은 노화에 따른 퇴행성 변화 등에 의해서 상실되기 쉽다.

골반저근육 / MUSCLES OF THE PELVIC FLOOR

골반저근육군(muscles of the pelvic floor)은 *항문올림근(항문거근)*과 *꼬리근(미골근)*으로 구성된다. 항문올림근은 골반뼈의 내면과 폐쇄막(obturator membrane)에서 연속적으로 일어나고 있다. 골반저근육군은 회음부에서 골반강을 사이에 두는 고랑과 같은 구조의 골반격막을 형성한다. 골반의 앞·뒷모서리에 부착하고 있는 근육군은 골반격막을 형성하고, 남성에서는 항문관(anal canal)와 요도(urethra), 여성에서는 질(vagina)과 요도를 수용하고 있다.

항문올림근과 꼬리근의 긴장은 골반강 내의 내용물을 지지하기 위해 중요하며 수축할 때는 골반바닥의 개구부(openings)에 작용한다. 이것은 특히 여성이 출산할 때에 중요하다.

배근육군의 다른 역할 / Abdominal muscles and their different roles

배출활동 / In producing expulsive actions

위나 방광, 창자, 자궁의 내용물을 배출하기 위해 괄약근군이 적당히 이완해 있을 때 앞복벽근육군이 복벽을 평탄화하도록 수축하여 배출활동을 일으킨다.

구토, 배뇨, 배변, 출산을 위해 배근육군이 수축할 때 가로막은 긴장하여 위쪽 전위에 대해서 저항한다. 그 결과, 복강내압은 증가하고 골반내기관은 압박된다.

기침이나 재채기에서는 배근육군이 수축하여 복강내압이 증가하고, 가로막은 이완함으로써 위쪽으로 전위하여 폐에서 공기를 강제적으로 배출한다.

보호와 안정화 / In protecting and stabilizing

배근육군은 골반과 복강의 내용물을 유지하고 보호하기 위해 코르셋과 같은 구조를 하고 있으며 또한 배근육군의 긴장은 일상 활동 중에 척추를 지지하고 완충시키는 작용을 갖고 있다.

이 배근육의 척추에 대한 보호적인 효과는 배근육군의 활동을 유지하기 위해 숨을 참거나 무의식 하에서 가로막의 내림이 일어나는 힘이 많이 드는 들어올리기나 조작에서 특히 중요하다. 또한 바로 누운 자세에서 상체를 일으킬 때, 배근육군은 허리뼈를 안정시키기 위해 활동함과 동시에 상체를 앞 위쪽으로 움직인다.

몸통의 굽힘 / In trunk flexion

배곧은근, 배속빗근, 배바깥빗근, 큰허리근, 작은허리근이 몸통의 굽힘에 관여하고 있다. 양쪽의 배곧은근과 배빗근군의 구심성 수축은 가슴우리와 골반을 서로 끌어당기는 방향으로 작용하고 갈비뼈가 고정되어 있을 때는 앞쪽의 골반을 하위 갈비뼈의 방향으로 움직여 골반의 뒤쪽 경사를 일으킨다.

바로 누운 자세에서 엉덩근 및 큰허리근으로부터 독립하여 배근육군을 활동시킴으로써 척추 하부를 받침점으로 한 굽힘을 시행할 수 있다.

발달하지 않은 작은허리근도 허리뼈의 약간의 굽힘을 일으킬 수 있다.

몸통의 폄 / In trunk extension

허리네모근은 크고 평탄하고 사변형의 뒤복벽의 근육이며 골반과 제12갈비뼈의 사이에서 척추세움근의 깊은 부분을 뻗고 있다. 허리네모근은 허리뼈의 폄을 야기하는 척추세움근을 보조함과 동시에 허리뼈의 옆쪽 안정성에 관여하고 있다(Palastanga et al 2002, p.473–474).

몸통의 돌림 / In trunk rotation

배속빗근, 배바깥빗근과 척추 등쪽면의 근육군(뭇갈래근, 회전근, 반가시근)은 몸통 돌림을 일으킨다.

몸통의 왼쪽돌림은 왼쪽 배속빗근과 오른쪽 배바깥빗근의 공동적인 활동에 의해서 일어나고, 몸통의 오른쪽돌림에서는 오른쪽의 배속빗근과 왼쪽의 배바깥빗근이 함께 작용한다. 몸통의 돌림은 몸통의 굽힘과 동시에 수동적 또는 능동적으로 일어나고 가슴우리를 한쪽의 골반 방향으로 당기는 것처럼 일어난다.

몸통의 옆굽힘 / In lateral trunk flexion

오른쪽 배곧은근은 오른쪽의 배속빗근, 배바깥빗근 및 오른쪽의 척추세움근과 함께 활동하고 오른쪽 방향으로 몸통의 옆굽힘을 야기한다. 반대로 왼쪽의 이들 근육군의 활동은 왼쪽으로 몸통의 옆굽힘을 야기한다.

*배가로근*은 가로막의 부착부와 서로 얽히는 것처럼 제 6 이하의 갈비연골 내면과 샅고랑인대(서혜인대), 엉덩뼈능선(장골능선), 등허리근막(흉요근막)에서 시작한다. 배가로근은 앞복벽을 구성하는 3개 근육 중 가장 깊은 부분에 위치하고 복강을 수평으로 덮고 있다.

*배속빗근*은 3층 구조의 중간에 위치한다. 샅고랑인대, 엉덩뼈능선, 등허리근막에서 시작하고, 가슴우리와 골반의 사이에 있으며 평탄한 시트와 같은 형상이고 수평이고 동시에 비스듬히 뻗어 부채꼴을 나타낸다.

*배바깥빗근*은 제 8갈비뼈와 갈비연골보다 하위의 가쪽 모서리에서 시작한다. 이는곳(origin)은 상부에서 앞톱니근과 하부에서는 넓은등근과 맞물려 있다. 3층의 가장 얕은층에 위치하고 샅고랑인대를 향해서 갈비뼈에서 아래 안쪽방향으로 뻗고 있다.

3층의 근육층은 정중선으로 향해서 수렴하는 시트 모양의 힘줄의 부착부를 갖고 있으며 좌 · 우 각각의 배곧은근을 에워싸는 구조를 하고 있다.

배가로근의 부착부는 배곧은근집(rectus sheath)의 깊은 층을, 또한 배바깥빗근은 배곧은근집의 얕은 층을, 그리고 배속빗근은 배곧은근집의 얕은 층과 깊은 층으로 갈려져서 구성하고 있다. 이 배곧은근집은 재결합하고 혼합되어 백색선(linea alba)을 형성하고 이 백색선은 칼돌기와 두덩뼈능선(치골능선, pubic crest) 사이의 정중선상을 가로지른다.

배곧은근은 두덩뼈능선과 두덩뼈결합 앞면의 2개

3

의 힘줄로부터 시작하고 제 5~7갈비뼈의 갈비연골, 칼돌기의 앞면 앞복벽에 길게 뻗는다. 배곧은근의 오른쪽과 왼쪽은 나눔힘줄(건획, tendinous intersection)로 에워싸여 있다. 또한 이들의 나눔힘줄은 백색선 안에 혼합되어 안쪽으로 결합한다.

몸통의 근막
/ FASCIAE OF THE TRUNK

- 얕은근막
- 깊은근막
- 등허리근막

3

*얕은근막*은 몸통의 내벽에 있으며 혈관, 신경, 복강내장기관을 지방에 의해서 보호하고 있고 피부와 깊은근막의 사이에서 몸통과 팔다리로 통하는 막 층(membranous layer)으로 들어가서 결합하고 있다.

*깊은근막*은 몸통의 앞면, 옆면, 뒷면을 덮고 역할에 따라 세기나 두께가 다르다. 가슴우리 · 앞복벽은 비교적 얇고 탄성이 풍부하다. 한편, 목과 위쪽 등에서는 깊은 부분에 있는 목뼈와 몸통에서 팔에 부착하여 있는 얕은 층의 근육군에 의해서 목을 보호하기 위해 두껍고 강인하게 되어있다.

이것은 등뼈와 허리뼈, 척추와 어깨뼈의 봉우리돌기(견봉돌기), 엉덩뼈능선과 엉치뼈의 등쪽을 결합하고 있다.

옆면은 겨드랑이, 가슴, 복부의 깊은근막으로 이어져 있고, 팔의 깊은근막과 융합하여 있다. 등(back)의 얕은 층의 깊은 부분에는 매우 강인한 깊은근막인 등허리근막이 있다(Palastanga et al 2002, p.483).

등허리근막은 앞쪽 층(anterior layer), 중간층(middle layer), 뒤쪽 층(posterior layer)으로 구성되고, 척추옆근육군을 에워싼다. 앞쪽 층은 3개 층 중에서 가장 얇고 허리네모근의 앞면, 큰허리근 안쪽을 분리하여 덮고, 허리뼈 가로돌기의 앞 안쪽에 부착한다. 옆쪽에서는 제12갈비뼈에서 엉덩뼈능선으로 확대되는 좁은 띠 모양의 형태를 취하고 중간층과 융합한다.

중간층은 배가로근의 뒤쪽 넓힘줄(건막)의 가쪽 경계선에서 엉치가시근(천극근)을 덮는 근막으로 이어져 있다. 이것은 허리네모근의 뒷면을 덮고 위쪽의 허리갈비인대(요늑인대)와 융합하여 허리뼈 가로돌기의 안쪽 끝에 부착하여 있다.

뒤쪽 층은 척추세움근과 표재의 등근육군의 사이에 위치하고 있으며 깊은 부분의 등근육군의 뒷면을 덮는 근막을 형성하고 엉치뼈에서 위쪽으로 확대되어 엉덩뼈능선과 갈비뼈각(늑골각)에 부착하는 목의 엉덩갈비근(경장늑근)과 위뒤톱니근의 넓힘줄과 융합한다.

엉치뼈 부분과 허리뼈 부분에서는 강인한 뒷부분의 허리근막을 형성하기 위해 아래뒤톱니근과 넓은등근의 힘줄 확대부(tendinous expansion)와 합쳐진다. 이것은 허리의 깊은근막으로 이어진다.

엉덩관절 / HIP JOINT

뼈, 운동, 관여하는 근육
/ BONES, MOVEMENTS AND THE MUSCLES INVOLVED

엉덩관절은 볼기뼈절구(acetabulum)(볼기뼈의 3개 뼈 모두가 관여하는)와 넙다리뼈머리로 구성되고 광범위한 신체활동을 가능케 하도록 뼈머리와 절구 사이에서 3° 의 자유도가 있다.

뼈의 형상, 관절과 교차하는 인접한 강한 근육군, 강한 관절주머니는 모두 엉덩관절의 안정성에 기여하고 있다. 볼기뼈절구와 넙다리뼈머리를 강하게 접촉시켜 유지하고 있는 근육군은 엉덩허리근(장요근), 두덩근(치골근), 작은볼기근(소둔근), 중간볼기근(중둔근), 폐쇄근, 쌍둥이근(쌍자근), 넙다리네모근(대퇴방형근), 궁둥구멍근(이상근) 등이고 넙다리뼈 목부분과 병렬로 뻗고 있다.

반대로 넙다리뼈 뼈몸통을 따라서 뻗는 근육군(모

음근군 등)의 활동은 엉덩관절을 불안정하게 하는 경향이 있다. 정상이라면 이 경향에 견딜 수 있으나 뼈나 근육군의 기능장애에 의해서 장애가 일어나면 이들 근육군의 활동에 의해서 불안정성이 발생할 가능성이 있다. 극단적인 예에서는 관절의 위쪽 또는 앞 안쪽으로 탈구를 일으켜 큰 모음과 가쪽돌림을 일으키는 결과가 된다(Palastanga et al 2002, p.325).

엉덩관절의 움직임과 주로 관여하는 근육 / Movements of the hip and the main muscles involved

엉덩관절은 굽힘, 폄, 모음, 벌림, 안쪽돌림, 가쪽돌림, 휘돌림 운동이 가능하고 넙다리뼈머리는 넙다리뼈 뼈몸통에 대해서 각도를 갖고 있기 때문에; 이러한 모든 움직임이 볼기뼈 절구에서 넙다리뼈머리의 돌림에 관여한다.

엉덩관절 굽힘 / Hip flexion

- 엉덩허리근(장요근)
- 넙다리곧은근(대퇴직근)
- 두덩근(치골근)
- 넙다리빗근(봉공근)

*엉덩허리근*은 엉덩근, 큰허리근, 작은허리근으로 구성된다. *엉덩근*은 엉덩뼈 내면에서 시작하고 있다. *큰허리근*과 *작은허리근*은 제12등뼈의 척추뼈몸통과 가로돌기의 하부 경계선, 제5허리뼈와 가로돌기의 하부 경계선, 엉치뼈, 허리뼈의 모든 척추사이원반에서 시작하고 있다.

엉덩근과 큰허리근은 넙다리뼈의 작은돌기(소전자) 하부에 부착하고 있고, 작은허리근은 엉덩근막과 엉덩두덩융기(장골치골융기) 안에 부착하고 있다. 엉덩근과 큰허리근은 함께 활동하여 엉덩관절 굽힘을 일으키고, 보행이나 달리기 등에서 몸통 앞쪽으로 다리를 끌어올리는 움직임이나 바로 누운 자세에서 바닥에서 다리를 올리는 움직임에 관여하고 있다.

바로 누운 자세에서 일어나기에서는 배근육군에 의해서 몸통을 굽히고 바닥에서 몸을 끌어올린다. 이 때, 상부몸통을 앞쪽으로 굽혀서 머리를 빨리 들어 올리는 경우에는 허리뼈를 조절하기 위해 엉덩허리근이 작용하여 바닥에서 몸을 끌어올린다. 엉덩허리근을 몇 가지의 근육군으로 구성되는 엉덩관절의 가쪽돌림근이라 생각하는 연구자도 있으나 여전히 확증이 없다.

*넙다리곧은근*은 볼기뼈 절구 바로 위에 고랑을 형성하는 아래앞엉덩뼈가시(하전장골극)에서 시작한다. 넙다리곧은근은 무릎뼈 위의 두꺼운 힘줄에 부착하고 몇 가지의 섬유와 함께 무릎뼈를 보호하도록 통과하여 무릎힘줄(슬개건)을 형성하여 정강뼈 거친면(경골조면, tibial tuberosity)에 부착하고 있다. 넙다리네갈래근의 일부이지만 엉덩관절을 굽히기 위해 엉덩허리근과 함께 독자적으로 작용하고 있다.

두덩근은 골반 앞쪽의 아래쪽에 위치하는 융기부분이며 폭이 약 2.5㎝ 정도 부위에서 시작하고 있다. 이것은 넙다리뼈 작은돌기에서 거친선(linea aspera)으로 거칠게 된 선을 따라서 부착하여 있다.

*두덩근*은 엉덩관절의 굽힘과 모음의 작용을 갖고 있으며 또한 바로 누운 자세에서 다리를 바닥에서 올리기 위해 엉덩허리근과 함께 작용하고 있다.

선 자세와 앉은 자세처럼 자세에 따라서 이는곳(origin)과 정지부(insertion)의 상대적 위치관계가 역전하면 두덩근은 많은 근육군과 마찬가지로 다른 작용을 수행할 가능성이 있다. 엉덩관절을 직각으로 하면 두덩근의 근섬유가 뻗는 것은 앞·위쪽으로 향하고, 그 결과로서 모음의 기능은 없어져 폄 및 가쪽돌림에 관여하는 근육이 된다. 두덩근은 엉덩관절의 안쪽회전근으로서의 작용을 갖는다고 생각되고 있으나 확증은 없다.

*넙다리빗근*은 위앞엉덩뼈가시의 바로 아랫부분에서 시작하고 정강뼈 안쪽관절융기에 부착한다. 넙다리빗근은 재단사가 일할 때 책상다리를 하고 앉을 때에 사용하는 근육이라는 것으로 "tailor's muscle"이라 불리고 있고, 그 작용은 엉덩관절 굽힘, 벌림, 가쪽

돌림이며 앉은 자세에서 책상다리를 하는 것을 가능케 하고 있다. 이것은 동시에 일어나는 엉덩관절과 무릎관절의 굽힘과 엉덩관절의 가쪽돌림의 활동에 관여하고 예를 들면, 평영(breaststroke swimming)에서 다리동작을 일으킨다.

엉덩관절 폄 / Hip extension

- 큰볼기근
- 뒤넙다리근
- 반힘줄모양근
- 반막모양근
- 넙다리두갈래근

3

*큰볼기근*은 볼기근 중에서 최대의 근육이며, 엉덩뼈, 엉치뼈 및 꼬리뼈에서 시작하며 얕은 부분과 깊은 부분의 두 층으로 갈리고 하나는 넙다리근막긴장근에 부착하여 엉덩정강근막띠(장경인대, iliotibial tract)의 구성에 관여하고 하나는 뒷면의 넙다리뼈 볼기근 거친면에 부착하고 있다.

넙다리뼈의 뒤쪽에 있는 상부 부착부가 작용할 때, 엉덩관절을 굽힘 위치에서 펴서 넙다리뼈를 당기도록 작용한다. 이것은 위쪽으로 스텝이나 등산, 달리기 때에 크게 일어난다. 하부 부착부는 허벅지의 가쪽 면에 있고 엉덩관절 폄 중에 엉덩관절 가쪽돌림을 촉진하도록 작용한다.

큰볼기근은 또한 직립자세를 유지하는 데 있어 중요한 역할을 수행하고 있다. 선 자세에서는 넙다리뼈 머리 위의 골반 균형을 유지하기 위해 활동하고, 발의 안쪽 세로아치(medial longitudinal arch)의 끌어올림을 돕는 작용도 갖고 있다. 앉은 자세에서는 큰볼기근의 일반적인 정적, 동적, 한쪽 · 양쪽 수축에 의해서 생활의 하중이나 지지면 상의 압력 분포를 변화시킴으로써 궁둥뼈결절(좌골결절)에 걸리는 압력을 경감한다.

직립자세로부터의 앞굽힘에서는 엉덩관절과 척추의 굽힘 사이의 신체활동을 조절하기 위해 척추세움근과 뒤넙다리근과 함께 원심성으로 활동한다. 굽힘 자세에서 되돌아올 때는 큰볼기근과 뒤넙다리근이 엉덩관절을 펴지게 하고 척추세움근이 척추를 펴지게 한다.

큰볼기근은 정상보행에 관여하는 일은 적으며 이 때문에 앉아서 생활하는 일이 많은 사람이나 고령자, 질병이나 외상 때문에 활동적인 보행이나 생활동작을 시행할 수 없는 사람에서는 큰볼기근의 긴장이나 형상이 영향을 받는 경우가 있다.

*뒤넙다리근*은 엉덩관절과 무릎관절의 뒤쪽을 횡단하고 있고 엉덩관절 폄과 무릎관절 굽힘의 양쪽에 관계하고 있다. 선 자세 또는 무릎을 편 상태에서 엎드려 누운 자세에서는 뒤넙다리근과 큰볼기근은 함께 엉덩관절 폄에 작용한다.

뒤넙다리근과 큰볼기근은 앞굽힘에서 직립자세로 되돌아올 때 엉덩관절 폄에서 최대로 활동하고 또한 출발대(starting block)에서 출발할 때 등의 앞굽힘 자세에서 신체를 지지할 때에 강하게 활동한다.

뒤넙다리근은 앞쪽의 배근육군과 뒤쪽 큰볼기근과 함께 골반 경사를 조절하고 또한 정상적인 허리뼈의 전만을 유지하기 위해 작용하고 있다.

뒤넙다리근은 또는 보행할 때에 정강뼈의 앞쪽으로 흔들어 내밀기를 감속시키기 위해 원심성으로 활동하는 역할을 갖고 무릎이 급격히 펴지는 것을 방지하고 있다.

*반힘줄모양근*은 허벅지의 안쪽에 있으며 궁둥뼈결절에서 시작하고 긴 힘줄이 되어 정강뼈 관절융기 안쪽에 부착하고 있다.

반힘줄모양근은 무릎이 펴진 상태에서 무릎관절이 굽혀지게 하고 무릎이 어느 정도 굽혀져 있을 때는 정강뼈 위의 넙다리뼈와 골반의 안쪽돌림을 시키는 작용을 갖고 있다.

게다가 반힘줄모양근은 엉덩관절 폄에 관계하고 있으며 하부 부착부에서 더 허벅지 가쪽 면의 방향으로 향하고 있기 때문에 엉덩관절이 펴져 있을 때 엉덩관절의 가쪽돌림을 시키는 경향이 있다.

*반막모양근*은 궁둥뼈결절의 위 가쪽 면에서 시작하고, 반힘줄모양근의 깊은 부분에서 허벅지의 뒤

안쪽 면으로 향해서 뻗어 정강뼈 관절융기 안쪽의 뒤가쪽 면의 힘줄로서 들어가 있다. 정강뼈 관절융기 안쪽은 힘줄이 사방팔방으로 부채꼴로 넓어져 있고 반막모양근은 가로방향으로 빗오금인대(사슬와인대)를 형성하고 있다. 반막모양근은 엉덩관절을 펴기 위해 반힘줄모양근과 공동으로 작용한다.

*넙다리두갈래근 긴갈래*는 궁둥뼈결절의 아래 안쪽에서 반힘줄모양근의 공동힘줄로서 시작하고, 짧은 갈래는 허벅지 뒷부분의 아래 절반의 거친선에서 시작한다. 긴갈래는 허벅지의 뒤 가쪽 면을 아래쪽으로 뻗고 있는 근육이며 허벅지의 하부 1/3에서 짧은 갈래의 근섬유와 혼합되어 차츰 이 널힘줄은 좁아져 힘줄이 되어 무릎의 뒤 가쪽 방향으로 뻗고, 따로따로 종아리뼈머리(비골두)에 부착하고 있다. 넙다리두갈래근은 엉덩관절 폄근과 무릎관절 굽힘근으로서 반힘줄모양근과 반막모양근과 공동으로 작용한다.

무릎관절이 어느 정도 굽혀져 있을 때, 넙다리두갈래근은 무릎관절의 가쪽돌림 작용을 갖고 있다.
다리가 고정되어 있을 때, 정강뼈 위의 허벅지와 골반은 안쪽돌림 작용을 갖는다.

엉덩관절 벌림 / Abduction

- 중간볼기근
- 작은볼기근
- 넙다리근막긴장근

*중간볼기근*은 엉덩뼈능선 상부와 궁둥패임(sciatic notch) 하부의 사이에 넓어지는 근막에 부착하고, 엉덩관절의 뒷면의 위 가쪽부분에 위치한다. 이 강인한 근막의 층은 중간볼기근을 가쪽으로, 큰볼기근을 뒤쪽으로 덮는 것처럼 뻗고 그 후, 그 섬유는 앞쪽과 뒤쪽으로 그 다음에 아래쪽으로 뻗어 편평해진 힘줄과 합쳐지고 이것은 넙다리뼈의 큰돌기의 위쪽 바깥 표면에 부착한다.

골반이 고정했을 때, 중간볼기근이 반대쪽 엉덩관절을 굽히고 있는 동안에 골반을 수평으로 유지하도록 작용하고, 앞쪽섬유는 반대쪽으로 골반의 돌림을 억제하는 작용을 갖는다.

큰볼기근과 중간볼기근은 공동으로 작용하고 있으며 엉덩관벌 벌림의 동안에는 큰볼기근의 상부섬유가 관여하고 있을 가능성이 있다. 또한 앉은 자세 때에는 궁둥구멍근이 엉덩관절 벌림에 있어 좋은 위치에 있고, 이 특정 상황에서 중요한 역할을 수행한다.

중간볼기근은 보행이나 달릴 때에 중요하며 한 다리로 체중을 이동할 때에 골반 위치를 조절하는 작용을 갖는다. 보행할 때 한쪽다리의 입각기에서 중간볼기근은 골반 아래쪽으로 내림을 지지하기 위해 강하게 활동하고, 반대쪽 다리 올림에 의한 내딛기를 가능케 하고 앞쪽으로 한걸음 내딛는 것이 가능해진다. 중간볼기근이 정상적으로 활동하지 않는 경우에는 반대쪽의 다리를 내딛고 있을 때에 골반이 아래쪽으로 내려간다. 이 인식하기 쉬운 움직임은 트렌델렌버그 징후(Trendelenburg sign)라 불리고 있다.

볼기근육 중 가장 작고 깊은 부분에 위치하는 *작은볼기근*은 엉덩뼈의 볼기근 면에서 시작하고 힘줄을 통해서 넙다리뼈 큰돌기의 앞 위쪽 면에 부착하고 있다. 상부의 부착부위가 고정되어 있으면, 작은볼기근의 앞쪽섬유는 엉덩관절의 안쪽돌림을 시킨다. 하부가 고정되면 골반의 수평을 유지하고 반대쪽 골반의 내려감을 방지한다.

*넙다리근막긴장근*은 엉덩관절의 위쪽의 앞 옆쪽부분에 위치하는 작은 영역의 근육이다. 엉덩뼈능선의 상부 가쪽의 상부근막에 부착하여 있으며 큰돌기 수준 이하에서 2층이 되고, 엉덩정강근막띠 안에서 길고 강인한 근막을 통해서 부착하여 있다. 볼기근군과 함께 엉덩관절 안쪽돌림과 벌림에 작용하고 엉덩관절의 굽힘을 보조하고 있을 가능성이 있다.

큰볼기근과의 활동에서는 엉덩정강근막띠에 긴장을 주고 후부섬유는 엉덩관절 가쪽돌림을 보조하고 있을 가능성이 있다.

넙다리근막긴장근은 하중 때 골반과 다리의 사이에서 작용하고 정강뼈 위의 넙다리뼈와 골반의 조절을 보조한다.

엉덩관절 모음 / Hip adduction

- 큰모음근
- 긴모음근
- 짧은모음근
- 두덩정강근(박근)
- 두덩근(치골근)

*큰모음근*은 골반의 두덩뼈아래가지(inferior ramus of pubis)의 경계선과 궁둥뼈 및 궁둥뼈결절에서 시작하고, 허벅지의 모음근결절과 안쪽위관절융기, 거친선 안쪽테두리에 부착하고 있다. 큰모음근은 모음근 중에서 가장 길고 또한 가장 깊은 부분에 위치하는 근육이며 2개의 부분으로 구성된다. 뒤넙다리부분과 모음근부분 모두 엉덩관절의 모음 때에 작용한다. 이 근육의 뒤넙다리부분은 언덩관절 폄을 보조하고 아마도 엉덩관절 모음 중에 엉덩관절의 가쪽돌림의 보조근으로서 작용한다.

*긴모음근*은 두덩뼈의 아래쪽에서 신체의 앞면에서 시작하고, 넙다리뼈 거친선 안쪽테두리 중 1/3부분에 부착하고 있다. 이것은 길고 가늘며 세모꼴을 한 근육이며 허벅지부분의 중앙을 향해서 뻗어 큰모음근의 위에 있다. 긴모음근은 허벅지의 모음을 시키고, 또한 엉덩관절 폄 위치에서 굽힘과 엉덩관절 굽힘 위치에서 폄을 보조한다. 엉덩관절 돌림근으로서의 역할에 대해서는 확증이 없다.

*짧은모음근*은 두덩뼈몸통(치골체)의 앞면에서 긴모음근의 깊은 부분에서 시작하고 거친선 안쪽테두리의 상부 1/2의 큰모음근의 앞쪽에 부착하고 있다. 짧은모음근의 상부와 하부는 각각 두덩근과 긴모음근의 뒤쪽에 위치하고 있다. 짧은모음근은 엉덩관절의 안쪽돌림을 시키지만, 엉덩관절의 회전근으로서의 역할에 대해서는 아직 확증이 없다.

*두덩정강근*은 두덩뼈아래가지의 안쪽모서리의 앞쪽에서 시작하고 있다. 두덩정강근은 허벅지부분의 안쪽 면을 아래쪽으로 뻗고, 무릎관절을 넘어서 정강뼈의 앞 안쪽면 위의 정강뼈거친면에 부착하고 있다.

두덩정강근은 엉덩관절 모음을 보조하는 근육이지만 무릎관절 굽힘의 조절에서 주로 작용한다. 예를 들면, 보행할 때 유각 초기에 무릎을 굽히는 뒤넙다리근을 보조하거나 배를 저을 때에 슬라이딩 시트(sliding sheet) 위에서 신체를 앞쪽으로 당기기 위한 강한 무릎의 굽힘을 보조하거나, 승마하고 있을 때에 무릎의 굽힘의 유지를 조절하여 보조하거나 한다. 게다가 무릎이 이미 굽혀져 있을 때에는 엉덩관절 안쪽돌림을 보조한다.

*두덩근*은 능선 바로 아래에서 두덩뼈 앞쪽의 약 2.5㎝ 폭 부분에서 시작한다. 이것은 작은돌기(소전자)에서 거친선(linea aspera)까지의 거칠어진 선(roughened line) 위에 부착하고 있다.

두덩근은 엉덩관절의 굽힘과 모음에 작용한다 (엉덩관절 굽힘의 항을 참조).

엉덩관절 가쪽돌림 / Hip rotation – lateral

- 궁둥구멍근
- 속폐쇄근과 바깥폐쇄근
- 위쌍둥이근과 아래쌍둥이근
- 넙다리네모근

엉덩관절 가쪽돌림근군의 활동은 우선 해부학적 자세로 생각해야 하며 이러한 근육군은 골반과 엉덩관절의 움직임 조절을 보조하도록 작용하고 넙다리뼈의 가쪽돌림을 시킨다. 보행 중 한쪽 입각기에서는 골반 수평을 유지하도록 작용하고, 보행 시 흔들어 내딛기는 지지하는 쪽 다리의 가쪽돌림을 야기한다. 또한 한쪽 다리로 지지하고 있을 때에 다리에서 신체를 강력하게 돌림을 시키기 위해 강하게 수축한다. 이 활동은 크리켓 방망이 스윙이나 투구에서 일어난다.

그러나 이들의 근육군은 앉은 자세, 엎드려 기어가기, 누운 자세에서 몸 구르기 등에서 엉덩관절이 굽혀질 때에는 완전히 다른 역할을 수행한다. 엉덩관절 벌림근으로 작용하고, 골반 운동을 통해서 굽힘

위치의 엉덩관절이나 허벅지 부분을 조절한다.

*궁둥구멍근*은 볼기근육의 중앙부분에서 엉덩관절 뒤쪽으로 위치하는 세모꼴의 근육이다. 제 2-4 엉치뼈, 엉덩뼈, 엉치결절인대(sacrotuberous ligament)(엉치뼈와 궁둥뼈부분의 인대)의 골반 면에서 시작하며 넙다리뼈 큰돌기의 안쪽 면에 부착하고 있다. 해부학적 자세에서 궁둥구멍근은 엉덩관절의 가쪽회전근군으로서 작용하지만, 앉은 자세에서는 엉덩관절 벌림근으로서 작용한다.

*속폐쇄근*도 세모꼴을 하고 있으며 폐쇄막의 내면, 폐쇄구멍을 에워싸는 뼈의 가장자리, 엉덩뼈의 골반면에서 시작한다.

몇몇 섬유는 가쪽으로 뻗어 있으나 대부분의 섬유가 가느다란 힘줄이 되어 작은궁둥구멍(소좌골공)을 거쳐 뒤 아래쪽으로 뻗어 있다. 그 힘줄은 넙다리뼈 큰돌기의 내면에 부착하기 때문에 앞 가쪽으로 방향을 바꾼다. 해부학적 자세에서 속폐쇄근은 엉덩관절의 가쪽돌림근으로서 작용하지만 앉은 자세에서는 엉덩관절 벌림근으로서 기능을 하는 경향이 있다.

*위쌍둥이근*과 *아래쌍둥이근*은 각각 궁둥뼈결절의 상부와 엉덩뼈가시의 볼기근 면에서 시작하고 속폐쇄근의 힘줄과 혼합하여 가쪽으로 뻗는다. 쌍둥이근은 속폐쇄근을 보조하도록 작용한다.

또 하나의 세모꼴의 형상을 가진 근육인 *바깥폐쇄근*은 폐쇄막의 바깥 면에서 시작하고 폐쇄구멍을 덮고 있다. 그 섬유의 대부분은 뒤 아래쪽으로 넙다리뼈 목부분 등쪽을 가로지르도록 뻗고, 넙다리뼈의 돌기오목(전자와, trochanteric fossa)에 부착하고 있다. 해부학적 자세에서 바깥폐쇄근은 엉덩관절의 가쪽돌림근으로서 작용하지만, 앉은 자세에서는 엉덩관절의 벌림근으로서 작용하는 경향이 있다.

*넙다리네모근*은 폐쇄막, 엉치뼈의 뒷부분과 엉치뼈의 앞면에서 시작한다. 이것은 넙다리뼈 큰돌기의 뒤쪽 면의 상부에 부착하고 있다. 해부학적 자세에서 넙다리네모근은 엉덩관절의 가쪽돌림에 작용하지만, 엉덩관절이 굽혀지고 있을 때는 벌림근으로서 작용한다.

엉덩관절 안쪽돌림 / Hip rotation – medial

- 중간볼기근 앞쪽섬유
- 작은볼기근 앞쪽섬유
- 넙다리근막긴장근
- 두덩근

*중간볼기근*과 *작은볼기근*은 엉덩관절 벌림근으로서 강하게 작용하고, 주로 보행 중이나 달리기 중에 골반의 수평위치를 유지한다(엉덩관절 벌림의 항목을 참조).

골반이 고정되어 있을 때 중간볼기근과 작은볼기근의 앞쪽섬유는 엉덩관절의 안쪽돌림을 보조한다.

*넙다리근막긴장근*은 볼기근군과 함께 엉덩관절 벌림근으로서 작용하고(엉덩관절 벌림의 항목을 참조) 엉덩관절 안쪽돌림을 보조한다.

*두덩근*은 엉덩관절의 굽힘과 모음에 작용하고(엉덩관절 굽힘의 항목을 참조) 엉덩관절 안쪽돌림근의 역할을 수행한다고 생각하는 연구자도 있으나 그 확증은 없다.

3

무릎관절 / KNEE JOINT

뼈, 운동, 관여하는 근육군 / BONES, MOVEMENTS AND THE MUSCLES INVOLVED

다리의 긴뼈들은 넙다리뼈와 정강뼈, 그리고 종아리뼈이다.

무릎관절은 넙다리뼈의 먼쪽 끝과 정강뼈 몸쪽 끝의 관절면, 넙다리네갈래근에 덮이는 종자뼈인 무릎뼈로 구성되어있다. 무릎뼈의 뒷면은 넙다리뼈 관절융기와 접합하여 작은관절면을 이루고, 선 자세 때에는 무릎관절의 앞쪽의 무릎힘줄(슬개건)에 의해서 이완된 상태가 유지되어 있다. 종아리뼈는 종아리의 가쪽에 위치하는 뼈이고 무릎관절의 구성에는 관여하지 않는다.

그러나 종아리뼈는 무릎 구조에 있어서 중요하며 무릎 기능에 있어서도 중요한 역할을 수행하고 있다.

무릎관절의 움직임과 주로 관여하는 근육군 / Movements of the knee and the main muscles involved

무릎관절은 크고 복합적인 관절이지만, 그 움직임은 기본적으로 굽힘과 폄이다. 그러나 굽힘 때 내번, 외반, 돌림도 가능하며 무릎뼈는 무릎관절 굽힘 때 가쪽으로 이동한다.

3

무릎관절 굽힘 / Knee flexion

- 뒤넙다리근
- 반힘줄모양근
- 반막모양근
- 넙다리두갈래근
- 오금근(슬와근)

무릎관절 폄에서 *뒤넙다리근군*의 역할은 중요하지만, 주로 무릎관절 굽힘에 관여하는 근육이다.
또한 무릎관절이 굽혀져 있을 때 무릎관절 돌림은 뒤넙다리근군의 활동에 의해서 야기된다.

*반힘줄모양근*은 허벅지 등쪽의 안쪽에 위치하고 있다. 반힘줄모양근은 궁둥뼈결절에서 시작하고 정강뼈의 안쪽관절융기에 힘줄로서 부착하고 있다.
반힘줄모양근이 몸쪽부분에서 활동하면 펴진 무릎관절을 굽히게 한다. 무릎관절이 굽혀져 있을 때는 종아리를 안쪽돌림을 시킨다.

*반막모양근*은 궁둥뼈결절의 위 가쪽면에서 시작하고, 허벅지의 뒤 가쪽 반힘줄모양근의 깊은 부분을 하행하여 정강뼈 관절융기 안쪽의 뒤 안쪽면에 힘줄로서 부착하고 있다. 이 부착부는 힘줄섬유가 부채꼴모양으로 넓어져 있고, 빗오금인대(사슬와인대)의 구성에 관여하고 있다. 반만모양근은 무릎관절을 굽히게 하기 위해 반힘줄모양근과 함께 활동한다.

*넙다리두갈래근 긴갈래*는 궁둥뼈결절의 아래 안쪽에서 반힘줄모양근의 공동힘줄로서 시작하고 짧은갈래는 허벅지 뒷부분의 아래 절반의 거친선(linea aspera)에서 시작한다. 긴갈래는 허벅지의 뒤 가쪽면을 아래쪽으로 뻗고 있으며 허벅지의 하부 1/3에서 짧은갈래의 근섬유와 혼합하고 차츰 이 널힘줄은 좁아져 힘줄이 되어 무릎의 뒤 가쪽 방향으로 뻗어 따로따로 종아리뼈머리(비골두)에 부착하고 있다.
넙다리두갈래근은 무릎관절을 굽히기 위해 반힘줄모양근과 반막모양근과 함께 활동하고 있다. 무릎관절이 어느 정도 굽혀져 있을 때 넙다리두갈래근은 허벅지에서 종아리의 가쪽돌림을 시킨다.

*오금근*은 넙다리뼈의 가쪽관절융기의 뒷면에서 시작하고 정강뼈의 뒤 안쪽면 상부에 부착하고 있다.
오금근은 유일하게 원래의 무릎관절 굽힘근이며 뒤넙다리근과 함께 종아리의 안쪽돌림을 일으킨다.

무릎관절 폄 / Knee extension

- 넙다리네갈래근
- 넙다리곧은근
- 가쪽넓은근
- 중간넓은근
- 안쪽넓은근
- 넙다리근막긴장근

*넙다리네갈래근*은 무릎관절을 펴지게 하기 위해 공동으로 작용한다. 넙다리네갈래근은 무릎뼈에 부착하고 무릎힘줄의 일부로서 무릎의 앞쪽을 지나 정강뼈거친면에 부착한다.

무릎뼈와 무릎힘줄은 넙다리네갈래근에 의한 무릎관절 폄 운동에서 도르래효과를 만들어내어 기계적 효과성을 높이고 있다.

*넙다리곧은근*은 볼기뼈 절구(관골구, acetabulum)의 바로 위에 있는 아래앞엉덩뼈가시에서 시작한다. 넙다리곧은근은 몇몇의 섬유와 함께 무릎뼈를 보호하는 것 같은 무릎힘줄을 형성하고, 무릎뼈 위를 두

껴운 힘줄이 되어 정강뼈거친면에 부착한다. 이 근육은 무릎관절을 펴지게 하기 위해 다른 넙다리네갈래근을 구성하는 근육과 함께 활동한다.

3개의 넓은근군은 엉덩관절이 이미 굽혀져 있을 때나 굽힘 중에 축구에서 공을 차는 활동, 스쿼트 자세(squat) 등에서 무릎의 폄에 주로 관여하고 있고 이들의 활동은 넙다리곧은근의 관여가 거의 없이 시행할 수 있다. 그러나 보행, 달리기, 점프 등에서 무릎을 펴지게 하기 위해서는 넙다리곧은근과 함께 활동한다.

*가쪽넓은근*은 돌기사이선(전자간선), 넙다리뼈 큰돌기 위모서리와 아래모서리의 경계선, 볼기근 거친면, 거친선의 위 1/2, 근막과 가쪽 근육사이 중격(septum)에서 시작하고 있다. 또한 무릎뼈 가쪽 모서리에 부착하고 무릎힘줄이 되어 정강뼈거친면에 부착하고 있다. 가쪽넓은근은 무릎관절을 펼 때 다른 넙다리네갈래근을 구성하는 근육군과 함께 활동한다.

*중간넓은근*은 넙다리뼈의 상부 앞면에서 시작하여 무릎뼈의 상부에 부착하고 무릎힘줄이 되어 정강뼈 거친면에 부착한다. 이 근육은 무릎관절을 펴지게 할 때 넙다리네갈래근을 구성하는 근육군과 함께 활동한다.

안쪽넓은근은 넙다리뼈 거친선과 안쪽위관절융기에서 시작하여 무릎뼈 상부 안쪽에 부착하고 무릎힘줄이 되어 정강뼈 거친면에 부착하고 있다. 이것은 무릎관절을 펴기 위해 다른 넙다리네갈래근을 구성하는 근육군과 함께 활동한다.

넙다리네갈래근은 엉덩뼈능선 상부 가쪽에서 시작하여 엉덩정강근막띠라는 강인한 인대를 거쳐 정강뼈 가쪽관절융기와 종아리뼈머리에 부착하고 있다. 이 근육은 주로 엉덩관절의 굽힘, 벌림, 돌림에 작용하지만, 무릎관절 굽힘 위치에서 돌림과 폄에서도 역할을 수행한다.

발과 발목관절 / ANKLE JOINT AND FOOT

뼈, 운동, 관여하는 근육 / BONES, MOVEMENTS AND THE MUSCLES INVOLVED

발목관절은 목말뼈(거골)와 종아리뼈(비골) 그리고 정강뼈 먼쪽 끝의 관절면에 의해서 구성되는 윤활막성 경첩관절이다.

발의 뼈 구조(발목뼈와 발가락뼈 포함) / Bony structure of the foot (including tarsus and phalanges)

발목뼈는 발꿈치뼈(종골), 목말뼈(거골), 입방뼈(입방골), 발배뼈(주상골), 그리고 3개의 쐐기뼈(설상골)로 구성된다.

목말뼈는 정강뼈와 발꿈치뼈의 사이에 위치하고 앞쪽으로는 다른 발목뼈와의 관절면이 있다. 목말뼈에는 근육군의 부착이 없으나, 체중을 정강뼈에서 발꿈치뼈, 또한 앞쪽의 발목뼈나 발가락뼈에 전달하는 데 중요하다.

발꿈치뼈는 발꿈치를 형성하는 뒤쪽으로 돌출한 크고 직사각형의 뼈이고 위쪽 목말뼈와 앞쪽의 입방뼈와의 사이에서 관절을 이루고 있다. 발꿈치뼈에는 발목뼈와 발의 발바닥면 사이로 뻗고 있는 결합조직의 섬유띠인 발바닥널힘줄(족저건막)을 결부시키는 인대의 부착부가 있다.

*발배뼈*는 앞쪽에서는 3개의 쐐기뼈와 연결하고, 뒤쪽에서는 목말뼈머리와 연결하고 있다.

다음의 열은 가쪽의 입방뼈와 안쪽의 3개의 쐐기뼈로 구성되고, 다음의 먼쪽 열의 발허리뼈(중족골)와 연결하고 있다.

5개의 *발허리뼈*는 발목뼈의 먼쪽에 위치하며 몸쪽에서 첫마디뼈(기절골)와 연결하고 있다.

3

3

발과 발목관절의 움직임, 주로 관여하는 근육군 / Movements of the ankle and foot and the main muscles involved

발목관절은 순수한 경첩관절(hinge joint)이며 굽힘과 폄이 가능하다. 그러나 발목관절의 정상적인 움직임은 앞발부분의 뒤침(회외)과 엎침(회내)을 가능케 하는 목말밑관절(거골하관절)과 가로발목뼈관절(횡족근관절)의 움직임과 연관성 있다.

다리의 뒤쪽 근육군은 뒤정강근(후경골근), 장딴지근(비복근), 가자미근으로 구성되고 앞발부분의 바닥쪽굽힘과 뒤침에 관여한다.

발목관절 바닥쪽굽힘근군 / Muscles plantarflexing the ankle joint

- 장딴지근
- 가자미근
- 발바닥근
- 종아리근
- 뒤정강근

*장딴지근*은 장딴지의 위 뒤쪽면에서 쉽게 촉진이 가능한 근육이다. 장딴지근에는 안쪽갈래, 가쪽갈래의 2개의 이는곳(origin)이 있고 각각 넙다리뼈 안쪽 · 가쪽관절융기의 뒷면에서 시작하여 발꿈치뼈 뒷면의 아킬레스힘줄의 일부로서 부착하고 있다.
장딴지근은 무릎관절을 펼 때에 효과적인 바닥쪽굽힘근이 되지만, 무릎관절 굽힘 및 발목관절 바닥쪽굽힘 때에는 근육은 단축하여 있고 그 효율은 감소한다.

*가자미근*은 장딴지근의 깊은 부분에 위치하고 정강뼈와 종아리뼈의 뒷면에서 시작한다. 장딴지의 전체 길이로 확대되고, 발꿈치뼈의 뒷면에 아킬레스힘줄의 일부로서 부착하고 있다. 가자미근은 발목관절이 바닥쪽굽힘을 하고 있는 동안, 항상 활동하고 있고 중요하다. 무릎관절을 펼 때에는 효율적으로 작용하지만, 무릎관절 굽힘 때에 장딴지근의 활동이 감소하여 있을 때에는 더 강하게 활동할 것이 요구된다.

한발로 깡충깡충 뛰기(hop), 깡충깡충 뛰기(skip), 점프(jump) 등 위쪽으로 신체를 들어 올리는 것 같은 움직임을 할 때에는 장딴지근과 가자미근 양쪽 모두가 작용하지만, 그러한 활동이나 고전 발레 등을 시행하고 있을 때에는 가자미근이 주로 활동한다. 이 때문에 장딴지근은 무릎관절 폄, 바닥쪽굽힘(다리의 폄 위치에서 발꿈치 올림)에 의해서 가장 효과적으로 강화되고 가자미근은 무릎관절 굽힘, 바닥쪽굽힘(무릎관절을 약간 굽혀서 하는 발꿈치 올림, 깡충깡충 뛰기나 점프, 무릎관절 굽힘 위치에서 발목관절의 저항운동 등)에 의해서 가장 효과적으로 강화된다.

*발바닥근*은 종아리 뒷부분에서 아래쪽으로 뻗는 가늘고 긴 형상의 근육이다. 발바닥근은 허벅지의 가쪽위관절융기 능선, 넙다리뼈의 오금면과 무릎 관절주머니에서 시작하고 발꿈치뼈 또는 아킬레스힘줄에 부착하고 있다. 장딴지근, 가자미근과 함께 작용하고 발목관절의 바닥쪽굽힘을 시킨다.

종아리의 앞면 근육군에는 앞정강근, 긴종아리근 및 짧은종아리근이 있고 각각 발의 등쪽굽힘과 엎침을 일으킨다.

발목관절 등쪽굽힘근군 / Muscles dorsiflexing the ankle joint

- 앞정강근
- 긴발가락폄근
- 긴엄지폄근
- 셋째종아리근

*앞정강근*은 종아리의 앞면에 위치하는 긴 근육이며 정강뼈의 앞 가쪽면 위 2/3에서 시작하고, 아래쪽으로 뻗어 제 1발허리뼈바닥과 안쪽쐐기뼈의 안쪽 면에 부착하고 있다. 앞정강근은 발목관절을 등쪽굽힘을 시키고 뒤정강근과 함께 발의 모음과 뒤침에 작용한다. 앞정강근은 선 자세나 자세변환에서

발 위의 신체의 균형유지를 보조하는 데 중요한 역할을 수행하고, 또한 보행이나 달리기 때 발의 조절을 보조한다.

*긴발가락폄근*도 또한 종아리의 앞면에 있고 정강뼈의 가쪽관절융기, 종아리뼈 앞면 위 2/3와 종아리뼈머리에서 시작하고 있다. 종아리를 아래쪽으로 뻗고 힘줄이 되어 말목관절의 앞면을 지나 앞발부분의 뼈를 에워싸는 것처럼 복잡하게 뒤얽혀 널힘줄에 부착하고 있다. 힘줄은 제 2~5 중간마디뼈(중절골) 및 끝마디뼈(말절골)에 부착하고 있다. 긴발가락폄근은 발목관절의 등쪽굽힘을 보조한다. 달리기 때나 보행 때의 발꿈치 접지까지의 동안 발가락이 지면에서 계속 떨어지도록(지면에 닿지 않도록) 발가락사이관절(지절간관절)의 폄을 유지하기 위해 발가락뼈를 펴는 작용이 있다.

*긴엄지폄근*도 종아리의 앞면을 아래쪽으로 뻗고 있는 근육이지만, 긴발가락폄근과 앞정강근의 사이에서 깊은 부분에 위치하고 있다. 종아리뼈의 앞면의 중간 2/3에서 시작하고 엄지발가락의 끝마디뼈 바닥에 부착하고 있다.

이 근육은 발목관절에서 발을 강하게 등쪽굽힘을 할 수 있고 엄지발가락을 펴도록 작용한다. 달리기 때 지면에서 발을 강하게 밀치는 데 필요로 하는 발의 활동을 보조하기 위해 발가락은 발목관절이 바닥쪽굽힘을 하고 있는 동안 굽혀져 있어야 하기 때문에 이것은 특히 중요하다. 그리고 발끝은 다음의 발꿈치 접지의 준비를 위해 발목관절 등쪽굽힘을 하고 있는 동안에 펴져야 한다.

*셋째종아리근*은 종아리뼈의 앞면 먼쪽 1/3에서 시작하고 제 5발허리뼈바닥에 부착하고 있다. 이것은 발목관절의 약한 등쪽굽힘근이다.

발의 엎침근군 / Muscles everting the foot

■ 긴종아리근
■ 짧은종아리근
■ 셋째종아리근

*긴종아리근*은 종아리뼈 위 가쪽면에서 시작한다. 종아리의 가쪽 면을 따라서 위치하고 있고 그 근육의 긴 힘줄은 발목관절 및 발에서 그물구조의 복잡한 경로를 거쳐 최종적으로 제1발허리뼈와 안쪽쐐기뼈의 바닥면에 부착하고 있다. 이 복잡한 구조는 발바닥 부분의 중앙을 지지하고 있는 부분이고 발 가쪽의 체중부하 아치의 강도에 공헌하고 있다. 이것은 발끝 서기에서 발꿈치의 올림이나 한쪽 다리에 의한 선 자세, 고르지 못한 지면에서 보행이나 달리기의 발목관절의 안정성에 있어서 특히 중요하다.

긴종아리근은 짧은종아리근과 셋째종아리근과 함께 작용하고 발의 엎침을 시킨다. 또한 바닥쪽굽힘에서는 장딴지근과 가자미근의 작용을 보조하기 위해 짧은종아리근과 함께 작용한다.

*짧은종아리근*은 종아리뼈의 가쪽면 아래 2/3에서 시작하고 다섯째발허리뼈의 발바닥면에 부착하고 있다. 긴종아리근과 셋째종아리근은 발의 엎침을 시키는 작용을 갖고 발 아치를 지지하는 강도의 유지를 보조한다.

*셋째종아리근*은 종아리뼈의 앞면 먼쪽 1/3에서 시작하고 제5발허리뼈에 부착하는 작은 근육이다. 발목관절의 약한 등쪽굽힘근이며 발의 약한 엎침근이다.

발의 뒤침근군 / Muscles inverting the foot

■ 뒤정강근
■ 앞정강근

*뒤정강근*은 종아리 뒷면의 근육군 중 가장 깊은 부분에 위치하고, 뼈사이막의 위 1/2의 뒷면과 뼈사이막의 인접 면과 정강뼈 및 종아리뼈의 인접 면에서 시작하고, 제 2~5발허리뼈 바닥, 발배뼈 및 쐐기뼈의 아래 내면에 부착한다.

뒤정강근은 주로 발의 뒤침에 작용하고 발목관절의 바닥쪽굽힘을 일으킬 수 있다. 뒤정강근의 활동은 발바닥면의 지지를 증가시키고, 특히 세로아치의 유지를 보조한다. 이것은 발꿈치 올림이나 뒤침의 저항운동에 의해서 강화된다.

3

*앞정강근*은 발목관절의 등쪽굽힘, 발 모음에 작용하고 발의 뒤침을 일으키기 위해 뒤정강근을 보조한다(Thompson and Floyd 1998).

발의 내재근군 / Intrinsic muscles of the foot

3

발 안에 있는 내재근군에는 등쪽면에서는 제 2-5 발가락의 등쪽굽힘에 작용하는 긴발가락폄근이 있고 발바닥부분에서는 단독 또는 공동으로 발가락의 굽힘, 모음, 벌림에 작용하는 몇 개의 작은 근육군이 있다. 이들 근육군은 선 자세 때나 보행할 때에 발의 뼈 구조의 복잡한 관계를 유지하기 위해 중요하다. 이것들을 발달시켜 강화하는 것은 지속적으로 영속할 가능성이 있는 기능적 문제로 연결되는 것 같은 발의 상태를 방지하기 위해서 필요하다.

발의 내재근군의 요약 / Summary of intrinsic muscles

발가락의 폄 / Extension of the toes

- *긴엄지폄근*은 엄지발가락의 폄, 발목관절 등쪽굽힘에 작용한다.
- *긴발가락폄근*은 제 2~5 발가락의 폄, 발가락사이관절의 폄을 위한 벌레근의 보조, 발목관절 등쪽굽힘의 보조에 작용한다.
- *짧은발가락폄근*은 엄지발가락 폄 시 긴엄지폄근의 보조에 작용하고, 다른 발가락의 폄 시 긴발가락폄근의 보조에 작용한다.
- 벌레근은 발가락사이관절이 펴져 있을 때 발허리발가락관절(metatarsophalangeal joint)에서 발가락을 굽히게 한다.

발가락의 굽힘 / Flexion of the toes

- *긴발가락굽힘근*은 제 2~5 발가락의 먼쪽 및 몸쪽의 발가락뼈사이관절(지절간관절)과 발허리발가락관절의 굽힘에 작용하고, 발목관절에서 발의 바닥쪽굽힘을 보조한다.
- *발바닥네모근(족저방형근)*은 발가락의 전체 관절의 굽힘을 보조한다.
- *짧은발가락굽힘근*은 처음에는 몸쪽발가락뼈사이관절의 굽힘, 이어서 발허리발가락관절의 굽힘에 작용한다.
- *긴엄지굽힘근*은 엄지발가락의 관절의 굽힘에 작용하고, 발의 바닥쪽굽힘을 보조한다.
- *짧은엄지굽힘근*은 엄지발가락의 발허리발가락관절을 굽히게 한다.
- *짧은새끼굽힘근*은 발허리발가락관절을 굽히게 하고, 세로아치의 유지를 보조한다.
- *등쪽뼈사이근*은 바닥쪽뼈사이근과 함께 작용하고, 발허리발가락관절의 굽힘을 일으킨다.
- *벌레근*은 발가락뼈사이관절이 펴진 채로의 상태에서 발가락을 발허리발가락관절에서 굽히게 한다. 이것들은 보행 중에 중요한 역할을 담당하고 있고, 보행의 유각기에서 "갈퀴발"이라 불리는 움직임을 방지하기 위해 발가락을 분리한 상태로 유지하는 데 도움이 된다.

발가락의 벌림 / Abduction of the toes

- *엄지발가락 벌림근*은 첫째 발허리발가락관절의 굽힘의 보조나 벌림에 작용한다.
- *새끼벌림근*은 발허리발가락관절에서 가장 작은 근육이며, 새끼발가락의 벌림 작용을 갖고 또한 발허리발가락관절의 굽힘을 보조한다.

발가락의 모음 / Adduction of the toes

- *엄지모음근*은 엄지발가락의 모음과 제1 발허리발가락관절의 굽힘에 작용한다.
- *바닥쪽뼈사이근*은 둘째 발가락으로 향해서 셋째, 넷째, 다섯째 발가락을 모음을 시켜 셋째~다섯째발가락의 발허리발가락관절을 굽히게 한다.

참고문헌 / References

Palastanga N, Field D, Soames R 2002 Anatomy and human movement, 4th edn. Butterworth-Heinemann, Oxford

Thompson CW, Floyd RT (eds) 1998 Movements of the ankle and foot. In: Manual of structural kinesiology, 13th edn. McGraw-Hill Education, New York

제 4 장

코어 안정화와 효과적인 움직임을 위한 운동 / Exercises for core stabilization and efficient movement

이 단원의 목차

올바른 안정자세 / CORRECT RESTING BODY POSITION

머리와 목뼈의 정렬 / HEAD AND CERVICAL SPINE ALIGNMENT

선 자세와 앉은 자세에서 머리와 목뼈 정렬 / Head and cervical spine alignment in standing and sitting

옆쪽에서부터 관찰 / Viewed from side

- 목와 등뼈의 정상적인 만곡은 머리가 척추 위에서 균형을 위한 상태로 유지되어 있다(그림 4.1).
- 연직선(plumb line)은 꼭지돌기의 중앙을 지나고 어깨위팔관절의 바로 앞쪽에 있게 된다.
- 목의 뒷부분은 신장하고 시선은 앞쪽을 똑바로 본다.

앞쪽과 뒤쪽 관찰 / Viewed from front and back

- 머리와 목뼈는 등 · 허리뼈와 일직선상에 늘어서고, 신체 전체의 대칭이 이루어지고 있다.

바로 누운 자세에서 머리와 목뼈의 정렬 / Head and cervical spine alignment in supine

옆쪽에서 관찰 / Viewed from side

- 머리는 바닥 또는 목뼈와 등뼈의 정상적인 만곡을

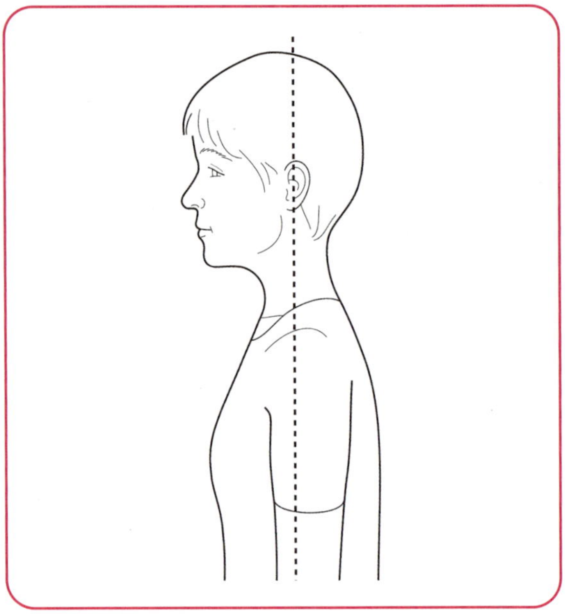

그림 4.1 이상적인 목 자세. Oliver (1999)에서부터 허가됨.

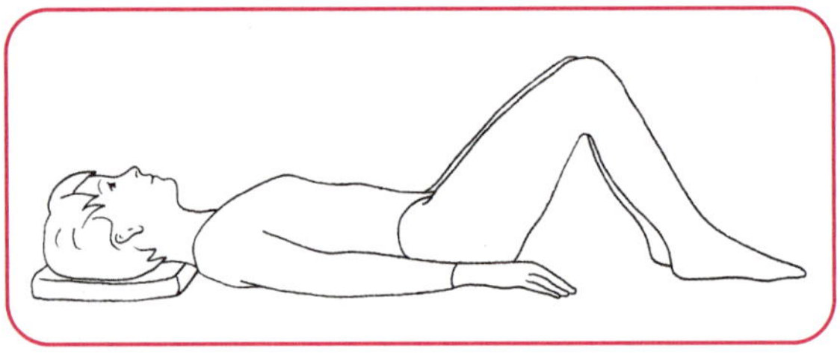

그림 4.2 바로 누운 자세에서 올바른 머리와 목의 위치.

유지하는 적합한 지지도구(support) 위에 얹혀 있다(그림 4.2).

■ 지지기구는 일반적으로 과도한 등뼈 후만이 있는 사람에 대해 목뼈 폄(턱이 앞쪽으로 돌출하는 것을 알 수 있다)을 방지하기 위해 사용된다.

머리에서 발까지의 관찰 / Viewed from head to feet

■ 머리와 목뼈는 등뼈와 허리뼈와 일직선상에 늘어서고, 신체 전체의 대칭이 이루어지고 있다.

일반적인 요점 / General points

올바른 안정자세는 목 근육이 이완한 상태에서 쾌적해야 한다. 안정 시 정렬을 수정하기 위해 다양한 종류의 지지기구(목을 위한 베개, 또는 작은 베개, 타월을 둥글게 한 것 등)를 시도해볼 필요가 있을 것이다. 이 설정은 운동 진행과 함께 조정할 필요가 있다. 예를 들면, 머리의 지지기구는 작은 범위의 골반 기울기(pelvic tilt)에서 완전한 골반 컬(pelvic curl)로 진행 과정에서 척추의 움직임을 제한해 버린다. 머리에 지지기구를 이용하는 경우에는 대상자의 척추의 가동성과 전체적인 자세 개선에 맞춰서 계속적으로 재고해야 한다.

선 자세 · 앉은 자세에서 팔이음뼈와 어깨뼈의 정렬 / PECTORAL GIRDLE AND SCAPULAR ALIGNMENT IN STANDING AND SITTING

옆쪽에서 관찰 / Viewed from side

■ 정상적인 등뼈 만곡을 유지하고 가슴우리는 다리와 골반 위에서 균형이 잡힌 상태에 있다(그림 4.3).

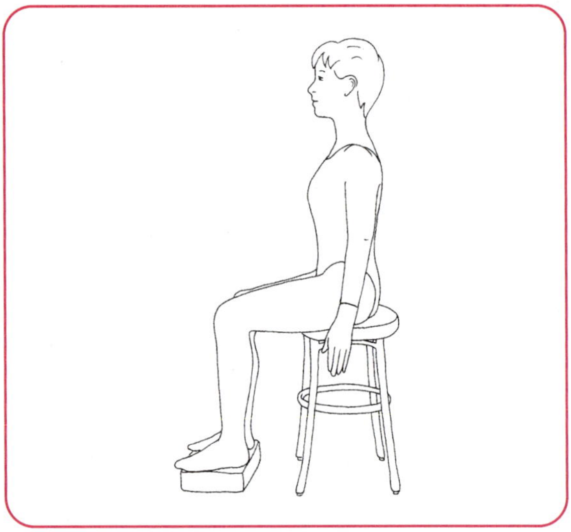

그림 4.3 앉은 자세에서 올바른 팔이음뼈 정렬.

- 중력선(LOG)은 어깨위팔관절의 앞쪽에서 어깨뼈 봉우리돌기의 대략 중심을 통과한다.
- 어깨위팔관절은 안쪽 · 가쪽돌림 중간위치, 위팔뼈 몸쪽과 먼쪽 끝은 동일한 수직면 위에 있고, 손바닥면이 몸쪽으로 향하며, 엄지손가락이 앞쪽으로 향한 상태에 있다.

앞쪽에서 관찰 / Viewed from front

- 가슴우리는 다리와 골반 위에서 중앙에 위치하고, 양 어깨는 똑바로 앞쪽을 향하고 있다.

뒤쪽에서 관찰 / Viewed from back

- 어깨뼈는 둘째 등뼈에서 일곱째 등뼈 사이에서 가슴우리에 대해서 평탄하게 위치하고 있고, 어깨뼈 안쪽모서리는 등뼈에 대해서 평행이고 척추뼈의 정중선에서부터 대략 7.5 cm이다.
- 어깨뼈는 가슴우리의 곡면으로 따라가도록 하여 이마면에 대해서 대략 30° 앞쪽으로 경사져 있다(Sahrmann 2002).

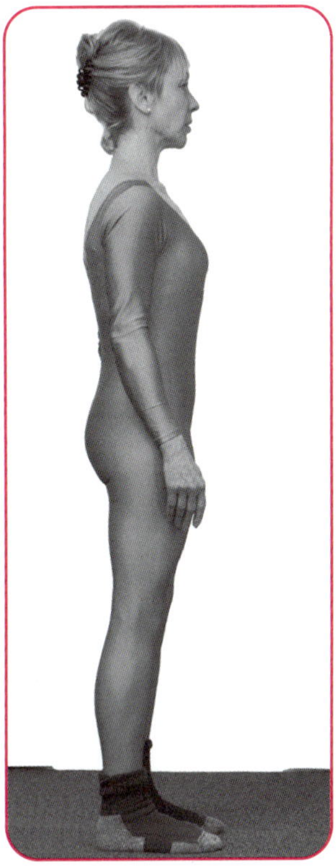

그림 4.4 선 자세에서 중립 골반.

선 자세 · 앉은 자세 · 바로 누운 자세에서 중립 척추 / NEUTRAL SPINE IN STANDING, SITTING AND SUPINE

골반은 중간위치에 있고 정상적인 척추 만곡을 유지하고, 과도하게 되지 않는다(그림 4.4 & 4.5).

선 자세에서 중립 척추 / Neutral spine in standing

옆쪽에서 관찰 / Viewed from side

- 목뼈 · 등뼈 · 허리뼈의 만곡은 정상이다.

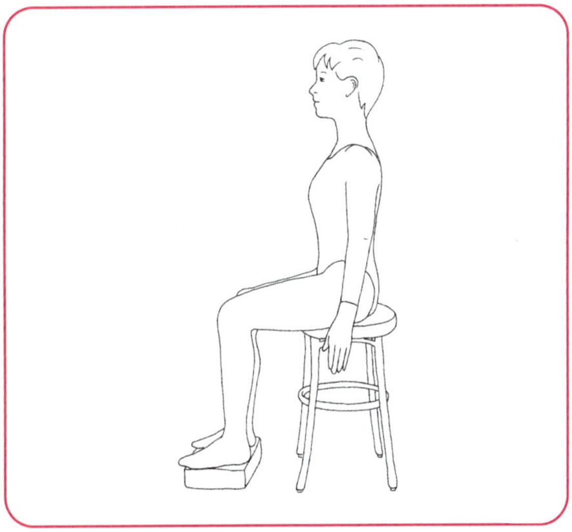

그림 4.5 앉은 자세에서 중립 골반.

앉은 자세에서 중립 척추 / Neutral spine in sitting

옆쪽에서부터 관찰 / Viewed from side

- 목뼈 및 등뼈의 만곡은 정상이지만, 허리뼈의 만곡은 선 자세보다도 약간 적다.
- 체중은 궁둥뼈결절 위에서 균형을 유지하고 있다.

바로 누운 자세에서 중립 척추
/ Neutral spine in supine

옆에서 관찰 / Viewed from side

■ 정상적인 목뼈 및 등뼈의 만곡은 분명히 확인할 수 있으나, 허리뼈의 만곡은 선 자세 때보다 적게 보이는 경우도 있다(그림 4.6).

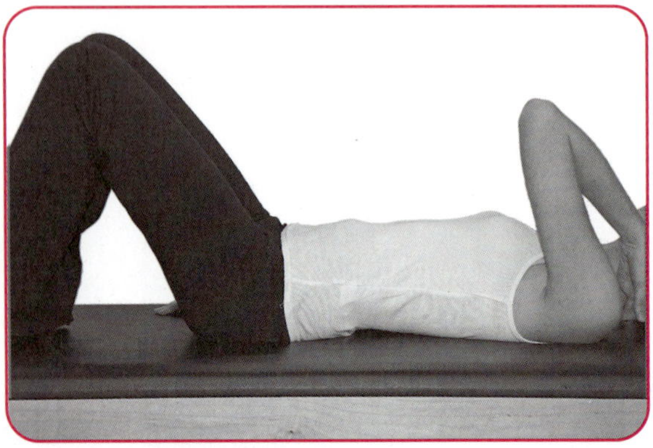

그림 4.6

■ 중력과 허리뼈 및 골반 주위의 연부조직에 의한 영향으로 원래의 척추의 정렬은 분명히 관찰할 수 없는 경우도 있다.

중립 골반 / NEUTRAL PELVIS

바로 누운 자세에서는 골반은 횡단면상에 위치한다. 위앞엉덩뼈가시(ASIS)와 두덩뼈를 지표로 하면 이들 3개의 점으로 구성되는 세모꼴은 바닥면과 평행이 된다.

허리뼈의 평탄화 (허리 · 등부분을 이완시킨 자세)
/ IMPRINTED SPINE (RELAXED BACK POSITION)

바로 누운 자세에서 골반을 뒤로 기울이고 정상적인 허리뼈 만곡을 없앤다. ASIS와 두덩뼈를 지표로 하면, 두덩뼈가 ASIS보다도 높은 위치에 있다(그림 4.7).

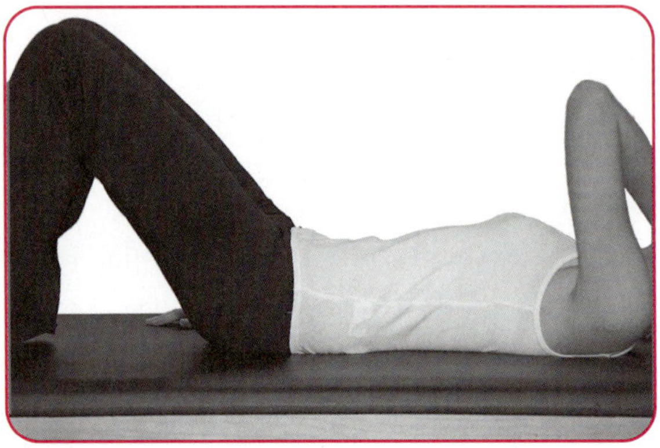

그림 4.7

바로 누운 자세: 허리뼈와 중립 골반
/ SUPINE POSITION: NEUTRAL LUMBAR SPINE AND PELVIS

자세 / Body position

바로 누운 자세가 되어 무릎관절 및 엉덩관절을 굽힘 위치로 하고 엉덩관절을 안쪽 · 가쪽돌림 중간위치로 유지한다. 발꿈치는 엉덩관절 축 위에 위치한다. 척추의 생리적 만곡이 유지되어 있다(그림 4.8).

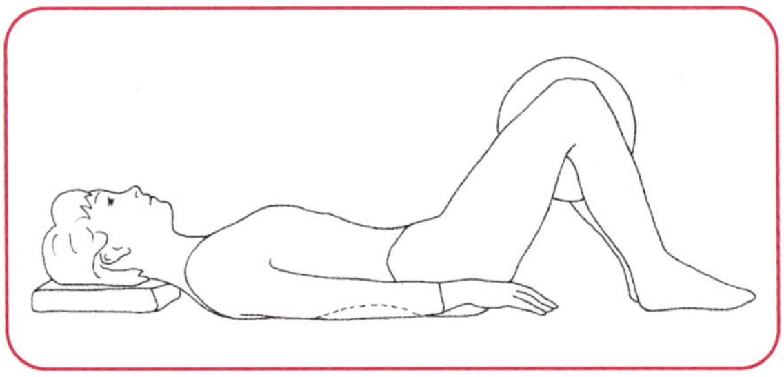

그림 4.8 허리뼈와 골반의 중립.

일반적인 요점 / General points

바로 누운 자세는 안정하고 동시에 쾌적해야 한다. 가능한 양호한 정렬과 쾌적성을 얻기 위해 머리, 등, 엉덩관절, 어깨, 발 등을 판단하면서 지지기구를 사용한다. 손바닥을 바닥에 짚은 상태에서 팔이 불쾌하다면 손바닥 면을 천정으로 향하게 한다. 팔이음뼈의 정렬과 안정성을 보조하기 위해 새끼손가락을 약간 바닥면에 밀어붙이도록 지시한다. 다리의 정렬을 수정하기 위해서는 chi-ball이나 쿠션을 허벅지부분 사이에 끼우거나 짧은 다리 모음근군(큰모음근과 짧은모음근)을 완만하게 활성화시키도록 지시한다.

허리뼈 평탄화를 만들어내고 유지하려면 골반바닥과 하복부근육군을 완만하게 활성화시키도록 지시한다.

기구 / Equipment

목베개, 베개, 둥글게 감은 타월, chi-ball: 발을 올리기 위해 요가 블록(yoga block) 또는 작은 상자를 사용해도 된다.

관찰 가능한 특징 / Observable features

옆쪽에서 관찰 / Viewed from side

- 상부 척추가 목뼈와 등뼈의 정상적인 만곡을 유지한 채로 신장되어 있다.
- 목의 얕은층 근육군이 이완한 상태에서 턱이 약간 당겨져 있다.
- 시선은 똑바로 앞쪽을 향하고 있다.
- 올바른 팔이음뼈의 정렬에서 양 어깨는 열려 바닥면을 향해서 뒤 아래쪽으로 내리고 있다.
- 팔은 팔꿈치가 가볍게 굽은 상태에서 몸쪽에 위치하고 있다.
- 어깨위팔관절은 약간 안쪽돌림 위치이고 손바닥은 손가락이 팔의 선을 따라가는 상태에서 바닥면을 향하고 있다.
- 허리뼈는 정상적인 만곡을 유지한 채로 신장되어 있다(두덩뼈는 ASIS와 같은 횡단면 위에 있다).

머리에서부터 발까지의 관찰 / Viewed from head to feet

- 머리, 상부몸통, 골반, 다리는 전신이 좌 · 우 대칭이 되도록 위치하고 있다(그림 4.9).

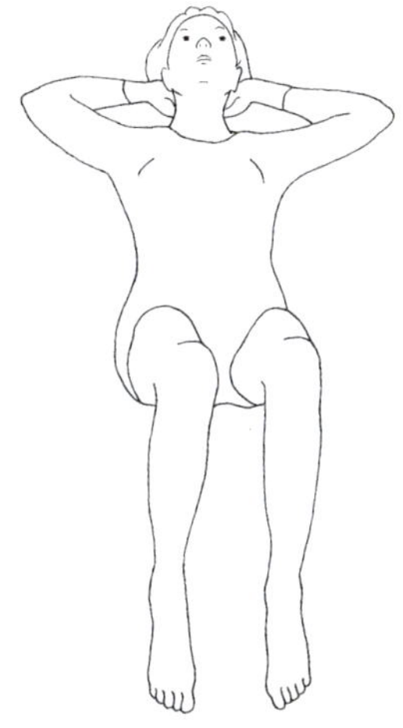

그림 4.9

- 목의 얕은층 근육군이 이완한 상태에서 턱이 약간 당겨져 있다.
- 시선은 똑바로 앞쪽을 향하고 있다.
- 각 엉덩관절 축(ASIS로부터 약간 안쪽 점)에서부터 무릎관절의 중앙을 지나 둘째 발가락과 셋째 발가락 사이로 빠져나가는 선 위에 다리와 발이 놓여 있다.
- 발바닥은 바닥면과 접하여 있기 때문에 체중은 3개의 점에 분배되어 하중되어 있다.

흔히 일어나는 문제 / Common problems

- 어깨를 둥글게 하다: 촉각을 이용하도록 하는 지시를 사용하여 빗장뼈 사이의 폭을 넓히도록 작용한다.
- 등의 긴장, 척추의 폄, 가슴우리의 바닥면에서 밀어올리기가 일어난다: 호흡을 사용하여 척추근육의 이완을 얻음으로써 복장뼈가 척추를 향해서 후퇴하고 갈비뼈가 골반과 함께 올바른 위치로 수정된다. 이렇게 함으로써 배근육군의 길이와 긴장이 최적의 것으로 된다.
- 엉덩관절 굽힘근군의 긴장: 발끝과 발, 허벅지, 엉덩관절 뒷면근육을 이완시키도록 지시한다. 샅굴부분을 풀어주어 신장시키도록 지시한다.

표 4.1 지도의 요점 – 바로 누운 자세: 허리뼈와 골반의 중립

초점	구두지시 · 시각적 지시의 예
바르게 정렬되고 이완된 편안한 자세를 만든다.	몸을 매트의 중앙에 위치시킨다. 목의 근육을 이완시켜 편안한 상태로 하기 위해 머리에 최적의 지지기구를 사용한다. 발꿈치를 궁둥뼈와 일직선이 되도록 한다. 궁둥뼈를 발꿈치를 향해서 뻗어 닿도록 한다. 머리마루(두정부)에서부터 궁둥뼈까지 편다. 숨을 내쉴 때 입안에서 혀를 이완시키고 몸과 팔다리가 따뜻한 모래 속에 가라앉는 것을 상상한다.
척추와 골반의 중립을 획득한다.	두덩뼈와 골반으로 구성되는 세모꼴을 손가락으로 덧그린다. 세모꼴은 바닥면과 평행이다. 등 · 허리부분 아래의 작은 공간을 상상한다. 틈새로부터 빛이 약간 들어올 정도이다. 골반을 물이 들어간 우묵한 그릇으로 수면을 완전히 수평으로 정적을 유지하고 있도록 상상한다.

표 4.1의 지도 요점을 참조한다.

바로 누운 자세: 허리뼈의 평탄화

/ SUPINE POSITION: IMPRINTED LUMBAR SPINE

이 자세는 배근육군의 근력이 허리뼈를 안정시키기 위해 불충분한 경우, 또는 수준이 높은 운동을 시도할 때 사용한다.

자세 / Body position

바로 누운 자세가 되어 무릎관절과 엉덩관절을 굽히고 엉덩관절을 안쪽 · 가쪽돌림 중간위치로 유지한다(그림 4.10). 발꿈치는 엉덩관절 축 위에 위치한다.

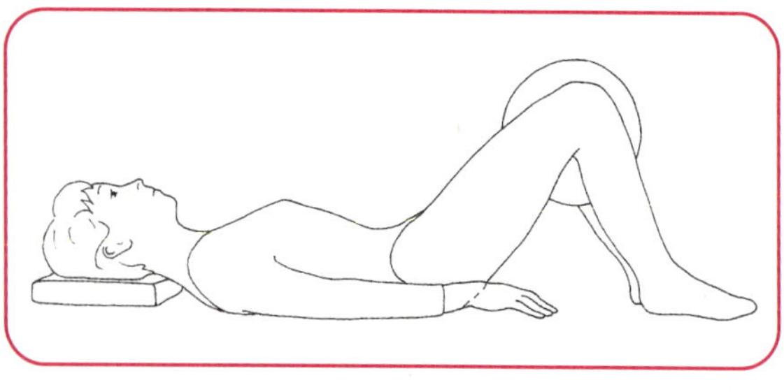

그림 4.10 허리뼈의 평탄화.

골반은 약간 뒤로 경사지고 허리뼈를 평탄화한다.

일반적인 요점 / General points

이 자세는 안정되고 동시에 쾌적해야 한다. 가능한 양호한 정렬과 쾌적성을 얻기 위해 머리와 등, 엉덩관절, 어깨, 발 등에 판단하면서 지지기구를 사용한다. 손바닥이 바닥면을 짚은 상태에서 팔다리가 불쾌하다면 손바닥을 천장을 향하게 한다. 팔이음뼈의 정렬과 안정성을 보조하기 위해 새끼손가락을 바닥면에 약간 밀어붙이도록 지시한다. 다리의 정렬을 수정하려면 chi–ball 또는 쿠션을 허벅지 부분의 사이에 끼우거나, 다리 모음근군(큰모음근과 짧은모음근)을 완만하게 활성화시키도록 지시한다. 허리뼈의 평탄화를 만들어내고 유지하려면 골반저근육군과 하복부근육군을 완만하게 활성화시키도록 지시한다.

기구 / Equipment

목베개, 베개, 둥글게 감은 타월, chi–ball: 발을 올리기 위해 요가 블록(yoga block) 또는 작은 상자를 사용해도 된다.

표 4.2 지도의 요점 – 바로 누운 자세: 허리뼈의 평탄화

초점	구두지시 · 시각적 지시의 예
바르게 정렬되고 이완된 편안한 자세를 만든다.	몸을 매트의 중앙에 위치시킨다. 목 근육을 이완시키고 편안한 상태를 위해 머리에 최적의 지지기구를 사용한다. 발꿈치를 궁둥뼈와 일직선이 되도록 한다. 궁둥뼈를 발꿈치를 향해서 뻗는다. 샅굴부위를 깊은 골짜기처럼 상상한다. 숨을 내쉴 때에 입안에서 혀를 이완시키고, 몸과 팔다리가 따뜻한 모래 속에 가라앉는 것처럼 상상한다.
골반을 뒤로 경사지게 하기 위해 배근육군을 활동시켜 허리근육을 이완시킨다.	골반을 물이 들어간 우묵한 그릇이라고 상상한다. 골반저근육군 및 배근육군을 사용해서 그 우묵한 그릇을 기울이고 물을 한 방울 배꼽을 향해서 흘리도록 한다. 허리근육을 이완시키고 배근육군을 완만하게 활동시켜 이 자세를 유지한다. 세모꼴의 변을 손가락으로 덧그려 두덩뼈가 골반보다도 높은 위치에 있는지 아닌지를 확인한다. 허리뼈가 바닥면에 대해서 평탄해져 있는지 손가락으로 확인한다.

관찰 가능한 특징 / Observable features

옆쪽에서부터 관찰 / Viewed from side

- 상부척추가 목뼈와 등뼈의 정상적인 만곡을 유지한 채로 신장하여 있다.
- 목의 얕은층 근육군이 이완한 상태에서 턱이 약간 당겨져 있다.
- 시선은 똑바로 앞쪽을 향하고 있다.
- 팔이음뼈의 올바른 정렬로 양 어깨는 열리고 바닥면을 향해서 뒤 아래쪽으로 내려가고 있다.
- 팔은 팔꿈치가 가볍게 굽은 상태에서 신체 쪽에 위치하고 있다.
- 어깨위팔관절은 약간 안쪽돌림위치이고 손가락이 팔의 선을 따라가는 상태에서 손바닥이 바닥면을 향하고 있다.
- 허리뼈는 신장되고 허리뼈의 만곡은 평탄하다 (두덩뼈는 ASIS 보다도 높은 위치에 있다).

머리에서부터 발까지의 관찰 / Viewed from head to feet

- 머리, 상부몸통, 골반, 다리는 전신이 좌 · 우 대칭이 되도록 위치하고 있다.
- 목의 얕은층근군이 이완한 상태에서 턱이 약간 당겨져 있다.
- 시선은 똑바로 앞쪽 향하고 있다.
- 각 엉덩관절 축(ASIS 에서 약간 안쪽의 점)에서 관절의 중앙을 지나 둘째 발가락과 셋째 발가락 사이로 빠져나가는 선이 일직선이 되도록 다리와 발이 놓여 있다.
- 발바닥은 바닥면과 접하여 있기 때문에 체중은 3 개의 점에 분배되어 하중이 걸려 있다.

흔히 일어나는 문제 / Common problems

- 다리를 사용해서 등 · 허리부분을 바닥면을 향해서 밀어붙인다: 뒤넙다리근과 볼기근군을 이완시키도록 지시한다.
- 평탄화(imprint)된 자세를 유지하기 위해 엉덩관절 폄근군을 팽팽하게 한다: 발끝과 허벅지 부분, 엉덩관절 뒷면근육군을 이완시키도록 지시한다. 샅굴부위에 깊은 골짜기를 만들도록 의식시킨다.
- 등뼈의 폄 또는 허리뼈 폄에 의한 가슴우리와 골반 사이의 관계성 불량: 등 뒷부분에 베개를 대고 앞쪽으로 신체를 둥글게 하여 배근육군의 조절을 촉진한다.

표 4.2 의 지도 요점 참조.

엎드려 누운 자세 / PRONE POSITION

자세 / Body position

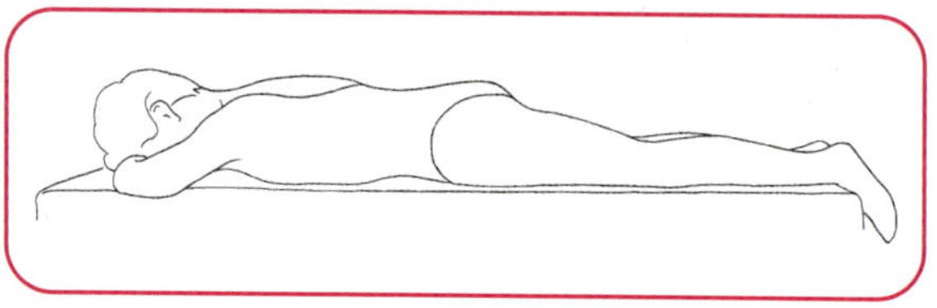

그림 4.11

발바닥을 내밀 수 있는 매트나 약간 높은 침대 위에서 엎드려 누운 자세를 취하여 발목관절을 이완시킨다. 팔은 팔꿈치를 굽히고 손을 포개서 이마 부분을 지지한다(그림 4.11). 척추는 신장되고 팔다리는 좌·우 대칭으로 위치한다. 배근육군은 척추로 향해서 약간 끌어당겨진 상태에서 자연스런 허리뼈의 만곡을 지지하고 살굴부위는 부드럽고 신장되어 있다.

4

일반적인 요점 / General points

운동 중 올바른 신체와 팔다리 정렬이 유지되도록 자세는 안정되게 할 필요가 있다. 상반신을 쾌적하게 하기 위해 지지기구를 겨드랑이에 두어도 된다. 과도한 허리뼈 전만을 억제하려면 신체 아래에 작은 베개를 넣으면 좋다. 다리 정렬을 유지하기 위해 둥글게 감은 타월을 허벅지 사이에 넣어도 좋다.

엉덩관절 굽힘근군이 경직된 사람은 처음에 편안하고 안정된 자세를 획득하기 위해 엉덩관절을 약간 벌릴 필요가 있는 경우가 있다. 특히 지정되지 않으면 엉덩관절을 가능한 안쪽돌림·가쪽돌림 중간위치로 유지한다.

기구 / Equipment

목베개, 작은 베개, 둥글게 감은 타월.

주: 노력성 호흡을 유발할 가능성이 있기 때문에 큰 베개를 하부갈비뼈와 골반 사이에 사용해서는 안 된다. 특히 기관지천식 등의 호흡장애를 초래하는 호흡기질환이 있는 사람에게는 주의가 필요하다.

관찰 가능한 특징 / Observable features

옆쪽에서 관찰 / Viewed from side

- 상부척추가 목뼈와 등뼈의 정상적인 만곡을 유지한 채로 신장되어 있다.
- 목의 얕은층 근육군이 이완된 상태에서 턱이 약간 당겨져 있다.
- 허리뼈의 만곡이 신장되어 있다.

머리에서부터 발까지의 관찰 / Viewed from head to feet

- 머리, 상부몸통, 골반, 다리는 전신이 좌·우 대칭이 되도록 위치하고 있다.
- 양 엉덩관절은 안쪽돌림·가쪽돌림 중간위치에서 좌·우가 평행이다.
- 각 엉덩관절 축[위뒤엉덩뼈가시(PSIS)의 약간 안쪽 점]에서부터 발꿈치의 중심부, 둘째 발가락과 셋째 발가락 사이를 빠져나가는 선이 일직선이 되도록 다리와 발이 놓여 있다.

흔히 일어나는 문제 / Common problems

- 과도한 허리뼈 전만: 배근육군의 조절이 불량이거나 엉덩관절 굽힘근군이 경직된 사람에게는 작은 베개를 몸 아래에 두어 허리뼈를 신장할 수 있다.
- 목에 문제가 있는 사람: 8~10 ㎝ 이상의 높이로 포갠 매트 위에서 자세를 취하고 양 팔꿈치를 매트 위에서부터 내밀어 가슴부분보다 낮게 하고 머리를 앞쪽으로 내리면 좋다. 이렇게 함으로써 목뼈가 신장된다.
- 어깨에 문제가 있는 사람: 손으로 머리를 지지하고 있을 때 겨드랑이에 지지기구를 넣고 양팔을 신체 쪽에 둔 경우에는 이마부분에 작은 지지기구를 넣는다.

표 4.3의 지도 요점 참조.

위쪽 다리의 운동을 위한 옆으로 누운 자세 / SIDE LYING POSITION FOR EXERCISING THE UPPER LEG

자세 / Body position

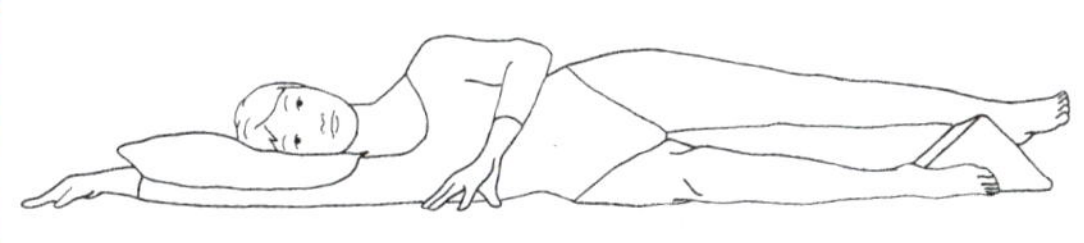

그림 4.12

옆으로 누운 자세에서 아래쪽 다리의 무릎관절과 엉덩관절을 약 90° 굽힘 위치로 한다. 위쪽 다리는 신체의 선상에서 약간 엉덩관절 앞쪽(엉덩관절 굽힘 10° 이하)에 위치시켜 바닥 위에 놓거나, 엉덩관절 높이에서 지지기구를 지지한다(그림 4.12). 아래쪽 팔은 바닥면을 따라서 어깨 선상에서 펴고 위쪽 손은 신체 앞에 위치시키고 위쪽 엉덩관절 위에서 신체 쪽 신장을 유지한다(변형으로 윗팔 위에 요가 블록, 베개, 작고 부드러운 공, 매직서클 등을 놓고 지지해도 된다). 머리는 편 아래쪽 팔 위에 놓거나 머리, 목, 등뼈의 정렬을 유지하기 위해 적합한 지지기구를 위치시킨다.

일반적인 요점 / General points

운동을 시행하는 동안 올바른 신체와 팔다리 정렬이 유지되도록 자세는 편안하고 안정하여 있을 필요가 있다. 초보자나 코어조절이 제한된 사람에서는 복장뼈를 척추를 향해서 뒤쪽으로 끌어내리는 데 충분할 만큼 등뼈를 굽힐 필요가 있는 경우도 있다. 이렇게 함으로써 운동 중 배근육군의 조절을 개선할 수 있다.

기구 / Equipment

목베개, 베개, 둥글게 감은 타월, 삼각쿠션, 요가 블록, 치볼(chi-ball), 매직서클.

관찰 가능한 특징 / Observable features

앞쪽에서 관찰 / Viewed from front

- 머리와 목뼈는 등뼈 및 허리뼈에 대해서 일직선상에 위치하고 전신이 좌 · 우 대칭이다.
- 목의 얕은층 근육군은 이완하여 있다.
- 팔이음뼈 정렬은 양호하고 어깨뼈가 뒤 아래쪽으로 당겨져 있다.
- 머리는 회전 중간위치이고 시선은 정면을 향하고 있다.
- 위쪽 엉덩관절이 아래쪽 엉덩관절의 바로 위에 있고, 허리 만곡은 정상이다.

4

표 4.3 지도의 요점: 엎드려 누운 자세

초점	구두지시 : 시각적 지시의 예
척추의 올바른 정렬	몸을 매트의 중앙에 위치시킨다.
안락한 안정 시 자세	적절한 지지기구를 사용한다.
샅굴부위의 신장	오른쪽 다리를 약간 올려서 샅굴부위를 신장하고, 엉덩관절에서부터 오른쪽 다리를 뗀 후 매트 위로 되돌아간다. 왼쪽 다리에 마찬가지로 반복한다. 샅굴부위와 허리가 신장되어 있는 것을 의식한다.
허리뼈를 지지하는 데 충분한 배근육군의 활동	배꼽 아래에 작은 초콜릿 조각이 들어갈 정도의 공간을 만들도록 의식한다. 초콜릿을 눌러 찌부러뜨리거나 녹이거나 하지 않도록 배근육군의 충분한 수축을 유지한다.

위쪽에서 관찰 / Viewed from above

- 척추의 만곡은 정상이고 과도하지 않다.
- 몸통의 앞뒷면은 같은 정도로 신장되어 있다.
- 위쪽 어깨는 아래쪽 어깨의 바로 위에 위치하며 위쪽의 엉덩관절은 아래쪽 엉덩관절의 바로 위에 위치하고 있다.
- 아래쪽 팔은 신체를 따라서 위치한다.
- 위쪽 다리는 엉덩관절 축 위에 위치한다.

흔히 일어나는 문제 / Common problems

- 목뼈, 등뼈, 허리뼈가 펴지고 그 결과 골반과 갈비뼈 연결성을 상실하게 된다: 등을 벽이나 지지기구에 기대게 한 상태에서 더 강한 배근육군의 조절을 지시한다.
- 어깨를 둥글게 한다: 빗장뼈 사이를 벌리고 어깨뼈를 뒤 아래쪽으로 내리도록 지시한다.
- 허리가 비틀려 골반이 앞 · 뒤로 돌림을 한다: 등을 벽이나 지지기구에 붙인다. 위쪽 팔을 포갠 블록 위에 놓는다.
- 허리가 바닥면으로 떨어지도록 옆굽힘을 한다: 아래쪽의 배근육군을 강하게 활동시킴과 동시에 손을 위쪽의 엉덩관절에 놓도록 지시한다. 허리 밑에 둥글게 감은 타월을 삽입해도 좋다.
- 위쪽 다리가 엉덩관절 폄 위치에서 허리뼈의 폄을 동반하고 있다: 배근육군을 강하게 수축하도록 지시한다. 똑바로 앞을 향하고 있어도 위쪽의 발이 시야에 들어오도록 의식시킨다. 볼기근육군과 허리근육의 신장도 고려한다.

표 4.4의 지도 요점 참조.

아래쪽 다리 운동을 위한 옆으로 누운 자세 / SIDE LYING POSITION FOR EXERCISING THE LOWER LEG

자세 / Body position

옆으로 누운 자세에서 위쪽 다리의 무릎관절 · 엉덩관절을 약 90° 굽힘 위치로 하고, 무릎을 엉덩관절의 높이에서 지지기구의 위에 올려놓는다(그림 4.13). 아래쪽 다리는 신체의 선을 따라서 똑바로 또는 약간 엉덩관절 앞쪽으로 놓는다(엉덩관절 굽힘 10° 이하).

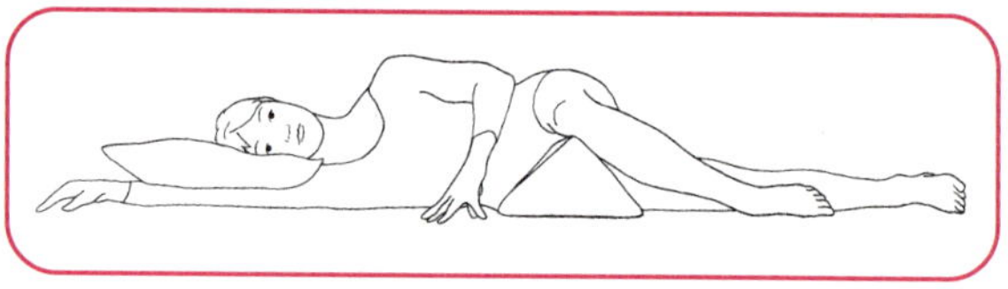

그림 4.13 아래쪽 다리의 운동을 위한 옆으로 누운 자세.

표 4.4 지도의 요점: 위쪽 다리의 운동을 위한 옆으로 누운 자세

초점	구두지시 · 시각적 지시의 예
편안함	매트 위에 길게 누워서 몸을 매트의 끝과 평행으로 하거나 등을 벽에 붙인다. 필요하다면, 목과 허리에 지지기구를 사용한다(머리와 팔 사이에 베개를 넣는, 작은 타월을 허리 밑에 넣는 등)
팔이음뼈의 양호한 정렬과 안정성	어깨뼈가 뒤 아래쪽으로 내려가고, 뒷주머니로 미끄러져 들어가는 것처럼 상상한다.
척추와 다리의 정렬과 길이	머리마루와 궁둥뼈를 떼어 놓는 것처럼 상상한다. 위쪽의 다리를 엉덩관절에서부터 떼어 놓는다. 허리와 바닥 사이를 손이 미끄러져 들어갈 수 있는 공간을 느낀다.
몸통의 안정성과 팔의 효과적인 운동을 위한 최적 자세	몸이 앞 · 뒤로 기울면, 닫혀버리는 것 같은 2매의 판유리 사이에서 몸이 신장되는 것을 상상한다. 등을 벽에 지지하고 누워있다고 상상한다.

아래쪽의 팔은 바닥면을 따라서 어깨의 선상에서 뻗고, 위쪽의 손은 신체의 앞에 위치하거나 위쪽의 엉덩관절 위에서 신체 쪽의 신장을 유지한다(변형으로서, 위쪽 팔을 요가 블록, 베개, 작고 부드러운 공, 매직서클 등의 위에 놓아 지지해도 된다). 머리는 아래쪽 펴진 팔의 위에 놓거나 머리, 목, 등뼈의 정렬을 유지하기 위해 적합한 지지기구 위에 위치한다.

일반적인 요점 / General points

운동을 시행하는 동안 올바른 신체와 팔다리의 정렬이 유지되도록 자세는 편안하고 안정하여 있을 필요가 있다. 초보자나 코어조절이 제한된 사람은 복장뼈를 척추로 향해서 뒤쪽으로 끌어내리는 데 충분할 만큼 등뼈를 굽힐 필요가 있는 경우도 있다. 이렇게 함으로써 운동 중 배근육군의 조절을 개선할 수 있다.

기구 / Equipment

목베개, 베개, 둥글게 감은 타월, 삼각쿠션, 요가 블록, 치볼(chi-ball), 매직서클.

관찰 가능한 특징 / Observable features

앞쪽에서 관찰 / Viewed from front

- 전신을 대칭적으로 하기 위해 머리와 목뼈는 등뼈 및 허리뼈에 대해서 일직선상에 위치시킨다.
- 목의 얕은층 근육군은 이완하여 있다.
- 팔이음뼈의 정렬은 양호하고 어깨뼈가 뒤 아래쪽으로 당겨져 있다.
- 머리는 회전 중간위치이고, 시선은 정면을 향하고 있다.
- 위쪽 엉덩관절은 아래쪽의 엉덩관절 바로 위에 있고, 허리의 만곡은 정상이다.

위쪽에서 관찰 / Viewed from above

- 척추의 만곡은 정상이고 과도하지 않다.
- 몸통의 앞면과 뒷면은 같은 정도로 신장되어있다.
- 위쪽 어깨는 아래쪽 어깨의 바로 위에 위치하고, 위쪽 엉덩관절은 아래쪽의 엉덩관절 바로 위에 위치한다.
- 아래쪽 팔은 신체를 따라서 위치한다.
- 위쪽 다리는 엉덩관절 축 위에 위치한다.

흔히 일어나는 문제 / Common problems

- 목뼈, 등뼈, 허리뼈가 펴지고 그 결과 골반과 갈비뼈의 연결 불량이 일어난다: 등을 벽이나 지지기구에 붙인다. 배근육군을 더 강하게 조절하도록 지시한다.
- 어깨를 둥글게 한다: 빗장뼈 사이를 열고 어깨뼈를 뒤 아래쪽으로 내리도록 지시한다.
- 허리가 비틀려 골반이 앞 · 뒤로 돌림을 한다: 등을 벽이나 지지기구에 붙인다. 위쪽의 팔을 포갠 블록 위에 놓는다.
- 허리가 바닥면에 떨어지도록 척추가 옆굽힘을 한다: 아래쪽의 배근육군을 강하게 활동시킴과 동시에 손을 위쪽의 엉덩관절 위에 놓도록 지시한다. 허리 밑에 둥글게 감은 타월을 삽입해도 좋다.
- 위쪽 다리가 엉덩관절 폄 위치에서 허리뼈 폄을 동반하고 있다: 배근육군을 강하게 수축하도록 지시한다. 똑바로 앞을 향하고 있어도 위쪽의 발이 시야에 들어가도록 의식시킨다. 볼기근육군 및 허리의 신장(stretching)도 고려한다.

표 4.5 의 지도의 요점도 참조할 것.

네발기기 자세 / QUADRIPED POSITION)

시작자세/ Body position

무릎을 대략 골반 너비로 벌리고 무릎관절과 엉덩관절을 90° 굽힘 위치로 한 네발기기 자세를 취한다(그림 4.14). 엉덩관절 돌림을 중간위치, 팔다리를 평행으로 하고 발등이 바닥으로 향하도록 편다. 양손은 어깨위팔관절과 같은 선상이거나 약간 앞으로 위치시

표 4.5 지도의 요점: 아래쪽 다리의 운동을 위한 옆으로 누운 자세

초점	구두지시 · 시각적 지시의 예
편안함	매트 위에 길게 누워서 몸을 매트의 끝과 평행으로 하거나 등을 벽에 붙인다. 필요하다면, 목과 허리에 지지기구를 사용한다(머리와 팔 사이에 베개를 넣는, 작은 타월을 허리 밑에 넣는 등)
팔이음뼈의 양호한 정렬과 안정성	어깨뼈가 뒤 아래쪽으로 내려가고, 뒷주머니로 미끄러져 들어가는 것처럼 상상한다.
척추와 다리의 정렬과 길이	머리마루와 궁둥뼈를 떼어 놓는 것처럼 상상한다. 위쪽의 다리를 엉덩관절에서부터 떼어놓는다. 허리와 바닥 사이를 손이 미끄러져 들어갈 수 있는 공간을 느낀다.
몸통의 안정성과 팔의 효과적인 운동을 위한 최적 자세	몸이 앞 · 뒤로 기울면, 닫혀버리는 것 같은 2매의 판유리 사이에서 몸이 신장되는 것을 상상한다. 등을 벽에 지지하고 누워있다고 상상한다.

4

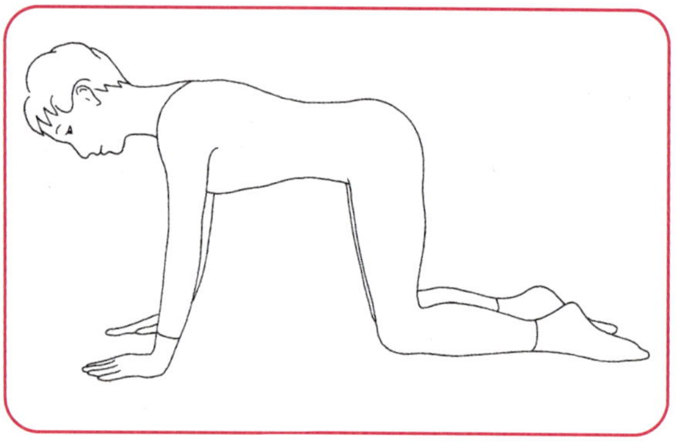

그림 4.14 네발기기 자세.

킨다(팔이 비교적 긴 경우). 어깨위팔관절은 약간 가쪽돌림을 하고 팔은 팔꿉관절의 젖힘(과신전)을 피하도록 완만하게 편다. 새끼손가락은 바닥을 가볍게 밀어 팔이음뼈의 안정화근육을 보조한다. 목의 뒷부분을 신장하고 머리마루를 앞쪽으로 폄으로써 정상적인 척추 만곡을 유지한다. 시선은 양 엄지손가락 사이에 오도록 한다.

일반적인 요점/ General points

운동을 시행하는 동안 올바른 신체와 팔다리 정렬이 유지되도록 자세는 편안하고 안정하여 있을 필요가 있다.

기구/ Equipment

운동용 매트 또는 튼튼한 침대.

관찰할 수 있는 특징 / Observable features

옆쪽에서 관찰 / Viewed from side

- 척추는 정상적인 만곡이 온전한 상태로 신장되어 있다.
- 팔이음뼈는 가슴우리에 확고하게 접한 어깨뼈에 의해서 바른 정렬로 안정하여 있다.
- 목의 얕은층근군은 비교적 이완된 상태에서 목 뒷부분의 길이를 유지하고 있다.
- 배근육군은 척추를 향해서 끌어올려져 있다.

앞쪽에서 관찰 / Viewed from front

- 손은 어깨관절의 아래에 위치하고 무릎은 대략 엉덩관절의 축 위에서 ASIS 의 안쪽에 위치한다.

흔히 일어나는 문제 / Common problems

- 목뼈, 등뼈, 허리뼈가 펴지고 그 결과 머리, 목, 갈비뼈, 골반 사이의 연결 불량이 발생한다:

목 뒷부분을 펴도록 지시하고, 동시에 복장뼈와 턱의 사이에 부드러운 복숭아를 사이에 끼고 있는 것처럼 상상하게 한다. 손을 사용해서 "골반의 방향으로 갈비뼈를 모으는 것처럼 내리도록" 유도한다. 머리마루를 펴고 동시에 궁둥뼈를 반대방향으로 펴도록 지시한다. 척추를 따라 손가락으로 더듬어 각 척추뼈 사이의 공간을 만들도록 지시한다.

- **고개를 숙이다:** 턱을 당기는 것을 의식하면서 머리를 천장 방향으로 뜨게 하거나, 올리도록 지시한다.
- **손목에 통증이 있다:** 손목부분 아래에 지지기구를 넣어 손목관절의 폄 각도를 감소시킨다.
- **등뼈가 어깨뼈 사이로 처지다:** 정상적인 등뼈의 만곡을 얻어 어깨뼈가 갈비뼈 면에 평행이 되도록 손가락을 사용해서 복장뼈를 척추 방향으로 올리게 한다. 어깨뼈를 아래로 미끄러뜨리도록 지시한다.
- **배근육의 조절 불량을 동반하는 과도한 허리뼈 전만:** 골반바닥근군의 활동을 촉진하고 동시에 하부 배근육을 촉진시켜 머리마루부분과 궁둥뼈를 반대방향으로 신장시킨다.
- **공간상의 신체 정렬에 대한 고유감각의 저하:** 우선 거울 등의 보조기구를 검토하거나, 척추에 막대를 댐으로써 어디에 정상적인 척추의 만곡이 없으면 안 되는가를 느끼게 한다. 중간위치의 골반의 정렬을 지시하기 위해 시각적 이미지를 사용한다. 예를 들면, 볼기뼈를 바닥을 직접 비추는 빛으로서, 또는 궁둥뼈(sitting bone)를 뒤쪽을 직접 비추는 빛으로 상상시킨다.
- **척추옆근육의 비대칭적인 윤곽:** 아마도 허리뼈의 돌림, 또는 엉덩관절의 불균일한 돌림이 있다고 생각된다. 후자는 "볼기부분을 발꿈치 위에 내리고 골반을 흔드는 과제"로 확인할 수 있다. 엉덩관절의 굽힘 가동범위의 한계로 허리뼈의 돌림이 더욱 증가하는 경우, 엉덩관절 가동성의 비대칭이 원인일 가능성이 높다.

표 4.6의 지도 요점 참조.

고전적인 필라테스 레퍼토리 / The classic Pilates repertoire

The Hundred, Roll-Up, Roll-Over, Leg Circles, Rolling Back, Single Leg Stretch, Double Leg Stretch, Spine Stretch, Open Leg Rocker, Corkscrew, See-Saw, Swan Dive, Single Leg Kick, Double Leg Kick, Neck Pull, Scissors, Bicycle, Shoulder Bridge, Spine Twist, Jackknife, Side Kick, Teaser, Hip Twist with outstretched legs, Swimming, Leg Pull Front Support, Leg Pull Back Support, Side Kick Kneeling, Side Bend, Boomerang, Seal, Crab, Rocking, Control balance, Push-Up.

4

표 4.6 지도의 요점: 네발기기 자세

초점	구두지시 · 시각적 지시의 예
손과 다리에 체중을 분산시킴으로써 양호한 균형의 자세를 얻는다.	무릎을 꿇고 발꿈치 위에 볼기부분을 올려놓고 앉는다. 볼기 부분을 발꿈치에서부터 떼지 않도록 하면서 몸을 둥글게 하고 손을 바닥을 따라서 가능한 앞으로 뻗친다. 손가락을 크게 펴서 바닥을 밀면서 어깨뼈를 내린다. 팔이음뼈를 안정시킨 채로 몸이 손과 무릎으로 지지될 때까지 머리마루 부분을 앞으로 잡아당긴다. 무릎 위에 엉덩관절이 오도록, 손 위에 어깨가 오도록 자세를 조정한다.
팔이음뼈의 양호한 정렬과 안정성	복장뼈를 척추의 방향으로 끌어당긴다. 어깨뼈를 바지의 뒷주머니에 집어넣는 것처럼 상상한다.
다리와 척추의 정렬과 길이	머리마루부분과 궁둥뼈가 반대방향으로 서로 잡아당기는 것처럼 상상한다. 무릎을 바닥 쪽으로 뻗는다.

필수적인 준비운동 / PREREQUISITE PREPARATORY EXERCISES

여기서는 효과적인 운동과 올바른 자세를 얻기 위한 기본적인 순서로 필라테스 매트와 기구의 레퍼토리를 소개한다.

후반부에는 신장이나 운동 안에 이 원칙들이 포함하는 각 운동의 "목적"을 쉽게 확인할 수 있다.

호흡의 조절 / CONTROLLED BREATHING

목적 / *Aim*

폐 기능의 효율화와 혈액의 산소화를 개선한다.
정신적인 집중력을 높인다.
골격근의 불필요한 긴장을 풀기 위해서 이완하는 능력을 향상시킨다.
가슴우리 전체의 가동성을 높인다.
들숨 중 가슴우리 수직지름과 가로지름, 앞 · 뒤지름을 증가시킨다.
효과적인 날숨을 촉진한다.
호흡 주기를 통해서 골반저근육과 호흡근의 수행을 개선한다.
자세나 근골격계의 기능과 운동패턴을 보조한다.

기구 / *Equipment*

머리의 지지기구인 운동용 매트, 운동용 공, 의자, 운동용 밴드를 이용해 머리 · 목 부분의 정렬을 수정해서 목과 등 위쪽부분의 긴장을 방지한다.

목표 근육 / *Target muscles*

들숨(inspiration)	날숨(expiration)
가로막	가슴가로근
갈비사이근	갈비밑근
갈비올림근	아래뒤톱니근
위뒤톱니근	배바깥빗근
	배속빗근
	배가로근
	넓은등근

4

조셉 필라테스의 가르침에 유래하는 원리

1. 효과적인 호흡이란 폐의 환기와 심장혈관 기능의 양쪽이 효과적인 것을 의미한다. 운동 중 또는 그 전에 호흡패턴을 조절하는 것은 정신의 집중과 신체적인 이완을 보조하고 또한 척추의 안정화와 가동성을 향상시킨다.
2. 정신의 집중과 조절이란 그때 느끼고 있는 것, 하고 있는 것에 집중하고 인지하기 위해 관계가 없는 사고를 배제한다는 것을 의미한다.
3. 이완이란 전신의 근육을 동시에 이완하는 것을 의미한다. 또는 반대의 근육이 효과적으로 기능할 수 있도록 특정의 근육을 상대적으로 이완한다는 의미이기도 하다.
4. 올바른 척추의 신장과 정렬은 이상적인 정적 · 동적 자세를 획득하기 위해 올바른 척추의 안정성과 가동성, 근골격계의 잠재적인 기능에 원래 결부되어 있다.
5. 척추의 안정성과 가동성에 대한 배근육의 올바른 조절이란 배근육의 적절한 활동에 의해서 허리뼈가 바르게 기능하고 있다는 것을 의미한다.
6. 올바른 팔의 기능은 바르게 정렬하고 안정된 척추를 기초로 하고, 정확한 팔이음뼈의 정렬과 안정성의 조합을 필요로 한다.
7. 올바른 다리의 기능은 바르게 정렬하고 안정된 척추를 기초로 하고 정확한 다리이음뼈의 정렬과 안정성의 조합을 필요로 한다.
8. 정확성이란 동작의 기본적인 구성요소를 느끼고 식별하여 동작을 더욱 완전히 수행하는 능력을 의미한다.
9. 흐르는 것 같은 통합된 움직임이란 정확성을 획득하고 있는 경우에, 순서 안에서 구성요소를 바르게 실행하는 능력을 의미한다.
10. 근력과 스태미나를 획득하는 것은 온갖 불필요한 활동을 배제하기 위해 위에서 언급한 모든 원리를 충실하게 지키는 것을 필요로 한다.

순서 1 – 호흡 이완 / Sequence 1 – Relaxed breathing

시작자세 / *Body position*

바로 누운 자세에서 엉덩관절과 무릎을 90° 굽힘 위치로 한다. 골반은 허리뼈를 평탄하게 하기 위해 약간 뒤로 기울여 등근육군을 이완시킨다. 목의 얕은층 근육이 이완하도록 머리를 충분히 지지한다. 눈은 감거나, 시선을 앞으로 향한 채로 초점을 맞추지 않도록 한다(그림 4.15A).

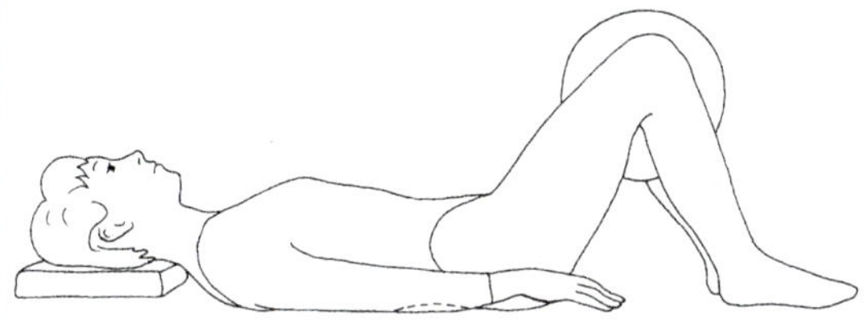

그림 4.15A 정상호흡.

동작 / *Action*

몇 분간 정상호흡을 시행하다: 복장뼈와 갈비뼈의 움직임과 호흡주기의 속도 · 패턴, 복벽근군의 이완과 경직을 느끼기 위해 자기인식을 높인다.

아래의 것을 시행한다(그림 4.15B~D):

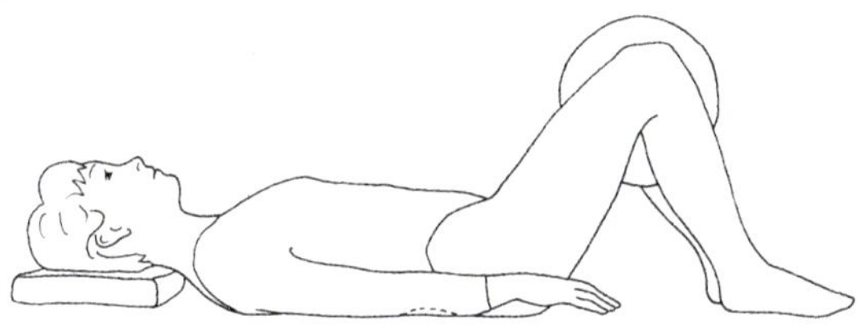

그림 4.15B 숨을 들이마신다.

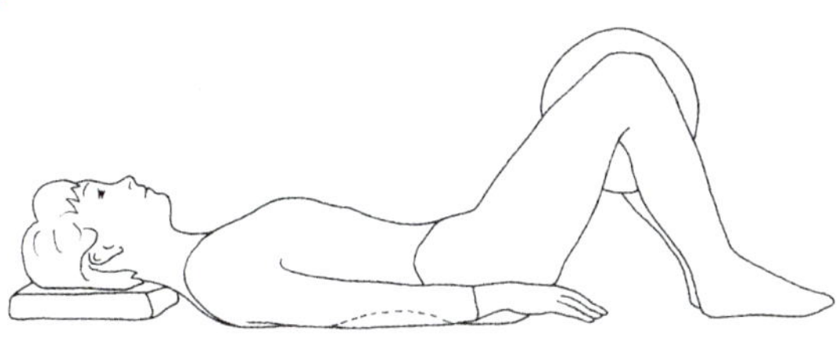

그림 4.15C 숨을 내쉰다.

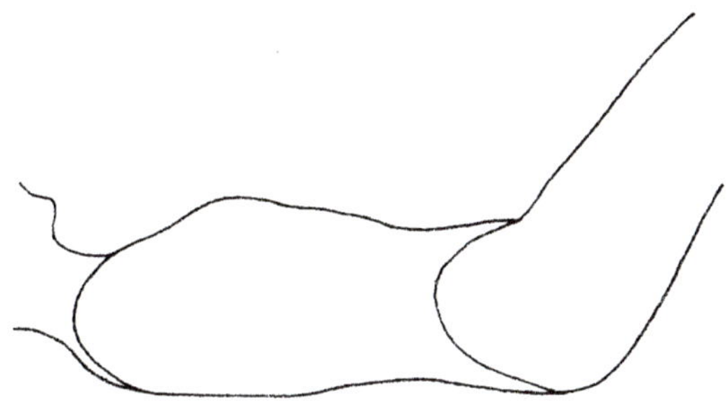

(i) 안정 시

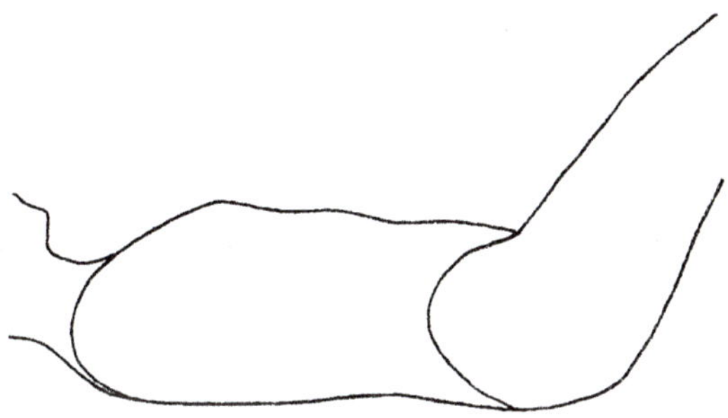

(ii) 숨을 들이마신다

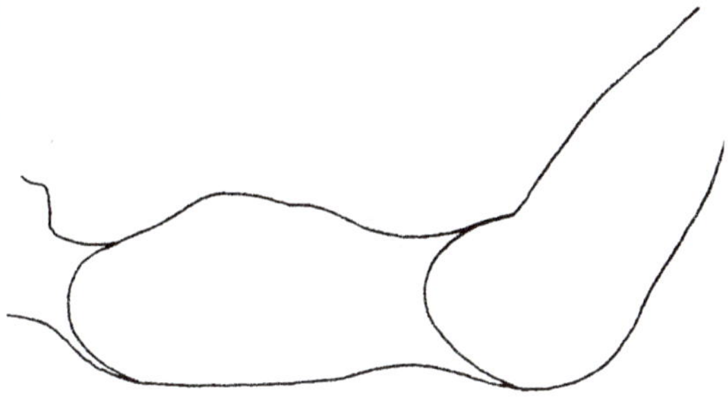

(iii) 숨을 내쉰다

그림 4.15D

능동적 호흡 / *Breathing actively*

숨을 들이마신다 — 부드럽게 골반저근육을 활성화하고 폐의 확장을 더 크게 하여 가슴우리의 측면과 뒷면 움직임을 증가시켜 폐의 아래엽에 숨이 더욱 들어가도록 유도한다.

동시에 가로막의 내림을 증가시키기 위해 앞쪽 복벽근군을 더욱 이완시킨다.

숨을 내쉰다 — 날숨 초기에 골반저근육의 활동을 증가시키고 배가로근의 하부섬유를 팽팽하게 한다. 폐가 반동으로 계속 수축하고 깊은 날숨을 얻는 동안, 가로막의 상승을 보조하기 위해 골반저근육과 배가로근의 완만한 수축을 유지한다. 호흡주기의 마지막에 등근육군은 완전히 이완하고 상부몸통과 하부몸통 사이의 올바른 관계성을 얻기 위해 복장뼈는 척추를 향해서 등면으로 내려간다. 이것에 의해 각 몸통근육의 최적 길이를 얻을 수 있다.

변형 / Modification

숨을 내쉴 때의 보조 — 다이나밴드(dynaband)나 타월을 가슴우리의 아래 1/3에 감고, 가슴부분의 앞에서 교차시킨다. 날숨 동안, 공기를 가슴에서부터 짜내는 것처럼 타월의 끝을 부드럽게 잡아당긴다. 다음의 들숨 동안은 그 긴장을 풀고 이 순서를 5~10회 반복한다.

진행 / Progression

가슴 한쪽에만 호흡을 더 유도하다 — 변형과 마찬가지로 준비를 하고 처음은 오른쪽, 다음은 왼쪽 가슴 확장에 초점을 맞춘다.

흔히 일어나는 문제 / Common problems

- **폐의 위엽(upper lobe)으로 더 많이 호흡하다:** 호흡패턴이 하부갈비뼈가 아니라 복장뼈의 현저한 전위를 나타낸 경우, 그 폐는 완전히 확장되어 있지 않다. *숨을 들이마실 때* 대략 제 6~12갈비뼈의 위치에 손을 덮는 것처럼 가볍게 놓거나, 다이나밴드를 감아서 아래엽(lower lobe)에 호흡을 더 유도하도록 촉진한다. *숨을 내쉴 때*는 손 또는 다이나밴드를 사용해서 폐에서부터 공기를 쥐어짜내기 위해 갈비뼈를 약간 압박한다.
- **전체적으로 부적당한 호흡노력:** 가슴우리의 측면 또는 뒷면의 가동성에 더 초점을 맞추고 활동 중인 자세를 수정한다. 예를 들면, 짐볼 위에 바로 누운 자세 또는 옆으로 누운 자세로 올라타는, 또는 다리와 엉덩관절을 굽히고 위쪽 다리를 베개로 지지한 옆으로 누운 자세가 되는, 상반신을 책상 위에 올려놓고 앉은 자세를 취한다. 아기자세로 팔을 지지하여 머리의 편안한 자세를 취하는 등이다. 호흡을 유도하는 데에 필요한 시각적 이미지를 사용한다.
- **과호흡 또는 "과도한 노력":** 차분한 분위기를 만들기 위해 시각적 이미지나 목소리, 음악을 사용한다. *숨을 완전히 내쉬는 것*에 더 초점을 맞추고 수동적으로 *숨을 들이마시도록* 한다.
- **어디에 골반저근육이 있는지를 느끼는 것, 또한 골반저근육의 경직을 느끼는 것이 처음에 문제가 된다:** 다른 이미지의 지시나 신체의 자세에 대해서 실험한다. 예를 들면, 배뇨를 도중에 멈추는 것을 상상한다. 이것을 허벅지를 지지한 옆으로 누운 자세에서 시행하거나 짐볼 위에서 엎드려 누운 자세 또는 앉은 자세에서 시행하거나 한다.

순서 2 - 가슴우리의 뒤가쪽 확장을 증가시키기 / Sequence 2 - Increasing posterolateral ribcage expansion

순서 1과 마찬가지의 준비를 한다.

배근육 조절을 유지한 채로 하는 활발한 호흡 / Breathing actively maintaining abdominal muscle control

배근육근과 골반저근육군을 더 깊이 수축시킨 채로 순서 1을 시행한다. 가슴우리의 측면과 뒷면의 확장을 보조하는 복벽과 골반바닥의 지지를 느낀다.

순서 3 - 강제날숨 / Sequence 3 - Forced expiration

순서 1과 마찬가지의 준비를 한다.

더 활발한 호흡 / Breathing more actively

숨을 들이마신다 — 깊이 들이마신다.

숨을 내쉰다 — 날숨의 초기에 배근육과 골반바닥의 활동을 자극하기 위해 기침을 한다. 이렇게 함으로써 복부의 내용물이 가로막을 위로 밀어 위쪽의 힘이 가해지고 날숨의 진행에 대해서 위 방향의 전위가 증가한다. 그 결과로 가슴의 용량은 더욱 감소하여 공기는 폐에서부터 강제적으로 배출된다. 날숨 깊이와 진행을 보조하기 위해 골반저 근육과 배근육의 활동을 조절한다.

순서 4 – 필요에 따라서 척추의 안정성과 가동성을 보조하기 위한 조절된 호흡 / Sequence 4 – Controlled breathing to assist spine stabilization and mobilization as required

호흡주기 동안, 보통은 들숨으로 척추의 약간 폄이 일어나고 날숨으로 수동적 굽힘이 일어난다. 이들 무의식적인 움직임은 엉덩관절과 어깨관절의 가동화 중(특히 엉덩관절을 굽힘 중인 허리뼈) 척추를 확고하게 안정시키거나 신장시키는 데 이용되고, 또한 척추 굽힘 · 폄 중에도 척추의 분절적 가동화를 보조하는 데 이용된다.

*활발한 호흡*은 엉덩관절과 어깨관절의 가동화 중, 척추의 안정성 전체의 조절을 보조하는 데에 도움이 되고(기본적인 코어[core] 강화운동인 BCS 4와 BCS 5의 "들숨"은 엉덩관절 굽힘 중 허리뼈 안정성의 조절을 돕는 등), 또한 척추의 신장과 가동성의 개선에 이용된다(척추의 가동화 운동 등). 이러한 운동을 필요에 따라서 선택할 수 있다.

표 4.7의 지도 요점 참조.

4

표 4.7 지도의 요점: 조절된 호흡

초점	구두지시 · 시각적 지시의 예
목의 긴장을 동반하지 않는 머리와 척추의 올바른 정렬	목과 등의 윗부분을 이완시키도록 머리가 충분히 지지되어 있는 것을 확인하자. 입 안에서 혀를 이완시켜 얼굴의 근육이 녹는 것처럼 상상한다.
팔이음뼈와 다리의 올바른 정렬	빗장뼈 사이를 넓혀서 어깨뼈가 스키처럼 대각선으로 미끄러져 내려가 등을 가로지르는 것을 상상한다. 무릎이 천장에서부터 끈으로 매달려 있는 것을 상상한다.
운동 중 신체의 구석구석을 이완	머리, 팔, 등, 발이 따뜻한 모래 속으로 가라앉는 것을 상상한다. 몸 전체의 무게를 느끼고 가라앉도록 한다.
효과적인 호흡주기: 들숨	"숨을 들이마실" 때 : – 날개를 펴서 날아오를 준비를 하고 있는 것처럼 어깨뼈를 상상한다. – 돔 형태의 잎이 팔랑팔랑 골반 안으로 떨어져 가는 것처럼 가로막을 상상한다. – 루브르 블라인드(louvre blind)를 통해서 폐 안에 빛을 넣는 것처럼 뒤와 가로의 갈비뼈가 넓어지는 것을 상상한다. – 바닥 위에 체중이 확산되는 것을 느낀다.
효과적인 호흡주기: 날숨	"숨을 내쉴" 때 : – 가슴에 돌이 떨어지는 것처럼 복장뼈를 상상한다. – 가슴 속에 뜨거운 공기가 들어간 고무풍선이 부드럽게 위로 떠오르고 있는 것처럼 가로막을 상상한다. – 루브르 블라인드로 가리는 것처럼 갈비뼈를 닫는 것을 상상한다. – 어깨뼈가 등을 미끄러져 떨어지는 것을 상상하고 바닥으로 떨어져가는 몸의 무게를 느낀다. – 콘서티나(아코디언)처럼 갈비뼈가 폐로부터 공기를 쥐어짜내는 것을 상상한다.
효과적인 호흡주기: 더 활발한 날숨	"숨을 내쉴" 때, 배근육을 척추로 향해서 뒤로 더욱 끌어들인다.

기본적인 코어 강화운동 / BASIC CORE STRENGTHENING EXERCISES

운동 일람표 / EXERCISE LIST

바로 누운 자세에서 하부복근의 강화
(운동 BCS 1~5)
BCS 1 골반저근육의 긴장
BCS 2 하부복근의 수축
BCS 3 히프 롤(Hip rolls)
BCS 4 레그 슬라이드(Leg slides)
BCS 5 허벅지 아크(Thigh arcs)

엎드려 누운 자세에서 엉덩관절 뒷면근육의 강화
(운동 BCS 6~8)
BCS 6 볼기근 스퀴즈(Gluteal squeezes)
BCS 7 무릎 굽힘 위치에서 볼기근 강화 (Gluteal strengthener)
BCS 8 햄스트링 컬(Hamstring curls)

옆으로 누운 자세에서 엉덩관절 뒷면근육의 강화
(운동 BCS 9~12)
BCS 9 더 오이스터(The oyster)
BCS 10 어퍼 레그 리프트(Upper leg lifts)
BCS 11 로우어 레그 리프트(Lower leg lifts)
BCS 12 바디 늘이기(Body lengthening)

척추, 엉덩관절, 어깨관절의 안정화와 가동화: 네발기기 자세 시리즈
(운동 BCS 13~19)
BCS 13 헤드 너딩(Head nodding)
BCS 14 헤드 터닝(Head turning)
BCS 15 록킹(Rocking)
BCS 16 암 리프트(Arm lifts)
BCS 17 레그 리프트(Leg lifts)
BCS 18 암 & 레그 리프트(Arm and Leg lifts)
BCS 19 캐트(Cat)

바로 누운 자세에서 척추 가동화
(운동 SSM 20~22)
SSM 20 펠빅 틸트(Pelvic tilt)
SSM 21 펠빅 컬(Pelvic curls)
SSM 22 암 리프트를 동반하는 펠빅 컬 (Pelvic curls with arm lifts)

바로 누운 자세에서 상부복근 강화 (하부복근 강화로부터 진행)
(운동 SAS 23~24)
SAS 23 싯업 시리즈(Sit ups series)
SAS 24 트위스트 시리즈를 동반한 싯업 시리즈 (Sit ups with twist series)

엎드려 누운 자세에서 척추 가동화
(운동 PSM 25~26)
PSM 25 코브라(Cobra)
PSM 26 애로우(Arrow)

옆으로 누운 자세에서 척추 가동화 (운동 SLM 27)
SLM 27 스파인 트위스트를 동반한 체스트 오프너 (Chest opener with spine twist)

무릎관절의 근력강화(운동 KS 28)
KS 28 넙다리네갈래근의 강화

4

바로 누운 자세에서 하부복근의 강화 (운동 BCS 1~5) / SUPINE LOWER ABDOMINAL MUSCLE STRENGTHENING (EXERCISES BCS 1-5)

운동 BCS 1 - 골반저근육의 긴장 / Exercise BCS 1 - Pelvic floor muscle toning

목적 / *Aim*

골반저근육의 긴장과 조절을 높인다.

기구 / *Equipment*

운동용 매트, 상자, 허벅지 사이에 끼우는 볼스터, 짐볼, 머리나 공의 정렬을 수정하여 목의 긴장을 방지하기 위한 머리 지지기구.

목표 근육 / *Target muscles*

항문올림근과 꼬리근(미골근)이 함께 활동한다.

시작자세 / *Body position*

바로 누운 자세에서 엉덩관절과 무릎관절을 굽힘 위치로 한다. 골반은 약간 뒤로 기울게 한다(허리뼈는 평탄해지고 등 근육군은 이완한다).

동작 1 / Action 1

숨을 들이마신다 — 골반저근육을 조인다.

숨을 내쉰다 — 나머지 신체부분을 긴장시키지 않고 골반저근육을 끌어올린다. 정상적인 호흡을 2, 3회 하고 있는 동안, 이 자세를 유지하고 그 후 서서히 그리고 완전히 골반저근육을 이완시킨다.

10회 반복한다.

체력이 개선됨에 따라 수축을 더 오래 유지하고(정상적인 호흡을 하면서 10초까지) 동시에 반복횟수를 증가시켜도 좋다.

주: 이 운동은 코어 안정화와 골반에 관여하고 있는 지근섬유의 수행을 향상시킨다.

동작 2 / Action 2

율동적인 방법으로 더 빠르게 순서를 시행한다. 각 반복의 전에 움직이는 범위 전체를 통해서 확실하게 수축, 이완을 시행하고 있는지 아닌지를 확인한다.

주: 운동은 배뇨, 배변, 출산, 성교 시 속근섬유(fast twitch muscle fibers)의 수행을 향상시킨다. 다른 근육군과 마찬가지로 골반저근육도 건강과 수행을 유지하기 위해서는 습관적인 운동이 필요하다. 하루를 통한 골반저근육의 속근 · 지근섬유의 운동을 장려한다. 요리를 할 때나 세탁을 할 때, 운전 중에 신호를 대기하면서 앉아 있을 때도 좋다. 또한 일어설 때나 침대나 자동차에 오르고 내릴 때 등, 자세를 바꾸기 위한 준비 활동으로서 시행하는 것도 장려한다. 출산 후 조깅이나 달리기, 에어로빅과 같은 활동을 시행하기 전에 골반저근육군은 적어도 15초 동안 수축을 유지할 만큼 충분한 강도를 가져야 한다.

진행 1 / Progression 1

더 활발한 운동의 준비로 배가로근의 수축과 연계하여 연습한다.

진행 2 / Progression 2

동작 1을 시행하고 적어도 10초 동안 유지한다. 이것을 10회 반복한다.

흔히 일어나는 문제 / Common problems

- **호흡패턴과 골반저근육의 작용이 협동되어 있지 않다:** 자신의 호흡 리듬을 찾아내게 한다.
- **호흡노력이 부족하다:** 측면 호흡에 초점을 맞추기 위해 자세를 바꾼다. 예로, 짐볼 위에 엎드려 누운 자세나 옆으로 누운 자세로 올라탄다.
- **골반저근육의 경직을 느끼는 것이나 어디에 골반저근육이 있는지를 느끼는 것이 처음에 문제가 되다:** 다른 시각적 이미지의 단서나 신체의 자세에 대한 경험을 사용한다. 예를 들면, 배뇨를 도중에 멈추는 것을 상상한다. 이것을 허벅지가 지지된 옆으로 누운 자세에서 시행하거나, 짐볼 위에서 엎드려 누운 자세 또는 앉은 자세에서 시행하거나 한다. 머리 위치가 약간 낮은(골반 쪽이 머리보다 높다) 경사면에 누워 중력의 도움을 받아 시행한다.

표 4.8의 지도 요점 참조.

4

촉각을 이용한 지시 방법

1. 앞가슴의 폭을 증가시키다 – 양손을 빗장뼈에 대고 복장뼈에서부터 가쪽으로 향해서 가볍게 문지른다.
2. 상부와 하부몸통 사이의 올바른 관계를 확립하기 – 날숨 때 손을 사용하여 하위갈비뼈를 골반의 방향으로 내려 이동하는 것을 보조한다.

운동 BCS 2 – 하부복근 수축(배가로근 수축) / Exercise BCS2 – Lower abdominal muscle activation (transversus abdominis activation)

목적 / Aim

다른 복부 앞면 근육 동원을 최소한으로 하여 배가로근을 수축시킨다.

척추 안정성에 대한 심부복근의 조절을 개선한다.

기구 / Equipment

운동용 매트, 상자, 허벅지 사이에 끼울 볼스터, 치료용 볼 – 머리와 목의 정렬을 수정하여 목 긴장을 방지하기 위한 머리 지지기구.

표 4.8 지도의 요점 – 골반저근육의 긴장

초점	구두시시 · 시각적 지시의 예
목의 긴장을 동반하지 않는 머리와 목의 올바른 정렬	입 안에서 혀를 이완시켜 얼굴의 근육이 녹는 것처럼 상상한다.
척추의 길이	머리마루와 궁둥뼈를 반대방향으로 서로 당긴다.
팔이음뼈의 양호한 안정성과 정렬	빗장뼈 사이를 넓혀서 어깨뼈가 등의 중심을 향해서 대각선으로 미끄러져 내려가게 한다.
신체를 전부 이완시키다	머리, 팔, 등, 발이 따뜻한 모래 속으로 가라앉는 것을 상상한다.
다리와 발의 위치	무릎이 천장에서부터 끈으로 매달려 있는 것을 상상한다.
골반저근육의 활동의 조절	배뇨를 도중에서 멈추는 것을 상상한다. 무언가를 쥐어짜는 것처럼 질(vagina) 주위의 근육을 조여본다 (여성에 한해서). 방귀를 참는 것처럼 항문을 조여본다. 생식기를 몸속으로 끌어드리는 것을 상상한다 (남성에 한해서).
각 수축 후 골반저근육의 전체적인 이완	한숨을 쉬는 것처럼 근육을 이완시켜본다. 전신이 바닥 속으로 가라앉게 해본다.

4

목표 근육 / *Target muscles*

배가로근.

시작자세 / *Body position*

무릎을 세운 바로 누운 자세에서 골반은 중간위치로 한다(그림 4.16).

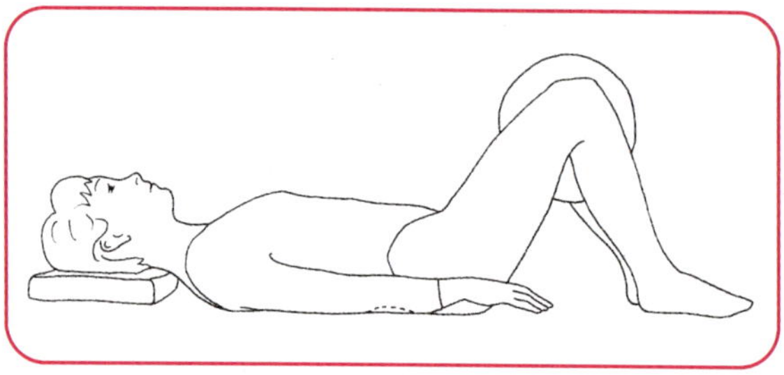

그림 4.16 숨을 들이마신다.

동작 / *Action*

숨을 들이마신다 — 배근육군을 이완시켜 공기를 가슴우리의 등면이나 옆면에 채워간다.

숨을 내쉰다 — 등과 가슴의 근육군을 이완시켜 복부를 두덩뼈 위까지(배꼽 밑에서 앞복벽 아래 약 1/3) 끌어올림과 동시에 척추를 향해서 끌어들인다. 이것에 의해서 하복부에 움푹 들어간 곳(hollow)을 만든다(그림 4.17).

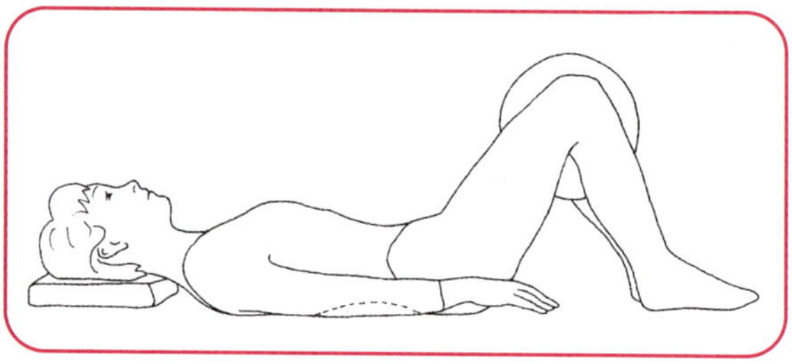

그림 4.17 숨을 내쉰다.

10초간 유지한다.

천천히 힘을 빼고 움직임 마지막에 완전히 이완한다.

10회 반복한다.

변형 1 / *Modification 1*

숨을 *들이마시*는 동안, 골반저근육을 조이기 시작한다. 다음으로 숨을 *내쉬*는 동안, 신체를 긴장시키지 않고 골반저근육을 끌어올려 배가로근의 활동을 보조한다.

변형 2 / Modification 2

골반을 약간 뒤로 기울여서 시행한다(허리뼈는 평탄화하고 허리근육은 이완한다).

변형 3 / Modification 3

네발기기 자세에서 시행한다. 골반저근육에서 움직임을 시작하고 지도자는 배가로근과의 관계를 보조하기 위해 뭇갈래근을 가볍게 촉진해도 좋다.

흔히 일어나는 문제 / Common problems

- 호흡과 복부의 작용이 협동하고 있지 않다: 대상자 자신의 호흡 리듬을 찾아내게 한다.
- 코어의 안정성이 부족하다: 상자 또는 하프바렐 위에 발을 올리는, 또는 적절하다면 롤러 위에 바로 누운 자세가 되어 하부복근군이나 골반저근육의 발화를 보조한다.
- 다른 근육의 관여 없이 배가로근을 활성화할 수 없다(척추 또는 가슴우리의 움직임, 또는 가슴우리의 옆쪽으로 벌어짐(lateral flaring)이나 허리를 경직시킴으로써 알 수 있다): 상반신을 둥글게 한 옆으로 누운 자세, 엎드려 누운 자세, 짐볼 위에 누운 자세, 배가로근의 작용을 돕는 네발기기 자세 등, 다른 자세에서 운동을 시도한다. 골반저근육의 수축에서부터 운동을 시작하도록 지시하고 뭇갈래근을 촉진한다.

표 4.9의 지도 요점 참조.

실시상 주의

- 현재, 허리 또는 골반, 복부의 통증과 같은 주된 호소가 있는 경우는 물리치료사 또는 의사에게 의뢰해야 한다.

금기

- 최근 복부 또는 골반의 수술경력: 의사의 조언을 구한다.

촉각을 이용한 지시 방법

1. 앞가슴의 폭을 증가시키기 – 양손을 빗장뼈에 대고 복장뼈에서부터 가쪽으로 향해서 가볍게 문지른다.
2. 상부와 하부몸통 사이의 올바른 관계 확립하기 – 날숨 때 손을 사용하여 하위갈비뼈를 골반의 방향으로 내려 이동하는 것을 보조한다.
3. 배가로근 활성화하기 – 운동 전에 아래와 같이 지도한다. 엉덩관절 위에 좌 · 우의 손가락을 2개씩 놓고 좌 · 우의 거리가 약 10 cm가 될 때까지 신체의 중심을 향해서 선을 긋는 것처럼 가져간다. 다음으로 복부를 안 위쪽으로 약간 밀어 넣고 손가락에서부터 떨어지도록 끌어들인다.
4. 뭇갈래근 촉진하기 – 네발기기 자세에서 시행한다. 허리뼈의 척추옆 영역에서 부드러운 힘살을 특정하고, 손으로 골반저근육을 활성화하는 단서로서 이 범위를 가볍게 촉진한다.
5. 배빗근의 활동을 최소한으로 하여 배가로근의 활동 평가하기 – 엉덩관절의 앞면에 엄지손가락을 놓고 나머지의 손가락을 엉덩관절의 뒷면으로 엉치엉덩관절까지 돌리고 배가로근 수축과 함께 바뀌는 근육긴장을 느끼도록 지도한다(처음에는 특정하는 것이 어렵지만 연습함으로써 숙달된다). 다음으로 배빗근의 활동을 느끼기 위해 허리 위에 손을 가져간다. 이 범위는 어떠한 때에도 비교적 이완하여 있어야 한다.

운동 BCS 3 – 히프 롤 (독립된 양쪽 엉덩관절 모음과 벌림) / Exercise BCS3 – Hip rolls (independent bilateral hip abduction and adduction)

목적 / Aim

독립된 양쪽성 엉덩관절 운동 동안 배근육의 활동을 통해서 허리뼈의 안정성을 유지한다.
배빗근의 수행을 개선한다.

기구 / Equipment

매트, 견고한 침대, 하프바렐, 상자 또는 짐볼.

목표 근육 / Target muscles

골반과 상반신의 정확하고 안정된 관계 유지에 대해서
— 골반저근육, 배가로근, 배빗근의 등척성 수축.

4

표 4.9 지도의 요점: 하부복근의 수축

초점	구두지시 · 시각적 지시의 예
목의 긴장을 동반하지 않는 머리와 척추의 올바른 정렬	입 안에서 혀를 이완시켜 얼굴의 근육이 녹는 것처럼 상상한다.
척주의 길이	머리마루와 궁둥뼈를 반대방향으로 서로 당긴다.
몸통의 안정성과 상반신과 골반 사이의 올바른 관계	숨을 들이마실 때, 팔이 앞 · 뒤로 넓어지는 것을 상상한다. 숨을 내쉴 때, 복장뼈를 부드럽게 하여 척추로 떨어지도록 한다. 가슴우리 앞면의 갈비뼈가 미끄러져 떨어지는 것을 상상한다.
다리와 발의 위치	무릎이 천장에서부터 끈으로 매달려 있는 것을 상상한다.
바로 앞 아랫부분 복벽근의 활성화	두덩뼈의 바로 위에서부터 배(tummy)를 끌어들여 올린다. 배의 근육을 끌어들여 올리기 전에 골반저근육을 조여서 부드럽게 끌어올린다.
배근육군이 활동하고 있는 동안의 등과 팔다리의 긴장완화	머리, 팔, 등, 발의 무게로 따뜻한 모래에 자국이 남는 것을 상상한다.

4

팔이음뼈의 안정성에 대해서 — 넓은등근, 큰원근, 등세모근 중부 · 하부섬유의 동시수축.

시작자세 / Body position

바로 누운 자세에서 엉덩관절과 무릎관절을 굽힘 위치로 하고 골반을 중간위치로, 다리를 골반 너비로 벌린다. 팔을 몸쪽에 두고 손바닥을 바닥에 놓거나 머리 뒤로 깍지를 낀다(그림 4.18A).

동작 / Action

숨을 들이마신다 — 골반저근육을 조인다.

숨을 내쉰다 — 골반저근육을 끌어올리고 복벽 하부의 일부를 안 위쪽으로 끌어들임으로써 배가로근을 활성화시킨다. 등의 윗부분을 이완시키고 복장뼈를 척추 방향으로 내림으로써 수동적으로 등뼈를 굽히게 한다(이 움직임은 하위갈비뼈를 골반으로 접근시키고 몸통의 근육을 보조하여 이 최적 길이를 얻는다).

숨을 들이마신다 — 복근에 의한 허리뼈의 조절을 유지하고 오른쪽 엉덩관절 뒷면이 바닥에서부터 떨어졌다고 느낄 때까지 양다리를 왼쪽으로 넘어뜨린다(이것은 엉덩관절의 가동범위의 한계를 나타낸다). 머리는 다리와 균형이 잡히도록 부드럽게 반대쪽으로 향하게 한다(그림 4.18B).

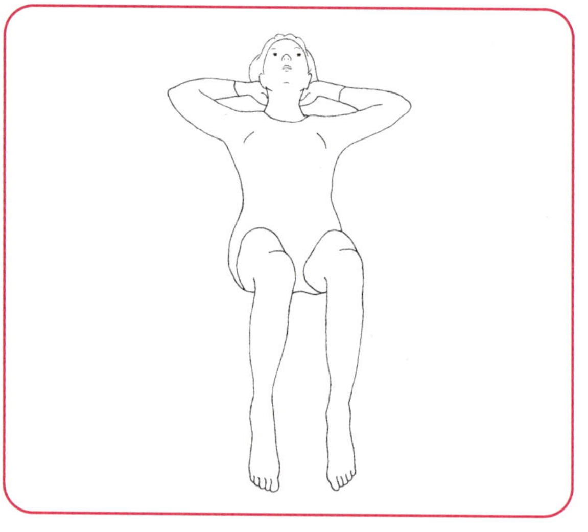

그림 4.18A 히프 롤(hip rolls)의 시작자세.

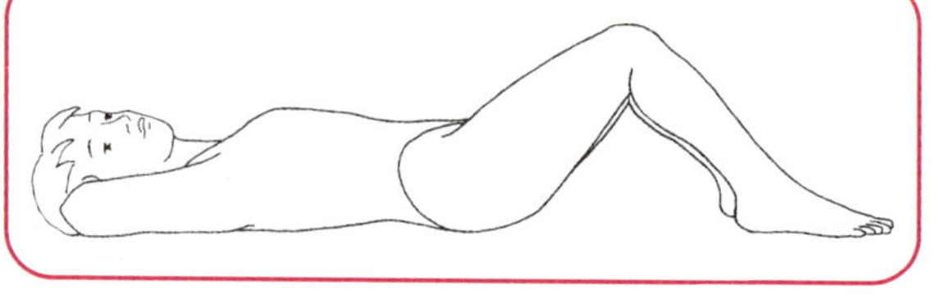

그림 4.18B 왼쪽으로 히프 롤(hip rolls).

숨을 *내쉰다* — 복근 활동을 증가시키고 처음의 위치로 다리를 되돌리기 전에 배꼽을 척추 쪽으로 끌어들인다(허리뼈와 골반은 이 동작 중에 줄곧 중간 위치를 유지시켜 안정시킨다).
양쪽 모두 5~10 회 반복한다.

변형 1 / *Modification 1*

한쪽 다리만을 모음 · 벌림하는 기본 운동을 시행한다.

시작자세 / *Body position*

바로 누운 자세에서 엉덩관절과 무릎관절을 굽힘 위치로 하고, 다리는 골반 폭으로 벌린다.

동작 / *Action*

숨을 *들이마신다* — 골반저근육을 조인다.
숨을 *내쉰다* — 골반저근육을 끌어올리고 배가로근을 활성화시킨다. 다음으로 왼쪽 엉덩관절을 가동범위의 한계까지 벌림을 한다(허리뼈와 골반은 안정성을 유지한다).
숨을 *들이마신다* — 왼쪽 엉덩관절의 모음을 시키고 처음의 위치로 끌어 되돌린다.
숨을 *내쉰다* — 하부복근의 활동을 계속 유지한다.
숨을 들이마신다 — 왼쪽 엉덩관절을 신체의 중심으로 향해서 더욱 모음을 하고 왼쪽 엉덩관절의 옆면을 신장한다.
숨을 *내쉰다* — 다리를 처음의 위치로 되돌린다.

주: 하부복근에 의한 조절이 개선됨에 따라 허리뼈와 골반을 중간위치로 하여 시행한다.

변형 2 / *Modification 2*

척추를 평탄화하여 기본운동을 시행한다.

변형 3 / *Modification 3*

하프바렐이나 작은 상자에 발을 올려 기본운동을 시행한다.

변형 4 / *Modification 4*

다리를 엉덩관절의 폭이나 엉덩관절보다 넓은 위치로 벌리고 기본운동을 시행한다(그림 4.19A&B).

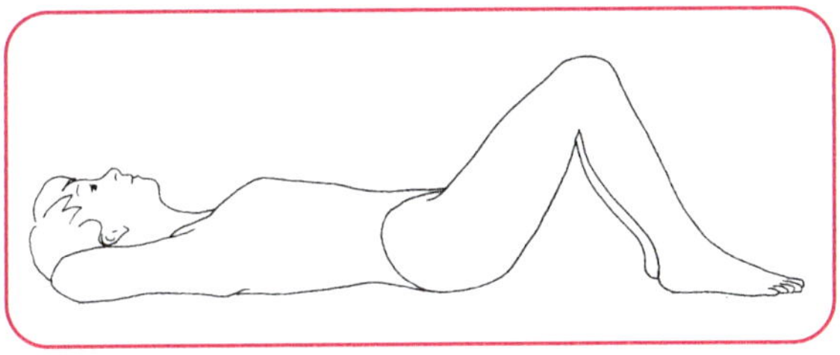

그림 4.19A

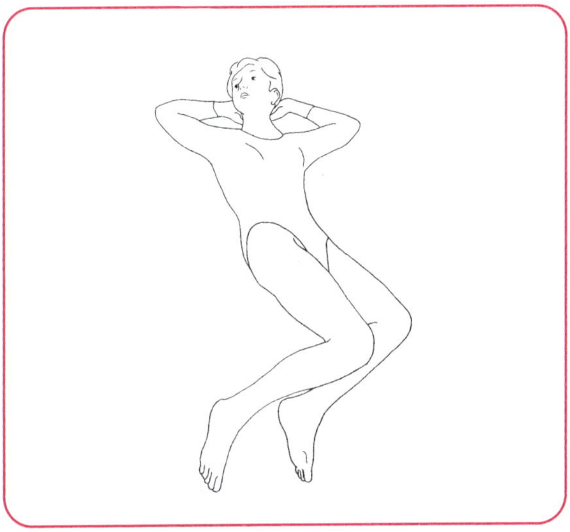

그림 4.19B 왼쪽으로 Hip rolls.

무릎을 한쪽으로 움직이면서 허리뼈를 복근을 통제해서 골반 돌림을 시킨다. 복근 활동을 더욱 증가시키고, 다리와 골반을 처음 위치로 끌어당긴다(그림 4.20).

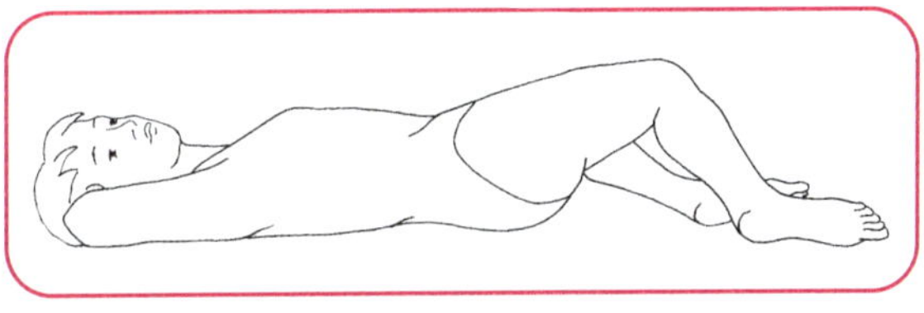

그림 4.20 다리를 엉덩관절의 폭보다 넓게 벌려서 하는 Hip rolls.

4

진행 1 / *Progression 1*

시작자세 / *Body position*

엉덩관절과 무릎관절을 90° 굽힘 위치로 하고 짐볼 위에 다리를 올려놓아 대략 골반 너비로 벌려서 시행한다(그림 4.21A).

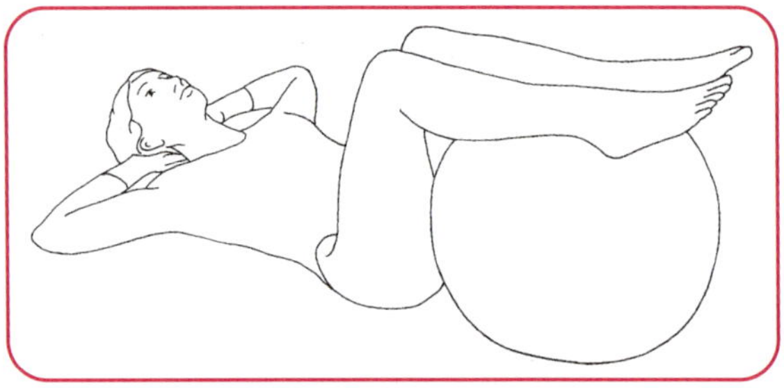

그림 4.21A 진행 1 - 시작자세.

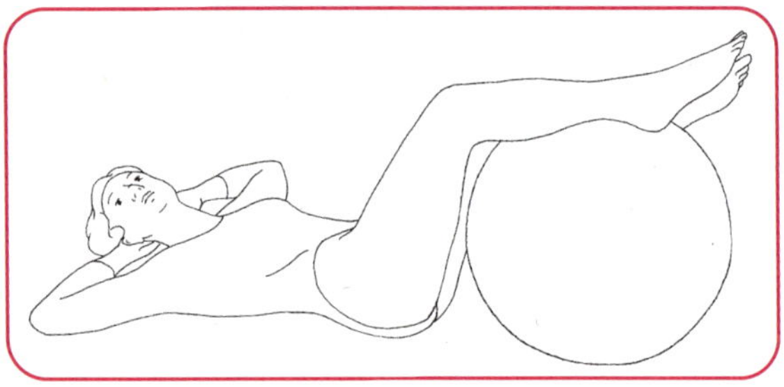

그림 4.21B 진행 1 - 동작.

주: 팔은 몸쪽에 놓고 손바닥을 바닥에 놓거나 머리의 뒤에서 깍지를 낀다.

동작 / *Action*

기본적인 히프 롤(hip rolls)의 순서를 처음부터 끝까지 허리뼈와 골반의 중간위치를 유지하면서 시행한다(그림 4.21B).

진행 2 / *Progression 2*

시작자세 / *Body position*

다리를 펴고 짐볼 위에 올려놓고 시행한다. 처음부터 끝까지 허리뼈와 골반 중간위치를 유지한다(그림 4.22A).

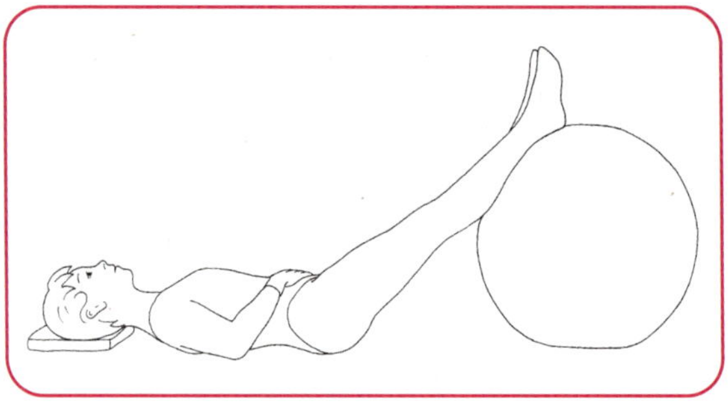

그림 4.22A 진행 2 - 시작자세.

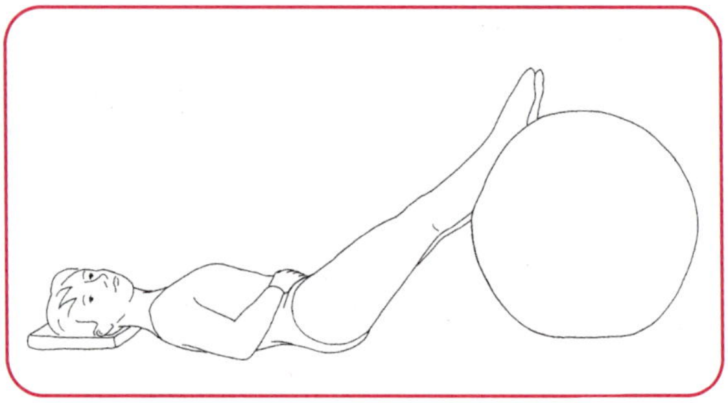

그림 4.22B 진행 2 - 동작.

동작 / *Action*

숨을 들이마신다 — 복근에 의한 허리뼈의 조절을 유지하고 오른쪽 엉덩관절의 뒤가 바닥에서부터 떨어졌다고 느낄 때까지 양다리를 왼쪽으로 넘어뜨린다(이것은 엉덩관절의 가동범위의 한계를 나타낸다). 팔이음뼈를 안정시켜서 양쪽 어깨뼈를 바닥에 붙이고 다리와 반대방향으로 머리를 움직인다(그림 4.22B).

숨을 내쉰다 — 척추의 돌림이 일어나기 전에 척추 쪽으로 배꼽을 더욱 끌어들이고 복근의 활동을 증가시킨다. 신체의 중심을 향해서 오른쪽 엉덩관절을 바닥에서부터 떼고 다리를 신체에서부터 멀리 떨어지도록 뻗는다. 복근의 조절을 강하게 유지하고 하위갈비뼈와 골반의 관계를 유지한다. 신체의 앞면과 뒷면은 마찬가지로 신장되고 허리뼈의 만곡은 과도하게 되지 않고 그대로이다. 신장을 증가시키기 위해 하위갈비뼈와 골반의 공간을 만드는 것을 의식한다.

숨을 들이마신다 — 복근의 활동을 유지한다.

숨을 내쉰다 — 반대방향으로 척추를 돌림을 시키기 위해 복근 수축을 강하게 하고 골반과 다리의 처음의 자세로 되돌린다.

왼쪽도 마찬가지로 시행한다.

각각의 방향으로 5회까지 반복한다.

진행 3 / *Progression 3*

어떠한 지지 없이 엉덩관절과 무릎관절을 90° 굽힘 위치로 하여 시행한다(그림 4.23A, B).

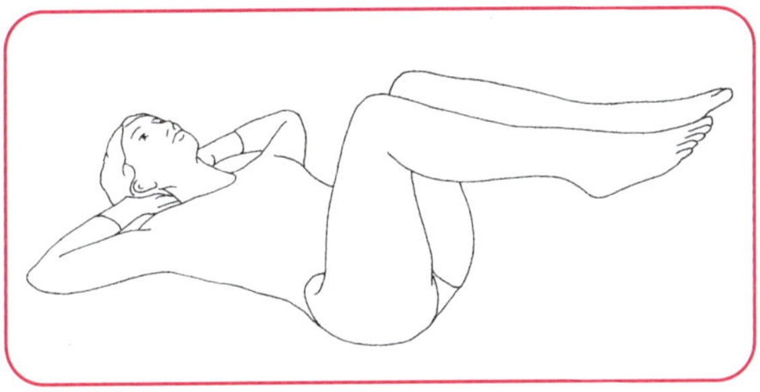

그림 4.23A 진행 3 – 시작자세.

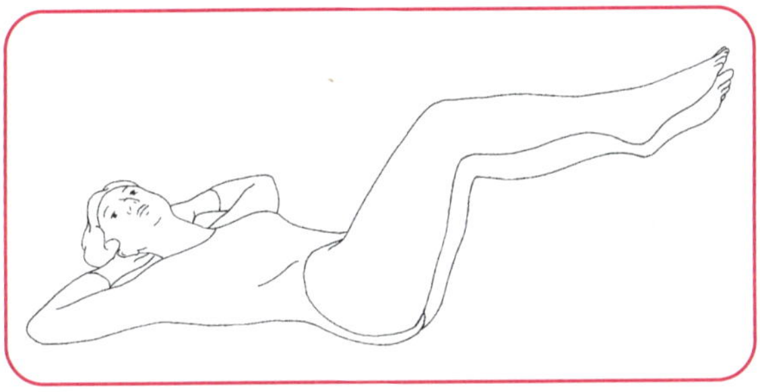

그림 4.23B 진행 3 – 동작.

흔히 일어나는 문제 / *Common problems*

- 시작자세와 골반의 정렬이 처음에 문제가 된다: 호흡패턴을 관찰하거나 적절한 신체의 지지기구를 사용하여 운동의 준비에 시간이 걸린다.
- 목과 어깨의 긴장: 호흡패턴의 관찰과 적절한 지지기구에 의해서 머리와 목뼈의 올바른 정렬을 확보한다.
- 복근에 대한 허리뼈의 안정성 조절 부족 (다리가 멀리감에 따라 허리뼈가 펴지고 다리가 처음 자세로 되돌아감에 따라 허리뼈가 굽는 것을 판단한다): 엉덩관절 가동범위를 감소시킨다. 처음부터 끝까지 허리뼈를 평탄화하여 시행한다. 발을 약간 올리고 처음부터 끝까지 허리뼈를 평탄화하여 시행한다. 협동성이 결여된 다리 움직임을 위해 chi–ball 등의 부드러운 물건을 무릎 사이에 끼운다.

표 4.10의 지도 요점 참조.

촉각을 이용한 지시 방법

1. 앞가슴을 벌리는 것처럼 호흡을 증가시키기 – 양손을 빗장뼈에 대고 복장뼈에서부터 가쪽으로 가볍게 문지른다.
2. 골반의 안정성에 대한 인식을 증가시키기 – 양손을 볼기뼈에 놓고 골반의 조절을 보조하여 골반의 모든 움직임을 느끼도록 지도한다.
3. 배가로근의 활동을 보조하기 – 운동 전에 아래와 같이 지도한다. 엉덩관절의 위 끝에 양손의 손가락 2개를 놓고 양손의 손가락 사이의 거리가 약 10㎝의 위치까지 선을 긋는 것처럼 중심으로 향해서 움직인다. 다음으로, 복부를 안 위쪽으로 약간 밀어 넣고 손가락으로부터 떨어지도록 끌어들인다.
4. 배빗근의 활동을 보조하기: 복벽의 앞쪽 면 (배꼽 바로 밑에서부터 옆)에 손을 놓고 다리가 멀리 움직이고 또한 신체에 접근하는 동안, 근육의 활동을 느끼도록 지도한다. 골반의 안정화에는 더욱 복근의 조절이 필요하다. 다리가 움직이기 바로 전에 손으로부터 떨어지도록 복벽을 당기도록 지도한다.

운동 BCS 4 – 레그 슬라이드 (엉덩관절의 독립된 폄과 굽힘) / Exercise BCS 4 – Leg slides (independent hip extension/flexion)

목적 / *Aim*

엉덩관절의 독립된 운동 중 허리뼈 안정성에 관여하는 복근의 근력과 조절을 개선한다.

표 4.10 지도의 요점 – 히프 롤(Hip rolls)

초점	구두지시 · 시각적 지시의 예
목의 긴장을 동반하지 않는 머리와 척추의 올바른 정렬	입 안에서 혀를 이완시켜 얼굴의 근육이 녹는 것처럼 상상한다.
척추의 길이	머리마루와 궁둥뼈를 반대방향으로 서로 당긴다.
몸통의 앞 · 뒤로 걸치는 폭	빗장뼈의 사이를 넓힌다. 숨을 들이마실 때, 가슴의 뒤와 옆이 공기로 채워지는 것을 상상한다.
중간위치에서 안정된 허리뼈의 유지와 하위갈비뼈와 골반의 올바른 관계	숨을 내쉴 때, 등 윗부분의 근육을 이완시키고 복장뼈가 척추로 향해서 뒤로 내려가는 것을 느낀다. 갈비뼈가 골반으로 향해서 모이는 것을 상상한다. 골반저근육을 끌어올리고 두덩뼈 바로 위의 하복부 영역을 척추로 향해서 움푹 들어가게 한다.
올바른 팔이음뼈의 정렬과 안정성	어깨뼈가 스노보드(snowboard)처럼 등을 미끄러져 떨어지는 것을 상상한다.
운동 중의 골반의 안정성	머리, 팔, 등, 발의 무게로 따뜻한 모래에 자국이 남는 것을 상상한다. 다리가 오른쪽으로 움직일수록 왼쪽 엉덩관절이 침대 쪽으로 떨어져 들어가는 무게를 느끼고 무릎을 오른쪽으로 뻗는다. 운동 중, 매트 위에서 좌 · 우 볼기의 무게를 동등하게 느낀다.

4

엉덩관절을 충분히 분리한다.
엉덩관절 가동화 중 엉덩허리근의 수행을 개선한다.

기구 / *Equipment*

매트, 견고한 침대, 짐볼.

목표 근육 / *Target muscles*

코어조절(core control)에 대해서 — 골반저근육, 배가로근, 배빗근이 동시에 등척성으로 활동한다.
팔이음뼈의 안정성에 대해서 — 넓은등근, 큰원근, 등세모근 중부 · 하부섬유가 동시에 활동한다.
엉덩관절 폄에 대해서 — 큰볼기근, 뒤넙다리근이 엉덩관절 폄의 초기에 구심성으로 활동한다.
엉덩관절 굽힘에 대해서 — 엉덩허리근과 넙다리곧은근이 협동적으로 활동한다.

시작자세 / *Body position*

바로 누운 자세에서 허리뼈는 중간위치, 엉덩관절과 무릎관절은 굽힘 위치로 하고, 다리는 대략 골반너비로 벌린다. 팔은 몸쪽으로 가볍게 굽히고 손바닥은 바닥으로 향하게 한다(그림 4.24A).

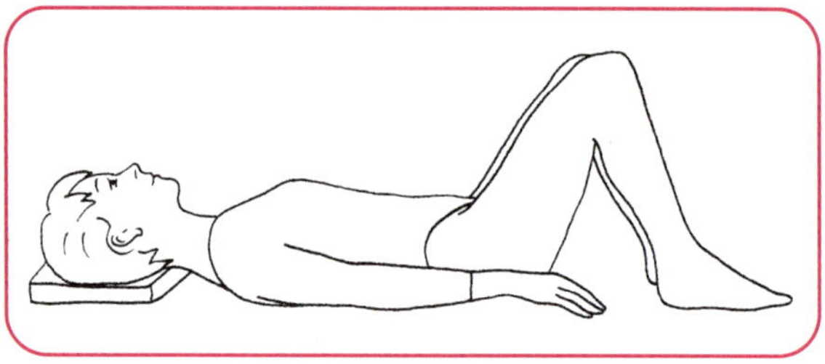

그림 4.24A 레그 슬라이드 (leg slides) – 시작자세.

동작 / *Action*

숨을 들이마신다 — 골반저근육을 조인다.
숨을 내쉰다 — 골반저근육을 끌어올리고 배가로근을 활동시킨다. 오른쪽 엉덩관절을 안쪽 · 가쪽돌림 중간위치로 유지하고 오른쪽 다리가 완전히 펴질 때까지 바닥 위에서 오른쪽 발꿈치를 천천히 미끄러뜨린다(그림 4.24B).

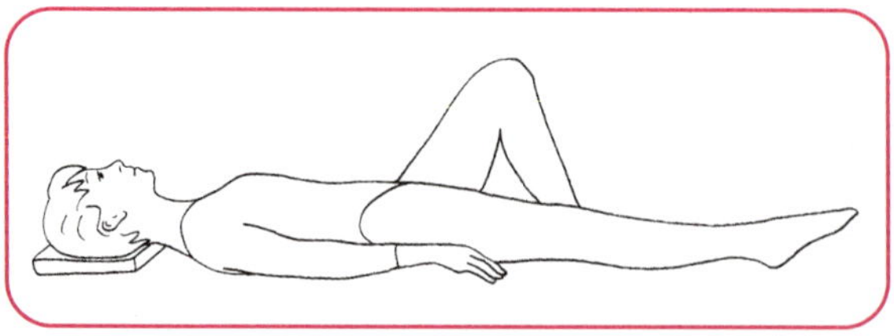

그림 4.24B 레그 슬라이드 (Leg slides) – 동작.

숨을 들이마신다 — 배근육을 활동시킨 채로 발꿈치를 미끄러지게 하고 엉덩관절과 무릎관절을 동시에 시작자세까지 굽히게 한다.

주: 운동 중, 허리뼈와 골반이 중간위치를 유지하도록 한다. 엉덩관절 굽힐 때 들숨은 허리뼈의 안정성을 촉진한다.

숨을 내쉰다 — 왼쪽 다리로 반복한다.

좌 · 우 각각 5~10 회 반복한다.

변형 1 / Modification 1

허리뼈를 평탄화하고 베개나 삼각쿠션으로 지지하여 상반신을 약간 앞으로 둥글게 하고 기본적 운동을 시행한다(그림 4.25).

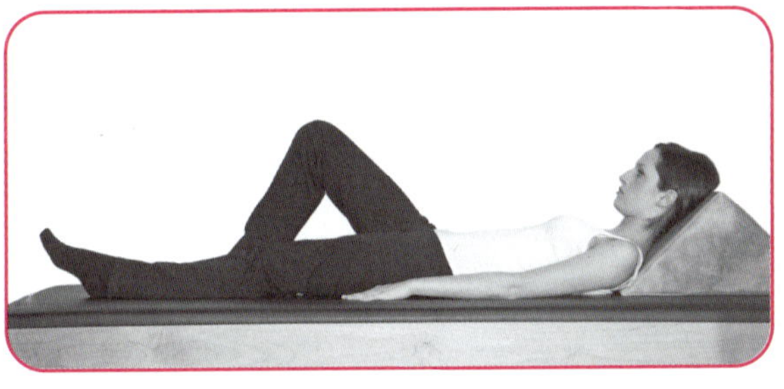

그림 4.25 레그 슬라이드(Leg slides) – 변형 1.

변형 2 / Modification 2

시작자세 / Body position

허리뼈를 평탄화하고 엉덩관절과 무릎관절을 90° 굽힌 바로 누운 자세로 한다(운동 중 이 자세를 유지한다). 엉덩관절과 무릎관절을 약 70° 로 굽히고 왼쪽 다리를 짐볼 위에 올려놓는다. 오른쪽 다리는 엉덩관절과 무릎관절을 약 90° 로 굽힌다(그림 4.26).

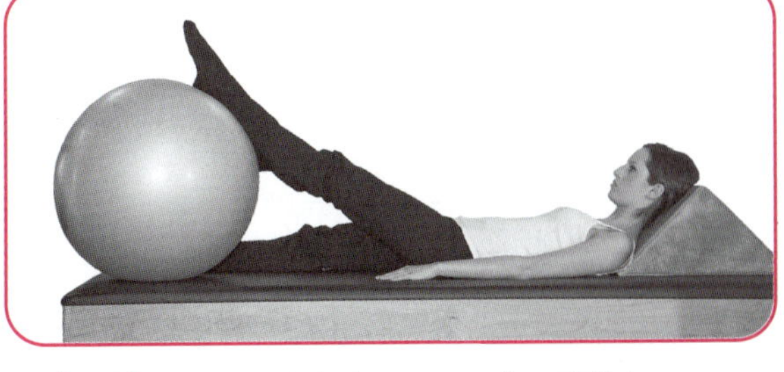

그림 4.26 레그 슬라이드(Leg slides) – 변형 2.

동작 / Action

숨을 들이마신다 — 준비.

숨을 내쉰다 — 골반저근과 하부복근을 활동시키고 왼쪽 엉덩관절을 편다. 공을 굴려서 다리가 완전히 펴질 때까지 엉덩관절과 무릎관절의 폄을 계속한다.

숨을 들이마신다 — 왼쪽 엉덩관절을 굽히기 위해 복근의 활동을 계속하고 공을 신체로 당겨 되돌린다. 골반과 허리뼈는 안정시킨 채로 가능한 엉덩관절을 굽힌다(대략 70° 이상).

숨을 내쉰다 — 다리 폄을 반복하고 순서를 계속한다. 좌 · 우 모두 5 회 반복한다.

변형 3 / Modification 3

무릎을 굽히고 바로 누워 무릎굽힌 자세에서 허리뼈를 평탄화하고 기본 운동을 시행한다.

진행 1 / Progression 1

호흡을 반대로 하여 기본운동을 시행한다. 운동 동안, 골반과 허리뼈를 중간위치로 유지하고 엉덩관절을 굽힐 때에 숨을 내쉬고 엉덩관절을 펼 때 숨을 들이마신다.

진행 2 / Progression 2

시작자세 / Body position

허리뼈와 골반을 중간위치로 하고 기본 운동에 팔의 운동을 추가하여 시행한다(그림 4.27A 와 B).

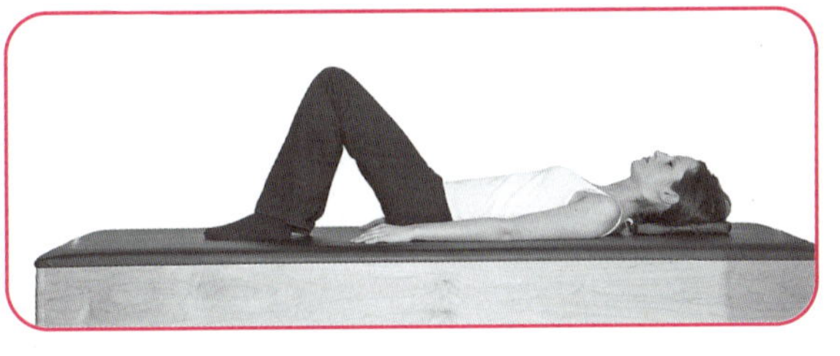

그림 4.27A 레그 슬라이드 – 진행 2 – 시작자세

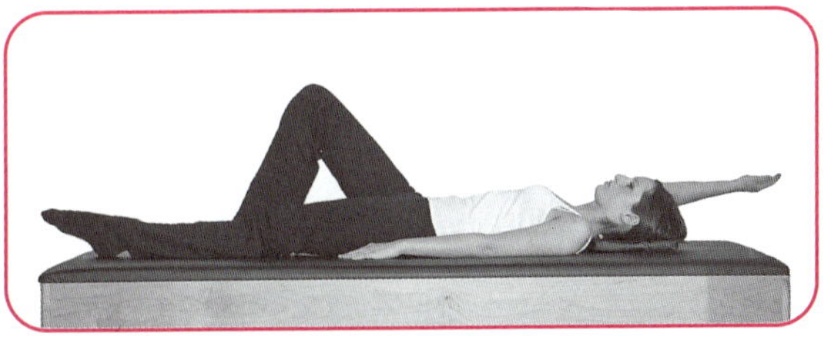

그림 4.27B 레그 슬라이드 – 진행 2 – 동작

4

동작 / Action

숨을 들이마신다 — 준비.

숨을 내쉰다 — 왼쪽 다리를 펴고 오른쪽 어깨를 굽힌다. 오른쪽 팔은 180° 까지 호를 그리면서 움직이고 머리의 곁에서 바닥에 둔다(그림 4.26B).

숨을 들이마신다 — 왼쪽 다리와 오른쪽 팔을 동시에 시작자세와 같은 각도까지 되돌린다.

반대쪽에 대해서도 반복한다.

진행 3 / Progression 3

진행 2를 왼쪽 다리와 오른쪽 팔을 동시에 움직여 시행한다.

흔히 일어나는 문제 / Common problems

- 시작자세와 골반의 정렬이 처음에 문제가 된다: 적절한 신체의 지지기구를 사용하여 운동의 시작에 시간을 들인다.
- 허리뼈의 안정화에 필요한 복근의 조절이 불충분하다: 베개(병원의 설비용 침대용 베개)나 삼각쿠션을 등의 윗부분의 위에 놓고 상반신을 앞쪽으로 둥글게 하도록 배려한다. 가동범위를 감소시킨다. 허리뼈를 평탄화시켜 시행한다(변형을 참조할 것).
- 목 · 어깨의 긴장: 필요로 하는 지지기구를 사용하여 올바른 머리와 목의 정렬을 만들어 상반신을 이완시키도록 촉진한다.
- 동적 다리 정렬의 불량: 운동하는 쪽의 발꿈치를 같은 쪽의 궁둥뼈결절로 일직선으로 향하게 하도록 지시한다. 동작 중에 무릎이 안쪽으로 무너지는 경우, 운동하는 쪽 엉덩관절을 약간 가쪽돌림을 시켜서 시행한다. 동작 중에 무릎이 가쪽으로 무너지는 경우, 모음근군(큰모음근과 작은모음근)을 작동시키도록 지시한다. 좌 · 우 엉덩관절의 축(ASIS의 약간 안쪽)에서부터 무릎관절의 중앙을 지나서 둘째 발가락과 셋째 발가락의 사이에 이르는 선상에 무릎관절이 궤도를 그리는 것을 확인한다.
- 엉덩관절이 움직이고 있는 동안, 넙다리곧은근이 우위가 되어버린다: 물 흐름에 떠 있는 허벅지가 엉덩관절을 굽힘에 따라 몸통으로 향하고 다리를 폄에 따라 서서히 떨어져 가는 것처럼 상상시킨다. 가능한 뒤넙다리근과 발끝을 이완하여 계속하도록 지시한다.

표 4.11의 지도 요점 참조.

실시상 주의

- 목과 어깨의 장애 – 쾌적하게 시행하기 위해 충분한 지지기구를 준비한다.
- 허리의 병변 – 엉덩관절의 가동범위를 감소시키고 허리뼈 안정성에 충분한 복근의 조절을 확보한다. 복근의 조절이 향상되면 가동범위를 서서히 넓혀 간다. 변형을 고려한다.
- 엉덩관절과 무릎관절의 병변 – 엉덩관절 · 무릎관절의 움직임과 정렬을 관찰한다.

금기

- 임신 후기.
- 등, 엉덩관절, 무릎의 통증.
- 두덩결합(치골결합)의 기능부전 – 분만 물리요법(obstetric physiotherapy)의 조언을 구한다.

촉각을 이용한 지시 방법

1. 배가로근의 활동을 보조하기 – 운동 전에 좌 · 우의 손가락 2개씩을 엉덩관절의 위 끝에 대고 양 손가락 사이가 10 ㎝ 정도의 거리가 될 때까지 신체의 중앙으로 향해서 손가락으로 덧그린다. 그 다음에 손가락을 심부 위쪽으로 약간 밀어붙이고 복벽을 손가락에서 떼도록 척추로 향해서 끌어들이는 것처럼 지도한다.
2. 허리뼈의 안정성을 보조하고 상부몸통과 하부몸통의 올바른 관계를 유지하기 – 하위갈비뼈와 골반 사이의 복벽 측면에 손을 댐으로써 운동 중에 유지되어야 할 공간을 느끼도록 지도한다.

표 4.11 지도의 요점: 레그 슬라이드

초점	구두지시 · 시각적 지시의 예
목의 긴장을 동반하지 않는 올바른 머리와 척추의 정렬	입 안에서 혀를 이완시켜 얼굴의 근육이 녹는 것처럼 상상한다.
척추의 길이	머리마루와 궁둥뼈를 반대방향으로 서로 당긴다.
몸통의 앞면과 뒷면의 폭	빗장뼈의 사이를 넓힌다.
중간위치에서 안정된 허리뼈의 유지와 하위갈비뼈와 골반 사이의 올바른 관계	숨을 들이마실 때, 가슴의 뒤와 옆이 공기로 채워진다고 상상한다. 숨을 내쉴 때, 등 윗부분의 근육을 이완시키고 복장뼈가 척추로 향해서 뒤로 내려가는 것을 느낀다.
운동 중의 골반의 안정성	골반을 물로 채워진 그릇(bowl)이라고 상상한다. 골반을 움직이지 않도록 유지하여 어느 방향으로도 물이 엎질러지지 않도록 한다.
운동을 하는 쪽 샅굴부위의 긴장 완화	엉덩관절을 굽힐 때에 샅굴부위가 깊은 골짜기가 되도록 상상한다.
허리뼈의 안정성	복근의 가벼운 수축을 유지한다. 궁둥뼈가 발꿈치를 향해서 뻗어 닿는 것을 상상한다.

운동 BCS 5 – 허벅지 아크(엉덩허리근 운동) / Exercise BCS5 – Thigh arcs (exercising the iliopsoas muscle)

목적 / Aim

하부복근군의 긴장을 개선한다.

독립된 엉덩관절 운동 중에 허리뼈 안정성에 영향을 주는 복근군의 조절을 개선한다.

엉덩관절의 가동화에서 엉덩허리근의 수행을 개선한다.

기구 / Equipment

매트, 높이가 있는 견고한 침대, 하프바렐(half barrel), 감각볼 2개, 작은 머리 지지기구.

목표 근육 / Target muscles

허리뼈의 안정성에 대해 — 척추세움근, 골반저근육군, 배가로근

엉덩관절의 가동화에 대해 — 넙다리곧은근과 협동하는 엉덩허리근(엉덩관절에서는 구심성으로 조절하고, 굽힘에서부터 되돌아올 때 원심성 조절을 한다).

팔이음뼈의 안정성에 대해 — 등세모근 중부 및 하부섬유와 함께 활동하는 넓은등근과 큰원근.

시작자세 / Body position

바로 누운 자세에서 무릎관절과 엉덩관절을 굽히고 골반은 중간위치로 하고 발은 대략 엉덩관절의 폭으로 벌린다. 팔은 손바닥이 바닥을 향한 상태에서 몸쪽으로 위치시킨다(그림 4.28A).

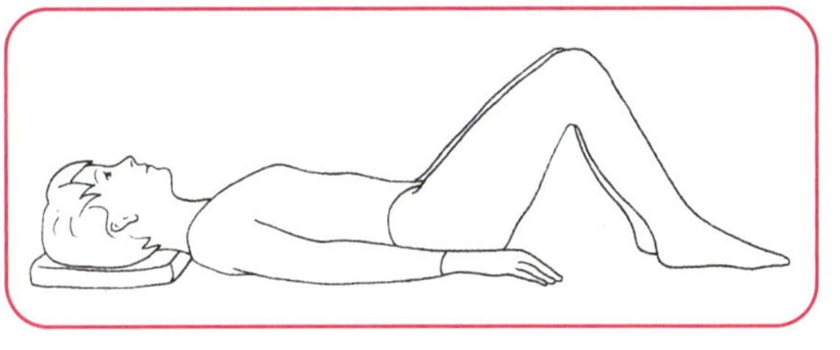

그림 4.28A 허벅지 아크(thigh arcs) – 시작자세.

동작 / Action

숨을 들이마신다 — 골반바닥근군을 조인다.

숨을 내쉰다 — 골반저근육을 들어 올려서 배가로근을 활동시킨다.

숨을 들이마신다 — 허벅지 부분이 원호를 그리고 바닥

에서 수직으로 될 때까지 왼쪽 엉덩관절을 굽힌다 (엉덩관절과 무릎관절은 약 90° 굽힘) (그림 4.28B).

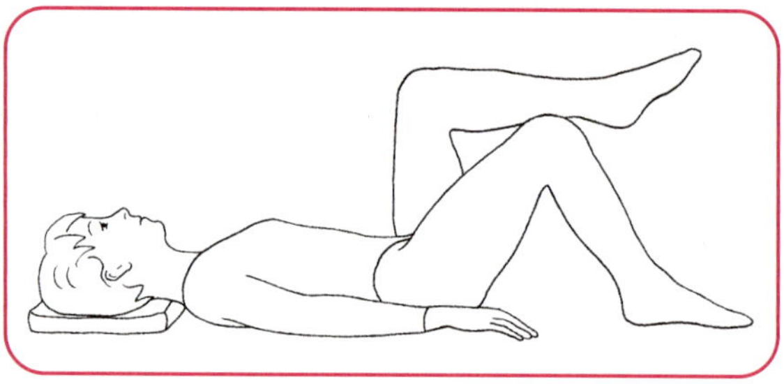

그림 4.28B 허벅지 아크 – 동작.

4

숨을 내쉰다 — 다리를 시작자세로 되돌릴 때, 허리뼈 안정성을 조절하기 위해 복근군 활동을 증가시킨다.
양쪽 모두 5 회까지 반복한다.

변형 1 / *Modification 1*

허리뼈를 평탄하게 하여 운동을 시행한다.

변형 2 / *Modification 2*

엉덩관절 운동범위를 좁게 하여 시행한다(발을 하프바렐[half barrel]이나 작은 상자 위에 올려놓은 상태에서부터 시작한다).

변형 3 / *Modification 3*

양쪽 볼기부분의 밑에 작은 공을 넣어 골반을 뒤로 기울게 한 상태에서 시행한다(공은 궁둥뼈결절의 위치나 약간 높은 위치에 놓는다).

진행 1 / *Progression 1*

골반저근육군과 복근군을 의식적으로 활동시키지 않고 비교적 이완하여 시행한다. 시각적인 이미지로 골반 안정성을 획득한다(지도 요점을 참조할 것).

진행 2 / *Progression 2*

기본적 운동과 마찬가지로 시작한다.

시작자세 / *Body position*

기본적 운동과 마찬가지로 바로 누운 자세에서 허리뼈는 평탄 또는 중간위치로 한다(그림 4.29A-E).

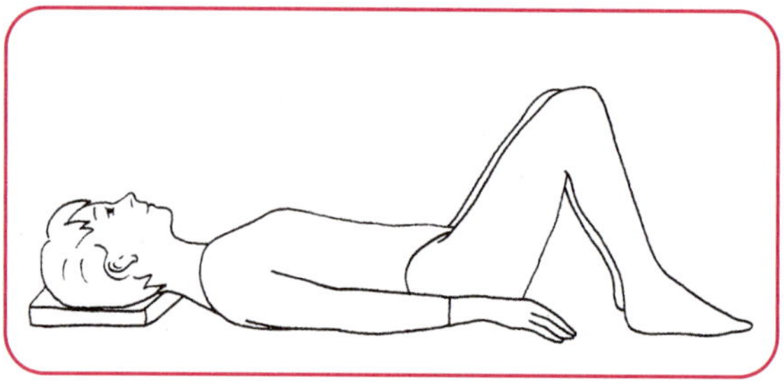

그림 4.29A 허벅지 아크 – 진행 2 – 시작자세.

동작 / *Action*

기본적 운동과 마찬가지로 시작한다.
숨을 들이마신다 — 허벅지 부분이 원호를 그리며 바닥에 대해서 수직이 될 때까지 왼쪽 엉덩관절을 굽힌다(엉덩관절 · 무릎관절은 약 90° 굽힘) (그림 4.29B).
무릎을 펴고 발목관절을 완만하게 발바닥쪽 굽힘을 시키고 발가락을 천장으로 향하게 한다 (그림 4.29C).
숨을 내쉰다 — 허리뼈의 안정성을 유지하는 데에 필요한 복근군의 활동을 증가시킨다. 엉덩관절을 펴고(그림 4.29D), 다리가 바닥에 접지할 때까지 엉덩관절에서부터 분리하는 것처럼 뻗는다 (그림 4.29D).
숨을 들이마신다 — 무릎관절을 굽히기 시작하고 발가락이 바닥을 문지르는 것처럼 발을 신체로 끌어당긴다. 엉덩관절을 굽히고 시작자세에서부터 무릎을 펴고 발가락을 천장으로 향하게 하여 동작을 반복한다.
숨을 내쉰다 — 이 원활한 순환운동을 계속한다.
5~10 회 반복한다.

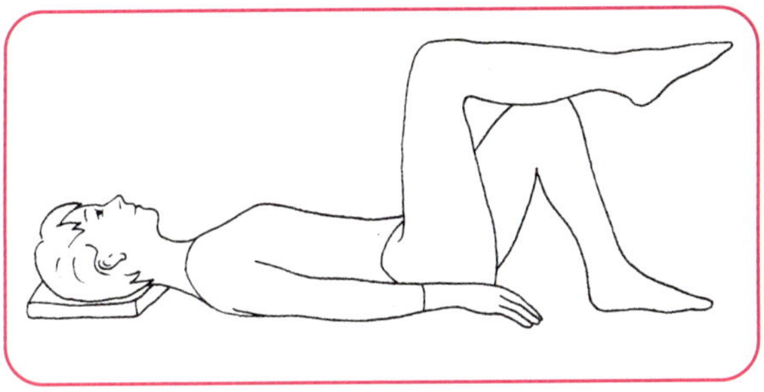

그림 4.29B 허벅지 아크 – 진행 2 – 숨을 들이마신다.

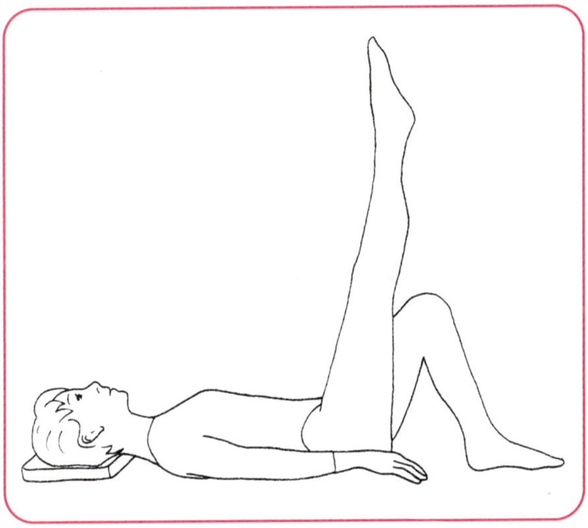

그림 4.29C 허벅지 아크 – 진행 2 – 계속해서 숨을 들이마신다.

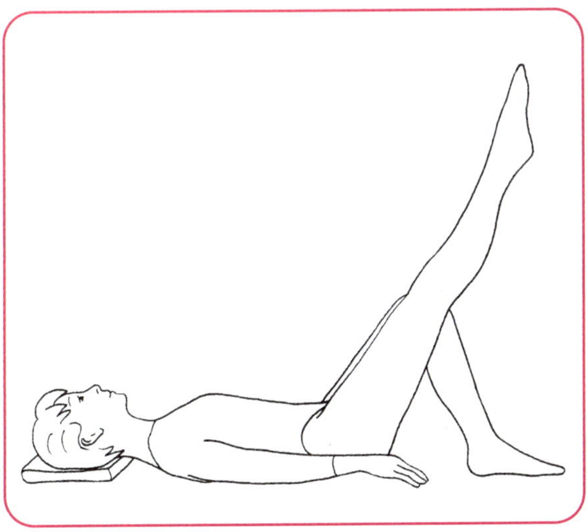

그림 4.29D 허벅지 아크 – 진행 2 – 숨을 내쉰다.

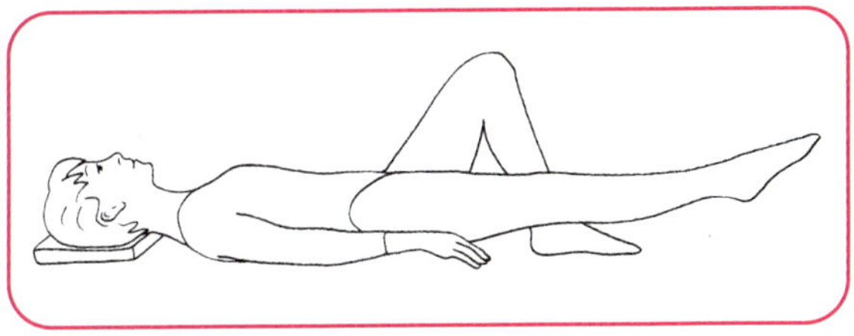

그림 4.29E 허벅지 아크 – 진행 2 – 계속해서 숨을 내쉰다.

진행 3 / Progression 3

토우 디핑(toe dipping) — 양쪽 엉덩관절 굽힘 · 폄.

시작자세 / Body position

골반 및 허리뼈를 중간위치로 하여 시행한다. 양다리를 엉덩관절의 폭으로 하고, 엉덩관절과 무릎을 약 90° 굽힌 상태에서 발을 가볍게 바닥쪽굽힘을 시킨다. 양팔은 손바닥이 바닥을 향한 상태에서 신체 쪽으로 위치시킨다(그림 4.30A&B).

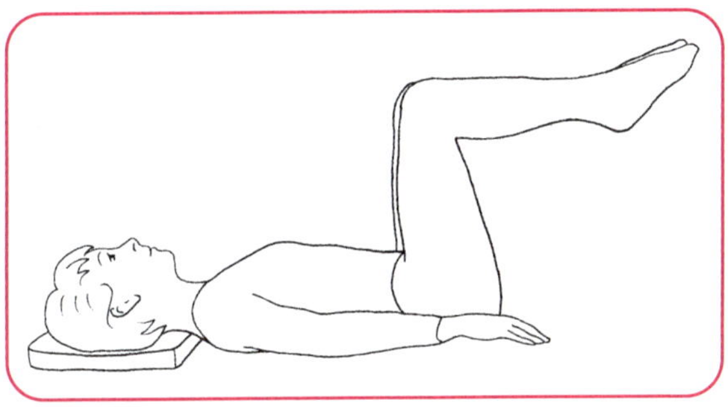

그림 4.30A 진행 3 토우 디핑 (toe dipping) – 시작자세

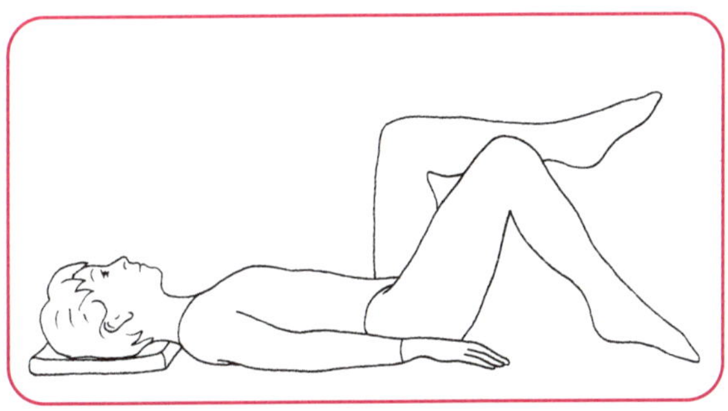

그림 4.30B 진행 3 – 동작

변형으로서 골반을 뒤로 기울여 허리뼈를 평탄화하기 위해 작은 딱딱한 공을 양 볼기부분의 아래에 삽입하는 방법도 있다(공은 궁둥뼈결절의 위치이거나 약간 높은 위치에 둔다). 양다리는 엉덩관절의 폭이고 엉덩관절 · 무릎관절은 최대까지 굽히며 발은 완만하게 바닥쪽굽힘을 시킨다. 양팔은 손바닥이 바닥을 향한 상태에서 신체 쪽에 위치시킨다.

동작 / Action

정상적인 호흡 — 척추의 안정성을 보조하기 위해 골반저근육군과 하부복근군을 완만하게 활동시킨다. 필요에 따라서 이 복부의 조절을 유지한다.

숨을 들이마신다 — 준비

숨을 내쉰다 — 왼쪽 다리를 유지하면서 오른쪽 엉덩이를 펴고(오른쪽 무릎은 같은 굽힘 각도를 유지한다), 허벅지 부분이 원호를 그리도록 발가락이 바닥에 가볍게 접지할 때까지 움직인다(그림 4.30B).

숨을 들이마신다 — 오른쪽 엉덩관절을 최대로 굽힘과 동시에 왼쪽 엉덩관절을 발가락이 바닥에 접지할 때까지 펴지게 한다. 양다리는 운동의 중간 영역에서 엇갈린다.

숨을 내쉰다 — 운동을 계속한다.

흐르는 것 같은 편안한 동작으로 시행하고 다리 움직임에 호흡패턴을 협동시킨다(운동의 속도에 따라서 2~4 호흡주기로 시행한다).

진행 4 / Progression

대각선상에서 토우 디핑(toe dipping)을 시행한다.

시작자세 / Body position

진행 3과 마찬가지로 양 엉덩관절을 굽히게 한다.

동작 / Action

허리뼈와 엉덩관절을 안정시킨 상태에서 양 종아리를 오른쪽으로 움직인다. 진행 3과 마찬가지로 시행한다. 반대쪽에서도 반복한다.

진행 5 / Progression 5

진행 1을 복근군을 의식적으로 활동시키지 않고 시행한다.

흔히 일어나는 문제 / Common problems

- **배곧은근의 활동이 강하다:** 골반저근육군과 하부복근군의 더 강한 활동을 지시하고 엉덩관절의 운동범위를 좁게 하는 것을 고려한다(발을 작은 상자나 하프바렐 위에 올려놓는 등).
- **복근군의 활동이 허리뼈의 안정성에 불충분하다:** 엉덩관절의 운동범위를 좁게 하거나 허리뼈를 평탄하게 한 채로 시행한다. 척추를 신장하도록 지시한다 (표 4.12의 지도 요점을 참조할 것).
- **엉덩관절 굽힘의 전 또는 굽히는 동안에 샅굴의 앞 가쪽면에 넙다리곧은근의 힘살이 돌출하여 있음으로써 엉덩허리근보다도 넙다리곧은근이 우위로 활동하고 있는 것을 확인할 수 있다:** 엉덩관절 굽힘 각도를 작게 하는 (변형을 참조), 발을 흔들리는 쿠션 등의 불안정한 면에 올려놓는, 엉덩관절이 가쪽돌림을 하고 있지 않는 것을 확인하는, 더 효과적인 엉덩허리근의 활동을 촉진하는 등의 방법을 고려한다(표 4.12 참조).
- **목이나 어깨의 긴장:** 필요에 따라서 지기기구를 사용하고, 머리/목 부분의 정렬을 보정하여 상반신의 이완을 개선하도록 지시한다.

실시상 주의

- 허리부분의 병변 – 허리뼈의 안정성을 위한 효과적인 복근군의 조절을 확인한다(변형을 참조). 불확실한 점이 있으면 의사의 조언을 구한다.
- 엉덩관절 · 무릎관절의 병변 – 엉덩관절 · 무릎관절의 가동범위를 확인한다.

금기

- 임신 후기.
- 등, 엉덩관절, 무릎의 통증.
- 두덩결합(치골결합)의 기능부전 – 분만 물리요법(obstetric physiotherapy)의 조언을 구한다.

촉각을 이용한 지시 방법

1. 골반의 안정성에 대한 인식을 촉진하기 – 양손을 볼기뼈에 놓고 골반의 조절을 보조하고 골반의 모든 움직임을 느끼도록 지도한다.
2. 배가로근의 수축을 보조하기 – 운동 전에 양손의 손가락 2개를 엉덩관절 위의 끝에 대고 양 손가락 사이가 10㎝ 정도의 거리가 될 때까지 신체의 중앙을 향해서 손가락으로 덧그린다. 그 다음에 손가락을 약간 심부 위쪽으로 밀어붙이고 복벽을 손가락에서부터 떨어지도록 척추로 향해서 끌어들이도록 지도한다.
3. 엉덩허리근보다 우위의 넙다리곧은근의 활동을 자가 모니터링 – 운동 중에 샅굴부위의 앞 가쪽 면에 손가락을 접촉시킨다.

엎드려 누운 자세에서 엉덩관절 뒷면근육의 강화(운동 BCS 6~8) / PRONE POSTERIOR HIP MUSCLE STRENGTHENING (EXERCISES BCS6–8)

운동 BCS 6 – 볼기근 스퀴즈(큰볼기근 하부섬유의 강화) / Exercise BCS6 – Gluteal squeezes (strengthening the lower fibres of gluteus maximus)

목적 / Aim

큰볼기근 하부섬유를 강화한다.

기구 / Equipment

매트, 높이가 있는 견고한 침대, trapeze table, 얇은 베개, 볼스터(bolster) 또는 타월.

목표 근육 / Target muscles

허리뼈 안정화에 대해서 — 척추세움근, 골반저근육 및 배가로근, 큰볼기근 하부섬유의 구심성 수축.

팔이음뼈 안정성에 대해서 — 등세모근 중부 · 하부 섬유, 넓은등근, 큰원근의 완만한 활동.

시작자세 / Body position

가능하다면 발목관절을 끝에서부터 내밀어 이완시킬 수 있는 것 같은 매트, 또는 높이가 있는 침대에 얼굴을 파묻고 엎드려 누운 자세를 취한다. 팔은 팔꿈치가 밖을 향하도록 굽히고 손은 포개서 이마 부분을 지지한다. 허리뼈를 신장하기 위해 얇은 베개를 신체의 밑에 넣어도 좋다(그림 4.31 A&B).

동작 / Action

숨을 들이마신다 — 골반저근육을 조인다.

표 4.12 지도의 요점 – 허벅지 아크(Thigh arcs)

초점	구두지시 · 시각적 지시의 예
목의 긴장을 동반하지 않는 올바른 머리와 척추의 정렬	입 안에서 혀를 이완시켜 얼굴의 근육이 녹는 것처럼 상상한다.
몸통의 앞면과 뒷면의 폭	빗장뼈의 사이를 넓힌다.
팔이음뼈의 올바른 정렬과 안정성을 교정	새끼손가락을 발꿈치로 향해서 뻗어 닿는다. 등을 미끄러지도록 어깨뼈를 내린다.
운동을 하는 쪽 다리의 샅굴부위의 긴장을 이완시키다	엉덩관절을 굽힐 때에 샅굴부귀가 깊은 골짜기가 되는 것처럼 상상한다. 발목관절을 편안하게 하고 발끝을 물웅덩이에 담그거나 그 곳에서부터 빼는 것처럼 상상한다.
큰허리근과 넙다리곧은근을 협동시켜 운동을 하다	엉덩관절을 굽힐 때 엉덩허리근이 따뜻한 공기의 흐름처럼 몸에 흘러들어가고, 펼 때 흘러가는 것처럼 상상한다. 다리가 바닥을 떠날 때에 그 무게를 느낀다.
다리의 올바른 동적 정렬을 교정	무릎이 공간을 움직일 때에 원호를 그리는 것처럼 상상한다.

4

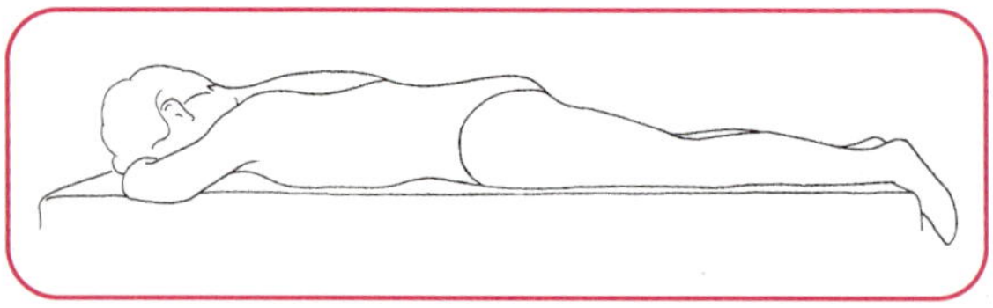

그림 4.31A 엎드려 누운 자세.

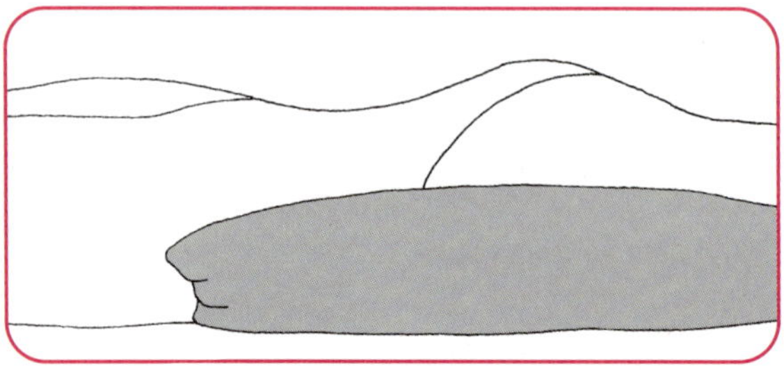

그림 4.31B 베개로 지지한 엎드려 누운 자세.

4

숨을 *내쉰다* — 골반저근육을 완만하게 올림과 동시에 두덩뼈의 약간 위에서 하복부를 움푹 들어가게 하여 아래볼기 부분을 정중선을 향해서 조인다. 큰볼기근 하부섬유가 수축하여 경직될 때까지 이 운동을 계속한다(그림 4.31C).

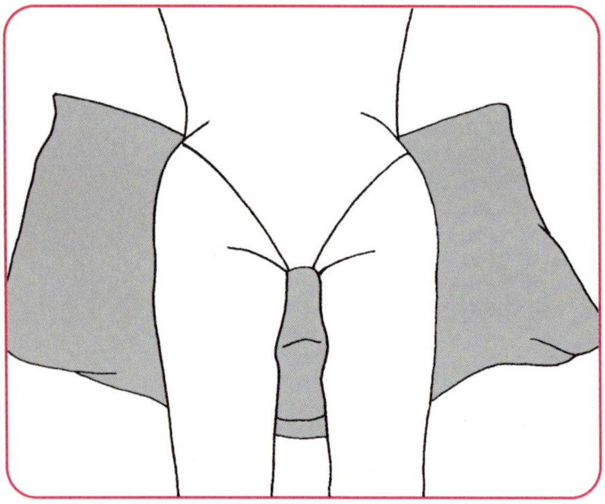

그림 4.31C 볼기근 스퀴즈(gluteal squeezes) – 동작.

숨을 *들이마신다* — 볼기근육과 복근의 수축을 동시에 천천히 이완시킨다.

숨을 *내쉰다* — 반복한다.
10 회 반복한다.

진행 1 / *Progression 1*

볼기근육의 수축을 2~3 호흡 동안 계속해도 된다.

진행 2 / *Progression 2*

한쪽 볼기부분을 이완시킨 채로 다른 쪽을 수축시켜도 된다.

흔히 일어나는 문제 / Common problems

- 목과 등세모근 상부섬유의 긴장: 목의 뒷면의 신장과 어깨뼈의 안정화근육군의 완만한 수축을 촉진한다.
- 허리부분의 경직과 볼기근이 활동하였을 때 골반 뒤쪽경사: 척추의 신장에 더하여 골반저근육과 복근군, 볼기근군의 완만한 활동을 더욱 촉진한다.
- 비대칭 볼기근의 활동: 근육이 활동하고 있을 때 더 약화되어 있는 쪽에 초점을 맞추도록 지시한다. 진행 2를 약화하여 있는 쪽에서 시행한다.
- 근육이 수축할 때 엉덩관절의 명백한 가쪽돌림: 큰볼기근 하부섬유만으로 운동을 시행하고 더 완만하게 근육을 수축하도록 지시한다.
- 특정 근육을 찾아낼 수 없다: 근육수축을 시작할 때 양쪽다리를 가쪽돌림을 하는 것처럼 상상시킨다.

표 4.13 의 지도 요점 참조.

실시상 주의

- 임신후기
- 엎드려 누운 자세에서 악화하는 허리부분의 문제 – 짐볼에서 누운 자세가 되거나, 선 자세에서 벽에 기댄 상태에서 운동을 시행한다.

표 4.13 지도의 요점 – 볼기근 스퀴즈(gluteal squeezes)

초점	구두지시 · 시각적 지시의 예
운동 중 척추의 신장	목의 뒷부분을 신장시킨다. 궁둥뼈를 발꿈치를 향해서 뻗어 닿는다.
샅굴부위의 신장	운동을 시작하기 전에 다리를 엉덩관절에서부터 떼도록 신장한다.
허리뼈를 신장하기 위해 충분한 골반저근육군과 복근군의 활동	고층빌딩의 엘리베이터가 최상층까지 움직이는 것처럼 상상하여 골반저근육을 매달아 올린다. 작은 초콜릿 조각이 배꼽 밑에 있는 것을 상상한다. 그리고 초콜릿이 녹지 않도록 복근군을 척추를 향해서 끌어올린다.
넙다리뼈의 최소한의 돌림으로 큰볼기근 하부섬유를 한정하여 활동시킨다.	궁둥뼈에 부착하여 있는 끈을 활에 매어 궁둥뼈를 함께 당기는 것처럼 상상한다.

촉각을 이용한 지시 방법

1. 팔이음뼈의 정렬을 개선하기 – 어깨뼈 위에 손을 꽉 대고 어깨뼈를 내리도록 유도한다(그림 4.32)
2. 운동초기에 샅굴부위의 신장을 보조하기 – 손으로 한쪽의 다리를 신장한다. 엉덩관절을 안쪽 · 가쪽돌림 중간위치로 하고 다리를 엉덩관절에서부터 분리하도록 하면서 허벅지가 침대에서부터 떨어질 정도로 들어 올려 침대 위로 되돌린다.
3. 큰볼기근의 활동을 자극하기: 볼기근육 또는 볼기근육 주름(gluteal crease)을 손으로 정중선을 향해서 가볍게 두드린다.

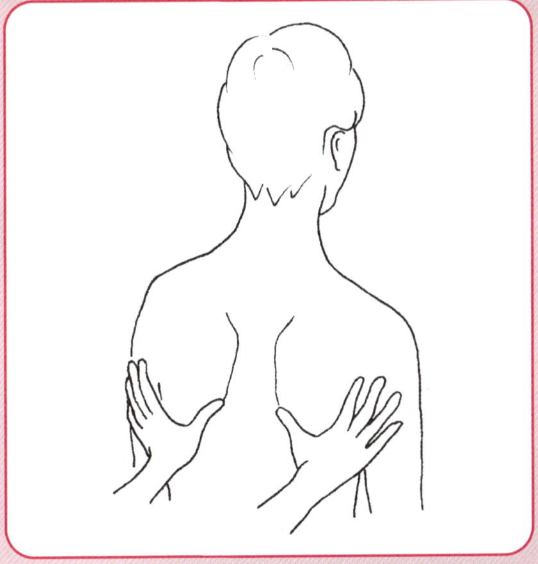

그림 4.32 어깨뼈를 등을 향해서 내리도록 유도한다.

운동 BCS 7 – 무릎을 굽힌 자세에서 볼기근 강화(엉덩관절 폄과 함께하는 큰볼기근 강화) / Exercise BCS7 – Gluteal strengthener with flexed knee (gluteus maximus strengthener with hip extension)

목적 / *Aim*

복근군의 조절에 의한 엉덩관절을 펼 때 골반 안정성을 개선한다.

큰볼기근의 수행을 향상시킨다.

엉덩허리근 및 넙다리곧은근의 신장을 한다.

기구 / *Equipment*

매트, 견고한 침대, 베개, 볼스터 또는 타월.

목표 근육 / *Target muscles*

허리뼈의 안정성과 코어조절에 대해서 — 척추세움근과 골반저근육군, 배가로근의 동시활동.

엉덩관절 폄에 대해서 — 큰볼기근.

팔이음뼈의 안정성에 대해서 — 등세모근 중부 · 하부섬유와 넓은등근, 큰원근의 완만한 활동.

엉덩관절의 안정성에 대해서 — 엉덩관절 뒷면근육군(중간볼기근과 작은볼기근, 속폐쇄근, 위 · 아래 쌍둥이근 등)의 동시활동.

시작자세 / *Body position*

엎드려 누운 자세에서 운동하는 무릎을 최대로 굽힌다. 뒤넙다리근은 비교적 이완하여 있다(그림 4.33A).

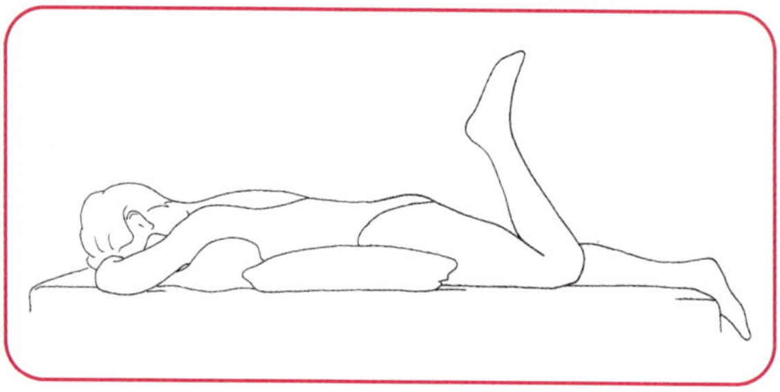

그림 4.33A 볼기근 강화 - 시작자세.

동작 / *Action*

숨을 들이마신다 — 골반저근육군을 조인다.

숨을 내쉰다 — 골반저근육군과 복근군만이 아니라, 팔이음뼈를 안정시키는 근육군을 수축시켜 운동하는 쪽 큰볼기근을 활동시켜서 허벅지 부분을 매트에서 10° 정도 들어 올린다(허리뼈를 안정시켜서 중간위치를 유지하는 데 충분한 복근군의 조절이 필요하다) (그림 4.33B).

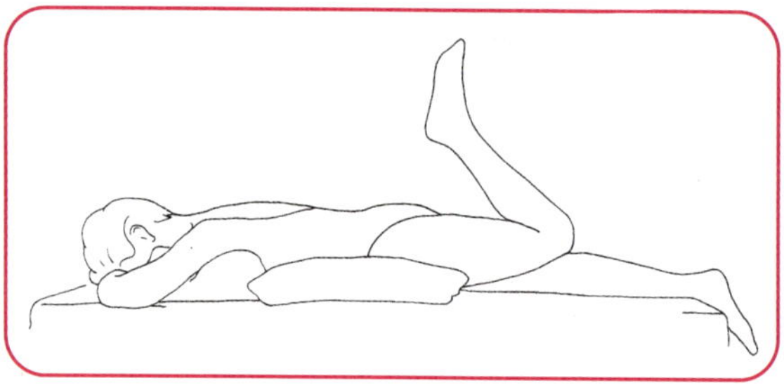

그림 4.33B 볼기근 강화 - 동작.

정상호흡을 시행하다 — 처음은 이 자세를 3초 유지한다. 근력과 지구력이 개선되면 10초까지 유지하는 것이 가능하다.

숨을 들이마신다 — 다리를 내리는 준비.

숨을 내쉰다 — 복근군의 수축을 심화시키고 허벅지 부분을 매트 위에 내린다.

5회까지 반복한다.

진행 / *Progression*

다리를 내리기 전에 무릎관절을 펴게 한다. 반복할 때 무릎을 굽히게 한다(그림 4.34 A&B)

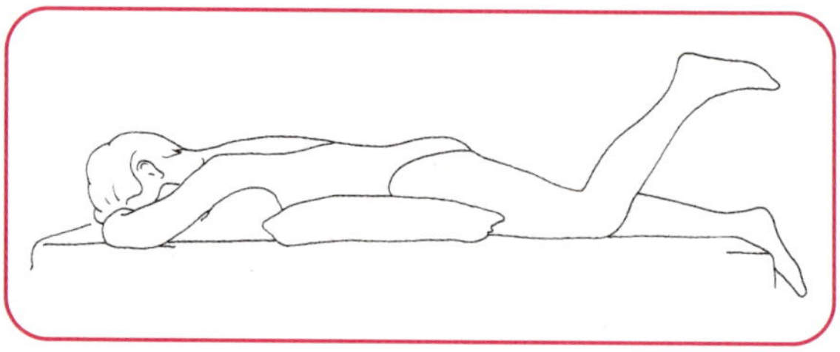

그림 4.34A 볼기근 강화 - 진행.

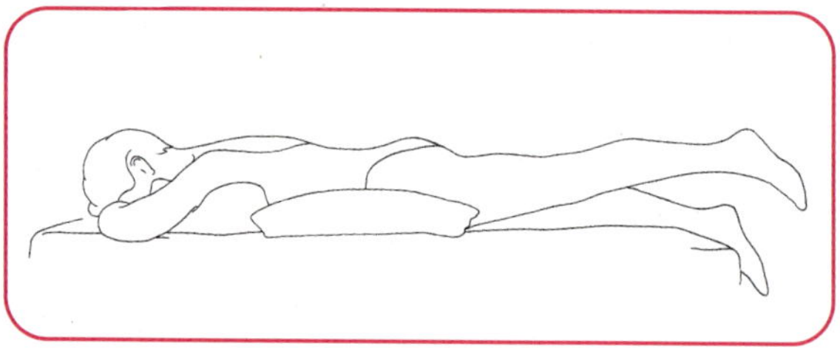

그림 4.34B 볼기근 강화 - 진행.

흔히 일어나는 문제 / *Common problems*

- 목의 긴장: 목 뒷면의 신장을 촉진하고 어깨뼈를 안정시키는 근육군을 활동시킨다.
- 골반의 불안정성: 골반저근육군 및 복근군의 더 강한 활동을 촉진한다.
- 허벅지 부분의 과도한 올림: 무릎을 엉덩관절에서부터 분리하도록 지시한다.
- 뒤넙다리근의 과도한 활동: 무릎관절이 90° 이상 굽는 것을 확인한다.

표 4.14의 지도 요점 참조.

실시상 주의

- 허리부위의 병변

금기

- 운동 중의 무릎의 통증 - 의사에게 의뢰한다(근육의 불균형, 무릎관절의 역학적 이상, 다른 병변 등, 여러 가지 원인을 생각할 수 있다).

표 4.14 지도의 요점 – 무릎을 굽힌 자세에서 볼기근 강화 (Gluteal strengthener)

초점	구두지시 · 시각적 지시의 예
교정된 척추 정렬에서 신장하고 중립 골반을 유지한다.	머리마루에서부터 궁둥뼈까지 신장한다.
운동 중의 효과적인 복근군의 조절	하복부를 두덩뼈 위쪽까지 척추로 향해서 움푹 들어가게 한다.
운동 중에 엉덩관절 앞면을 신장한다.	엉덩관절 앞면의 근육을 이완시킨 다음에 운동하는 쪽 허벅지 부분을 들어 올린다. 운동을 하는 쪽 샅굴부위를 바닥에 접지한 상태로 유지한다.
팔이음뼈 및 몸통의 안정성	어깨뼈가 등을 미끄러져 떨어지는 것처럼 상상한다.
운동하는 쪽 다리의 정렬을 수정한다.	다리가 오르내리는 동안, 무릎을 바닥으로 향한 상태를 유지한다.
엉덩관절이 펴져 되돌아오는 동안 뒤넙다리근이 이완하여 무릎이 굽고 있는 상태를 유지한다.	발이 허벅지 부위로 향해서 떨어지도록 무릎의 굽힘을 가능한 허용한다.
특히 엉덩관절 폄 중에 골반의 안정을 유지한다.	엉덩관절이 펴질 때 두덩뼈에 부착된 전등의 조명이 아래쪽을 똑바로 비추는 것처럼 상상한다.
발 및 종아리의 근육군을 이완한다.	따뜻하게 한 버터처럼 다리가 녹는 것을 상상한다.

촉각을 이용한 지시 방법

1. 팔이음뼈의 정렬을 개선하기 – 어깨뼈 위에 손을 꽉 대고 어깨뼈를 내리도록 유도한다.
2. 운동 초기에 샅굴부위의 신장 보조하기 – 손으로 한쪽의 다리를 신장한다. 엉덩관절을 안쪽 · 가쪽돌림 중간위치로 하고 다리를 엉덩관절에서 분리하도록 하면서 허벅지가 침대에서 떨어질 정도로 들어 올려 침대 위로 되돌린다.
3. 큰볼기근의 활동 자극하기: 볼기근육 또는 볼기근육 주름을 손으로 정중선을 향해서 가볍게 두드린다.

운동 BCS 8 햄스트링 컬(뒤넙다리근 강화) / Exercise BCS8 – Hamstring curls (hamstring muscle strengthener)

목적 / *Aim*

뒤넙다리근을 바르게 활동시키고 균등하게 강화한다.
복근군의 수행에 의해서 골반 안정성을 개선한다.
넙다리근막긴장근과 넙다리네갈래근 유연성을 개선한다.

기구 / *Equipment*

매트, 높이가 있는 견고한 침대, 얇은 베개, 볼스터 또는 타월.

목표 근육 / *Target muscles*

허리뼈의 안정성에 대해서 — 척추세움근, 골반저 근육군, 배가로근(필요하다면 큰볼기근 하부섬유의 완만한 수축으로 보조한다).

무릎관절 굽힘에 대해서 — 반힘줄모양근, 반막모양근, 넙다리두갈래근의 구심성 수축. 이것들의 근육은 무릎관절 폄에 대해서는 원심성으로 활동한다.

팔이음뼈의 안정성에 대해서 — 등세모근 중부 · 하부섬유와 넓은등근, 큰원근의 완만한 활동.

무릎관절의 안정성에 대해서 — 엉덩관절 뒷면 근육군의 동시활동.

시작자세 / *Body position*

엎드려 누운 자세(그림 4.35A).

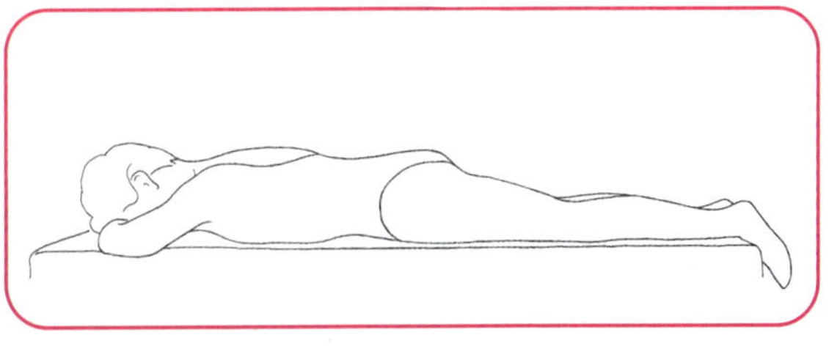

그림 4.35A 햄스트링 컬(hamstring curls) – 시작자세.

동작 / *Action*

숨을 들이마신다 — 골반저근육군을 활성화시킨다.

숨을 내쉰다 — 골반저근육군을 올려 배가로근을 활성화시킨다(골반의 안정성을 보조하는 데 큰볼기근 하부섬유의 일부가 활성화될지도 모르지만, 이것은 코어조절이 향상될 때까지 일어나지 않는 편이 좋다).

숨을 들이마신다 — 허벅지를 엉덩관절에서 분리하여 오른쪽 무릎을 굽히고 오른쪽 발꿈치 부위를 오른쪽 궁둥뼈결절로 끌어당긴다(그림 4.35B). 무릎은 약 90° 굽힘이 된다(그림 4.35 C, D).

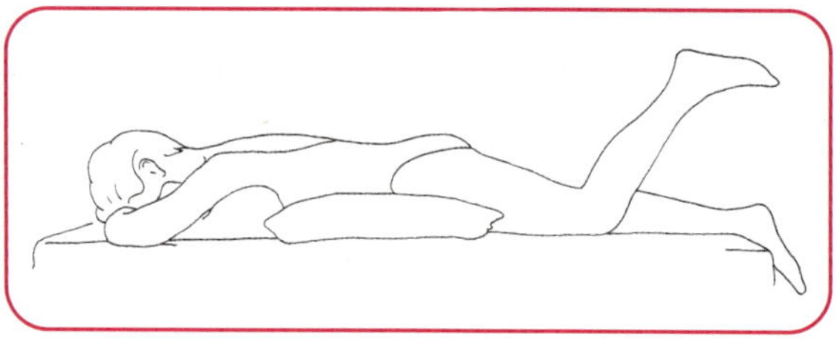

그림 4.35B 햄스트링 컬 – 무릎 굽힘.

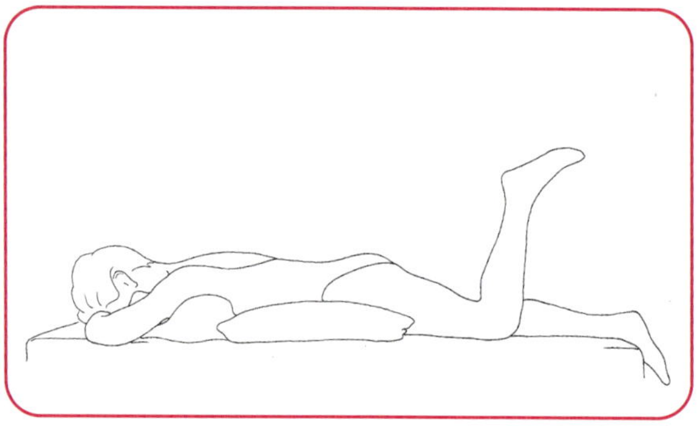

그림 4.35C 햄스트링 컬 – 무릎 90° 굽힘.

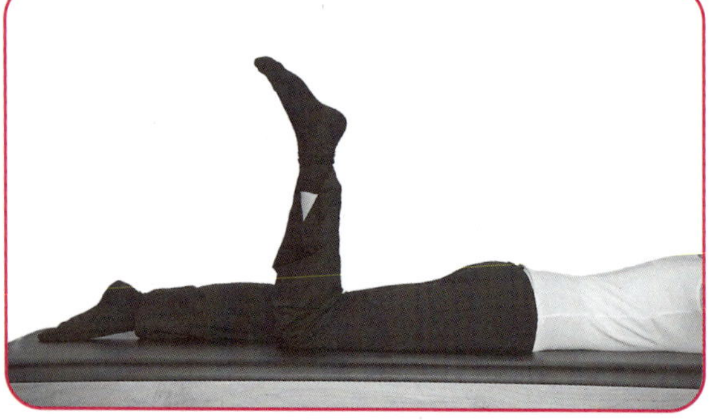

그림 4.35D 햄스트링 컬 – 무릎 90° 굽힘.

숨을 내쉰다 — 무릎을 천천히 펴고 종아리를 바닥에 되돌린다.

운동의 강도를 높이기 위해서는 운동 중에 발꿈치가 물을 퍼 올리는 것처럼 상상한다.

무릎 굽힘과 폄을 각 다리 모두 10회 반복한다.

진행 / Progression

기본운동을 좌 · 우 10회씩 반복한 후 아래 순서로 시행한다.

준비로서 오른쪽 무릎을 90° 굽힌다.

숨을 들이마신다 — 골반 안정성이 결여됨이 없이 넙다리뼈를 가능한 안쪽돌림을 시킨다(그림 4.36A).

숨을 내쉰다 — 다리를 시작자세로 되돌린다.

숨을 들이마신다 — 골반 안정성이 결여됨이 없이 넙다리뼈를 가능한 가쪽돌림을 시킨다(그림 4.36B).

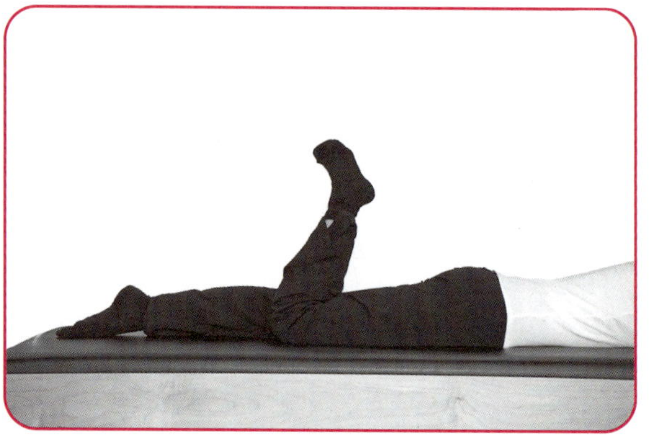

그림 4.36A

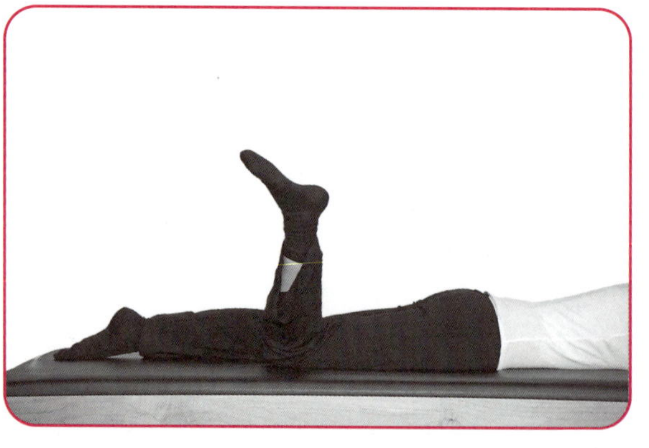

그림 4.36B

숨을 *내쉰다* — 다리를 시작자세로 되돌린다.

오른쪽에서 2~3회 반복하고 마찬가지로 왼쪽에서 2~3회 반복한다.

주: 이 운동에 의해서 엉덩관절 안쪽돌림근군과 가쪽돌림근군(넙다리근막긴장근 등)이 신장된다.

편안하고 정렬을 바르게 하기 위해 그림 4.37과 같이 겨드랑이 또는 몸통 밑에 지지기구를 사용해도 된다.

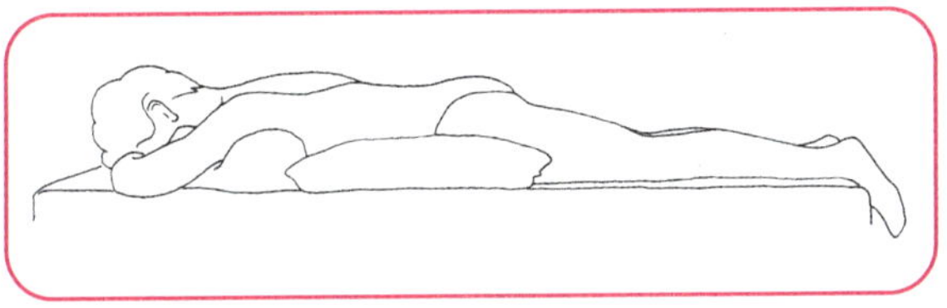

그림 4.37 지지된 엎드려 누운 자세

흔히 일어나는 문제 / Common problems

- 목의 긴장: 목 뒷면의 신장을 촉진하고 어깨뼈를 안정시키는 근육군을 활동시킨다.
- 허리의 긴장: 궁둥뼈결절을 발꿈치를 향해서 뻗어 닿으면서 동시에 더 완만한 골반저근육과 복근군의 활성화를 촉진한다. 허리뼈를 안정시키기 위해 하부몸통의 밑에 얇은 베개를 삽입해도 좋다.
- 무릎 굽힘 중의 골반 앞쪽경사: 큰볼기근 하부섬유의 완만한 수축과 함께 골반저근육군 및 복근군의 활성화를 촉진한다. 운동 중에 샅굴부위를 매트 위에 부드럽게 밀어붙이도록 지시한다.
- 다리의 동적 정렬의 불량: 궁둥뼈결절과 발꿈치 사이에 도르래가 있어서 발꿈치를 궁둥뼈를 향해서 끌어당기거나 떨어지도록 되돌리고 있는 것처럼 상상한다.
- 뒤넙다리근의 단일 또는 복수의 기능부전 (허벅지 뒷면의 촉진에 의해서 불균등한 근육활동을 확인할 수 있다): 활동하고 있지 않은 근육을 촉진한다.

표 4.15의 지도 요점 참조.

실시상 주의

- 운동 중 무릎의 불쾌감: 무릎을 작은 타월 또는 볼스터 위에 올려놓고 무릎 굽힘 가동범위를 감소시켜 불쾌감이 개선되는 경우가 있다. 변형으로서 베개나 이와 유사한 지지기구를 정강이 밑에 삽입함으로써 가동범위를 감소시킬 수 있다. (그림 4.38)

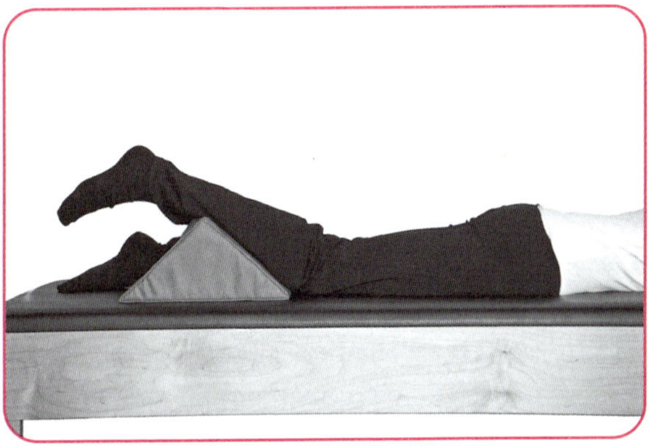

그림 4.38

금기

- 운동 중 무릎 통증: 의사에게 의뢰한다(근육의 불균형, 무릎관절의 역학적 이상, 기타의 병변 등, 여러 가지 원인을 생각할 수 있다).

촉각을 이용한 지시 방법

1. 팔이음뼈의 정렬을 개선하기 – 어깨뼈 위에 손을 꽉 대고 어깨뼈를 내리도록 유도한다.
2. 운동시작 전에 샅굴부위 신장을 보조하기 – 손으로 한쪽 다리를 신장한다. 엉덩관절을 안쪽돌림, 가쪽돌림 중간위치로 하고 다리를 엉덩관절에서부터 분리하도록 하면서 다리가 침대에서 떨어질 정도로 들어 올리고 침대 위로 되돌린다.
3. 뒤넙다리근의 활동을 자극하기: 손으로 허벅지 뒷면의 뒤넙다리근을 가볍게 두드린다.
4. 동적 정렬을 보조하기 – 발꿈치가 같은 쪽의 궁둥뼈결절과 일직선상에 배열하도록 한다.

표 4.15 지도의 요점 – 햄스트링 컬(Hamstring curls)

초점	구두지시 · 시각적 지시의 예
척추를 신장된 올바른 정렬로 유지한다.	머리마루에서부터 궁둥뼈까지를 신장한다.
운동 중의 효과적인 복근군의 조절	하복부를 두덩뼈 위쪽까지 척추로 향해서 움푹 들어가게 한다.
운동 중에 엉덩관절 앞면을 신장한다.	엉덩관절의 앞면을 이완시켜서 운동하는 쪽 다리를 멀리 뻗어 닿는다.
어깨의 정렬과 팔이음뼈의 안정성	어깨뼈가 등을 미끄러져 떨어지는 것처럼 상상한다.
다리의 동적 정렬을 수정한다.	궁둥뼈와 발꿈치 사이에 도르래가 있고 발꿈치를 궁둥뼈를 향해서 끌어당기거나 떨어지도록 되돌리고 있는 것처럼 상상한다.
뒤넙다리근이 수축할 때 종아리가 부드러운 채로 있도록 발과 발목관절을 이완시킨다.	종아리가 따뜻하게 한 버터처럼 녹는 것처럼 상상한다.
뒤넙다리근의 바르고 균등한 근육활동	종아리가 물속의 저항에 대해서 움직이고 있는 것처럼 상상한다.

4

옆으로 누운 자세에서 엉덩관절 뒷면근육의 강화(운동 BCS 9~12) / SIDE LYING POSTERIOR HIP MUSCLE STRENGTHENING (EXERCISES BCS9-12)

운동 BCS 9 – 더 오이스터(옆으로 누운 자세에서 엉덩관절 가쪽돌림근군 및 벌림근 강화) / Exercise BCS 9 – The oyster (side lying strengthening for the lateral hip rotators and hip abductors)

목적 / *Aim*

엉덩관절 가쪽돌림근군을 강화해서 안정성을 개선한다.

복근군의 조절에 의한 허리뼈 안정성을 개선한다.

독립된 엉덩관절 가쪽돌림과 벌림 운동 중에서 배빗근의 수행을 개선한다.

기구 / *Equipment*

매트, 목의 지지기구, 허리 밑에 두는 작고 둥글게 감은 타월, 무릎 위 또는 발목관절을 지지하기 위한 작은 베개 또는 타월.

목표 근육 / *Target muscles*

허리뼈 안정성과 코어조절에 대해서 — 척추세움근, 배빗근군과 동시에 활동하는 골반저근육군과 배가로근.

팔이음뼈의 안정화에 대해서 — 등세모근 중부 · 하부 섬유와 넓은등근, 큰원근의 완만한 수축.

엉덩관절 · 무릎관절 굽힘 위치에서 엉덩관절 가쪽돌림에 대해서 — 넙다리빗근(봉공근), 넙다리근막긴장근, 큰볼기근(얕은층 섬유), 넙다리두갈래근.

엉덩관절 가쪽돌림 및 벌림에 대해서 — 궁둥구멍근, 폐쇄근군, 쌍둥이근군, 넙다리네모근.

엉덩관절 모음과 안쪽돌림에 대해서 — 중력의 영향에 대항하여 활동하기 위해 원심성 수축 볼기근군, 넙다리근막긴장근, 궁둥구멍근, 폐쇄근군, 쌍둥이근군, 넙다리네모근.

엉덩관절 벌림에 대해서 — 중간볼기근과 작은볼기근.

엉덩관절 폄과 가쪽돌림에 대해서 — 큰볼기근과 궁둥구멍근.

시작자세 / *Body position*

왼쪽다리 운동을 시행함에 있어서 오른쪽 옆으로 누운 자세를 취한다. 무릎과 엉덩관절을 약 45° 굽힌다. 편안한 자세를 취하기 위해 양쪽 무릎 사이에 베개를 넣어도 좋다(그림 4.39A).

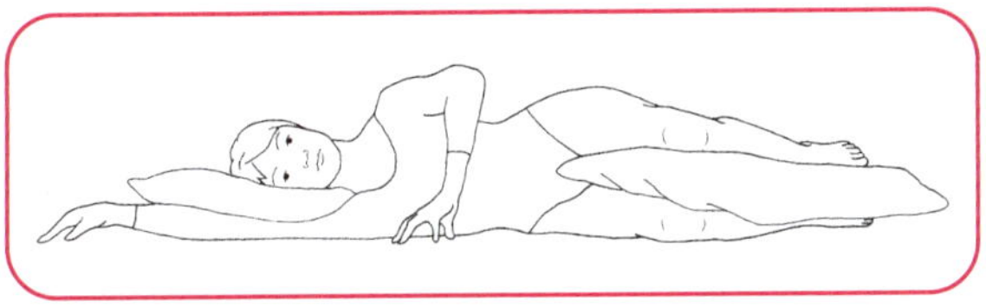

그림 4.39A 더 오이스터(The oyster) – 시작자세.

동작 / *Action*

숨을 들이마신다 — 골반저근육군을 활동시킨다.

숨을 내쉰다 — 팔이음뼈를 안정시키고 골반을 안정시키기 위해 골반저근육군을 끌어올려 배가로근을 활동시키고, 무릎을 천장을 향해서 돌림을 시키면서 왼쪽 엉덩관절을 전체 가동범위에 걸쳐서 가쪽돌림을 시킨다(그림 4.39B).

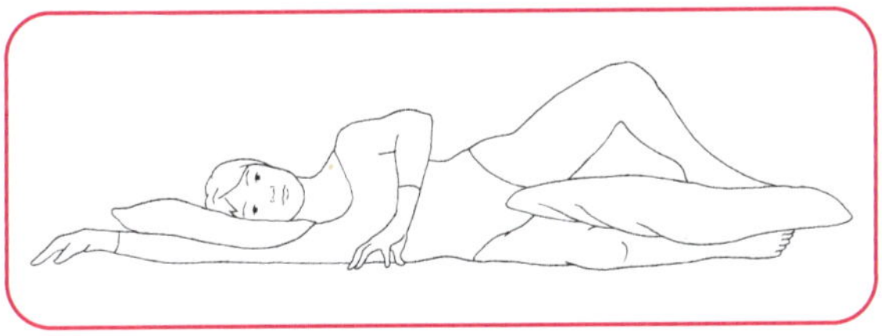

그림 4.39B 더 오이스터(The oyster) – 동작.

숨을 들이마신다 — 복근군의 양호한 활동과 안정된 허리뼈를 유지하고 왼쪽 다리를 안쪽돌림을 시켜 시작자세로 되돌린다.

숨을 내쉰다 — 다음의 반복을 시작한다.

10회 반복한다.

반대쪽에서 반복한다.

진행 1 / *Progression 1*

몸통을 약간 앞쪽으로 돌림을 한 상태에서 운동을 시행한다. 엉덩관절 가쪽돌림근에 대해서는 난이도가 더 높다(그림 4.40).

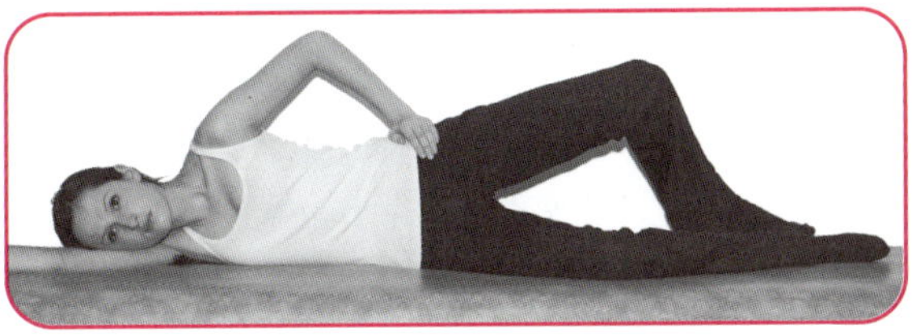

그림 4.40

진행 2 / *Progression 2*

엉덩관절 폄, 벌림, 가쪽돌림.

시작자세 / *Body position*

왼쪽 다리의 운동을 시행함에 있어서 오른쪽 옆으로 누운 자세를 취한다.

동작 / *Action*

엉덩관절과 무릎관절을 약 45° 굽히고 등이 벽에서 15~30㎝ 떨어지도록 위치한다. 몸통은 약간 앞쪽으로 돌림을 시킨다(골반이 약간 바닥을 향할 정도). 위쪽 손은 신체 앞에서 바닥에 접하거나 위쪽 엉덩관절 위에 놓는다.

무릎관절의 굽힘과 골반의 정렬을 유지하고 발꿈치가 벽에 접할 때까지 왼쪽 엉덩관절을 펴고, 그 다음에 왼쪽 무릎을 천장으로 향해서 더욱 돌림을 시키면서 엉덩관절의 벌림을 시킨다(그림 4.41).

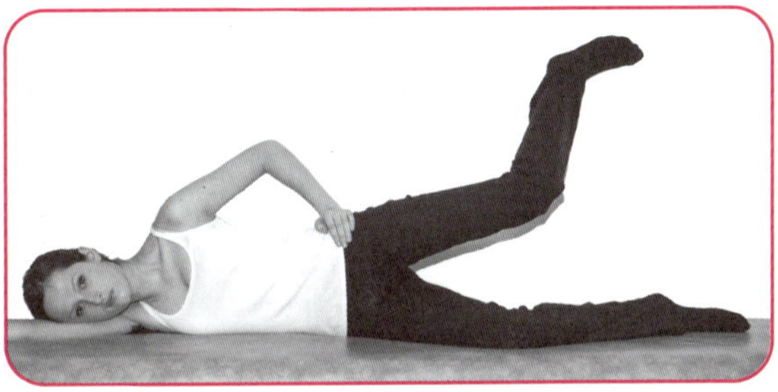

그림 4.41

숨을 들이마신다 — 골반저근육군을 활동시킨다.

숨을 내쉰다 — 팔이음뼈를 안정시키고 골반을 안정시키기 위해 골반저근육군을 올려서 배가로근을 활동시키고, 몸통의 정렬을 무너뜨리지 않고 발꿈치를 벽을 따라가게 하면서 가능한 높은 위치로 미끄러뜨린다.

숨을 들이마신다 — 벌림을 유지하고 왼쪽의 발꿈치를 바닥까지 미끄러지게 한다.

숨을 내쉰다 — 반복한다.

4

5~10회 반복한다.
반대쪽에서 반복한다.

진행 3 / Progression 3

전체 가동범위에서 운동을 유지하면서 속도를 올려간다.

흔히 일어나는 문제 / Common problems

- 허리가 비틀려서 골반이 앞 · 뒤로 돌림을 하다: 벽에 기대게 하거나 허리의 지지기구를 사용한다.
- 척추가 옆굽힘을 한 결과 허리가 바닥으로 떨어지다: 손을 위쪽의 엉덩관절 위에 놓고 아래쪽의 복근군을 더 강하게 수축시키도록 지지한다.
- 엉덩관절보다도 골반에 의한 운동이 크다: 하부복근군에 의한 조절을 강조하여 허리뼈를 안정시키도록 지시한다.

표 4.16의 지도 요점 참조.

4

실시상 주의

- 목과 어깨의 병변 – 안정자세를 적절한 지지기구를 사용하여 수정한다.
- 무릎 병변 – 불확실한 점이 있으면 의사의 조언을 구한다.
- 엉덩관절의 병변과 수술의 유무 – 운동할 때 통증이 없는지 확인하고 불확실한 점이 있으면 의사의 조언을 구한다.
- 허리 문제 – 운동할 때 통증이 없는지 확인하고 허리뼈 안정화를 위해 충분한 복근군 조절을 획득시킨다.
- 류마티스관절염 – 운동 중에 통증이 없는 것을 주의 깊게 확인한다. 허리뼈 안정화를 위해 충분한 복근군의 조절을 획득시킨다. 엉덩관절 모음 가동범위 감소와 운동하는 쪽 다리의 단축을 고려한다.

금기

- 운동 중 무릎 통증 – 엉덩관절 벌림근군의 단축이 엉덩관절 모음근군의 약화 또는 뒤넙다리근의 단축이 무릎뼈 tracking과 무릎의 역학적 구조를 변화시킨다. 의사에게 의뢰한다.
- 청년기의 무릎 통증 – 의사에게 의뢰한다.
- 급성기의 척추, 허리부위, 엉덩관절, 무릎관절의 병변.

표 4.16 지도의 요점: 더 오이스터(The oyster)

초점	구두지시 · 시각적 지시의 예
척추 만곡을 정상으로 유지한 상태에서 옆으로 누운 자세의 정렬을 교정한다.	머리마루부위와 궁둥뼈를 반대방향으로 떼어놓고 숨을 내쉴 때 복장뼈를 부드럽게 한다.
위쪽 엉덩관절을 아래쪽 엉덩관절의 바로 위에 위치시키도록 골반과 몸통을 지지 기저면에 대해서 수직으로 위치시킨다.	하부복벽을 척추를 향해서 움푹 들어가게 한다. 위쪽의 엉덩관절을 아래쪽 엉덩관절의 바로 위에 위치시켜 허리부위 밑에 약간의 공간을 유지한다.
팔이음뼈의 안정화 및 상부몸통과 골반의 올바른 관계성	어깨뼈를 아래쪽으로 미끄러지게 하여 갈비뼈를 골반을 향해 모이도록 한다. 숨을 내쉴 때 코르셋을 부착한 시트벨트를 양 엉덩관절에 고정하고 있는 것처럼 상상한다.
골반을 안정시켜 엉덩관절만으로 다리의 돌림을 시킨다.	무릎뼈에 있는 전등의 조명이 앞쪽으로 벽을 비추고 그 후 천장으로 향하는 것처럼 상상한다. 허벅지 부위가 움직일 때에 근육수축을 느끼기 위해 엉덩관절과 허벅지 사이에서 골반의 가쪽이나 약간 뒤쪽에 손을 놓는다.
무릎이 더 천장을 향하도록 운동하는 쪽 다리를 돌림을 시킨다.	다리를 돌릴 때 무릎을 몸에서부터 뗀다.

촉각을 이용한 지시 방법

1. 전흉부를 벌려서 폭을 넓게 하다 – 양손을 빗장뼈에 대고 복장뼈에서부터 가쪽으로 향해서 가볍게 문지른다.
2. 중간볼기근의 활동을 자기 자신이 확인하게 하다 – 대상자의 손을 엉덩관절과 허벅지 부위의 사이에서 골반의 약간 뒤쪽에 두게 한다.
3. 척주의 안정성을 자기 자신이 확인하고 골반 돌림을 방지시킨다 – 손을 위쪽 엉덩관절 위에 두게 한다.
4. 척추의 정렬과 안정성에 관한 피드백을 주다 – 등을 벽에 기대게 하여 운동을 시행하도록 지시한다.

운동 BCS 10 – 어퍼 레그 리프트 (엉덩관절 벌림근군의 강화와 신장) / Exercise BCS 10 – Upper leg lifts (hip abductor strengthening and stretching)

목적 / *Aim*

엉덩관절 벌림근군을 강화하고 신장(stretch) 한다.
복근군의 수행에 의한 허리뼈 안정성을 개선한다.
독립된 엉덩관절의 운동 중에 허리뼈를 안정시킨다.

기구 / *Equipment*

매트, 목의 지지기구, 허리부위 밑에 놓는 작고 둥글게 감은 타월, 다리를 위한 삼각쿠션 또는 요가 블록.

목표 근육 / *Target muscles*

허리뼈의 안정성과 코어조절에 대해 — 척주세움근과 배빗근과 함께 활동하는 골반저근육군과 배가로근.
팔이음뼈의 안정화에 대해 — 넓은등근과 큰원근, 등세모근 중부 · 하부섬유의 완만한 수축.
엉덩관절 벌림에 대해 — 구심성으로 활동하는 넙다리근막긴장근과 중간볼기근, 작은볼기근.
엉덩관절 폄과 가쪽돌림에 대해 — 큰볼기근, 궁둥구멍근.

시작자세 / *Body position*

왼쪽 다리를 지지기구 위에 올려놓은 상태에서 오른쪽 옆으로 누운 자세를 취한다(그림 4.42A).

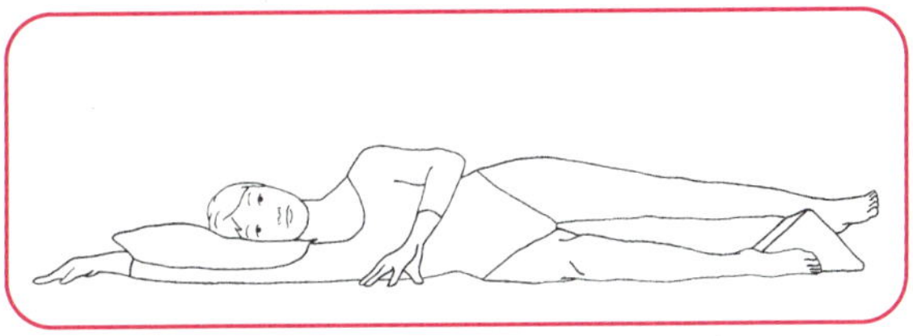

그림 4.42A 어퍼 레그 리프트 – 시작자세.

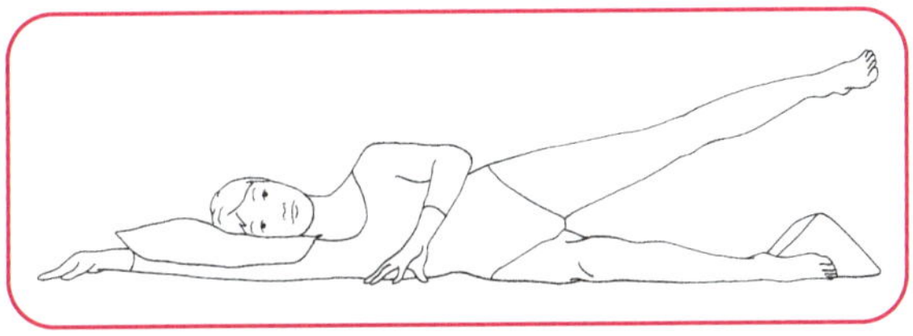

그림 4.42B 어퍼 레그 리프트 – 동작.

동작 / *Action*

숨을 들이마신다 — 준비(그림 4.42 C&D).
숨을 내쉰다 — 팔이음뼈를 안정시키고 골반저근육군과 하부복근군을 활동시킨다. 왼쪽다리를 엉덩관절에서부터 떼어놓고 대략 엉덩관절 높이까지 벌린다. 엉덩관절 벌림각도는 최대 45° 까지로 한다(그림 4.42B).
숨을 들이마신다 — 복근군의 조절에 의해서 허리뼈 안정성을 유지하고 다리를 시작자세까지 내린다.
숨을 내쉰다 — 다음의 반복을 준비한다.
10 회 반복한다.
반대쪽에서 반복한다.

변형 / *Modification*

엉덩관절과 무릎을 약간 굽힌 상태에서 시행한다.

진행 / *Progression*

벌림근의 강화와 신장(stretch).

시작자세 / *Body position*

오른쪽 옆으로 누운 자세를 취한다. 왼쪽 발은 신체의 직선상에서 바닥에 접하여 있다.

동작 / *Action*

숨을 들이마신다 — 준비

숨을 내쉰다 — 팔이음뼈를 안정시키고 골반저근육군 및 하부복근군을 활동시킨다. 왼쪽다리를 엉덩관절부터 떼어놓고 대략 엉덩관절의 높이까지 벌림을 한다(그림 4.42C).

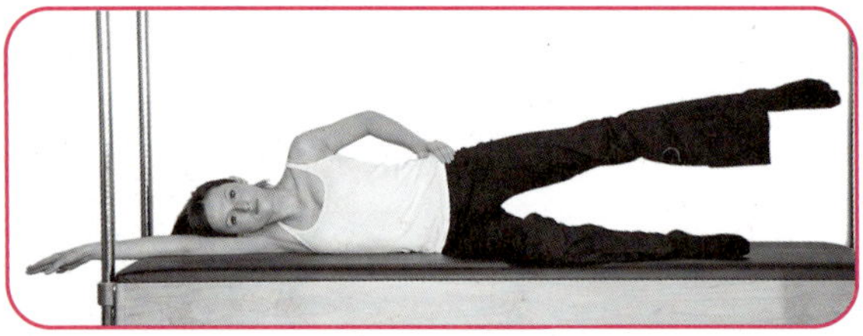

그림 4.42C 벌림근 강화.

숨을 들이마신다 — 복근군의 양호한 조절에 의해서 허리뼈의 안정성을 유지하고, 왼쪽 엉덩관절을 조금만 가쪽돌림과 폄을 시켜 다리를 약간 엉덩관절 뒤쪽으로 움직인다.

숨을 내쉰다 — 허리뼈의 안정성을 유지하고 엉덩관절의 위 가쪽부분을 신장(stretch)하면서 다리를 바닥에 내린다(그림 4.42D).

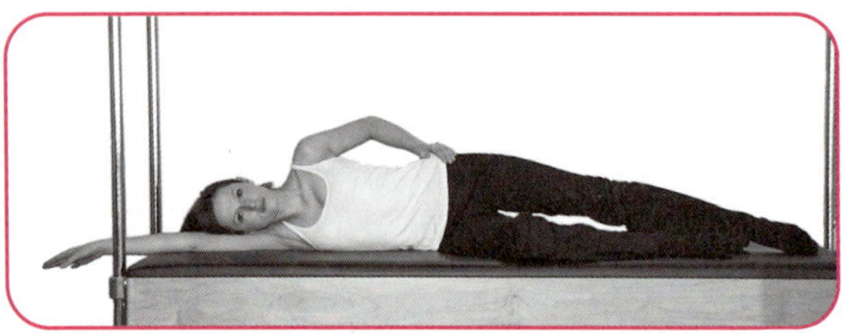

그림 4.42D 벌림근 신장(stretch).

숨을 들이마신다 — 복근군의 양호한 조절에 의해서 허리뼈 안정성을 유지하면서 다리를 안쪽돌림을 하여 올리고(무릎이 정면을 향할 때까지) 내리기 전에 대략 엉덩관절 높이에서 신체와 다리의 위치를 재조정한다.

숨을 내쉰다 — 다음의 반복을 시작한다.

3~5 회 반복한다.

반대쪽에서 시행한다.

흔히 일어나는 문제 / *Common problems*

- 목뼈, 등뼈, 허리뼈가 펴지고 그 결과 갈비뼈와 골반의 정확한 올바른 관계성이 결여되어 있다: 벽에 기대게 하거나 등의 지지기구를 사용한다.
- 허리가 비틀려서 골반이 앞뒤로 돌림을 하다: 벽에 기대게 하거나 등의 지지기구를 사용한다.
- 허리부위가 바닥으로 떨어져 척추의 옆굽힘이 일어난다: 손을 위쪽 엉덩관절 위에 놓고 아래쪽의 복근군을 더 강하게 수축시키도록 지시한다.
- 위쪽의 다리가 엉덩관절 폄 위치가 되다: 똑바로 앞을 향하고 있어도 위쪽의 발이 주변시야에 들어오도록 의식시킨다.

표 4.17 의 지도 요점 참조.

구체적 문제 / *Specific problems*

- 다리를 과도하게 올리다(이것은 척추의 옆굽힘을 동반한다. 엉덩관절이 굽힘도 폄도 되어있지 않으면 벌림 가동범위는 약 45° 이다): 다리를 올리기보다는 신장하는 것을 중시하여 허리뼈를 안정시키도록 지시한다.

! 실시상 주의

- 목 및 어깨의 병변 – 적절한 지지기구를 사용하여 안정자세를 수정한다.
- 무릎의 병변 – 운동할 때 통증이 없는지 확인하고 불확실한 점이 있으면 의사의 조언을 구한다.
- 엉덩관절의 병변과 수술 – 운동할 때 통증이 없는지 확인하고 불확실한 점이 있으면 의사의 조언을 구한다.
- 허리부위의 문제 – 운동할 때 통증이 없는지 확인하고 허리뼈 안정화를 위해 충분한 복근군의 조절을 획득시킨다.
- 관절류마티스 – 운동 중에 통증이 없는 것을 주의 깊게 확인한다. 허리뼈 안정화를 위해 복근군의 충분한 조절을 획득시킨다. 엉덩관절 모음 가동범위의 감소와 운동하는 쪽 다리 단축을 고려한다.

표 4.17 지도의 요점 - 어퍼 레그 리프트(Upper leg lifts)

초점	구두지시 · 시각적 지시의 예
척추의 만곡을 정상으로 유지한 상태에서 옆으로 누운 자세의 정렬을 수정한다.	머리마루 부위와 궁둥뼈를 반대 방향으로 떼어놓고 숨을 내쉴 때 복장뼈를 부드럽게 한다.
위쪽 엉덩관절을 아래쪽 엉덩관절의 바로 위에 위치시키도록 골반과 몸통을 지지기저면에 대해서 수직으로 위치시킨다.	하부복벽을 척추를 향해서 움푹 들어가세 한다. 위쪽의 엉덩관절을 아래쪽 엉덩관절의 바로 위에 위치시켜 허리부위 밑의 약간의 공간을 유지한다.
팔이음뼈의 안정화 및 상부몸통과 골반의 올바른 관계성	어깨뼈를 아래쪽으로 미끄러지게 하여 갈비뼈를 골반을 향해서 모이도록 한다.
운동하는 쪽 다리의 무릎뼈가 운동 중 정면을 향한다.	무릎뼈에 붙어 있는 전등의 조명이 정면의 벽을 비추는 것처럼 상상한다.
운동하는 쪽 다리를 엉덩관절의 바깥쪽으로 신장한다.	발끔치를 몸에서부터 떼어놓으면서 들어 올린다.
운동하는 쪽 다리를 올리기 전에 몸통을 더욱 안정시킨다.	숨을 내쉴 때에 코르셋을 장착하여 잘록한 부분을 만드는 것처럼 상상한다.

금기

- 운동 중 무릎 통증 - 엉덩관절 모음근군 약화와 함께 일어나는 엉덩관절 벌림근군 단축, 또는 뒤넙다리근의 단축이 무릎뼈의 tracking과 무릎 구조를 변화시킨다. 의사에게 의뢰한다.
- 청년기의 무릎통증 - 의사에게 의뢰한다.
- 급성기의 척추, 허리부위, 엉덩관절, 무릎관절의 병변.

촉각을 이용한 지시 방법

1. 팔이음뼈의 정렬을 개선하기 - 빗장뼈 위에 손을 대고 가볍게 문지르고 어깨뼈를 내리도록 유도한다.
2. 척추의 정렬과 안정성을 자기 자신이 확인하게 하고 골반의 돌림을 방지하기 - 손을 위쪽의 엉덩관절 위에 놓게 하고, 등을 벽에 기대게 하여 운동을 시행한다.

운동 BCS 11 - 로우어 레그 리프트 (엉덩관절 모음근군의 강화와 벌림근군의 신장) / Exercise BCS 11 - Lower leg lifts (hip adductor strengthening / hip abductor stretching)

목적 / *Aim*

엉덩관절 모음근군을 전체적으로 활동시켜 균등하게 강화한다.

엉덩관절 벌림근군의 신장(stretch)을 시행한다.

기구 / *Equipment*

매트 또는 견고하고 평탄한 침대, 베개 또는 목의 지지기구, 허리 밑에 넣는 작고 둥글게 감은 타월, 다리를 놓기 위한 삼각쿠션 또는 요가 블록.

목표 근육 / *Target muscles*

허리뼈의 안정성과 코어조절에 대해서 — 척주세움근군, 배빗근군과 함께 골반저근육군과 배가로근을 활동시킨다.

엉덩관절 모음에 대해서 — 두덩근과 긴모음근, 짧은모음근, 큰모음근을 구심성으로 수축시키고 다리를 바닥으로 되돌릴 때 원심성 수축시킨다.

팔이음뼈 안정화에 대해서 — 큰원근과 넓은등근, 등세모근 중부 · 하부섬유의 완만한 활동.

시작자세 / *Body position*

오른쪽 옆으로 누운 자세에서 아래쪽 오른쪽 다리에 대해서 운동을 시행한다(그림 4.43A&B).

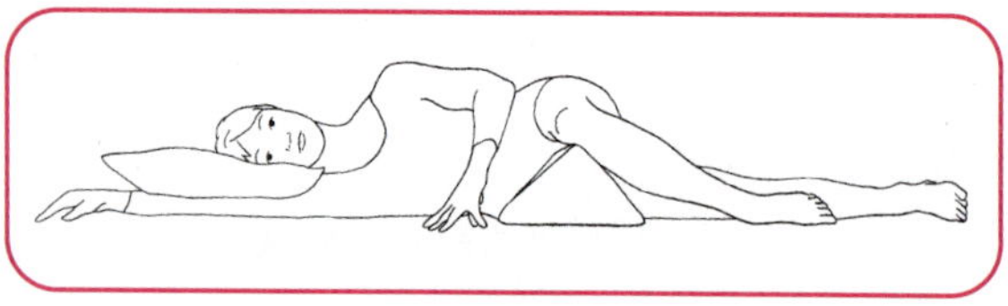

그림 4.43A 로우어 레그 리프트 – 시작자세

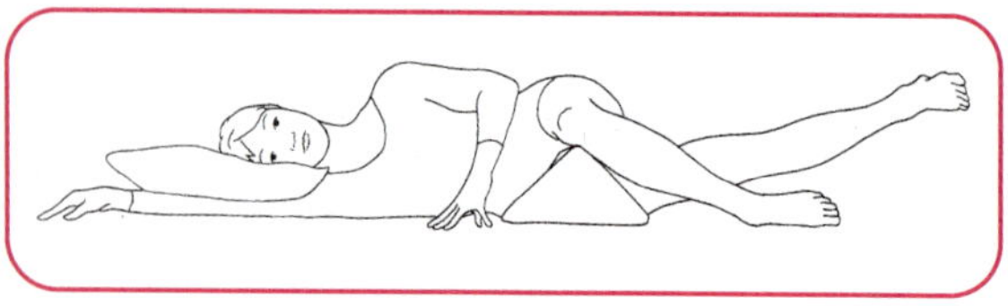

그림 4.43B 로우어 레그 리프트 – 동작

4

동작 / Action

숨을 *들이마신다* — 준비.

숨을 *내쉰다* — 골반저근육군과 하부복근군, 팔이음뼈를 안정시키는 근육군을 활동시킨다. 오른쪽 다리를 엉덩관절부터 뻗고, 척추 안정성을 상실하지 않도록 가능한 모음을 시킨다.

숨을 *들이마신다* — 복근군의 조절을 유지하고 다리를 엉덩관절부터 더 멀리 뻗기 위해 운동종료 자세를 유지한 후, 다리를 완만하게 바닥에 내린다.

숨을 *내쉰다* — 다음의 반복을 시작한다.

5~10 회 반복한다.

반대쪽에서 반복한다.

주: 처음엔 다리를 신체의 정중선 높이까지 올리도록 한다. 근력과 코어의 안정성이 강화되면 더 높이 올린다.

변형 / Modification

운동하는 쪽 무릎을 굽힌다. 모음 가동범위를 제한한다.

진행 1 / Progression 1

운동하는 쪽 다리의 안쪽돌림을 유지한다.

진행 2 / Progression 2

가쪽돌림 위치에서 모음을 한다. 기본적 운동과 마찬가지로 준비하고, 엉덩관절을 가쪽돌림을 시킨 다음에 가쪽돌림 위치에서 운동을 시행하고, 다리가 바닥에 접지하기 전에 무릎이 정면을 향하도록 돌림을 시킨다.

진행 3 / Progression 3

레그 서클, 진행 1과 마찬가지로 준비한다.

동작 / Action

숨을 *들이마신다* — 운동 쪽 다리를 반시계 방향으로 돌린다.

숨을 *내쉰다* — 돌림을 종료한다.

이 호흡패턴으로 5~10 회 반복한다.

그리고 5~10 회 시계방향으로 다리를 돌린다.

주: 무릎이 정면을 향하도록 엉덩관절을 돌림 시키고 다리가 바닥에 접지하기 전에 엉덩관절로부터 더욱 바깥쪽으로 뻗는다.

흔히 일어나는 문제 / Common problems

- 시작자세의 정렬 불량: 벽이나 기타 등 지지기구에 기대게 한다.
- 목이나 어깨의 긴장: 하부복근군의 더 강한 활동과 함께 팔이음뼈의 안정화를 강조함으로써 준비를 시행한다.
- 다리의 동적 정렬 불량: 정면을 보고 있어도 아래쪽 발이 주변시야에 들어오도록 인식시킨다.
- 불충분한 코어 근력: 운동하는 쪽 다리의 무릎을 굽히고 방법을 수정한다.
- 목뼈, 등뼈, 허리뼈가 펴지고, 그 결과 갈비뼈와 골반의 바른 관계성이 결여되어 있다: "복장뼈를 부드럽게" 하고, 숨을 내쉴 때 하부복근군을 더 강하게 활동시키도록 지시한다. 안정자세와 다리의 정렬을 체크한다.
- 허리가 비틀려 골반이 앞뒤로 돌림을 하다: 벽이나 지지기구에 기대게 한다.

표 4.18 지도의 요점 – 로우어 레그 리프트(Lower leg lifts)

초점	구두지시 · 시각적 지시의 예
척추의 만곡을 정상으로 유지한 상태에서 옆으로 누운 자세의 정렬을 수정한다.	머리마루 부위와 궁둥뼈를 반대방향으로 떼어놓는다. 위쪽 엉덩관절을 아래쪽의 바로 위에 위치시키고 허리부위 밑의 작은 공간을 유지한다.
다리의 운동 전에 복근군의 효과적인 수축을 획득한다.	골반저근육군을 끌어올려서 복근군을 척추로 향해서 움푹 들어가게 한다.
골반과 몸통을 지지기저면에 대해서 수직으로 유지한다.	2개의 판유리 사이에서 몸통이 신장되어 있는 것처럼 상상한다. 등을 벽에 기대고 누워있는 것처럼 상상한다.
운동 중의 팔이음뼈의 안정화.	어깨뼈를 아래쪽으로 미끄러지게 한다.
운동 중에 운동하는 쪽 다리의 무릎뼈를 정면으로 향하게 한다(기본적 운동).	무릎뼈에 붙어 있는 전등의 조명이 정면의 벽을 비추는 것처럼 상상한다.
운동하는 쪽 다리의 무릎뼈를 바닥으로 향하게 한다 (가쪽돌림 위치에서 진행).	무릎뼈에 붙어 있는 전등의 조명이 바닥을 비추는 것처럼 상상한다.
운동하는 쪽 다리를 엉덩관절에서부터 신장한다.	발꿈치를 몸에서부터 떼어놓는다.

- 척추를 옆굽힘을 한 결과 허리부위가 바닥에 떨어진다: 손을 위쪽 엉덩관절에 놓게 하고 아래쪽 복근군을 더욱 강하게 수축하도록 지시한다.

표 4.18의 지도 요점 참조.

실시상 주의

- 목 및 어깨의 병변 – 적절한 지지기구를 사용하여 안정자세를 수정한다.
- 무릎의 병변 – 오스굿-슐라터병(Osgood-Schlatter's disease) 등(초기에는 휴식이 권장된다). 불확실한 점이 있으면 의사의 조언을 구한다.
- 엉덩관절의 병변과 수술 – 불확실한 점이 있으면 의사의 조언을 구한다.
- 허리부위의 문제 – 허리뼈 안정화를 위해 충분한 복근군의 조절을 획득시킨다.
- 류마티스관절염 – 운동 중에 통증이 없는 것을 주의 깊게 확인한다. 허리뼈 안정화를 위해 충분한 복근군의 조절을 획득시킨다. 엉덩관절 모음 가동범위의 감소와 운동하는 쪽 다리의 단축을 고려한다.

금기

- 운동 중 무릎 통증 – 엉덩관절 벌림근군 단축과 엉덩관절 모음근군 약화나 뒤넙다리근의 단축이 무릎뼈의 tracking과 무릎의 구조를 변화시킨다. 의사에게 의뢰한다.
- 청년기의 무릎 통증 – 의사에게 의뢰한다.
- 인공엉덩관절치환술 – 의사의 조언을 구한다.
- 급성기의 척추, 허리부위, 엉덩관절, 무릎관절의 병변.

촉각을 이용한 지시 방법

1. 팔이음뼈의 정렬과 안정성을 수정하기 – 어깨뼈에 꽉 손을 대고 내리게 하도록 유도한다.
2. 척추의 정렬과 안정성을 자기 자신이 확인하게 하고 골반의 돌림을 방지하기 – 손을 위쪽 엉덩관절 위에 놓도록 지시하고, 등을 벽에 접촉시킨 상태에서 운동을 시행한다.
3. 엉덩관절 모음근군의 활동을 촉진하기 – 허벅지 안쪽부위의 근육군을 가볍게 두드린다.
4. 다리를 엉덩관절에서부터 떼는 것처럼 신장하도록 촉진한다 – 운동하는 쪽 발꿈치 부위에 가볍게 접촉한다.

운동 BCS 12 – 바디 늘이기 (독립된 다리의 운동을 위한 몸통 안정화) / Exercise BCS 12 – Body lengthening (torso stabilization for independent lower limb movement)

목적 / *Aim*

코어 안정성과 조절에 대한 개선을 도모한다.
엉덩관절 뒷면근육군과 모음근군 수행을 개선한다.
팔이음뼈의 안정성을 개선한다.

기구 / *Equipment*

매트 또는 견고하고 평탄한 침대, 베개 또는 목의 지지기구, 허리 밑에 넣는 작고 둥글게 감은 타월.

목표 근육 / *Target muscles*

허리뼈 안정성과 코어조절에 대해서 — 척주세움근과 큰볼기근 하부섬유와 함께 활동하는 골반저근육군, 배가로근, 배빗근군, 허리네모근.
팔이음뼈의 안정화에 대해서 — 넓은등근과 큰원근, 등세모근 중부 · 하부섬유의 활동.
엉덩관절의 안정화에 대해서 — 엉덩관절 뒷면근육군의 동시활동.
엉덩관절 모음(아래쪽 다리)에 대해서 — 두덩근과 긴모음근, 짧은모음근, 큰모음근의 동시 활동.
엉덩관절 벌림(위쪽 다리)에 대해서 — 넙다리근막긴장근과 중간볼기근, 작은볼기근의 동시 활동.

시작자세 / *Body position*

옆으로 누운 자세에서 두 다리를 쭉 편다. 머리는 베개 또는 편 아래쪽 팔의 위에 위치시킨다. 위쪽 팔은 굽히고, 손은 이 자세를 유지하기 위해 바닥에 접지시킨다(그림 4.44A).

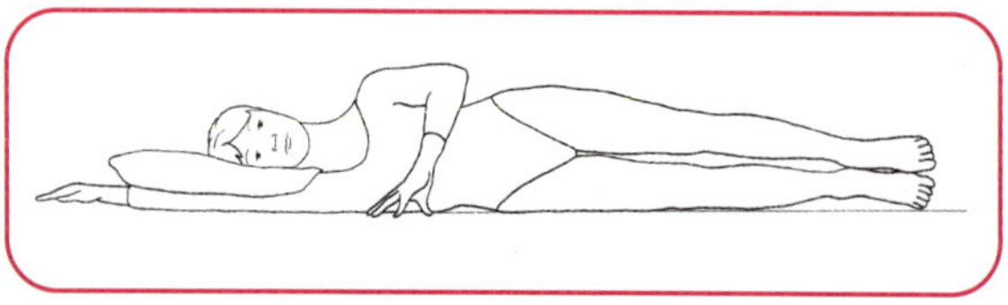

그림 4.44A 바디 늘이기(body lengthening) – 시작자세.

동작 / *Action*

숨을 들이마신다 — 준비
숨을 내쉰다 — 숨을 내쉼과 동시에 앞가슴을 넓히고 팔이음뼈를 안정시켜서 골반저근육군과 하부복근군을 활동시킨다(복장뼈를 이완시켜 수동적인 척추의 굽힘을 허용하고 상부몸통과 골반의 강한 연결을 구축하기 위해 갈비뼈를 골반으로 향해서 모으도록 움직인다).
척추를 머리 마루부위에서 꼬리뼈까지 신장하도록 하고 허리뼈를 안정시키기 위해 큰볼기근 하부섬유를 가볍게 활동시킨다. 엉덩관절을 안쪽돌림 · 가쪽돌림 중간위치로 유지하고 신체에서 다리를 떼어놓도록 양발을 바닥쪽굽힘을 시켜 함께 들어 올려 선 자세와 같은 자세를 취한다(그림 4.44B).

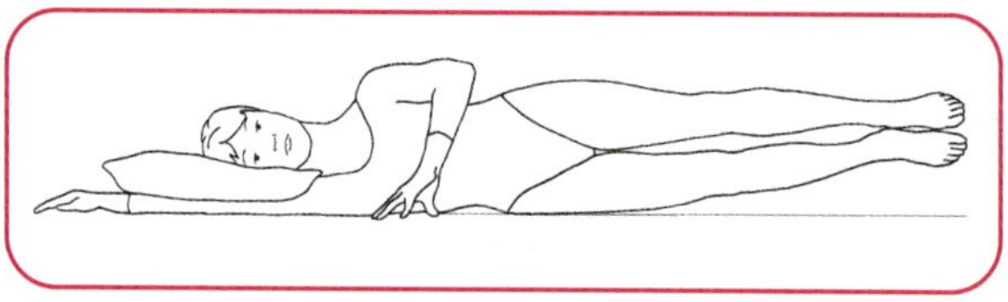

그림 4.44B 바디 늘이기(body lengthening) – 숨을 내쉰다.

숨을 들이마신다 — 효과적인 코어조절에 의해 신장되어 안정된 척추를 유지한다.
숨을 내쉰다 — 팔이음뼈 안정화와 복근군 조절을 증가시킨다. 양다리를 더욱 신장하고 신체부터 잡아 늘여 서서히 바닥에 접지시킨다(그림 4.44C).

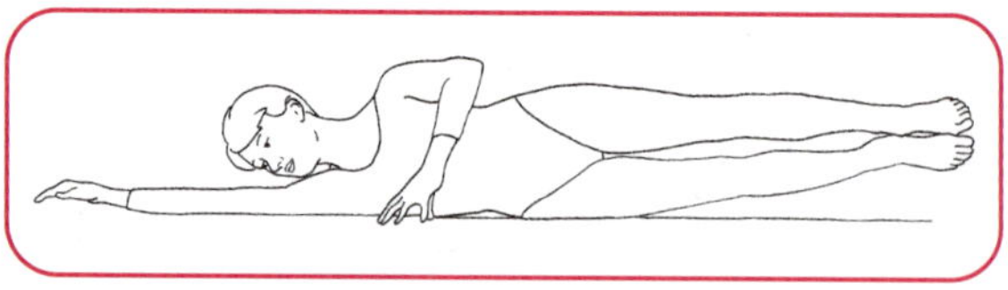

그림 4.44C 바디 늘이기 – 머리를 바닥 쪽으로 돌림을 한다.

양발을 이완시키고 바른 정렬이 유지된 상태에서 옆으로 누운 자세로 되돌아간다.
5~10 회 반복한다.

주: 양다리를 올릴 때 목뼈와 정확히 직선상에 위치하도록 (중간위치) 머리를 움직이고, 그 다음에 바닥을 향해서 약간 돌림을 한다(그림 4.44C). 머리와 함께 시선도 이동하고 눈은 앞을 계속해서 본다. 운동 중, 척추의 만곡은 정상으로 유지되고 골반은 중간위치에서 바닥에 대해서 수직으로 위치한다.

변형 / Modification

머리를 베개 위에 놓고 엉덩관절 가동범위를 감소시켜서 운동을 시행한다.

진행 1 / Progression 1

숨을 들이마신다 — 준비
숨을 내쉰다 — 신체에서 다리를 떼어놓도록 양발을 바닥쪽굽힘을 시키고 함께 들어 올려서 선 자세와 같은 자세를 취한다.
숨을 들이마신다 — 양발을 등쪽굽힘을 한다.
숨을 내쉰다 — 양발을 바닥쪽굽힘을 한다.
숨을 들이마신다 — 더욱 강하게 양다리를 합쳐서 신체에서부터 떼어놓는다.
숨을 내쉰다 — 다리를 서서히 바닥에 내리고 신체를 다시 안정시켜 바른 정렬로 옆으로 누운 자세로 되돌아가고 양발을 이완시킨다.

진행 2 / Progression 2

시작자세 / Body position

오른쪽 옆으로 누운 자세. 양 무릎은 똑바로 앞쪽으로 향하게 한다.

동작 / Action

숨을 들이마신다 — 준비.
숨을 내쉰다 — 신체에서 다리를 떼어놓도록 양발을 바닥쪽굽힘을 시키고 함께 들어 올려서 선 자세와 같은 자세를 취한다.
숨을 들이마신다 — 양 발을 등쪽굽힘을 한다.
숨을 내쉰다 — 골반과 허리뼈의 정렬이 무너지지 않도록 왼쪽 다리를 가능한 벌림을 한다. 벌릴 때 양 발꿈치를 뻗고 벌림 운동에 저항하도록 엉덩관절 뒷면 근육군을 활동시킨다(다리가 물속을 움직일 때처럼 저항을 만들어낸다).
숨을 들이마신다 — 오른쪽 다리와 왼쪽다리를 붙이도록 동시에 모음을 한다(다시 다리가 물속에서 움직이는 것 같은 저항을 만들어낸다).
양다리를 바닥에 접지시키기 전에 엉덩관절 벌림과 모음의 순서를 3 회까지 반복해서 시행한다.

진행 3 / Progression 3

시작자세 / Body position

무릎을 굽히고 신체가 신장된 옆으로 누운 자세를 취한다.

동작 / Action

숨을 들이마신다 — 준비
숨을 내쉰다 — 신체에서 다리를 떼어놓는 것처럼 양발을 바닥쪽굽힘을 시키고 함께 들어 올려서 무릎을 펴고 선 자세와 마찬가지의 자세를 취한다.
숨을 들이마신다 — 허리뼈를 중간위치로 하여 골반이 안정된 상태를 유지하고, 무릎을 약 90° 굽히고 발끝을 똑바로 뒤쪽으로 향하게 한다.

주: 무릎을 굽힐 때 허리뼈 폄을 방지하기 위해 샅굴부위를 신장하여 하부 볼기근군을 활동시키고 엉치뼈가 손으로 눌려 있는 것처럼 상상한다.

숨을 내쉰다 — 무릎을 펴고 양다리를 더욱 강하게 합쳐 신체에서부터 떼어놓는다.
숨을 들이마신다 — 서서히 다리를 바닥으로 내리고, 신체를 다시 안정시켜 바른 정렬로 옆으로 누운 자세로 되돌아와 양발을 이완시킨다.
숨을 내쉰다 — 다음의 반복을 시작한다.
3~5 회 반복한다.

흔히 일어나는 문제 / Common problems

- 허리의 비틀림과 골반의 앞뒤 돌림: 척추 신장의 증대와 더욱 강한 복근군의 조절을 지시하고 엉덩관절 · 무릎관절을 똑바로 앞으로 향하도록 한다. 등을 벽 또는 지지기구에 기대게 한다.

4

- **척추가 옆굽힘을 한 결과 허리부위가 바닥으로 떨어지다**: 더 강한 복근군의 조절과 함께, 양다리를 신체에서 떼는 것처럼 신장하도록 강조한다. 허리의 밑에 작은 공간을 유지하고 위쪽 ASIS가 또 한쪽 바로 위에 위치하도록 지시한다.
- **양다리의 과도한 올림에 의한 골반의 불안정성**: 다리의 움직임을 확인시키고 허리뼈를 안정시키는 능력에 따라서 조절하도록 지시한다.
- **목의 긴장**: 머리에 지지기구를 사용한다. 팔이음뼈의 안정성을 강조한다.
- **다리를 올릴 때 허리뼈의 펴짐**: 양발을 언제나 시야에 넣도록 지시한다.
- **다리를 올릴 때 등뼈 펴짐**: 준비의 호흡 시 갈비뼈를 골반을 향해서 움직이는 것을 강조한다. 지속적으로 강한 복근군의 조절을 촉진한다.

표 4.19의 지도 요점 참조.

4

실시상 주의

- 목 및 어깨의 병변 – 적절한 지지기구를 사용해서 안정자세를 수정한다.
- 무릎의 병변 – 운동할 때 통증이 없는지 확인하고 불확실한 점이 있으면 의사의 조언을 구한다.
- 엉덩관절의 병변과 수술 – 운동할 때 통증이 없는지 확인하고 불확실한 점이 있으면 의사의 조언을 구한다.
- 허리부위의 병변 – 허리뼈 안정화를 위해 충분한 복근군의 조절을 획득시킨다. 불확실한 점이 있으면 의사의 조언을 구한다.
- 류마티스관절염 – 운동할 때 통증이 없는지 주의한다. 허리뼈 안정화를 위해 충분한 복근군의 조절을 획득시킨다.

금기

- 운동 중 무릎의 통증 – 엉덩관절 벌림근군의 단축과 엉덩관절 모음근군의 약화나 뒤넙다리근의 단축이 무릎뼈의 tracking과 무릎의 구조를 변화시킨다. 의사에게 의뢰한다.
- 청년기의 무릎통증 – 의사에게 의뢰한다.
- 급성의 어깨, 척추, 허리부위, 엉덩관절 및 무릎관절의 병변.

촉각을 이용한 지시 방법

1. 척추의 신장을 촉진하기 – 한쪽 손을 허리 부위에 놓고, 또 한쪽 손으로 척추를 머리마루 부위를 향해서 덧그린다.
2. 팔이음뼈의 정렬과 안정성을 수정하기 – 어깨뼈에 꽉 손을 대고 내리게 하도록 유도한다.
3. 척추의 정렬과 안정성을 확인하고 골반의 돌림을 방지하기 – 한쪽 손을 위쪽의 엉덩관절 위에 놓도록 지시한다(지도자는 한쪽 손을 허리 밑으로 미끄러지게 하여 허리 부위의 만곡이 다리를 올릴 때에 자연스럽게 바닥에서부터 떨어져 가는 것을 느껴도 좋다).
4. 척추의 정렬과 안정성을 자기 자신이 확인하기 – 등을 벽에 기대게 하고 운동을 시행한다.
5. 다리를 엉덩관절에서부터 떼는 것처럼 신장하도록 촉진하기 – 발꿈치 부위를 가볍게 만진다.

척추, 엉덩관절, 어깨관절의 안정화와 가동화 – 네발기기 자세 시리즈(운동 BCS 13 – 19)

/ SPINE, HIP AND SHOULDER STABILIZATION AND MOBILIZATION – QUADRIPED SERIES(EXERCISES BCS 13–19)

운동 BCS 13 – 헤드 너딩(두개척추관절의 가동화)

/ Exercise BCS 13 – Head nodding (craniovertebral joint mobilization)

목적 / *Aim*

두개척추 관절의 굽힘, 폄, 돌림을 촉진하여 목뼈 안정성을 개선한다.

깊은층의 목뼈 안정화근육군의 수행을 개선한다.

양팔 하중 하에서 팔이음뼈 위치와 안정성을 개선한다.

독립된 목뼈 운동 동안 복근군의 조절에 의한 허리뼈의 안정성을 개선한다.

기구 / *Equipment*

매트 또는 견고한 침대, 폼 롤러.

표 4.19 지도의 요점 – 바디 늘이기 (body lengthening)

초점	구두지시 · 시각적 지시의 예
옆으로 누운 자세의 정렬을 수정한다.	몸을 매트의 끝과 평행으로 놓고 몸의 앞면과 뒷면이 균등하게 신장되어 있는 것을 확인한다. 위쪽 볼기뼈를 아래쪽 볼기뼈의 바로 위에 위치시키도록 한다. 다리를 올릴 때 허리 밑의 작은 공간을 유지한다.
팔이음뼈의 안정화와 골반과 몸통의 올바른 관계의 유지	좌 · 우의 빗장뼈 사이를 넓히고 어깨뼈를 아래쪽으로 미끄러뜨려 갈비뼈를 골반을 향해서 모으도록 내린다.
다리의 동적 정렬을 수정한다.	무릎뼈에 전등의 조명이 있어 앞쪽을 비추고 있다고 상상한다.
엉덩관절 앞면의 신장	양발을 벽으로 향해서 뻗고, 그대로 만지는 것처럼 상상한다.
다리 운동 전 몸통 안정화	복근군을 움푹 들어가게 하여 복장뼈를 부드럽게 하고 갈비뼈를 골반으로 향해서 모으도록 내린다. 가슴우리에서부터 골반으로의 근육에 의한 연결을 상상한다. 코르셋의 끈을 조여서 허리의 잘록한 부분을 만드는 것처럼 상상힌다.
큰볼기근 하부섬유의 독립된 활동	양쪽의 궁둥뼈를 가볍게 조인다. 다리가 개폐할 때에 졸라매는 끈이 궁둥뼈를 잡아당기고 있는 것처럼 상상한다.
효과적인 복근군의 조절	골반주위의 시트벨트가 복벽을 척추로 향해서 움푹 들어가는 것처럼 상상한다.
엉덩관절 모음근군의 적절한 활동	다리를 바닥에 내릴 때, 양쪽 허벅지의 안쪽을 끌어당겨 맞춰서 몸에서 떼어 놓는다.

목표 근육 / *Target muscles*

허리뼈 안정성에 대해서 — 척주세움근, 골반저근육군, 배가로근.

팔이음뼈의 안정성에 대해서 — 등세모근 중부 · 하부섬유와 넓은등근, 큰원근, 앞톱니근의 완만한 수축.

고리뒤통수관절(환추후두관절)의 굽힘에 대해서 — 고리뼈와 뒤통수뼈 사이 단축 근육군, 좌 · 우 목 앞면근육(목빗근, 긴머리근).

고리뒤통수관절의 폄에 대해서 — 척추 뒷면근육.

고리중쇠관절(환축관절)의 돌림에 대해서 — 뒤통수밑근육군(후두하근군), 목빗근, 등세모근.

시작자세 / *Body position*

네발기기 자세에서 엉덩관절의 약 90° 굽힘 위치, 무릎은 골반 너비 이상으로는 벌리지 않고 발을 뒤쪽으로 향하게 한다. 양손은 어깨위팔관절의 바로 아래 약간 앞쪽에 위치시키고 (팔이 비교적 긴 경우), 팔은 약간 가쪽돌림 위치로 한다. 팔이음뼈의 안정화근군의 활동을 촉진하기 위해 새끼손가락은 가볍게 바닥에 밀어붙인다. 목의 뒷부분은 목뼈의 만곡이 유지되는 상태로 신장하고 얕은 층 근육군은 비교적 이완시킨다. 시선은 엄지손가락 사이로 향하게 한다 (그림 4.45A&B).

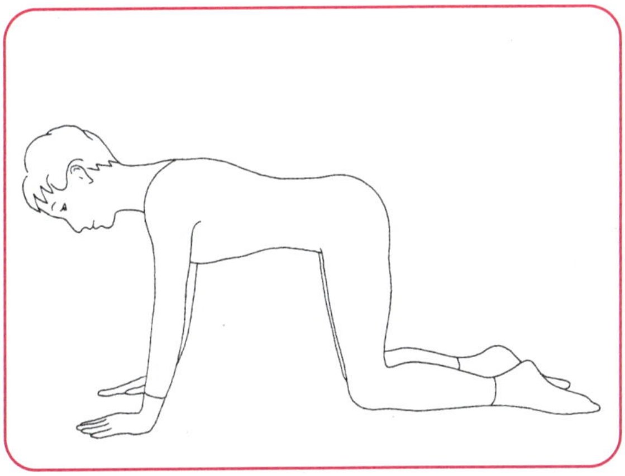

그림 4.45A 헤드 너딩 (Head nodding) – 시작자세.

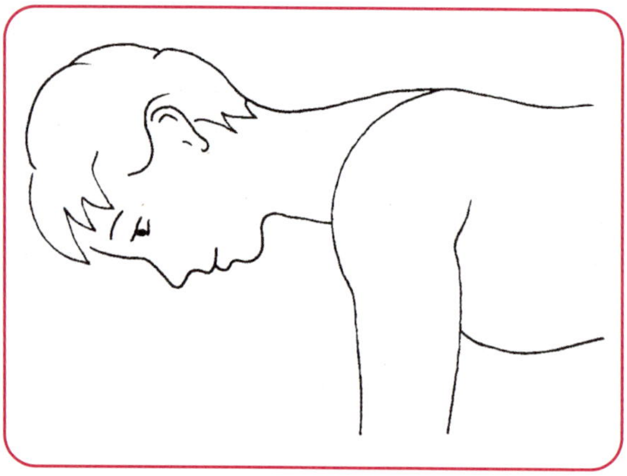

그림 4.45B 헤드 너딩 (Head nodding) – 목뼈의 정렬.

동작 / *Action*

숨을 *들이마신다* — 준비.

숨을 *내쉰다* — 골반저근육군과 하부복근군이 허리뼈의 안정성을 높이도록 새끼손가락을 바닥에 밀어붙여 어깨뼈 안정성을 높인다. 골반은 중간위치, 목뼈와 등뼈는 정상적인 만곡을 유지하고 머리마루 부위에서 꼬리뼈까지 척추를 신장한다.

숨을 *들이마신다* — 목을 굽히기 위해 목 뒷부분을 신장하고 턱을 목의 밑동을 향해서 당긴다(이것은 굽힘 10° 정도 섬세한 운동이다). 턱으로 바닥에 선을 긋는 것처럼 상상시킨다. 목 위치는 변화하지 않고 시선은 머리와 함께 움직인다 (그림 4.45C).

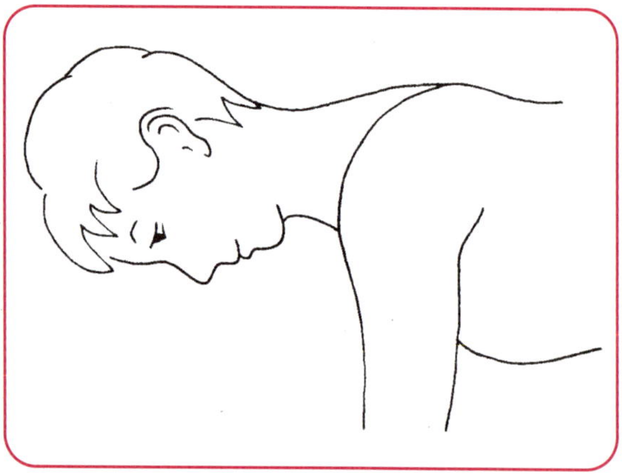

그림 4.45C 헤드 너딩 (Head nodding) – 굽힘.

숨을 *내쉰다* — 목을 펴고 머리를 중간위치에서 약간 들어올린다(이것은 폄 10°의 섬세한 운동이다). 턱을 약간 위쪽으로 기울이기 전에 바닥에 선을 긋는 것처럼 상상시킨다(그림 4.45D).

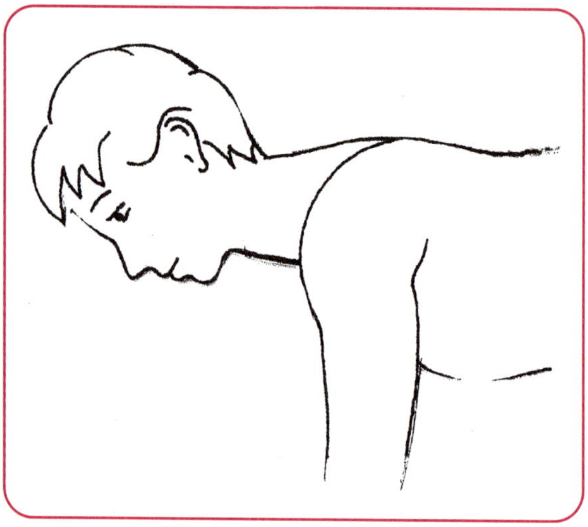

그림 4.45D 헤드 너딩 (Head nodding) – 폄.

주: 고리뒤통수관절의 굽힘과 폄은 고리중쇠관절의 약간 굽힘과 폄을 포함하기 때문에 겉보기의 운동범위는 증가한다. 운동을 하는 동안, 목의 얕은층 근육군은 비교적 이완시키고 시선은 머리와 함께 움직인다.

5~10회 반복한다.

운동 BCS 14 – 헤드 터닝 (고리중쇠관절의 가동화) / Exercise BCS14 – Head turning (atlantoaxial joint mobilization)

목적 / *Aim*

고리중쇠관절의 돌림을 촉진하고 목뼈 가동성을 개선한다.

깊은 목뼈 안정화 근육군의 수행을 개선한다.

양팔 하중 하에서 팔이음뼈 위치와 안정성을 개선한다.

독립된 목뼈의 운동 동안 복근군 조절에 의한 허리뼈의 안정성을 개선한다.

기구 / *Equipment*

매트 또는 견고한 침대, 폼롤러.

목표 근육 / *Body position*

허리뼈 안정성에 대해서 — 척주세움근군, 골반저근육군, 배가로근.

팔이음뼈의 안정성에 대해서 — 넓은등근과 큰원근, 등세모근 중부 · 하부섬유의 완만한 수축.

고리중쇠간절의 돌림에 대해서 — 고리뼈와 뒤통수뼈 사이 단축근육군(뒤통수밑근육군)과 좌 · 우 목빗근, 등세모근.

시작자세 / *Body position*

네발기기 자세에서 엉덩관절 약 90° 굽힘 위치, 무릎은 골반 폭 이상으로는 벌리지 않고 발은 뒤쪽으로 향하게 한다. 양손은 어깨위팔관절 바로 아래 약간 앞쪽에 위치시키고(팔이 비교적 긴 경우), 팔은 약간 가쪽돌림 위치로 한다. 팔이음뼈의 안정화근군의 활동을 촉진하기 위해 새끼손가락은 가볍게 바닥에 밀어붙인다. 뒷목은 목뼈의 만곡이 유지되는 상태로 신장하고 얕은 층 근육군은 비교적 이완시킨다. 시선은 엄지손가락 사이로 향하게 한다(그림 4.46A).

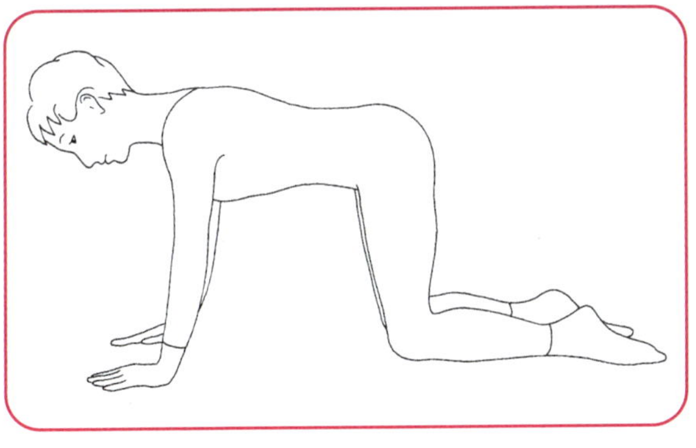

그림 4.46A 헤드 터닝 (Head turning) – 시작자세.

동작 / *Action*

숨을 들이마신다 — 준비.

숨을 내쉰다 — 골반저근육군과 하부복근군이 허리뼈 안정성을 높이도록 새끼손가락을 바닥에 밀어붙여 어깨뼈 안정성을 높인다. 골반은 중간위치, 목뼈와 등뼈는 정상적인 만곡을 유지하고 머리마루부위에서 꼬리뼈까지 척추를 신장한다.

숨을 들이마신다 — 목 뒷부분을 신장하고 머리를 오른쪽으로 돌림을 시킨다. 머리와 제1목뼈가 하나의 단위(unit)로서 움직이는 것처럼 상상시킨다. 목 위치는 변화하지 않고 시선은 머리와 함께 움직인다(그림 4.46B).

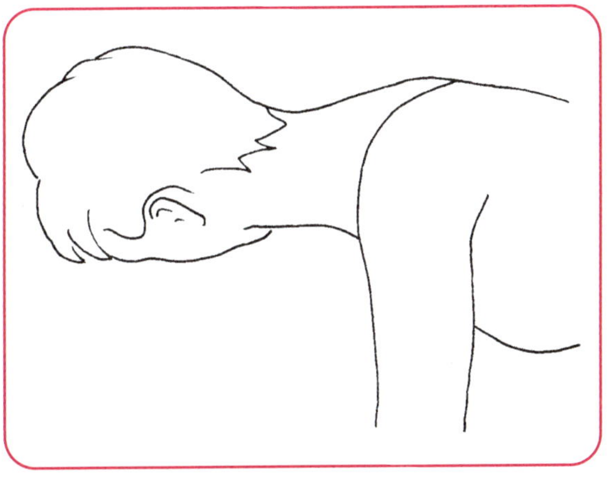

그림 4.46B 오른쪽으로의 헤드 터닝 (Head turning).

숨을 내쉰다 — 머리를 중간위치로 되돌린다.

왼쪽에서 반복한다(그림 4.46C).

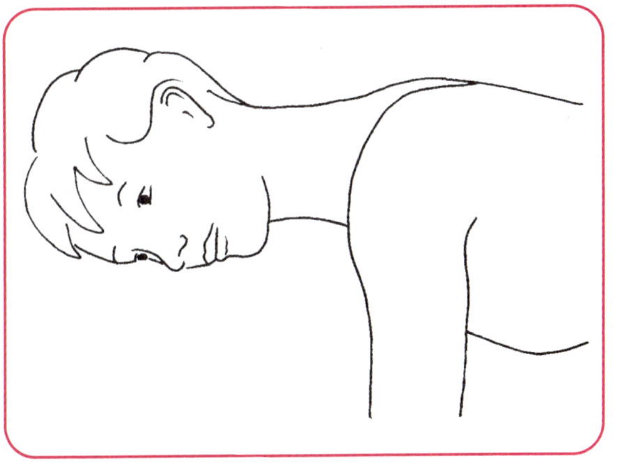

그림 4.46C 왼쪽으로의 헤드 터닝(Head turning).

5~10회 반복한다.

흔히 일어나는 문제 / Common problems

- 과도한 목뼈 굽힘과 폄: 머리/목 부위가 나무로 만든 인형처럼 되어 있어 움직이지 않는 목 위에서 머리가 끄떡이거나 돌림하는 것처럼 상상시킨다.
- 가동성의 제한: 상반신이나 팔이음뼈의 올바른 위치와 안정성을 확보한다. 목의 얕은 층 근육의 긴장을 완화하도록 지시한다. 시선을 사용하여 가동성을 보조시킨다. 편안한 가동범위 내에서 운동을 시행한다. 목의 척주세움근군 강화를 위한 정적 운동을 시행한다(바로 누운 자세에서 이마 부위에 대한 도수저항에 대항하여 머리를 들어 올리는, 또는 얼굴 옆부분의 도수저항에 대항하여 머리의 돌림을 시키는, 또는 머리를 바닥이나 벽에 대해서 똑바로 뒤쪽으로 밀어붙이는 등).

표 4.20의 지도 요점 참조.

촉각을 이용한 지시 방법

1. 척추의 신장을 촉진하기 – 한 손으로 허리부위를 가볍게 만지고, 다른 한 손으로 척추를 머리마루부위까지 덧그린다.
2. 팔이음뼈의 정렬과 안정성을 수정하기 – 어깨뼈에 손을 꽉 대고 내림을 시키도록 유도한다.
3. 상부몸통과 하부몸통의 관계를 수정하기 – 척추가 펴질 때 양손으로 갈비뼈를 골반으로 향해서 모으도록 한다(그림 4.47).
4. 목의 얕은층 근육군을 비교적 이완시킨 상태로 유지하기 – 머리를 앞쪽으로 유도하여 목뼈의 정렬을 수정하기 위해 왼손의 엄지손가락과 가운데손가락으로 뒤통수융기(후두융기)의 밑을 만진다. 필요하다면 오른손으로 이마 부위를 접촉하여 운동을 보조해도 좋다.

4

실시상 주의

- 어깨의 병변 – 팔이음뼈의 위치를 확인하고 양호한 안정성을 확보한다.
- 만성적인 목의 병변 – 운동할 때 통증이 없다는 것을 확인하고 불확실한 점이 있으면 의사의 조언을 구한다.

금기

- 강한 통증을 동반하는 목의 병변.
- 네발기기 자세를 취함으로써 통증이 일어나는 어깨 · 무릎의 병변.

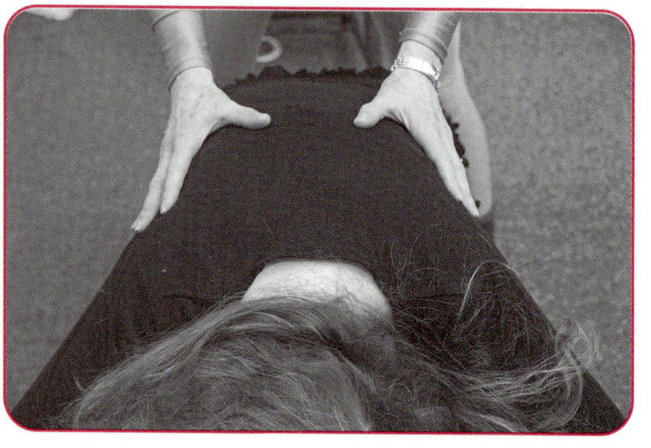

그림 4.47

표 4.20 지도의 요점 – 헤드 너딩(Head nodding)과 헤드 터닝(Head turning)

초점	구두지시 · 시각적 지시의 예
운동 중의 효과적인 복근군의 조절과 코어 안정성	골반저근육군을 위쪽으로 끌어당기고 배꼽을 척추로 향해서 끌어당긴다.
어깨의 정렬 및 팔이음뼈의 안정성	어깨뼈가 등을 미끄러져 떨어지는 것처럼 상상한다. 새끼손가락을 바닥으로 밀어붙인다.
목의 얕은층 근육군을 비교적 이완시킨 상태로 유지한다.	머리를 물에 뜨게 하고 턱을 떨어뜨리는 것처럼 상상한다.
척추의 신장과 안정성을 얻는다.	꼬리뼈와 머리가 반대방향으로 움직일 때에 일어나는 척추뼈 사이의 공간을 상상한다. 궁둥뼈를 멀리 이동시킨다.
상부목뼈의 가동화	나무로 만든 강아지 인형이 된 셈으로 머리를 끄떡이거나 돌림을 시키거나 한다.

운동 BCS 15 – 로킹(허리뼈 안정화와 엉덩관절과 어깨위팔관절의 가동화) / Exercise BCS15 – Rocking(lumbar spine stabilization/hip and glenohumeral joint mobilization)

목적 / *Aim*

양팔의 하중 하에서 팔이음뼈 위치와 안정성을 개선한다.
엉덩관절 뒷면 근육군의 유연성을 개선하고 엉덩관절 굽힘 가동범위를 증가시킨다.
독립된 엉덩관절 운동 중 복근군의 조절에 의한 허리뼈 안정성을 개선한다.
척추의 굽힘 · 폄에서 가동성을 개선한다.

기구 / *Equipment*

매트 또는 견고한 침대, 폼롤러.

목표 근육 / *Target muscles*

허리뼈 안정성에 대해서 — 척추세움근군, 골반저근육군, 배가로근.
팔이음뼈 안정성에 대해서 — 넓은등근과 큰원근, 앞톱니근, 등세모근 중부섬유와 하부섬유의 완만한 수축.
엉덩관절 가동화에 대해서 — 팔이음뼈의 활동은 몸통을 횡단면상에서 앞 · 뒤로 움직이고 엉덩관절에 2차적인 가동효과를 가져온다. 엉덩관절의 근육군은 비교적 이완된 상태를 유지한다.
척추의 굽힘에 대해서 — 배빗근과 배곧은근.
척추의 폄에 대해서 — 척주세움근군.

시작자세 / *Body position*

네발기기 자세 (그림 4.48A).

동작 / *Action*

숨을 들이마신다 — 준비.
숨을 내쉰다 — 골반저근육군과 하부복근군이 허리뼈의 안정성을 높이도록 새끼손가락을 바닥에 밀어붙여 어깨뼈 안정성을 높인다. 골반은 중간위치, 목뼈와 등뼈는 정상적인 만곡을 유지하고 머리마루부위에서부터 꼬리뼈까지 척추를 신장한다. 어깨뼈를 아래쪽으로 미끄러뜨리고, 손을 바닥에 붙인 채로 팔을 신체로 향해서 당겨, 신체를 앞쪽으로 가까이 끌어당긴다(그림 4.48B).
숨을 들이마신다 — 척추의 안정성을 유지한 채로 어깨뼈를 더 아래쪽으로 미끄러뜨리고, 손의 밑동부분을 사용해서 바닥을 누름으로써 신체를 뒤쪽으로 움직이고, 엉덩관절 및 어깨위팔관절을 굽히게 한다. 독립된 엉덩관절 운동이 종료한 시점(허리뼈의 굽힘이 일어나기 전)에서 멈춘다(그림 4.48C).
숨을 내쉰다 — 어깨뼈의 안정성을 보조하기 위해서 새끼손가락을 바닥에 밀어붙이고 엉덩관절과 어깨위팔관절을 펴면서 위팔로 신체를 앞쪽으로 가까이 끌어당긴다.
5~10회 반복한다.

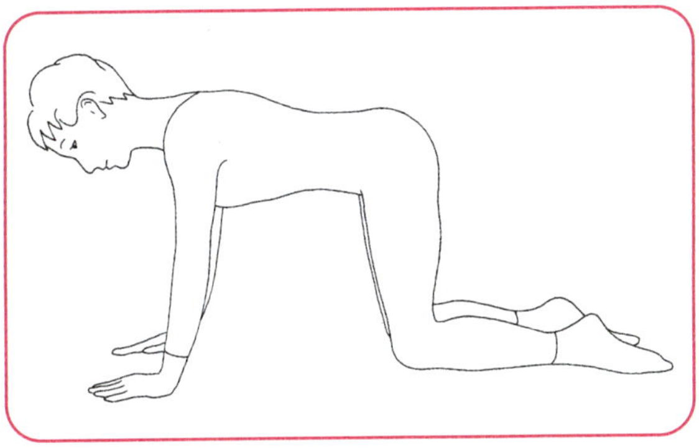

그림 4.48A 로킹 (Rocking) – 시작자세.

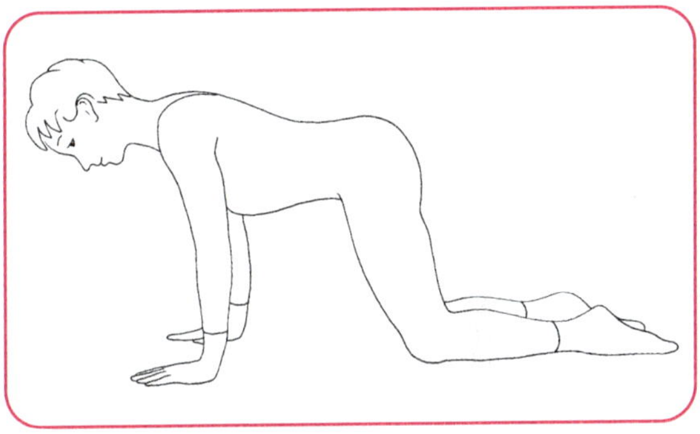

그림 4.48B 로킹 (Rocking) – 엉덩관절 폄.

4

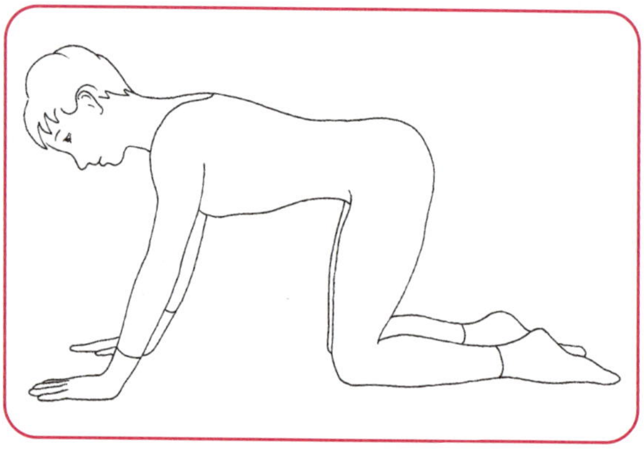

그림 4.48C 로킹 (Rocking) – 엉덩관절 굽힘.

표 4.21 의 지도 요점 참조.

실시상 주의

■ 손목관절 및 어깨관절의 병변 – 위치를 확인하고 필요하다면 손목관절 폄의 각도를 감소시키기 위해 지지기구를 사용한다. 팔이음뼈의 올바른 정렬과 안정성을 확보한다.

금기

■ 목 부위의 통증과 손, 어깨, 등, 엉덩관절의 통증이나 무릎의 병변: 의사에게 의뢰한다.

진행 / Progression

양손을 폼 롤러 위에 놓은 상태에서 운동을 한다.

흔히 일어나는 문제 / Common problems

■ 잘못된 시작자세 :
- 상반신: 팔이음뼈를 안정시키기 위해 손(새끼손가락)을 바닥에 밀어붙이고 갈비뼈의 앞면을 뒷면으로 향해서 끌어올리고 어깨뼈를 아래쪽으로 미끄러지게 한다.
- 하반신: 척추의 생리적 만곡을 상상시켜서 허리뼈 만곡을 유지하고, 궁둥뼈를 뒤쪽으로 뻗어 닿기 위해서 골반저근육군과 하부 복근군을 활동시킨다.

■ 척추 위치의 고유감각 불량: 운동 중 복근군의 양호한 활동을 확보한다. 막대 등의 지주(prop)를 등에 대거나 거울을 이용해서 인식을 한다. 엉덩관절을 이완하기 위해 머리마루 부위를 앞쪽으로, 궁둥뼈를 뒤쪽으로 떼어놓도록 지시한다.

촉각을 이용한 지시 방법

1. 척추의 신장을 촉진하기 – 한쪽 손으로 허리부위를 가볍게 만지고, 또 한쪽 손으로 척추와 머리마루 부위까지 덧그린다.
2. 팔이음뼈의 정렬과 안정성을 수정하기 – 어깨뼈에 접촉하여 내리도록 유도한다.
3. 독립된 엉덩관절의 운동을 보조하기 – 왼손을 엉치뼈 위에 가볍게 두고 오른손을 샅굴부위에 접촉하여 어디서 굽힘 운동이 일어나고 있는지를 지적한다.
4. 목의 얕은 층 근육군을 비교적 이완시킨 상태로 유지하기 – 머리를 앞쪽으로 유도하여 목뼈의 정렬을 수정하기 위해 왼손 엄지손가락과 가운데손가락으로 뒤통수융기의 밑에 접촉한다. 필요하다면 오른손으로 이마부위를 접촉하여 운동을 보조해도 된다.

표 4.21 지도의 요점: 로킹(Rocking)

초점	구두지시 · 시각적 지시의 예
운동 중 복근군의 조절과 코어 안정성	골반의 뒷면에서 물이 들어간 그릇의 균형을 유지하도록 인식한다.
어깨의 정렬과 팔이음뼈의 안정성	어깨뼈가 등을 미끄러져 떨어지는 것처럼 상상한다.
운동 중에 척추의 신장을 얻다	머리마루 부위와 궁둥뼈를 각각 반대방향으로 떼어놓는다.
엉덩관절의 독립된 운동을 얻다	엉덩관절의 경첩을 인식한다. 양 엉덩관절을 지나는 막대가 있고, 그것을 축으로 하여 운동을 시행하는 것처럼 상상한다.

운동 BCS 16 - 플로팅 암 & 레그 시리즈: 암 리프트 (허리뼈 안정화와 어깨위팔관절 가동화)

/ Exercise BCS 16 – Floating arm and leg series: Arm lifts (lumbar spine stabilization and glenohumeral joint mobilization)

목적 / *Aim*

양팔 하중 하에서 팔이음뼈의 위치와 안정성을 개선한다.

독립된 어깨관절 굽힘 운동 동안 복근군 조절에 의한 허리뼈 안정성을 개선한다.

올바른 척추 정렬에 의한 고유감각 조절을 개선한다.

기구 / *Equipment*

매트 또는 견고한 침대, 폼 롤러.

목표 근육 / *Target muscles*

허리뼈 안정성에 대해서 — 척주세움근군, 골반저근육군, 배가로근

팔이음뼈 안정성에 대해서 — 앞톱니근, 등세모근 중부 · 하부섬유, 넓은등근, 큰원근.

어깨관절 굽힘에 대해서 — 어깨세모근 앞쪽섬유, 큰가슴근 빗장부분, 부리위팔근, 위팔두갈래근.

시작자세 / *Body position*

네발기기 자세에서 엉덩관절 약 90° 굽힘 위치로 하고 무릎은 골반 너비 이상으로 벌리지 않고 발을 뒤쪽으로 향하게 한다. 양손은 어깨위팔관절의 바로 밑 또는 약간 앞쪽에 위치시키고(팔이 비교적 긴 경우), 팔은 약간 가쪽돌림 위치로 한다. 팔이음뼈의 안정화근육군의 활동을 촉진하기 위해 새끼손가락을 가볍게 바닥에 밀어붙인다. 뒤통수 부위는 목뼈 만곡이 유지된 상태로 신장하고 얕은층 근육군은 비교적 이완시킨다. 시선은 엄지 사이로 향하게 한다(그림 4.49A).

동작 / *Action*

숨을 들이마신다 — 준비.

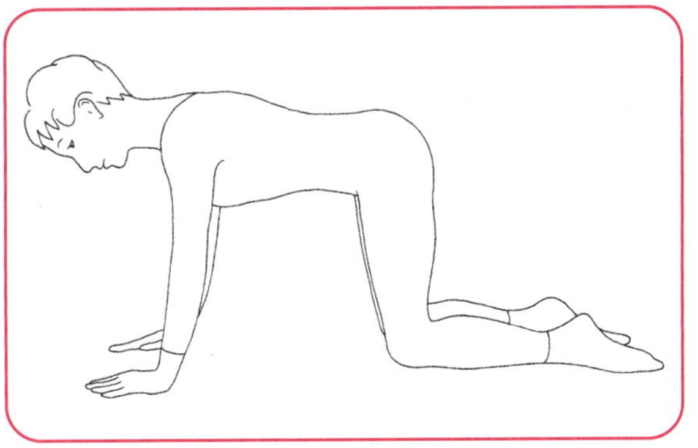

그림 4.49A 암 리프트 (Arm lifts) – 시작자세.

숨을 내쉰다 — 골반저근육군과 하부복근군을 활동시켜서 허리뼈의 안정성을 높임과 동시에 새끼손가락을 바닥에 밀어붙여 어깨뼈의 안정성을 높인다. 골반은 중간위치, 목뼈와 등뼈는 정상적인 만곡을 유지하고 머리마루부위에서부터 꼬리뼈까지 척추를 신장한다.

숨을 들이마신다.

숨을 내쉰다 — 팔이음뼈를 더욱 안정시켜서 왼쪽 어깨관절을 굽히고 왼쪽 팔이 귀 높이에 위치할 때까지 손가락을 앞쪽으로 뻗는다 (그림 4.49B).

숨을 들이마신다 — 손을 바닥으로 되돌리면서 척추의 안정성을 조절하기 위해 복근군의 활동을 증가시킨다.

숨을 내쉰다 — 오른팔로 시행한다.

좌 · 우 각각 5~10 회 반복한다.

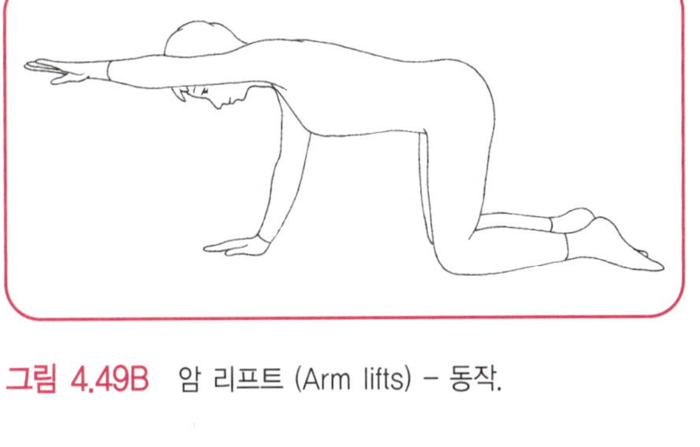

그림 4.49B 암 리프트 (Arm lifts) – 동작.

4

변형 1 / *Modification 1*

오른손을 바닥에서부터 약간 들어 올린다.
왼쪽에서도 마찬가지로 반복한다.

변형 2 / *Modification 2*

어깨위팔관절의 굽힘 가동범위를 감소시킨 상태에서 시작하고 척추의 안정성이 개선됨과 동시에 서서히 가동범위를 증가시킨다.

진행 / *Progression*

폼 롤러와 비슷한 불안정판(unstable support) 위에 양손을 놓고 시행한다.

운동 BCS 17 - 플로팅 암 & 레그 시리즈: 레그 리프트 (허리뼈의 안정화와 엉덩관절의 가동화) / Exercise BCS 17 - Floating arm and leg series: Leg lifts (lumbar spine stabilization and hip joint mobilization)

목적 / *Aim*

양팔의 하중 하에서 팔이음뼈 위치와 안정성을 개선한다.
독립된 어깨관절 폄 운동 동안 복근군의 조절에 의한 허리뼈 안정성을 개선한다.
올바른 척추의 정렬에 의한 고유감각 조절을 개선한다.

기구 / *Equipment*

매트 또는 견고한 침대, 폼롤러.

목표 근육 / *Target muscles*

허리뼈 안정성에 대해서 — 척주세움근군, 골반저근육군, 배가로근
팔이음뼈의 안정성에 대해서 — 앞톱니근, 등세모근, 중부 · 하부섬유, 넓은등근, 큰원근.
어깨관절 폄에 대해서 — 큰볼기근, 뒤넙다리근.

시작자세 / *Body position*

네발기기 자세에서 엉덩관절 약 90° 굽힘 위치로 하고, 무릎은 골반 너비 이상으로 벌리지 않고 발을 뒤쪽으로 향하게 한다. 손은 어깨위팔관절의 바로 밑 또는 약간 앞쪽에 위치시키고(팔이 비교적 긴 경우), 팔은 약간 가쪽돌림 위치로 한다. 팔이음뼈의 안정화 근육군의 활동을 촉진하기 위해 새끼손가락을 가볍게 바닥에 밀어붙인다. 목의 뒷부분은 목뼈의 만곡이 유지되는 상태로 신장하고 얕은 층 근육군은 비교적 이완시킨다. 시선은 엄지손가락의 사이로 향하게 한다 (그림 4.50A).

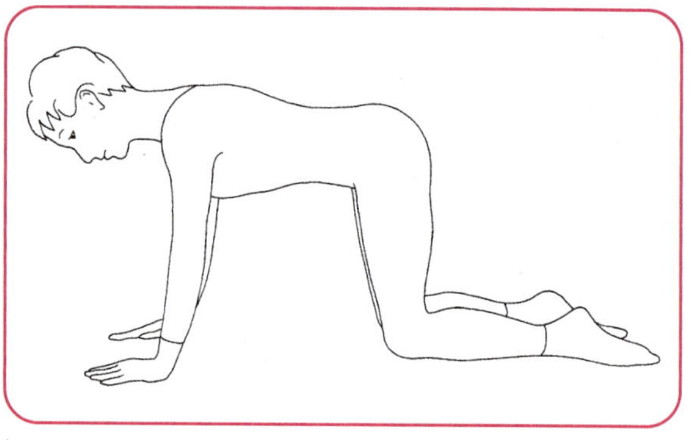

그림 4.50A 레그 리프트(Leg lifts) - 시작자세

동작 / *Action*

숨을 들이마신다 — 준비.
숨을 내쉰다 — 골반저근육군과 하부복근군을 활동시켜서 허리뼈의 안정성을 높임과 동시에 새끼손가락을 바닥에 밀어붙여 어깨뼈 안정성을 높인다. 골반은 중간위치, 목뼈와 등뼈는 정상적인 만곡을 유지하고 머리마루 부위에서부터 꼬리뼈까지 척추를 신장한다.
숨을 들이마시다.
숨을 내쉰다 — 팔이음뼈를 더욱 안정시켜서 복근군의 활동을 증가시킨다. 왼발 바닥을 따라서 미끄러지게 하여 엉덩관절과 무릎관절을 펴면서 왼쪽 다리를 뜨게 하여 발끝치를 왼쪽 궁둥뼈결절과 같은 선상에 위치시킨다. 엉덩관절은 안쪽 · 가쪽돌림 중간위치 그대로 한다 (그림 4.50B).

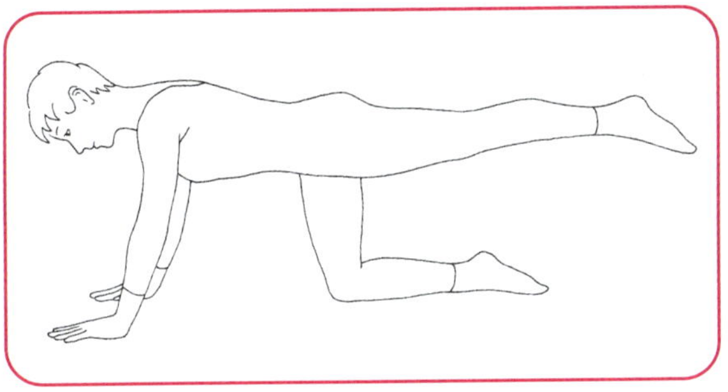

그림 4.50B 레그 리프트(Leg lifts) – 동작.

숨을 들이마신다 — 엉덩관절을 굽혀서 무릎을 바닥에 되돌리면서 척추의 안정성을 조절하기 위해 복근군의 활동을 증가시킨다.
숨을 내쉰다 — 오른쪽 다리로 시행한다.
좌 · 우 각각 5~10 회 반복한다.

변형 *1* / *Modification 1*

오른쪽 무릎을 바닥에서부터 약간 들어 올린다. 왼쪽에서도 마찬가지로 반복한다.

변형 *2* / *Modification 2*

엉덩관절의 굽힘 가동범위를 감소시킨 상태에서 시작하고 척추 안정성이 개선됨과 동시에 서서히 가동범위를 증가시킨다.

진행 / Progression

폼롤러 또는 비슷한 불안정판 위에 손과 무릎을 놓고 시행한다.

운동 BCS 18 – 플로팅 암 & 레그 시리즈: 암 리프트 및 레그 리프트 (허리뼈의 안정화와 어깨관절과 엉덩관절의 가동화) / Exercise BCS 18 – Floating arm and leg series: Arm and leg lifts(lumbar spine stabilization and hip joint mobilization)

목적 / *Aim*

양팔의 하중 하에서 팔이음뼈의 위치와 안정성을 개선한다.
독립된 어깨관절과 엉덩관절의 가동화 중에서 복근군의 조절에 의한 허리뼈 안정성을 개선한다.
올바른 척추 정렬에 의한 고유감각 조절을 개선한다.

기구 / *Equipment*

매트 또는 견고한 침대, 폼 롤러.

목표 근육 / *Target muscles*

허리뼈 안정성에 대해서 — 척주세움근군, 골반저근육군, 배가로근
팔이음뼈 안정성에 대해서 — 앞톱니근, 등세모근 중부 · 하부섬유, 넓은등근, 큰원근.
어깨관절 굽힘에 대해서 — 어깨세모근 앞쪽섬유, 큰가슴근 빗장부분, 부리위팔근, 위팔두갈래근.
엉덩관절 폄에 대해서 — 큰볼기근, 뒤넙다리근.

시작자세 / *Body position*

네발기기 자세에서 엉덩관절을 약 90° 굽힘 위치로 하고 무릎은 골반 너비 이상으로 벌리지 않고 발을 뒤쪽으로 향하게 한다. 손은 어깨위팔관절의 바로 밑 또는 약간 앞쪽에 위치시키고(팔이 비교적 긴 경우), 팔은 약간 가쪽돌림 위치로 한다. 팔이음뼈의 안정화근육군의 활동을 촉진하기 위해 새끼손가락을 가볍게 바닥에 밀어붙인다. 목의 뒷부분은 목뼈 만곡이 유지되는 상태로 신장하고 얕은층 근육군은 비교적 이완시킨다. 시선은 엄지손가락의 사이로 향하게 한다 (그림 4.51A).

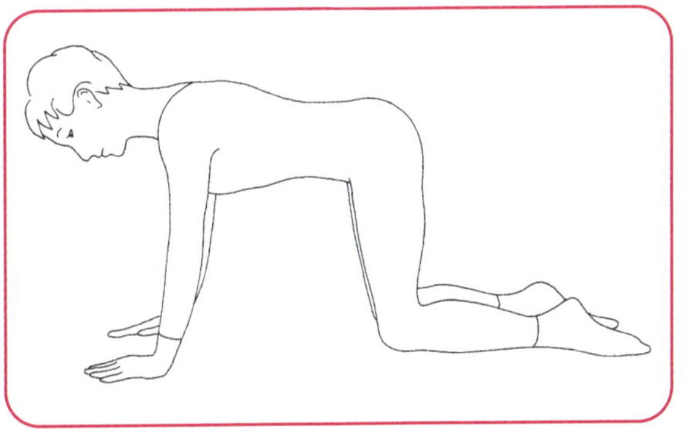

그림 4.51A 암 리프트 및 레그 리프트 – 시작자세.

4

동작 / *Action*

숨을 들이마신다 — 준비.

숨을 내쉰다 — 골반저근육군과 하부복근군을 활동시켜서 허리뼈 안정성을 높임과 동시에 새끼손가락을 바닥에 밀어붙여 어깨뼈의 안정성을 높인다. 골반은 중간위치, 목뼈와 등뼈는 정상적인 만곡을 유지하고 머리마루 부위에서 꼬리뼈까지 척추를 신장한다.

숨을 들이마시다.

숨을 내쉰다 — 팔이음뼈를 더욱 안정시키면서 왼쪽 어깨를 굽히고 왼쪽 팔이 귀 높이에 위치할 때까지 손가락을 앞쪽으로 폄과 동시에 오른발 부위를 바닥을 따라 미끄러지게 하여 엉덩이와 무릎을 펴면서 오른쪽 다리를 뜨게 하여 발꿈치를 왼쪽 궁둥뼈결절과 같은 선상에 위치시킨다. 엉덩관절은 중립을 유지하고 교대한다(그림 4.51B).

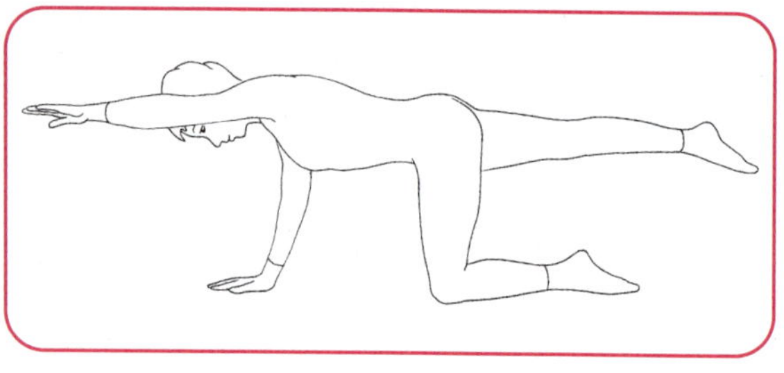

그림 4.51B 암 리프트 및 레그 리프트 – 동작.

숨을 들이마신다 — 척추와 골반의 안정성을 유지하면서 팔다리를 시작자세로 되돌린다.

숨을 내쉰다 — 오른쪽 어깨관절과 왼쪽 엉덩관절을 굽혀서 마찬가지로 반복한다.

좌 · 우 각각 5~10 회 반복한다.

진행 1 / *Progression 1*

오른쪽 팔다리를 동시에 올려서 기본 운동을 시행한다.

진행 2 / *Progression 2*

양손과 양 무릎을 폼롤러나 유사한 불안정판 위에 올려놓고 시행한다.

진행 3 / *Progression 3*

시작자세 / *Body position*

진행 1 을 몸통의 돌림을 넣으면서 시행한다.

동작 / *Action*

숨을 들이마신다 — 준비.

숨을 내쉰다 — 기본 운동의 시작자세에서 왼손과 왼쪽 무릎에 하중을 가하여 균형을 잡고 몸통을 오른쪽으로 돌림과 동시에 오른팔을 천장을 향해서 뻗고 (어깨위팔관절 관절면이 일치한 상태에서), 오른쪽 엉덩관절 모음을 한다. 오른쪽 다리는 엉덩관절 안쪽 · 가쪽돌림 중간위치로 뻗고 무릎은 바닥면을 향하게 한다.

숨을 들이마신다 — 시작자세로 되돌아간다.

숨을 내쉰다 — 반대쪽에서 반복해서 시행한다.

좌 · 우 모두 3 회까지 반복한다.

이 순서를 5~10 회 반복한다.

흔히 일어나는 문제 / *Common problems*

- 잘못된 시작자세 :
  - 상반신: 팔이음뼈를 안정시키기 위해 손(새끼손가락)을 바닥에 밀어붙이고 갈비뼈의 앞면을 뒷면으로 향해서 끌어올려서 어깨뼈를 아래쪽으로 미끄러지게 하도록 지시한다.
  - 하반신: 척추의 생리적 만곡을 상상시켜서 허리뼈의 만곡을 유지하고, 궁둥뼈를 뒤쪽으로 뻗어 닿기 위해서 골반저근육군과 하부복근군을 활동시키도록 지시한다.
- 불충분한 코어조절: 골반저근육과 하부복근군의 더 강한 수축을 촉진한다. 막대 등의 지주(props)를 등을 따라서 가볍게 댐으로써 인식을 촉진한다. 머리마루 부위와 궁둥뼈를 각각 반대방향으로 떼어놓도록 지시한다.
- 독립된 어깨의 가동화 중 어깨뼈 불안정성: 빗장뼈 사이를 벌리고 팔이음뼈의 안정화근군을 활동시키기 위해 새끼손가락을 가볍게 바닥에 밀어붙이도록 지시한다.

■ 독립된 엉덩관절의 가동화 동안 척추와 팔이음뼈의 불안정성: 척추의 신장과 함께 복근군의 더 강한 수축을 촉진한다. 엉덩관절을 이완시켜 머리마루 부위와 궁둥뼈를 각각 반대방향으로 떼어놓도록 지시한다. 운동 중, 물이 들어가 그릇이 골반 위에서 균형을 유지하고 있는 것처럼 상상한다.

표 4.22의 지도 요점 참조.

실시상 주의

- 손목관절과 어깨관절의 병변 – 자세를 확인하고 필요하다면 손목관절의 폄 각도를 감소시키기 위해 지지장구를 사용한다. 팔이음뼈의 올바른 정렬과 안정성을 확보한다.
- 엉덩관절의 병변 – 허리뼈의 안정성을 위해 충분한 복근군의 조절을 획득시키고 엉덩관절의 가동성과 다리 정렬을 확인한다.

금기

- 목의 통증과 손, 어깨관절, 등, 엉덩관절, 무릎관절의 병변 – 의사에게 의뢰한다.

촉각을 이용한 지시 방법

1. 척추의 신장을 촉진하기 – 한쪽 손으로 허리를 만지고 또 한쪽 손으로 척추를 머리마루 부위까지 덧그린다.
2. 척추나 골반의 안정화 촉진하기 – 운동 중에 막대를 척추를 따라서 놓는다.
3. 팔이음뼈의 정렬과 안정성 수정하기 – 어깨뼈를 내리도록 양손으로 유도한다.
4. 상부몸통과 하부몸통의 관계 수정하기 – 척추가 펴질 때 양손으로 갈비뼈를 골반을 향해서 모으도록 내리게 한다.
5. 동적 정렬을 수정하기 – 손등 부위 또는 발꿈치에 가볍게 접촉한다.
6. 다리를 엉덩관절에서부터 떼도록 신장을 촉진하기 – 운동하는 쪽 발꿈치에 가볍게 접촉한다.
7. 목의 얕은 층 근육군을 비교적 이완시킨 상태로 유지하기 – 머리를 앞쪽으로 유도하여 목뼈의 정렬을 수정하기 위해 왼손의 엄지손가락과 가운데손가락으로 뒤통수융기 밑으로 접촉한다. 오른손은 필요하다면 이마 부위에 접촉하여 유도를 보조해도 좋다.

표 4.22 지도의 요점: 폴로팅 암 앤 레그 시리즈(floating arm and leg series)

초점	구두지시 · 시각적 지시의 예
운동 중의 효과적인 복근군의 조절과 코어 안정성	골반저근육군을 끌어올려서 배꼽을 척추로 향해서 당긴다.
어깨의 정렬과 팔이음뼈의 안정성	어깨뼈가 등을 미끄러져 떨어지는 것처럼 상상한다.
어깨위팔관절의 독립된 운동을 획득한다.	손을 바닥에서부터 뗄 때 척추를 신장한다. 손을 올릴 때 새끼손가락이 물속을 천천히 움직이는 것을 상상한다.
운동 중의 척추의 신장을 획득한다.	척추뼈 사이의 공간을 상상한다.
엉덩관절의 독립된 운동을 획득한다.	다리를 뻗기 위해 엉덩관절의 앞면을 이완하여 신장한다. 다리가 열기구(hot air balloon)에 의해서 들려 올라가는 것처럼 공중에 뜨는 것을 상상한다.

운동 BCS 19 – 캣(척추 가동화)
/ Exercise BCS 19 – Cat (spine mobilization)

목적 / *Aim*

척추의 신장과 분절적인 가동성을 촉진한다.
굽힘 · 폄할 때 척추 가동성을 개선한다.
척추의 가동성에 대한 복근 조절을 개선한다.
양팔 하중 하에서 팔이음뼈 위치와 안정성을 개선한다.

기구 / *Equipment*

매트 또는 견고한 침대, 폼 롤러.

목표 근육 / *Target muscles*

허리뼈 안정성에 대해서 — 골반저근육군, 배가로근.
팔이음뼈 안정성에 대해서 — 넓은등근과 큰원근, 앞톱니근, 등세모근 중부 · 하부섬유의 완만한 수축.
굽힘의 척추 가동화에 대해서 — 배곧은근, 배빗근.
폄의 척추 가동화에 대해서 — 척주세움근.

시작자세 / *Body position*

네발기기 자세(그림 4.52A).

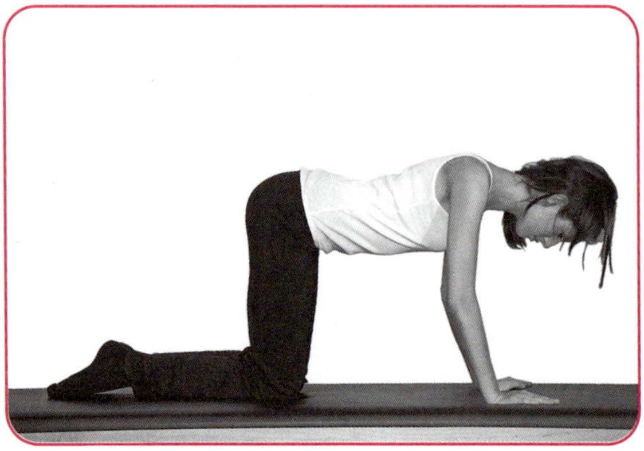

그림 4.52A

동작 / *Action*

숨을 들이마신다 — 준비.
숨을 내쉰다 — 골반저근육군과 하부복근군을 활성화시키고, 새끼손가락을 바닥에 밀어붙여 어깨뼈의 안정성을 높인다.
숨을 들이마신다 — 복근 수축을 유지하고 궁둥뼈결절을 무릎 뒤쪽으로 향하게 하면서 허리뼈를 굽히기 시작한다(그림 4.52B).

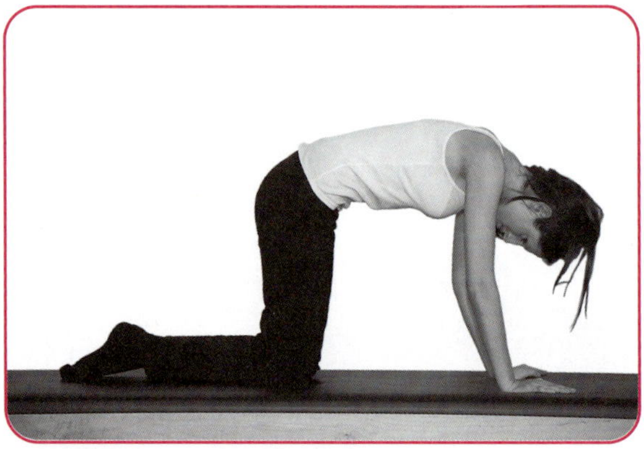

그림 4.52B

척추의 가동화를 계속하고 등뼈의 굽힘을 일으키고 머리마루 부위에서 꼬리뼈에 걸쳐서 신장된 활 모양을 만든다. 목은 양 어깨에서, 머리는 목에서 늘어뜨린 상태로 한다. 시선은 머리와 함께 움직인다(그림 4.52C).

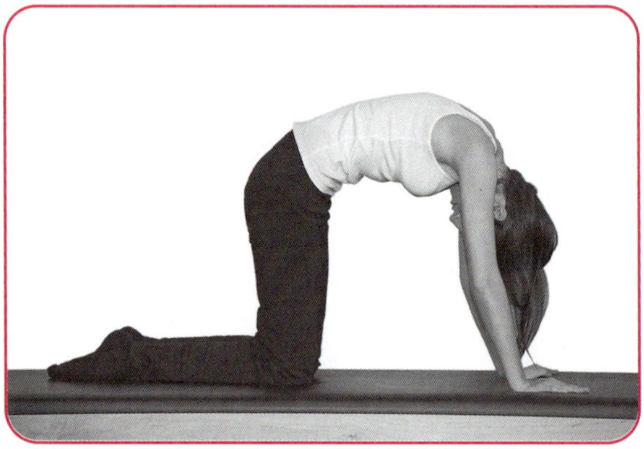

그림 4.52C

숨을 내쉰다 — 우선 복근군 활동을 심화시킨 다음에 척추의 폄을 시작하고 양 궁둥뼈결절을 발꿈치를 향해 접근시킨 후, 뒤 위쪽으로 향하게 한다(그림 4.52D).

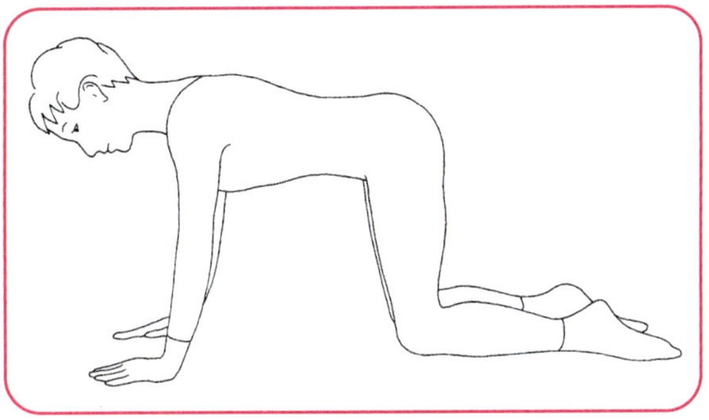

그림 4.52D 캣(Cat) – 폄 방향으로 움직임.

전등을 신체 앞에 있는 벽을 비추도록 머리마루 부위를 앞으로 움직이면서 복장뼈를 앞 위쪽으로 움직인다. 척추가 펴질 때에는 신장된 커브를 만들기 위해 척추를 머리마루 부위에서 궁둥뼈에 걸쳐서 펴면서 목뼈의 생리적 만곡을 유지하고 시선을 머리와 함께 움직인다(그림 4.52E).

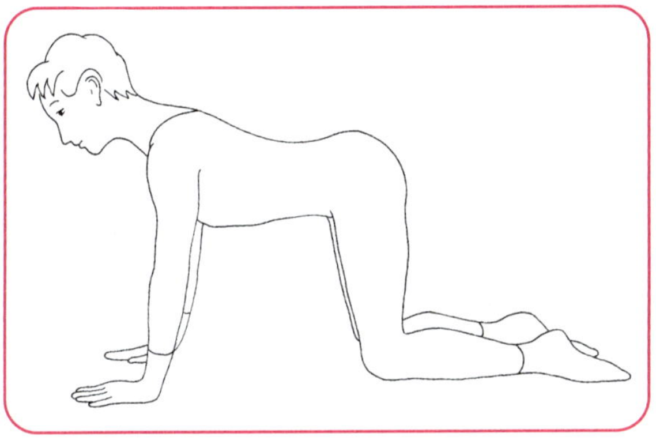

그림 4.52E 캣(Cat) – 척추의 폄

숨을 들이마신다 — 다시 척추의 굽힘을 일으키고 동작을 반복한다.

이 순서를 5~10 회 반복한다.

흔히 일어나는 문제 / Common problems

- **등뼈의 과도한 굽힘:** 궁둥뼈를 발꿈치에 접근시키는 것부터 운동을 시작하고 척추를 굽힐 때 궁둥뼈를 무릎 뒤쪽으로 향해서 빠져 들게 하도록 지시한다. 척추의 신장을 강조한다. 제한이 있는 부분을 움직이는 데에 촉진에 의한 단서를 사용한다.
- **과도한 허리뼈 폄:** 골반저근군과 복근군의 강한 활동을 강조한다.
- **척추분절성의 부전:** 작은 가동범위부터 시작하고 운동 중 복근군의 양호한 조절을 확인한다. 제한이 있는 부분을 움직이는 데 촉진에 의한 단서를 사용한다.

표 4.23 의 지도 요점 참조.

실시상 주의

- 손목관절과 어깨관절의 병변 – 위치를 확인하고 필요하다면 손목관절의 폄 각도를 감소시키기 위해 지지장구를 사용한다. 팔이음뼈의 올바른 정렬과 안정성을 확보한다.
- 만성적인 목의 병변: 쾌적한 가동범위에서 운동을 시행한다. 목의 척주세움근을 강화하는 정적인 운동과 고리뒤통수관절 및 고리중쇠관절의 가동화를 시행한다. 불확실한 점이 있으면 의사의 조언을 구한다.
- 만성적인 척추 또는 허리뼈의 병변 – 류마티스관절염, 척추관협착증, 척추의 폄으로 증상이 발현하는 돌기사이관절(추간관절)과 엉치엉덩관절(천장관절)의 문제 등에 대해서는 불확실한 점이 있으면 의사의 조언을 구한다.
- 골다공증 – 굽힘은 금기이며 척추를 펼 때는 신장을 촉진해야 한다. 불확실한 점이 있으면 의사의 조언을 구한다.

금기

- 목, 손목관절, 어깨관절, 무릎관절, 허리의 통증이나 척추의 병변 – 의사에게 의뢰한다.

4

표 4.23 지도의 요점 - 캣(Cat)

초점	구두지시 · 시각적 지시의 예
운동 동안 복근군의 조절과 코어 안정성	골반저근육군을 끌어올려서 배꼽을 척추로 향해서 움푹 들어가게 한다.
어깨 및 팔이음뼈의 정렬과 안정성	어깨뼈가 등을 미끄러져 떨어지는 것처럼 상상한다.
척추를 굽힐 때 척추의 신장과 가동화	꼬리뼈와 머리가 반대방향으로 움직일 때 척추뼈 사이의 공간을 상상한다.
척추를 펼 때 척추의 신장과 가동화	브래지어 끈의 바로 밑에서부터 상부 척추를 신장하여 감아올린다. 척추를 신장할 때 어깨뼈 사이에서 척추를 복장뼈를 향해서 움직인다.

촉각을 이용한 지시 방법

1. 척추의 신장을 촉진하기 - 한쪽 손으로 가볍게 허리 부위에 접촉하고 또 한쪽의 손으로 척추를 머리마루 부위까지 덧그린다.
2. 팔이음뼈의 정렬과 안정성을 수정하기 - 어깨뼈를 내리도록 양손으로 유도한다.
3. 특히 척추를 펼 때 상부몸통과 하부몸통의 관계를 수정하기 - 양손으로 갈비뼈를 골반을 향해서 모으도록 내리게 한다.
4. 척추의 분절성을 촉진하기 - 척추를 따라서 관절의 움직임을 예측하여 손가락을 가볍게 움직여간다.
5. 척추의 폄을 보조하기 - 왼손을 복장뼈 위에 놓고 가볍게 앞 위쪽으로 움직이고, 오른손은 왼손의 반대쪽의 등에 놓고 척추의 신장과 안쪽으로 움직임을 유도한다.
6. 얕은 층 근육군을 비교적 이완시킨 상태로 유지하기 - 머리를 앞쪽으로 유도하여 목뼈의 정렬을 수정하기 위해 왼손의 엄지손가락과 가운데손가락으로 뒤통수융기의 밑을 만진다. 필요하다면 오른손으로 이마 부위를 접촉하여 운동을 보조해도 된다.

바로 누운 자세에서 척추 가동화 (운동 SSM 20~22)

/ SUPINE SPINE MOBILIZATION (EXERCISES SSM 20–22)

운동 SSM 20 - 펠빅 틸트(허리뼈 가동화)

/ Exercise SSM 20 – Pelvic tilt (lumbar spine mobilization)

목적 / *Aim*

허리뼈 굽힘과 폄에서 분절적인 조절을 촉진한다.
복근군의 수행을 개선한다.

기구 / *Equipment*

운동용 매트, 상자, 허벅지 사이에 끼울 볼스터, 짐볼, 머리 또는 목 정렬을 수정하여 목 긴장을 방지하기 위한 머리 지지기구.

목표 근육 / *Target muscles*

골반경사의 조절에 대해서 — 항문올림근, 꼬리근, 배가로근.

몸통 굽힘에 대해서 — 엉덩허리근은 엉덩관절을 굽히게 하고 골반 경사를 보조한다. 배곧은근과 배빗근은 모두 골반을 가슴우리로 끌어들이는 것처럼 활동한다.

시작자세 / *Body position*

바로 누운 자세에서 엉덩관절과 무릎관절을 굽히고 허리뼈는 중간위치로 한다(그림 4.53A).

동작 / *Action*

숨을 들이마신다 — 준비.

숨을 내쉰다 — 골반을 경사시키기 위해 골반저근육군과 배가로근을 조이고 엉치뼈를 앞 위쪽으로 향하게 하고 허리뼈 만곡을 신장하여 평탄화한다. 이것은 매우 작은 가동범위의 운동이고 PSIS 가

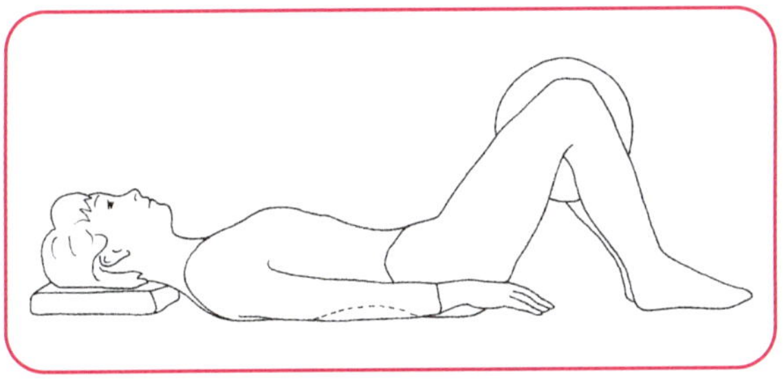

그림 4.53A 펠빅 틸트(Pelvic tilt) – 시작자세.

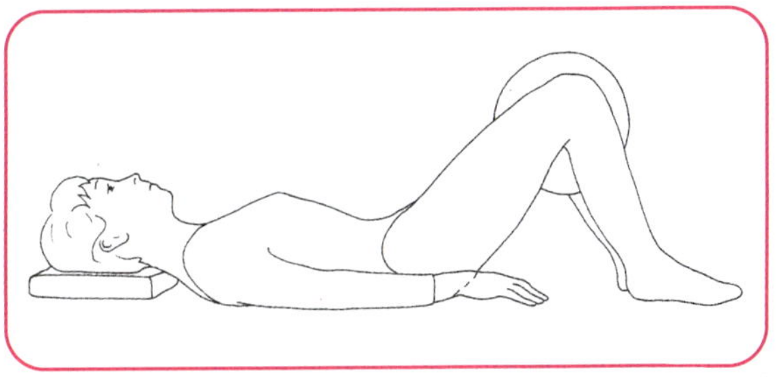

그림 4.53B 펠빅 틸트(Pelvic tilt) – 동작.

바닥에서 떨어지지 않도록 한다 (그림 4.53B).

숨을 들이마신다 — 복근군의 활동을 유지한다.

숨을 내쉰다 — 척추를 신장하면서 복근군을 더 깊게 척추로 향해서 끌어들이고 중간위치로 되돌린다.

10 회까지 반복한다.

진행 1 / *Progression 1*

골반 앞뒤 경사의 운동범위를 크게 하여 시행한다.

진행 2 / *Progression 2*

척추의 신장과 안정성을 높이기 위해 호흡 주기를 역전시켜도 좋다.

흔히 일어나는 문제 / Common problems

- 호흡과 복근군의 활동이 협동되지 않다: 대상자 자신의 자연스런 호흡리듬을 발견시킨다.
- 허리뼈, 엉치엉덩관절, 또는 볼기근육의 경직 등 허리부위의 구조체에 의해서 운동이 제한되다: 발을 하프바렐(half barrel)이나 작은 상자 위로 올린다.

표 4.24 의 지도 요점 참조.

실시상 주의

- 엉덩관절의 불편 또는 통증, 돌기사이관절의 긴장, 엉치엉덩관절의 긴장, 척추관 협착, 허리뼈 척추사이원반 탈출, 골밀도 감소.

금기

- 등, 골반 또는 엉덩관절의 통증, 돌기사이관절의 긴장, 척추사이원반 탈출의 급성기, 골다공증: 의사에게 의뢰한다.
- 골반 경사는 재활과정의 다양한 단계에서 적절하게 사용할 수 있다: 안전한 실행을 위해 항상 의사의 조언을 구할 필요가 있다.

촉각을 이용한 지시 방법

1 앞가슴부위를 벌려서 폭을 넓게 하기 – 양손을 빗장뼈에 대고 복장뼈에서 가쪽으로 향해서 가볍게 문지른다.

2. 팔이음뼈의 정렬과 안정성을 수정하기 – 손으로 어깨뼈의 내림을 유도한다.

3. 배가로근을 활성화하기 – 운동 전에 아래와 같이 지도한다. 엉덩관절의 상단에 좌 · 우의 손가락을 2개씩 놓고, 좌 · 우의 거리가 약 10㎝가 될 때까지 신체의 중심을 향해서 선을 긋는 것처럼 가져간다. 다음으로 복부를 안쪽 위쪽으로 약간 밀어 넣고 손가락으로부터 떨어지도록 끌어들인다.

4

표 4.24 지도의 요점 - 펠빅 틸트(Pelvic tilt)

초점	구두지시 · 시각적 지시의 예
목의 긴장을 동반하지 않는 머리와 목의 올바른 정렬	입 안에서 혀를 이완시켜 얼굴의 근육이 녹는 것처럼 상상한다.
팔이음뼈의 정렬과 안정성을 수정한다.	빗장뼈의 사이를 벌리고 어깨뼈를 내려간다.
골반 뒤쪽경사를 일으키기 위해 골반저근육군과 복근군의 활성화를 사용한다.	골반저근육군과 하부복근군을 조인다. 골반을 물이 들어간 그릇이라 하고 한 방울만 발꿈치를 향해서 흘리는 것처럼 상상한다.
골반 앞쪽경사를 일으키기 위해 골반저근육군과 복근군의 활성화를 사용한다.	골반을 물이 들어간 그릇이라 하고 한 방울만 발꿈치를 향해서 흘리는 것처럼 상상한다.
골반을 평탄화하여 꼬리뼈를 위쪽으로 감아올릴 때, 등 전체를 이완하여 신장한다.	등근육군을 이완시킨다. 꼬리뼈가 천장으로 향하는 수직선을 덧그리는 것처럼 상상한다.
골반이 중간위치로 되돌아올 때 척추를 신장하면서 분절화한다.	카펫을 펼치는 것처럼 상상한다. 척추를 펼 때 척추뼈 사이의 공간을 상상한다.

4

운동 SSM 21 – 펠빅 컬(등뼈와 허리뼈의 가동화) / Exercise SSM 21 – Pelvic curls(lumbar and thoracic spine mobilization)

목적 / *Aim*

등허리뼈의 굽힘과 폄에 있어서 분절적인 가동화를 촉진한다.

기구 / *Equipment*

운동용 매트, 상자, 폼롤러, 허벅지 사이에 끼울 볼스터, 짐볼, 머리와 목의 정렬을 수정하여 목의 긴장을 방지하기 위한 머리 지지기구.

목표 근육 / *Target muscles*

골반 경사의 조절에 대해서 — 항문올림근, 꼬리근, 배가로근이 동시에 활동한다.

몸통 굽힘에 대해서 — 배곧은근과 배빗근이 구심성으로 활동함으로써 골반을 가슴우리로 끌어들인다.

팔이음뼈 안정성에 대해서 — 등세모근 중부 · 하부 섬유, 넓은등근, 큰원근이 활동한다.

엉덩관절 안정성과 조절된 엉덩관절 폄에 대해서 — 엉덩관절 뒷면근육군과 모음근군이 동시에 활동한다.

시작자세 / *Body position*

바로 누운 자세에서 엉덩관절과 무릎관절을 굽히고 허리뼈를 중간위치로 한다(그림 4.54A).

동작 / *Action*

숨을 *들이마신다* — 준비.

숨을 *내쉰다* — 골반 뒤쪽경사를 유도하기 위해 골반저근육군과 배가로근을 동시에 활동시킨다.

궁둥뼈결절을 무릎 뒤쪽으로 향하고 허리뼈를 평탄하게 하여 신장한다. 척추 신장을 유지하고 척추를 바닥에서 천천히 올려 어깨교각자세를 취한다. 등은 어깨뼈 중간이 떨어지는 정도로 한다(그림 4.54B).

숨을 들이마신다 — 올림 자세 동안, 복부 조절을 유지한다. 빗장뼈 사이를 벌리고 손가락을 발꿈치로 향해 뻗으면서 어깨뼈를 뒤 아래쪽으로 미끄러지게 한다.

주: 전신이 신장되고 등뼈의 만곡은 정상으로 유지된 채 골반은 약간 뒤쪽경사 위치이다. 이것은 상부몸통과 골반 사이의 강한 근육의 연결을 촉진한다.

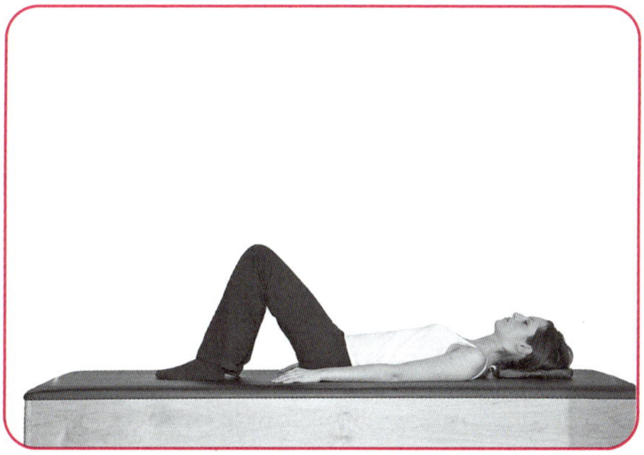

그림 4.54A 펠빅 컬(Pelvic curls) – 시작자세.

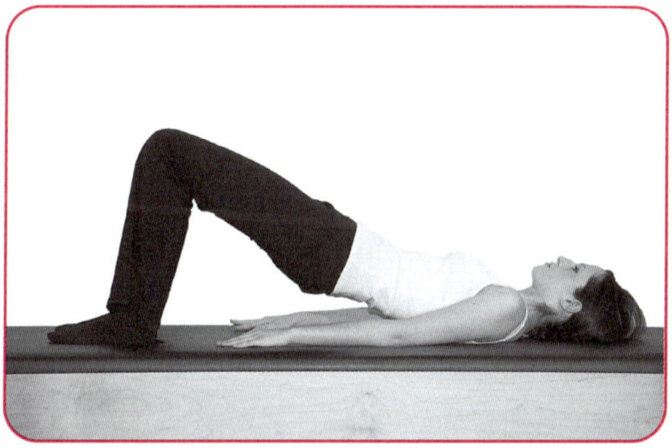

그림 4.54B

숨을 *내쉰다* — 윗등 부위를 이완하고 복장뼈를 아래쪽으로 이완하기 위해 등뼈를 수동적으로 굽힌다. 궁둥뼈를 무릎 뒤쪽으로 향하게 함으로써 척추의 C형을 신장하고 복근군 수축을 심화시켜 척추를 하나씩 천천히 바닥으로 되돌린다. 골반은 다시 중간위치가 된다.

10회 반복한다.

변형 / Modification

Pelvic lifts(골반 올림). 척추의 병변에서 회복과정에 있는 사람에 대해서는 적어도 3주간 통증이 없는 상태가 될 때까지 대신에 골반 이동을 시행한다.

시작자세 / *Body position*

발을 짐볼 위에 올려놓고 양다리를 꽉 붙인다 (그림 4.54C).

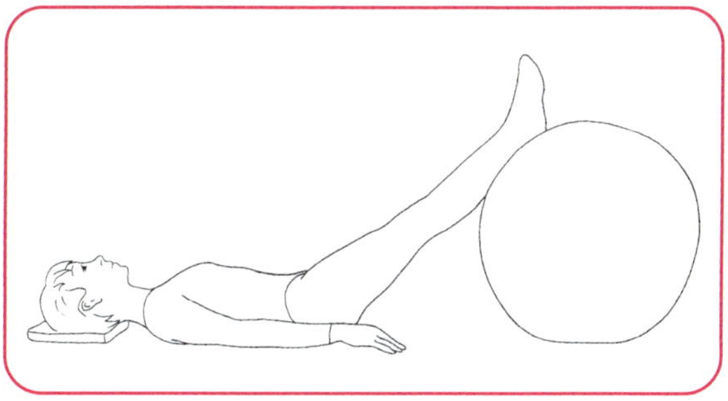

그림 4.54C 펠빅 리프트(Pelvic lift) – 시작자세.

동작 / *Action*

숨을 *들이마신다* — 준비.

숨을 *내쉰다* — 복근군을 활동시켜서 허리뼈를 평탄하게 하고 양다리를 펴면서 볼기근을 조여 바닥에서 골반을 들어 올린다(운동 최종범위에서 하위갈비뼈와 골반 사이의 강한 근육 연결이 인지된다).

숨을 *들이마시다.*

숨을 *내쉰다* — 복근군을 더 깊이 활동시켜서 허리뼈를 평탄하게 유지하면서 엉덩관절을 경첩처럼 하여 신체 전체를 바닥까지 되돌리고 중간위치에서 종료한다.

진행 1 / *Progression 1*

호흡을 역전시킨다.

진행 2 / *Progression 2*

롤러 위에서 누운 자세가 되고 발을 작은 상자 위에 올려놓은 상태에서 기본 운동을 시행한다. 롤러는 골반저근육군과 하부복근군의 활동을 촉진한다.

진행 3 / *Progression 3*

발꿈치를 짐볼 위에 올려놓고 양다리를 펴서 꽉 붙인 상태에서 기본운동을 시행한다.

진행 4 / *Progression 4*

발을 짐볼 위에 올려놓고 엉덩관절 · 무릎관절을 약 90° 굽히게 한 상태에서 기본운동을 시행한다.

4

진행 5 / Progression 5

척추의 가동화 — 히프 드롭(hip drops.)

시작자세 / Body position

어깨교각자세.

동작 / Action

왼쪽 엉덩관절은 움직이지 않고 오른쪽 엉덩관절을 약간 떨어뜨린다.

주: 이것은 골반의 약간의 돌림을 동반하는 작은 운동이다. 양 엉덩관절이 끈으로 천장에서 매달려 있고 한쪽 끈이 한쪽 엉덩관절을 떨어뜨리기 위해 약간 이완하고 들어 올릴 때 조여지는 것처럼 상상한다.

오른쪽 엉덩관절을 시작자세로 되돌릴 때에 골반을 조절하기 위해 복근군을 사용한다.

왼쪽 엉덩관절에서 도 마찬가지로 시행한다.

척추의 척추뼈몸통을 하나를 바닥에 내리고 이 순서를 반복한다.

척추의 척추뼈몸통을 하나씩 바닥에 내리고 그때마다 이 순서를 반복한다. 적어도 10회 반복한다.

진행 6 / Progression 6

척추의 옆쪽으로의 가동화 — 펠빅 시프트.

시작자세 / Body position

어깨교각자세.

동작 / Action

각 척추뼈몸통 수준에서 골반을 오른쪽으로 이동하고 다음으로 왼쪽으로 향해서 이동한다. 척추뼈몸통을 하나씩 바닥에 내리고 이 순서를 반복한다.

주: 이 운동은 척추의 옆쪽으로 가동성을 얻는 것으로 제한이 있는 부위를 선택적으로 겨냥할 수 있다. 운동은 작고 척추에 한정된다. 팔이음뼈를 안정시키고 상부몸통과 골반의 연결을 조절하기 위해 복근군을 사용한다. 무릎이 발끝 위에 위치하도록 하고 가능한 그것을 유지한다.

진행 7 / Progression 7

펠빅 서클(Pelvic circles).

시작자세 / Body position

어깨교각자세.

동작 / Action

왼쪽 엉덩관절은 움직이지 않고 오른쪽 엉덩관절을 약간 떨어뜨린다(이것은 골반의 약간 돌림을 동반하는 작은 운동이다. 엉덩관절을 끈으로 천장에 매달리고 한쪽 엉덩관절을 떨어뜨릴 때 한쪽 끈을 약간 이완하고, 들어 올릴 때에 조이는 것처럼 상상한다).

수평면상에서 오른쪽 엉덩관절과 같은 높이에 위치할 때까지 왼쪽 엉덩관절을 떨어뜨린다.

오른쪽 엉덩관절을 시작자세로 되돌린다.

왼쪽 엉덩관절을 시작자세로 되돌린다.

척추뼈몸통을 하나씩 바닥에 내리고 이 순서를 반복한다.

각 척추뼈몸통 수준에서 같은 동작을 반복한다.

주: 이 운동은 다른 면 위에서 척추를 움직인다. 팔이음뼈의 안정성과 상부몸통과 골반의 연결을 조절하기 위한 복근군의 활동을 확인한다.

흔히 일어나는 문제 / Common problems

- 호흡과 복근군의 활동이 협동되지 않다: 대상자 자신의 호흡 리듬을 찾아내게 한다.
- 어깨교각자세에서 척추가 과도하게 펴지다: 복장뼈를 낮춘다. 이렇게 함으로써 골반의 약간의 뒤쪽경사를 동반해서 갈비뼈가 골반의 방향으로 내려가는 것이 가능해지고, 그 결과 샅굴부위와 허리뼈가 신장된다.
- 뒤넙다리근과 볼기근육군의 과다활동에 의해서 골반이 바닥에서 지나치게 떨어져 있다(우위의, 또는 경직된 뒤넙다리근이 근육경련을 일으킬 가능성이 있다): 골반경사를 시작할 때 볼기근육군이 비교적 이완한 상태에서 골반저근육군과 심부 복근군을 활동시키도록 지시한다. 엉덩관절의 굽힘 각도를 약간 증가시켜 뒤넙다리근과 하부 볼기근육군을 신장하기 위해 발을 작은 상자 위에 올려놓는 등의 연구를 고려한다(운동을 시작할 때에서 이들의 우위 근육군 활동을 억제하기 쉽다).

- 안정 시에 발의 위치가 골반에서부터 지나치게 떨어져 있는 경우(무릎관절이 90° 이하) 엉덩관절의 폄 운동 중에 뒤넙다리근이 우위로 활동하여 경련을 일으킬 수 있다: 발이 바르게 엉덩관절의 선 위에 위치하고 있고 무릎관절이 적어도 90° 이상 굽혀져 있는 것을 확인한다.
- 과도한 노력: 천천히 운동을 시행하고 더 이완하도록 접근한다.
- 특정의 돌기사이관절의 가동성 저하: 진행 5~7 을 참조할 것.
- 다리의 정렬불량: 무릎 사이에 볼스터를 끼운다.
- 강한 등뼈 후만: 머리와 목에 대한 적절한 지지기구를 사용한다. 머리와 상부척추의 편안한 위치를 확인한다.

표 4.25 의 지도 요점 참조.

실시상 주의

- 무릎관절, 엉덩관절, 등, 골반의 불쾌감 또는 비특이적인 통증; 돌기사이관절 긴장; 엉치엉덩관절 긴장; 척추관 협착; 목뼈와 허리뼈의 병변.
- 고혈압.
- 골반 경사는 재활 과정의 다양한 단계에서 적절하게 사용할 수 있다. 안전한 실행을 위해 항상 의사의 조언을 구할 필요가 있다.

금기

- 등, 골반, 엉덩관절 또는 무릎관절의 통증; 돌기사이관절의 긴장; 엉치엉덩관절에서 급성 긴장 또는 척추 병변; 골다공증.

촉각을 이용한 지시 방법

1. 앞가슴부위를 벌려서 폭을 넓히기 – 양손을 빗장뼈에 대고 복장뼈에서부터 가쪽으로 향해서 가볍게 문지른다.
2. 팔이음뼈의 정렬과 안정성을 수정하기 – 손으로 어깨뼈의 내림을 유도한다.
3. 하부복근군 활동시키기 – 운동 전에 아래와 같이 지도한다. 엉덩관절의 상단에 좌 · 우의 손가락을 2 개씩 놓고, 좌 · 우 거리가 약 10 ㎝가 될 때까지 신체의 중심을 향해서 선을 긋는 것처럼 가져간다. 다음으로 복부를 안쪽 위쪽으로 조금 밀어 넣고 손가락에서부터 떨어지도록 끌어들인다.
4. 허리뼈 굽힘 중 척추의 신장을 촉진하기 – 양손으로 골반을 무릎을 향해서 신체에서부터 떨어지도록 올리게 한다
(엄지손가락을 ASIS 에 놓고, 나머지 4 개의 손가락을 골반 뒷면을 따라가게 한다).
5. 척추를 펴는 동안 척추의 분절성 촉진하기 – 척추를 따라서 관절의 움직임을 예측하여 손가락을 가볍게 움직여간다.

표 4.25 지도의 요점 – 펠빅 컬(Pelvic curls)

초점	구두지시 · 시각적 지시의 예
목의 긴장을 동반하지 않는 머리와 목의 올바른 정렬	입 안에서 혀를 이완시켜 얼굴 근육이 녹는 것처럼 상상한다.
척추의 길이	머리마루 부위와 궁둥뼈를 반대방향으로 떼어놓자.
팔이음뼈의 정렬과 안정성을 수정하다	빗장뼈의 사이를 벌리고 어깨뼈를 내려간다.
다리 및 발의 위치를 수정하다	무릎을 둘째 발가락과 셋째 발가락 사이의 선 위에 위치시킨다. 발가락을 벌리고 따뜻한 모래에 자국을 남기는 것처럼 상상한다.
호흡과 운동을 협동시키다	복근군의 초기 활동을 강조하기 위해 숨을 내쉰다. 척추를 신장하기 위해 숨을 들이마신다.
운동을 시작할 때 운동방향을 수정하다	양다리의 사이에 꼬리뼈를 둥글게 감는다.
척추의 굽힘과 폄 때에 척추의 신장과 원활하게 조절된 척추의 가동화를 촉진한다	척추가 바닥에서부터 떨어질 때 궁둥뼈를 무릎 뒤쪽으로 움직인다. 척추가 진주목걸이처럼 하나씩 바닥에 접지하는 것처럼 상상한다.

4

운동 SSM 22 – 암 리프트와 함께하는 펠빅 컬 (어깨관절 굽힘으로 척추 가동화) / Exercise SSM22 – Pelvic curls with arm lifts (spine mobilization with shoulder flexion)

목적 / *Aim*

척추의 조절된 분절 가동화를 증진한다.

기구 / *Equipment*

운동용 매트, 폼 롤러, 상자, 짐볼, 다리 정렬을 보조하기 위해 허벅지 사이에 끼울 볼스터.

목표 근육 / *Target muscles*

팔의 폄에 대해서 — 넓은등근, 큰원근, 뒤쪽 어깨세모근의 구심성 수축.

팔이음뼈의 안정성에 대해서 — 어깨뼈를 비교적 안정 자세로 유지하기 위해 팔이음뼈 근육군(등세모근, 어깨올림근, 마름근, 앞톱니근, 작은가슴근, 빗장밑근)이 동시에 활동한다.

시작자세 / *Body position*

바로 누운 자세에서 엉덩관절과 무릎관절을 굽히고 허리뼈는 중간위치로 한다.

동작 / *Action*

숨을 들이마신다 — 준비(그림 4.55A)

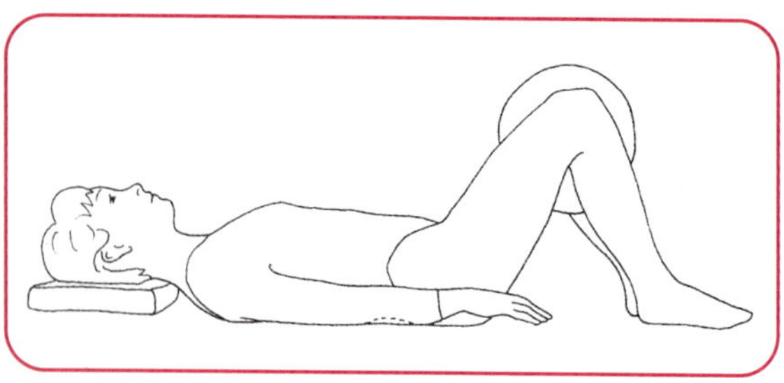

그림 4.55A 펠빅 컬 (Pelvic curls) – 숨을 들이마시다.

숨을 내쉰다 — 척추를 어깨교각자세까지 들어 올린다 (그림 4.55B~D).

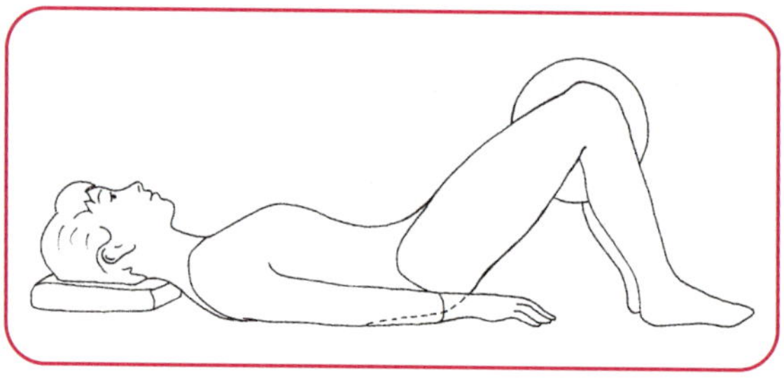

그림 4.55B 펠빅 컬 (Pelvic curls) – 숨을 내쉰다.

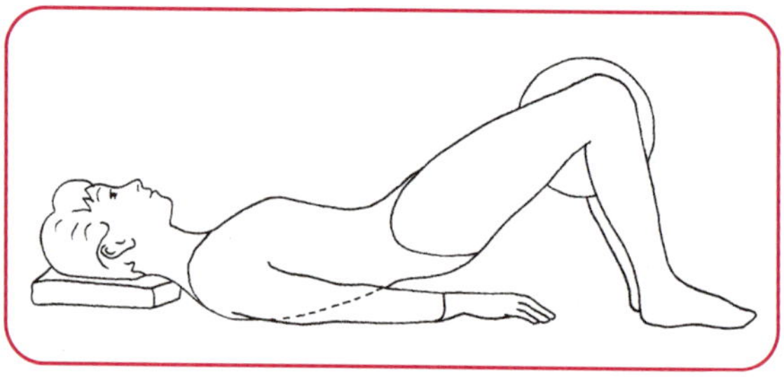

그림 4.55C 암 리프트와 함께 펠빅 컬 – 컬의 중간영역.

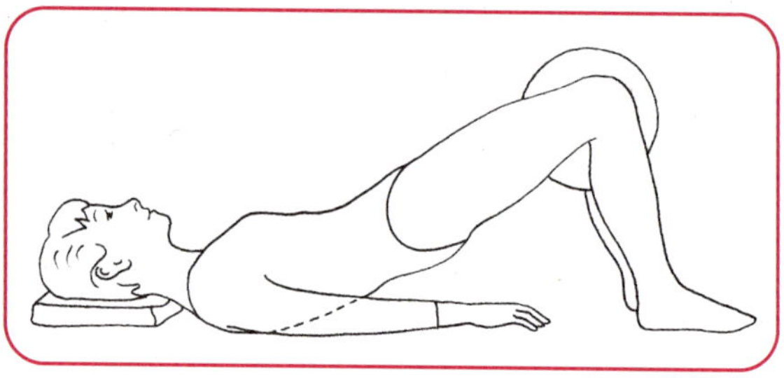

그림 4.55D 암 리프트와 함께 펠빅 컬 – 어깨교각자세.

숨을 들이마신다 — 어깨교각자세를 유지한다. 어깨뼈를 완만하게 내리게 한다. 어깨위팔관절을 굽히고, 팔을 어깨 위에서 수직이 될 때까지 올리고, 손가락을 천장을 향해서 뻗는다. 손가락 끝을 천장으로 뻗친 채로 어깨뼈 벌림을 하고, 등 윗부분을 신장한다(그림 4.55E).

숨을 내쉰다 — 빗장뼈 사이를 벌리고 복장뼈를 이완하여 등뼈의 수동 굽힘을 일으키고 등의 윗부분의 신장을 강조한다. 손가락 끝을 천장으로 뻗친 채로 어깨뼈의 모음을 하고 팔이음뼈의 중간위치와 안정성을 다시 획득하기 위해 어깨뼈를 내린다(그림 4.55F).

숨을 들이마신다 — 손가락 끝을 천장을 향해서 뻗친 채 상태를 유지한다.

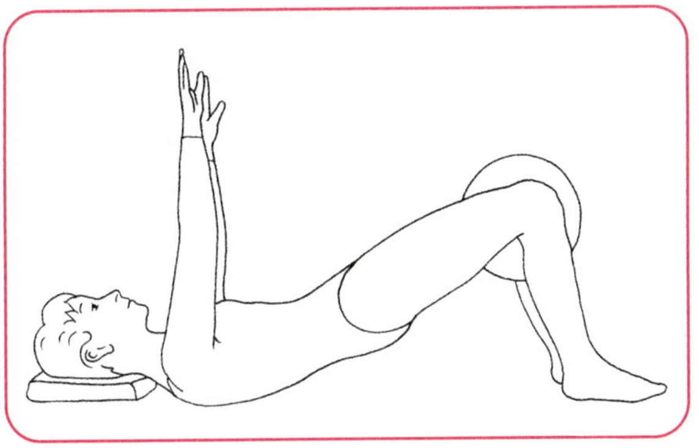

그림 4.55E 암 리프트와 함께 펠빅 컬 – 윗등 신장.

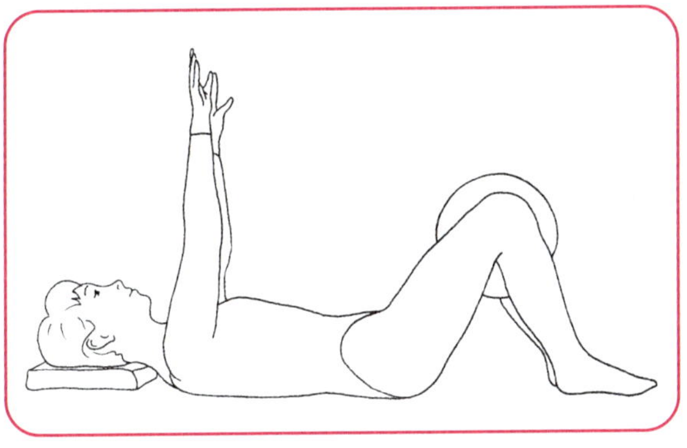

그림 4.55F 암 리프트와 함께 펠빅 컬 – 팔이음뼈 중간위치로 되돌아가다.

숨을 내쉰다 — 등의 윗부분을 이완하고 복장뼈를 아래쪽으로 이완시켜 등뼈의 수동적 굽힘을 일으킨다. 궁둥뼈를 발꿈치 쪽으로 향하게 함으로써 척추를 C형으로 신장하고 복근군의 활동을 심화시키고 척추를 천천히 바닥으로 되돌린다.

숨을 들이마신다 — 골반을 다시 중립으로 되돌린다.

숨을 내쉰다 — 등을 이완하고 팔을 머리 위쪽 바닥에 둔다(그림 4.55G).

숨을 들이마신다 — 양팔을 신체 쪽으로 되돌리고 다음 반복준비를 한다.

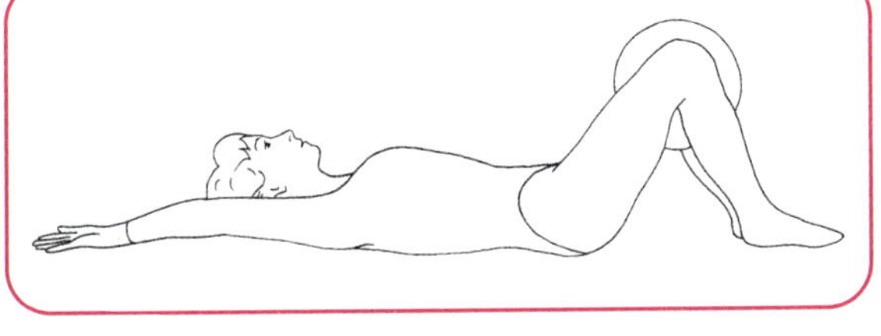

그림 4.55G 암 리프트와 함께 펠빅 컬 – 숨을 내쉰다.

흔히 일어나는 문제 / *Common problems*

- 어깨위팔관절 굽힐 때 등세모근 상부섬유의 과다 활동: 앞가슴 부분을 넓히고 목구멍과 목 근육군을 이완하여 귀와 위팔 사이에 공간을 만든다.
- 다리 정렬 불량: 무릎 사이에 볼스터를 끼운다.
- 과도한 등뼈 후만: 머리와 목에 적절한 지지기구를 사용한다. 머리와 상부척추의 편안한 위치를 확인한다.

표 4.26의 지도 요점 참조.

실시상 주의

- 목, 어깨관절, 무릎관절, 엉덩관절, 등, 골반의 불쾌감 또는 비특이적인 통증. 돌기사이관절의 긴장. 엉치엉덩관절의 긴장. 척추관 협착. 목뼈와 허리뼈의 병변.
- 고혈압.

금기

- 어깨관절, 등, 골반, 엉덩관절, 무릎의 통증; 돌기사이관절 긴장; 엉치엉덩관절에서 급성 긴장 또는 척추 병변; 골다공증.
- Pelvic curls는 재활과정의 다양한 단계에서 적절하게 사용할 수 있다. 안전한 실행을 위해 항상 의사의 조언을 구한다.

표 4.26 지도의 요점 – 암 리프트와 함께 펠빅 컬

초점	구두지시 · 시각적 지시의 예
어깨관절을 굽힐 때에 빗장뼈 사이를 넓혀 팔이음뼈의 안정성을 수정한다.	빗장뼈 사이를 벌린다. 어깨뼈가 아래쪽으로 미끄러져 뒤주머니에 들어가는 것처럼 상상한다.
척추 폄의 시작자세 때 복장뼈를 척추를 향해서 떨어뜨린다.	복장뼈를 부드럽게 한다.
어깨뼈의 양호한 가동화	막대를 들고 천장을 향해서 뻗은 후 몸을 향해서 당기는 것처럼 상상한다.

4

촉각을 이용한 지시 방법

1. 앞가슴부위를 벌려서 폭을 넓히다 – 양손을 빗장뼈에 대고 복장뼈에서부터 가쪽으로 향해서 가볍게 문지른다.
2. 팔이음뼈의 정렬과 안정성을 수정하기 – 손으로 어깨뼈의 내림을 유도한다.
3. 하부복근군을 활성화시키기 – 운동 전에 아래와 같이 지도한다. 엉덩관절의 상단에 좌 · 우 손가락을 2개씩 놓고, 좌 · 우 거리가 약 10㎝가 될 때까지 신체의 중심을 향해서 선을 긋는 것처럼 가져간다. 다음으로 복부를 안쪽 위쪽으로 조금 밀어 넣고 손가락에서부터 떨어지도록 끌어들인다.
4. 허리뼈 굽힘 중 척추의 신장을 촉진하기 – 양손으로 골반을 무릎을 향해서 신체에서부터 떨어지도록 올리게 한다 (엄지손가락을 ASIS에 놓고, 나머지 4개의 손가락을 골반 뒷면을 따라가게 한다).
5. 척추를 펴는 동안 척추의 분절성을 촉진하기 – 척추를 따라서 관절의 움직임을 예측하여 손가락을 가볍게 움직여간다.
6. 팔의 동적 정렬을 수정하기 – 운동 동안 손가락을 유도한다.

4

바로 누운 자세에서 상부복근의 강화 (운동 SAS 23~24)

/ SUPINE UPPER ABDOMINAL MUSCLE STRENGTHENING(EXERCISES SAS 23-24)

SAS 23 – 싯업(복벽 앞면근육의 강화)

/ Exercise SAS 23 – Sit ups (anterior abdominal wall muscles strengthening)

목적 / Aim

상부몸통 굽힘 중 허리뼈에 대한 하부복근군 조절을 강화한다.
배곧은근, 배빗근의 근력과 수행을 개선한다.

기구 / Equipment

매트, 견고한 침대, 하프바렐, 상자, 짐볼.

목표 근육 / Target muscles

허리뼈 안정성에 대해서 — 골반저근육군, 배가로근.

팔이음뼈 안정성에 대해서 — 등세모근 중부 · 하부섬유의 등척성 수축을 동반하는 넓은등근과 큰원근의 등척성 수축.

몸통 굽힘에 대해서 — 가슴을 골반 쪽으로 끌어들이기 위한 배곧은근과 배속빗근의 구심성 수축. 이 근육들은 몸통 굽힘위치에서부터 되돌아올 때에는 원심성으로 활동한다.

시작자세 / Body position

바로 누운 자세에서 엉덩관절 · 무릎관절을 굽힘 위치로 한다. 양손을 머리 뒤쪽으로 돌려서 팔꿈치를 굽히고 좌 · 우 손가락을 깍지를 끼워 머리를 부드럽게 감싼다. 팔꿈치는 바닥에서부터 가볍게 뜨게 하여 주변시야 안에 둔다. 등세모근 상부섬유는 비교적 이완시켜둔다(그림 4.56A).

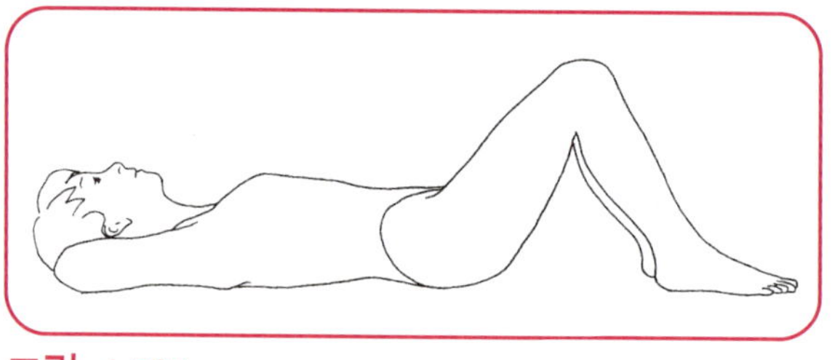

그림 4.56A 싯업(Sit ups) – 시작자세.

준비동작 / Preparatory action

골반저근육군과 하부복근군을 죄이고(tighten), 척추로 향해서 움푹 들어가게 만든다. 동시에 빗장뼈를 넓히고 양손으로 감싼 머리를 지지하기 위해 어깨뼈를 안정시켜 머리를 바닥에서 약간 들어올린다.

주: 뒷목이 신장되게 턱은 약간 내리고, 표면 목근육은 어느 정도 이완되게 남겨둔다.

동작 / Action

숨을 들이마시다.

숨을 내쉰다 — 어깨뼈를 더욱 안정시키고 복장뼈를 안 · 아래쪽으로 끌어내려 등뼈를 수동으로 굽히게 하고, 갈비뼈를 골반으로 접근시켜 간다. 하부복근군을 작용시켜 상반신을 바닥에서 떼기 시작한다(그림 4.56B).

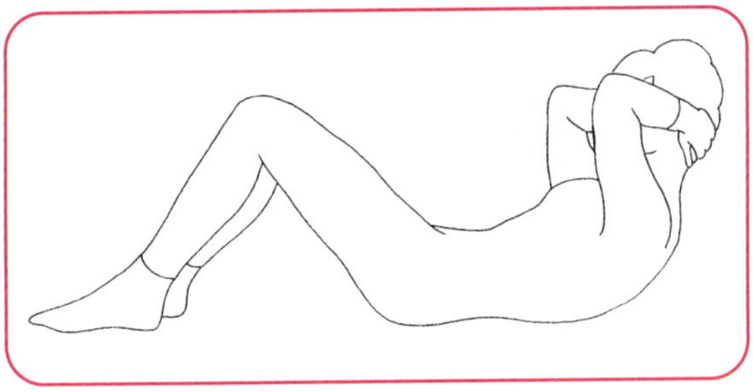

그림 4.56B 싯업(Sit ups) – 척추 굽힘.

주: 머리와 목뼈의 정렬을 유지하기 위해 머리는 상반신과 함께 움직이고 시선은 머리와 함께 움직인다.

척추 굽힘을 계속하고 허리뼈가 평탄화함에 따라 허리근육을 이완시켜간다.

숨을 들이마신다 — 허리뼈에서 하부복근군이 양호한 조절을 유지하면서 등뼈의 척추뼈를 하나씩 잡아 늘이면서 바닥으로 내리고 시작자세로 되돌아간다.

숨을 내쉰다 — 척추 굽힘을 반복한다.

5~10 회 반복한다.

변형 1 / *Modification 1*

허리뼈를 평탄하게 하고 골반을 약간 뒤로 기울여서 양발을 작은 상자나 하프바렐(half barrel) 위에 올려놓은 상태에서 시작한다.

변형 2 / *Modification 2*

뒤에 베개나 삼각쿠션을 놓고 지지한 상태에서 상반신을 가볍게 앞쪽으로 둥글게 함으로써 운동 준비를 하고, 또한 척추 굽힘을 더 조기에 멈춤으로써 척추 굽힘 각도를 감소시킨다.

진행 1 / *Progression 1*

무릎관절 · 엉덩관절 약 70° 굽힘 위치에서 짐볼에 발을 올려놓고 시행한다.

진행 2 / *Progression 2)*

기본 운동과 같은 움직임이고 상부등뼈를 바닥으로 내림이 없이 동작을 반복한다. 운동 중에는 교정해서 목뼈 정렬을 바르게 유지한다.

진행 3 / *Progression 3)*

보조에 의한 롤다운(Assisted Roll–Down).

시작자세 / *Body position*

척추 중간위치의 자세에서 팔이음뼈의 정렬을 가지런히 하고 가슴을 벌린다. 무릎은 엉덩관절 폭으로 넓히고 약 90° 굽힘 자세를 취한다. 양손은 허벅지 뒷면에 살짝 놓는다.

동작 / *Action*

숨을 들이마신다 — 시선은 앞쪽으로 향한 채로 팔이음뼈를 안정시킴과 동시에 골반저근육군과 하부복근군을 활동시킨다. 허리뼈의 굽힘을 시작하기 위해 복근을 움푹 들어가게 한다(그림 4.57A).

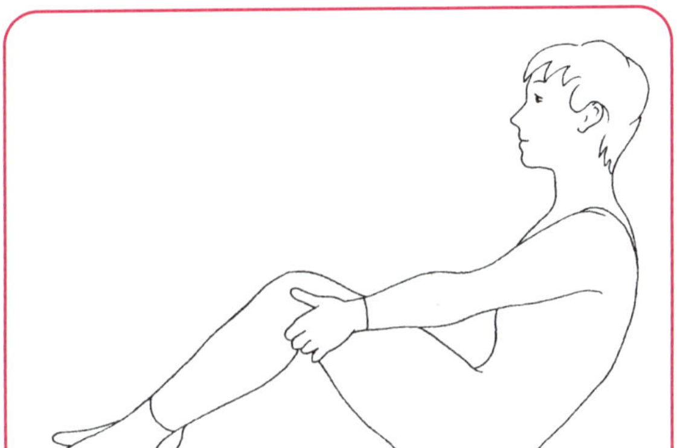

그림 4.57A

숨을 내쉰다 — 머리를 앞쪽으로 끄떡이게 하고 (두개척추 연결부분 굽힘) 척추가 굽혀짐에 따라 시선을 내려간다. 동작을 계속하고 궁둥뼈결절을 발꿈치 쪽으로 뻗어 닿으면서 척추를 더욱 굽히고 발을 바닥에서부터 들어 올려간다(그림 4.57B,C). 엉치뼈 중심점과 엉치뼈 바닥 사이에서 균형을 잡도록 움직이고 다리를 몸통과 맞균형(counterbalance)

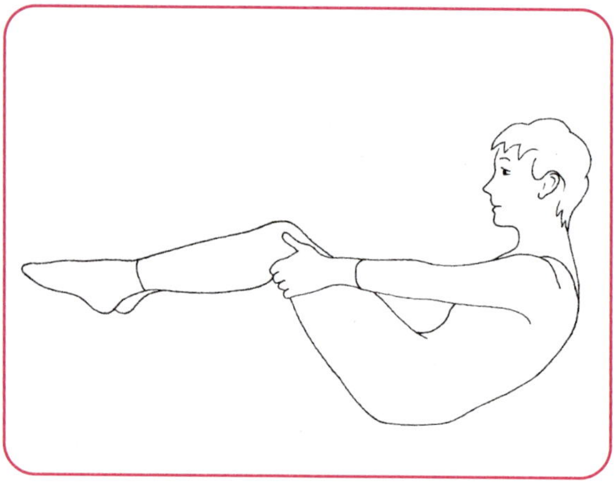

그림 4.57B

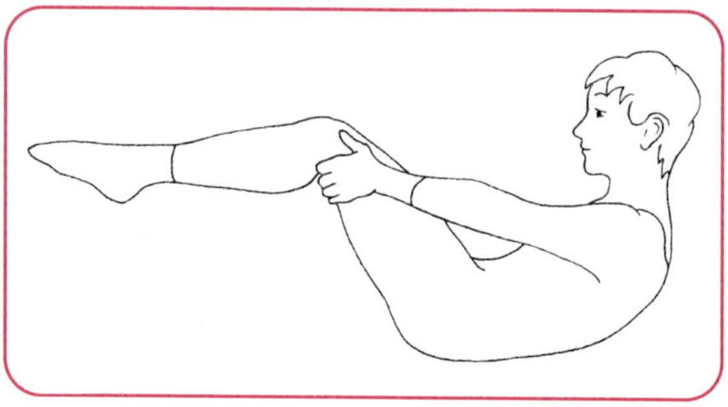

그림 4.57C

으로 작용시켜 간다. 양 엉덩관절을 안정시키고 복근 수축을 더욱 심화시켜 연속적인 척추 가동화를 조절한다. 신체를 바닥으로 내려가고 엉덩관절과 무릎관절을 약 90° 굽힘 위치의 바로 누운 자세에서 쉰다(그림 4.57D).

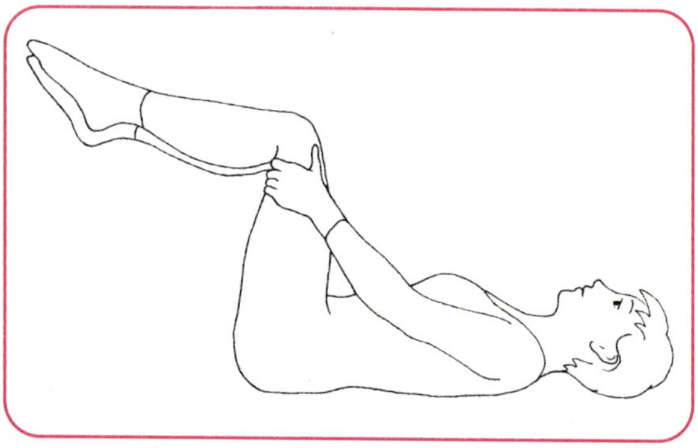

그림 4.57D

이완한다. 몸 구르기를 하여 일어난다.
5~10 회 반복한다.

진행 4 / *Progression 4*

보조에 의한 롤업(Assisted Roll-Up).

시작자세 / Body position

바로 누운 자세에서 무릎관절과 엉덩관절을 약 90° 굽힘 위치로 한다. 발은 힘을 빼고 자연스럽게 바닥쪽 굽힘을 한 상태로 하고 손은 허벅지 뒷면에 놓는다.

동작 / Action

숨을 *들이마신다* — 팔이음뼈를 확고하게 안정시키고 골반저근육군을 활동시켜서 하부복근군을 척추 쪽으로 움푹 들어가게 한다. 척추 신장을 유지면서 머리를 끄떡이게 하고, 두덩뼈 쪽을 응시하고 척추의 굽힘을 시작한다.

숨을 *내쉰다* — 어깨뼈를 더욱 미끄러져 내려가게 하고 가슴을 넓힌다. 허벅지 뒷면으로 양손을 가볍게 밀면서 척추를 더욱 굽히게 한다. 다리를 균형추(counterweight)로 사용하고, 척추의 가시돌기를 척추뼈를 하나씩 바닥에서부터 벗겨가는 것처럼 들어 올려 다리와 상반신과의 균형이 잡히는 엉치뼈의 중심점을 넘어 엉치뼈의 밑동부분을 지나서 움직여간다. 발이 바닥에 닿아 앉은 자세에 도달할 때까지 계속한다.

척추를 신장하기 위해 머리마루를 위로 뻗고 동작을 완료한다. 동작을 하는 동안, 시선은 머리와 함께 움직이고, 이 시점에서 는 똑바로 앞쪽으로 향한다.

주: 초보자는 연속된 움직임을 원활하게 시행할 수 있게 되기 위해 1, 2회 무릎을 약간 굽히고 펴서 탄력을 주어도 좋다.

몸 구르기를 하여 시작자세로 되돌아간다.
5~10 회 반복한다.

진행 5 / *Progression 5*

진행 3과 4을 연속해서 시행한다.

진행 6 / Progression 6

롤다운(Roll-Down).

시작자세 / Body position

척추를 중간위치로 하고 가슴을 벌려 올바른 자세로 앉는다. 다리는 앞쪽으로 뻗고 양 무릎을 천장을 향해서 좌 · 우를 딱 붙인다. 손을 앞쪽으로 뻗친 상태에서 어깨관절을 굽히게 하고, 손바닥을 서로 마주 보게 한다(그림 4.58A).

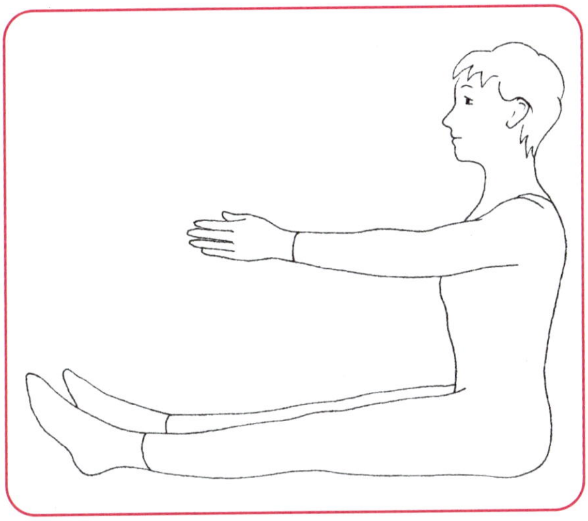

그림 4.58A 롤다운 (Roll-Down) - 시작자세.

동작 / Action

숨을 들이마신다 — 시선을 똑바로 앞쪽을 향하게 하고 빗장뼈 사이의 폭을 유지하여 팔이음뼈를 안정시키며 골반저근육군을 수축시켜 복근을 척추쪽으로 움푹 들어가게 하며 척추를 신장하면서 굽혀가게 한다.

숨을 내쉰다 — 턱을 내리고 척추의 위에서 머리를 굽혀 시선과 머리를 함께 움직여간다. 척추가 굽혀짐에 따라서 복장뼈를 끌어내려 안쪽으로 움푹 들어가게 하고, 궁둥뼈결절을 발꿈치 쪽으로 보내면서 척추의 척추뼈를 하나씩 바닥으로 내려간다. 몸통이 바닥으로 내려가도 어깨뼈가 바닥에 접할 때까지 팔을 바닥과 평행으로 유지한다. 어

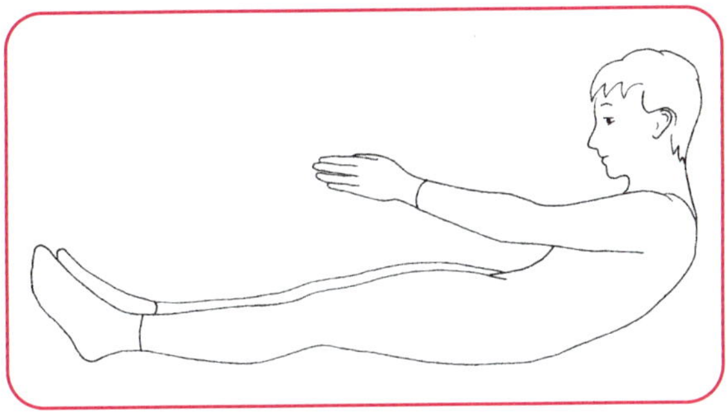

그림 4.58B 롤다운 (Roll-Down) - 중간 움직임.

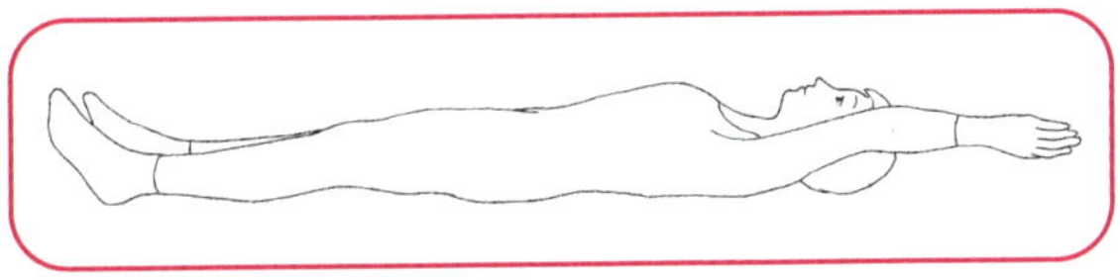

그림 4.58C 롤다운 (Roll-Down) - 동작 종료.

깨뼈가 바닥에 접촉하면 팔을 천장 쪽으로 향하게 하고, 머리가 바닥으로 내려감에 따라서 양팔을 머리 뒤쪽으로 가져간다(그림 4.58B,C).

숨을 들이마시다, 내쉰다 — 윗등을 바닥 위에서 이완시키고 목뼈를 다시 중간위치로 하면서 복장뼈를 끌어내려 안쪽으로 움푹 들어가게 한다. 턱을 가볍게 내리고 목의 얕은 층 근육을 이완시킨다. 시선은 똑바로 앞쪽을 향한다.

팔을 원을 그리도록 어깨관절을 펴게 하고 팔을 엉덩관절의 옆으로 되돌린다. 이완한다.

운동을 반복하기 위해 몸 구르기를 하여 일어난다.

5~10 회 반복한다.

진행 7 / Progression 7

롤업(Roll-Up).

시작자세 / Body position

바로 누운 자세. 다리를 뻗고 양 무릎을 천장으로 향해서 끌어당긴다. 팔을 머리 위에서 뻗친 상태에서 어깨관절을 굽히게 하고 바닥 위에 놓는다. 팔꿈치는 힘을 빼고 손바닥을 서로 마주보게 하여 양팔로 얼굴을 감싸는 것처럼 한다(그림 4.59A).

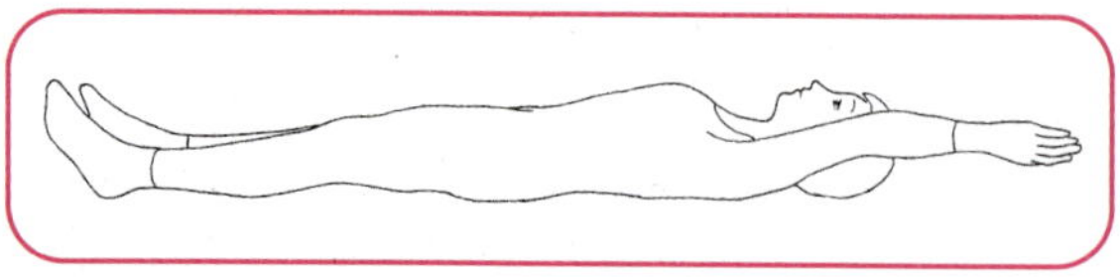

그림 4.59A 롤업(Roll-Up) - 시작자세.

동작 / *Action*

정상호흡을 시행하다 — 어깨뼈를 안정시키고 어깨관절 굽힘 90°까지 팔을 되돌려서 천장으로 향해서 손가락을 뻗는다. 그리고 팔이음뼈를 안정시키고 골반저근육군을 수축시켜 복근을 척추 쪽으로 움푹 들어가게 한다.

숨을 들이마신다 — 목을 굽혀서 머리를 척추 위에서 끄떡이게 하고, 그 움직임에 맞춰서 시선도 움직인다. 어깨뼈와 상부몸통을 바닥에서부터 벗기는 것처럼 들어 올리면서 어깨관절 굽힘 90°를 유지하고, 시선을 양팔의 사이에서 앞쪽으로 계속 유지한다(그림 4.59B).

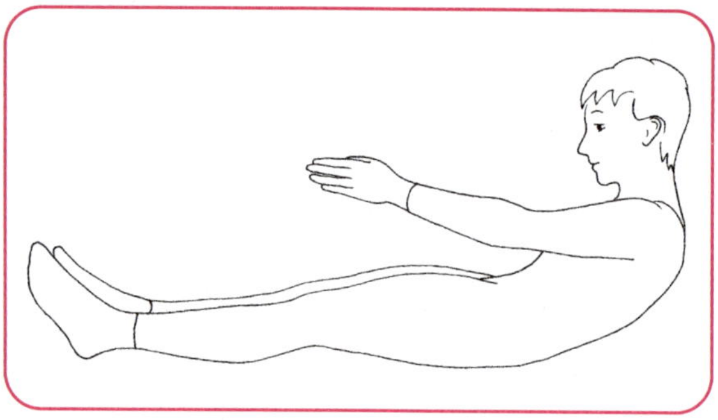

그림 4.59B 롤업 - 어깨뼈와 상부몸통을 바닥에서 떨어지게 한다.

팔이음뼈의 안정성을 더욱 높이고 바닥에서부터 척추뼈를 하나씩 떼어내고, 다리를 길게 뻗고 앉은 자세가 될 때까지 척추의 굽힘을 진행시킨다(그림 4.59C).

숨을 내쉰다 — 머리마루를 다리보다도 앞쪽으로 뻗으면서 팔을 바닥과 평행으로 하여 얼굴을 끼워 넣고, 척추가 긴 C커브가 되도록 굽힘을 계속한다. 시선은 머리와 함께 움직이기 때문에 이 시점에서는 다리 쪽을 향하고 있다.

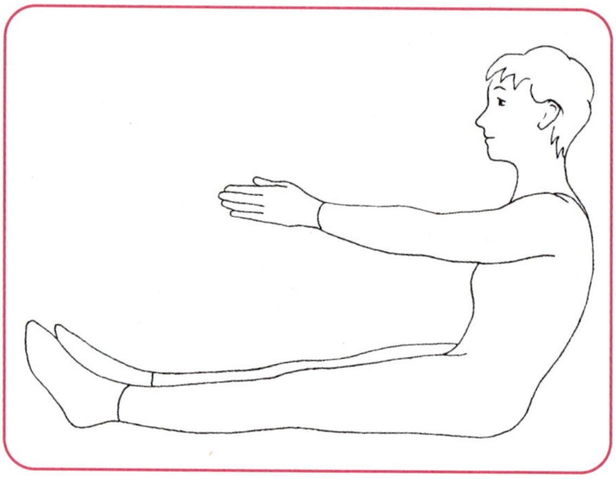

그림 4.59C 롤업 - 다리를 길게 뻗고 똑바로 앉은 자세 동작.

숨을 들이마시다, 내쉰다 — 팔을 다리 옆에서 쉬게 한다. 등에 숨을 들이 마시고 등 근육을 신장시킨다.

숨을 들이마신다 — 어깨뼈를 안정시키고 팔을 다리의 위에서 앞쪽으로 뻗는다. 골반저근육군과 복근을 활동시켜 엉치뼈의 위에 척추뼈를 하나씩 쌓아올린다.

숨을 내쉰다 — 척추의 폄을 계속하고 다리를 길게 뻗고 앉은 자세가 될 때까지 엉치뼈의 위에서부터 머리뼈바닥까지의 척추를 장축방향으로 신장해간다. 팔을 몸통의 앞으로 뻗고 Roll-Down의 준비를 한다(그림 4.59D).

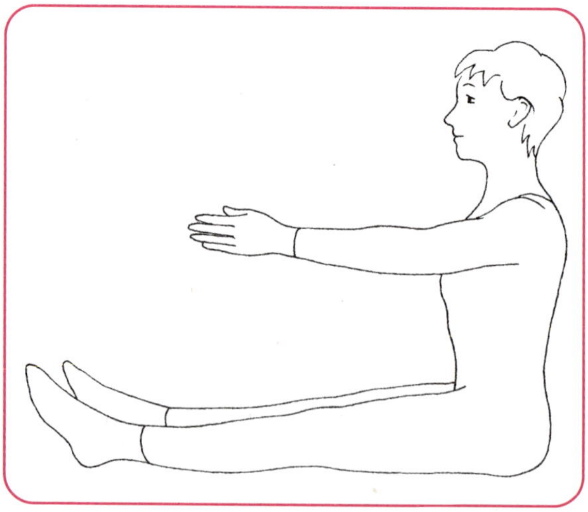

그림 4.59D 롤업 - 다음 Roll-Down을 위한 준비.

흔히 일어나는 문제 / Common problems

- 목이나 어깨 긴장: 머리의 무게를 양손으로 지지하기 위해 팔이음뼈를 더 강하게 안정시킨다. 팔꿈치를 가볍게 앞쪽으로 움직이도록 배려한다.
- 허리뼈의 안정성을 유지하는 데에 불충분한 복근의 조절: 하부복근군을 더 강하게 수축시켜 허리뼈를 평탄화한 상태에서 운동을 시행한다. 또는 양다리의 사이를 벌리거나 몸통에서 더 떨어진 상태에서 시행하도록 배려한다.
- 머리와 등뼈의 정렬 불량: 목 뒤쪽 길이를 유지하고 시선에 대한 머리 움직임을 지시한다.
- 다리의 불안정한 정렬: 허벅지의 사이에 지지기구를 끼우거나 시각적 이미지를 사용해서 양호한 다리 정렬이 되도록 촉진한다.
- 샅굴부위, 다리, 발의 긴장: 운동 중에는 교정해서 허리뼈를 평탄화하여 시행하도록 배려하고 또한 신체의 힘을 빼도록 지시한다.

표 4.27 의 지도 요점 참조.

실시상 주의

- 만성 목뼈 병변 – 양손으로 머리 무게를 강력하게 지지하기 위해 더욱 강하게 팔이음뼈를 안정시킨다. 팔꿈치를 가볍게 앞쪽으로 움직이도록 배려한다.
- 허리의 병변: 허리뼈 안정성을 위한 효과적인 복근의 조절을 확보한다(변형을 참조). 불확실한 점이 있으면 의사의 조언을 구한다.
- 임신: 이 운동은 임신초기의 건강한 사람에게는 적절하지만, 허리뼈 안정성을 위한 하부복근군에 의한 양호한 조절을 항상 확보할 필요가 있다.

금기

- 하부복근군의 약화.
- 임신 후기.
- 복부의 외과수술 직후.
- 복부, 골반의 통증이나 허리통증.
- 목, 어깨관절의 통증.
- 골다공증.

촉각을 이용한 지시 방법

1. 등뼈의 굽힘을 지시하고 보조하기 – 한쪽 손으로 복장뼈의 밑동부분을 부드럽고, 확고하게 아래쪽 동시에 척추 쪽으로 밀어내리고 또 한쪽의 손으로 등뼈 굽힘을 촉진한다.
2. 척추 굽힘 · 폄 중 척추 가동성을 보조하기 – 척추뼈의 움직임을 손가락으로 예측하고 척추를 따라서 가볍게 움직여간다.
3. 팔이음뼈의 정렬과 안정성을 수정하기 – 양손을 확고하게 어깨뼈에 대고, 어깨뼈를 내리도록 유도한다.

표 4.27 지도의 요점 – 싯업(Sit ups)

초점	구두지시 · 시각적 지시의 예
올바른 팔이음뼈의 정렬과 안정성.	어깨뼈가 스노보드와 같이 등을 미끄러져 떨어져 간다고 상상한다. 빗장뼈의 사이를 넓힌다.
목이 긴장하지 않는 상태에서 올바른 머리와 목 부위의 정렬을 획득한다.	부드러운 복숭아를 턱 밑에 끼우고 있다고 상상한다. 양손으로 머리를 감싸고 얼마만큼 무거운지 느껴본다.
얼굴, 목구멍, 등근육의 이완.	침을 흘리고 있다고 상상한다.
다리와 발을 두는 방법.	양 무릎이 천장에서부터 끈으로 매달려 있다고 상상한다.
하부복근군의 올바른 수축.	척추로 향해서 복근을 움푹 들어가게 한다.
등뼈 굽힘 중에 허리뼈 평탄화	상반신이 둥글게 굽어감에 따라 허리를 이완시켜간다.
척추 굽힘과 폄 운동에서 척추의 분절적 가동성의 획득.	상반신이 앞쪽으로 굽어감에 따라 척추의 뼈를 하나하나 바닥에서부터 떼어가는 것처럼 상상한다. 둥글게 감은 카펫을 바닥에 다시 펼치는 것처럼 척추를 풀어가는 것을 상상하자.

4

운동 SAS 24 - 트위스트와 함께하는 싯업 (배빗근 강화) / Exercise SAS 24 - Sit ups with twist (oblique abdominal muscle strengthening)

목적 / Aim

상부몸통의 굽힘/회전 동작 동안 허리뼈에 대한 하부 목근군의 조절을 강화한다.

배곧은근, 배빗근의 근력과 수행을 향상시킨다.

기구 / Equipment

매트, 견고한 침대, 하프바렐(half barrel), 상자, 짐볼.

목표 근육 / Target muscles

허리뼈 안정성에 대해서 — 공동으로 등척성 수축을 하는 골반저근육군, 배가로근.

몸통 굽힘에 대해서 — 구심성 수축에 의한 가슴우리를 골반 쪽으로 움푹 들어가는 배곧은근과 배속빗근. 이들의 근육은 몸통 굽힘위치에서 되돌아올 때에는 원심성 수축을 한다.

척추 왼쪽돌림에 대해서 — 왼쪽 배속빗근과 오른쪽 배바깥빗근, 오른쪽 뭇갈래근, 오른쪽 돌림근군이 구심성으로 수축한다.

주: 돌림근군은 등뼈에서만 돌림을 일으킬 수 있는 것에 반해서 뭇갈래근은 척추의 모든 수준에서 돌림, 옆굽힘, 폄을 일으킬 수 있다. 뭇갈래근과 돌림근군은 움직임을 일으킬 뿐만 아니라, 마치 신장성이 있는 인대와 같은 역할을 수행하고 척추가 움직이고 있는 동안 척추 안정성을 보조하고, 척추의 위치에 관계없이 인접하는 척추뼈 안정화하기 위해 근육길이를 순응시켜 간다.

척추 오른쪽돌림에 대해서 — 오른쪽 배속빗근과 왼쪽의 배바깥빗근, 왼쪽의 뭇갈래근, 왼쪽의 돌림근군이 구심성으로 수축한다.

팔이음뼈의 안정성에 대해서 — 등세모근 중부 · 하부 섬유의 수축을 동반하는 넓은등근과 큰원근의 등척성 수축.

시작자세 / Body position

바로 누운 자세에서 엉덩관절과 무릎은 굽힘위치, 척추는 중간위치로 한다. 양손은 머리 뒤로 돌려서 팔을 굽히고 손가락을 좌 · 우 깍지를 끼고 머리를 안는 것처럼 감싼다. 팔꿈치는 바닥에서 약간 뜨게 하여 시야 안에 둔다. 등세모근 상부섬유는 비교적 이완시켜둔다. 운동 중에는 이 시작자세를 교정해서 유지한다.

준비동작 / Preparatory action

빗장뼈 사이를 넓히고 어깨뼈를 안정시킨다. 골반저근육군을 활성화시켜 하부복근이 척추로 향해서 움푹 들어가게 한다.

동작 / Action

숨을 들이마시다.

숨을 내쉰다 — 준비동작보다 어깨뼈를 더욱 안정시키고 복장뼈를 안 · 아래쪽으로 끌어내려서 수동적인 등뼈의 굽힘을 일으키고 갈비뼈를 골반에 접근시켜간다. 하부복근군을 작동시켜 갈비뼈를 바닥에서부터 떼어간다(그림 4.60A).

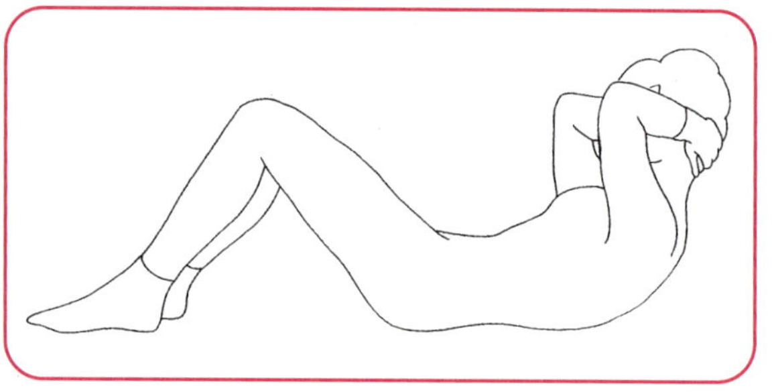

그림 4.60A 트위스트와 함께 싯업 - 척추 굽힘.

주: 머리와 목뼈의 정렬을 유지하기 위해 머리는 상반신과 함께 움직이고 시선은 머리와 함께 움직인다.

허리뼈를 평탄화하면서 척추를 굽히고 상부몸통을 왼쪽으로 돌려 갈비뼈를 왼쪽 엉덩관절 쪽으로 향하게 한다.

척추 굽힘 · 돌림을 계속하고 오른쪽 어깨를 우선 왼쪽 무릎 쪽으로 향하게 한 후에 왼쪽 엉덩관절 쪽으로 향하게 함과 동시에 하위갈비뼈를 엉덩관절의 더 가까이 움푹 들어가게 한다. 등뼈만의 굽힘 · 돌림의 최종 가동범위에 도달하면 움직임을 중지한다.

주: 등뼈만의 움직임의 최종 가동범위는 샅굴부위, 다리, 발에 긴장이 들어가기 시작하는 것, 또는 몸통의 중량 배분이 엉덩관절 뒷면 아래에서 변화하는 것에 의해서 알 수 있다.

숨을 *들이마신다* — 허리뼈에서 하부복근군의 양호한 조절을 유지하면서 동작을 반대로 시행하고, 돌림을 함에 따라서 척추를 신장해가가고 척추뼈를 하나씩 바닥으로 내려간다.

숨을 *내쉰다* — 오른쪽에서 마찬가지로 반복한다.

각각의 방향에서 5~10 회 반복한다.

변형 / *Modification*

허리뼈를 평탄화하고 골반의 약간 뒤쪽경사 위치에서부터 시작한다.

진행 1 / *Progression 1*

팔의 수정 1 — 오른손을 머리 뒤에 놓고 왼손은 몸통을 왼쪽돌림을 시키도록 왼쪽 앞쪽으로 뻗는다 (그림 4.60B).

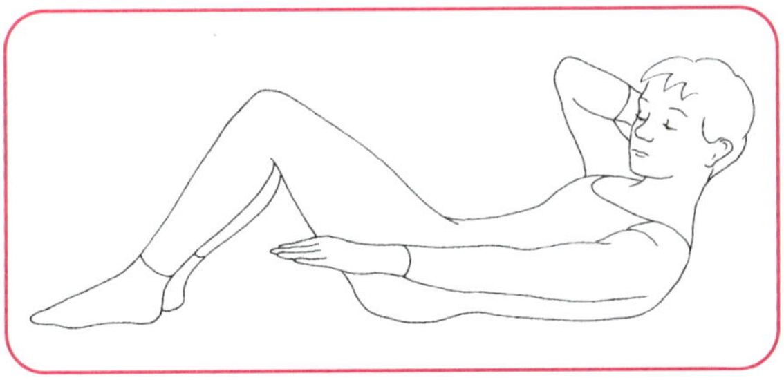

그림 4.60B 트위스트와 함께 싯업 – 진행 1

팔의 수정 2 — 왼손을 머리 뒤에 놓고 오른손은 몸통을 왼쪽돌림을 하고, 몸통 위를 가로질러 앞쪽으로 뻗는다(그림 4.60C).

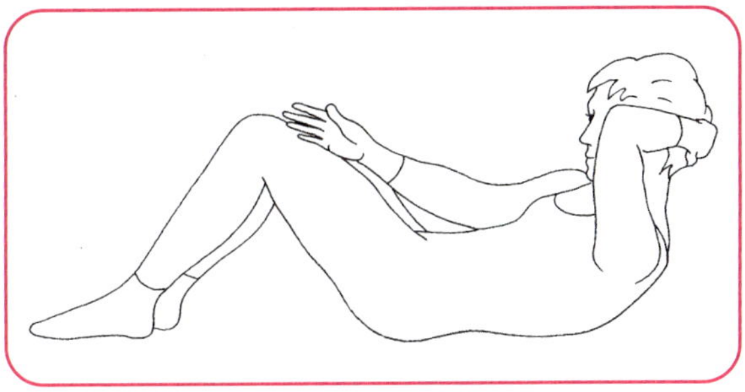

그림 4.60C 트위스트와 함께 싯업 – 진행 2

팔의 수정 3 — 양 어깨관절을 앞쪽으로 굽히고 손바닥을 가슴을 향해서 손가락의 깍지를 끼게 하고 양손을 쥐어 팔을 가볍게 뻗는다. 몸통을 왼쪽돌림을 하면서 양손을 왼쪽으로 뻗고, 그 다음에 오른팔의 안쪽돌림을 하고 왼팔의 가쪽돌림을 한다. 이에 더해서 팔이음뼈를 안정시키고 반대쪽도 반복한다.

진행 2 / *Progression 2*

무릎과 엉덩관절 약 70° 굽힘 위치에서 짐볼 위에 발을 올려놓고 시행한다.

진행 3 / *Progression 3*

시작자세 / *Body position*

왼발을 짐볼 위에 올려놓고 무릎관절 · 엉덩관절을 약 70° 굽힘 위치로 한다. 왼쪽 다리는 왼쪽 엉덩관절의 연장선상에서 바닥 위에 뻗은 상태로 한다.

동작 / *Action*

몸통을 굽히고 오른쪽돌림을 시킴에 따라서 엉덩관절 굽힘각도를 증가시킨다. 몸통의 굽힘 · 돌림위치에서부터 떨어짐에 따라 엉덩관절 굽힘 각도를 감소시킨다. 왼손을 머리의 뒤에 놓고, 오른손을 오른쪽 앞쪽으로 뻗거나, 양손을 머리 뒤에 놓은 채로 한다.

등의 윗부분이 바닥까지 내려가지 않도록 하면서 오른쪽돌림을 몇 회 반복하고 운동을 반복할 때마다 엉덩관절의 굽힘/폄 각도를 증가시킨다. 왼쪽에서도 반복한다.

4

흔히 일어나는 문제 / Common problems

- 머리나 어깨의 긴장: 머리 무게를 양손으로 지지하기 위해 팔이음뼈를 더 강하게 안정시킨다. 팔꿈치를 앞쪽으로 가볍게 움직이도록 배려한다.
- 허리뼈의 안정성을 유지하는 데에 불충분한 복근의 조절: 하부복근군을 더 강하게 수축시키고 허리뼈를 평탄화한 상태에서 운동을 시행한다. 또한 양다리의 사이를 벌리거나, 몸통에서 더 떨어진 상태에서 시행하도록 배려한다.
- 머리와 등뼈의 정렬 불량: 목 뒷쪽 길이를 유지하고 시선은 머리의 움직임에 맞추도록 지시한다.
- 불충분한 척추 가동성: 옆굽힘, 돌림의 가동범위 증대를 위한 운동을 시행한다.
- 다리의 불안정한 정렬: 허벅지 사이에 보조가 되는 지지물을 놓거나, 시각적 이미지를 사용하여 양호한 정렬이 되도록 촉진한다.
- 샅굴부위, 다리, 발의 긴장: 운동 중 교정해서 허리뼈를 평탄화하여 시행하도록 배려하고 또한 신체의 긴장을 풀도록 지시한다.

4

표 4.28 의 지도 요점 참조.

!

실시상 주의

- 만성 목뼈 병변 – 양손으로 머리 무게를 강력하게 지지하기 위해 더욱 강하게 팔이음뼈를 안정시킨다. 팔꿈치를 가볍게 앞쪽으로 움직이도록 배려한다.
- 허리 병변: 허리뼈 안정성을 위한 효과적인 복근 조절을 확보한다(변형을 참조). 불확실한 점이 있으면 의사의 조언을 구한다.
- 임신: 이 운동은 임신초기의 건강한 사람에게는 적절하지만, 허리뼈 안정성을 위한 하부복근군에 의한 양호한 조절을 항상 확보할 필요가 있다.

금기

- 하부복근군의 약화.
- 임신후기.
- 복부의 외과수술 직후.
- 복부, 골반의 통증이나 허리통증.
- 목, 어깨관절의 통증.
- 골다공증.

촉각을 이용한 지시 방법

1. 등뼈의 굽힘을 지시하고 보조하기 – 한쪽 손으로 복장뼈의 밑동 부분을 부드럽고 확고하게 아래쪽 동시에 척추 쪽으로 밀어내리고, 또 한쪽 손으로 등뼈 굽힘을 촉진한다.
2. 척추의 굽힘 · 폄 동안 척추 가동성을 보조하기 – 척추뼈의 움직임을 손가락으로 예측하고 척추를 따라서 가볍게 움직여간다.
3. 팔이음뼈의 정렬과 안정성을 수정하기 – 양손을 확고하게 어깨뼈에 대고 어깨뼈를 내리도록 유도한다.
4. 척추의 돌림을 보조하기 – 어깨를 반대쪽 무릎으로 향하게 한다.

엎드려 누운 자세에서 척추 가동화 (운동 PSM 25~26) / PRONE SPINE MOBILIZATION (EXERCISES PSM 25–26)

운동 PSM 25 – 코브라(폄 척추 가동화) / Exercise PSM 25 – Cobra(spine mobilization in extension)

목적 / Aim

머리와 목뼈 정렬을 수정한다.
폄에서 등뼈 가동성을 개선한다.
등뼈를 펴는 동안 허리뼈 안정성을 위한 복근 조절을 개선한다.
배곧은근과 배빗근의 유연성을 개선한다.

기구 / Equipment

매트 또는 견고한 침대, 폼 롤러.

목표 근육 / Target muscles

허리뼈의 안정성에 대해서 — 골반저근육군과 배가로근.
팔이음뼈 안정성에 대해서 — 등세모근 중부 · 하부 섬유, 넓은등근, 큰원근의 부드럽게 활성화.

표 4.28 지도의 요점 – 트위스트와 함께하는 싯업(sit ups with twist)

초점	구두지시 · 시각적 지시의 예
팔이음뼈의 올바른 정렬과 안정성	어깨뼈가 스노보드처럼 등을 미끄러져 떨어진다고 상상한다. 빗장뼈 사이를 넓힌다.
목의 과다긴장이 없는 머리/목 부위의 올바른 정렬을 획득한다.	부드러운 복숭아를 턱 밑에 끼우고 있다고 상상한다. 양손으로 머리를 감싸고 얼마만큼 무거운지 느껴본다.
얼굴, 목구멍, 등근육의 이완	침을 흘리고 있는 것처럼 상상한다.
다리와 발을 두는 방법	양 무릎이 천장에서부터 끈으로 매달려 있다고 상상한다.
하부복근군의 올바른 수축	초고층 빌딩의 최상층을 향해서 올라가는 엘리베이터처럼 골반저근육군을 끌어올린다.
등뼈 굽힘 중의 허리뼈 평탄화	상반신이 둥글게 굽어감에 따라 허리를 이완시켜간다.
척추 굽힘과 폄 운동에서 척추의 분절적 가동성의 획득	상반신이 앞쪽으로 굽어감에 따라 척추의 뼈를 하나하나 바닥에서부터 떼어가는 것처럼 상상한다. 둥글게 감은 카펫이 바닥에 되돌아오는 것처럼 척추를 풀어가는 것을 상상한다.
등뼈의 돌림과 굽힘의 획득	허리의 위에서부터 상반신을 비틀어 돌린다. 상반신을 비틀어감에 따라 갈비뼈를 골반으로 향해서 집중시킨다. 상반신을 오른쪽으로 비틀어 둥글게 만들어감에 따라 왼쪽 어깨로 오른쪽 엉덩관절을 향하도록 이야기 한다.

시작자세 / *Body position*

손은 대략 어깨위팔관절을 따라서 놓고 팔꿈치는 발꿈치를 향해서 뻗으면서 팔을 몸에 붙이고 엎드려 누운 자세. 목의 뒷부분은 목의 만곡이 감소하여 목의 근육이 이완되도록 턱을 약간 복장뼈 쪽으로 끌어내리면서 신장한다. 시선은 양 엄지손가락 사이로 돌린다(그림 4.61A).

동작 / *Action*

숨을 들이마신다 — 준비.

숨을 내쉰다 — 어깨뼈를 안정화하고 골반저근육과 하부복근군을 활성화하여 팔꿈치를 더 발꿈치 쪽을 향해서 뻗는다. 목을 펴고 정상적인 목의 만곡을 유지하면서 머리를 올바른 머리/등뼈의 정렬이 되도록 움직인다(그림 4.61B).

숨을 들이마신다 — 복근군의 활동을 유지하면서 어깨뼈를 등쪽으로 더욱 미끄러져 내려가게 하고 팔꿈치를 바지의 뒷주머니에 집어넣는 것처럼 바닥을 향해서 움직인다(그림 4.61C).

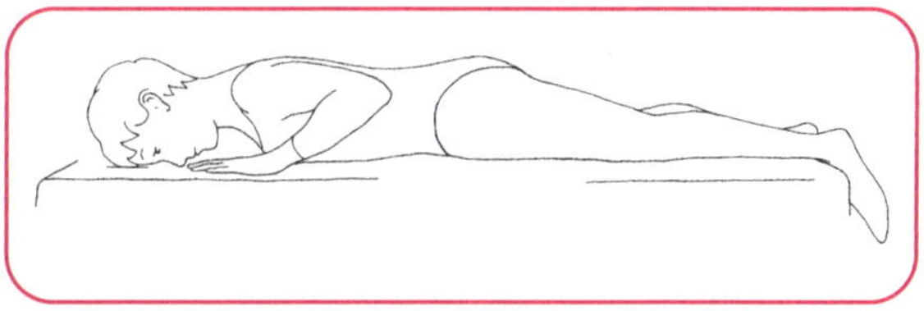

그림 4.61A 코브라(Cobra) – 시작자세.

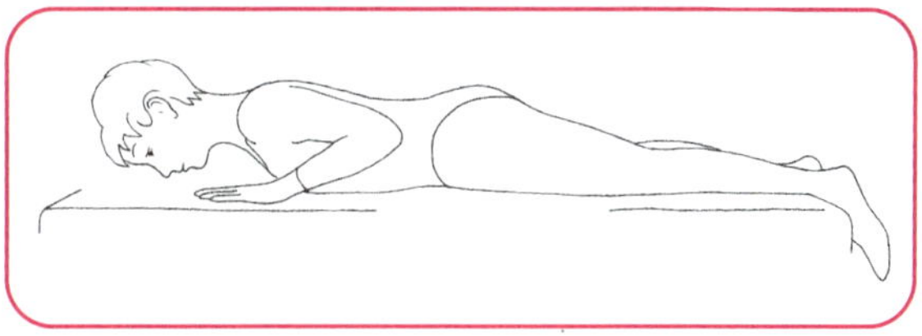

그림 4.61B 코브라(Cobra) – 등뼈를 신장하다.

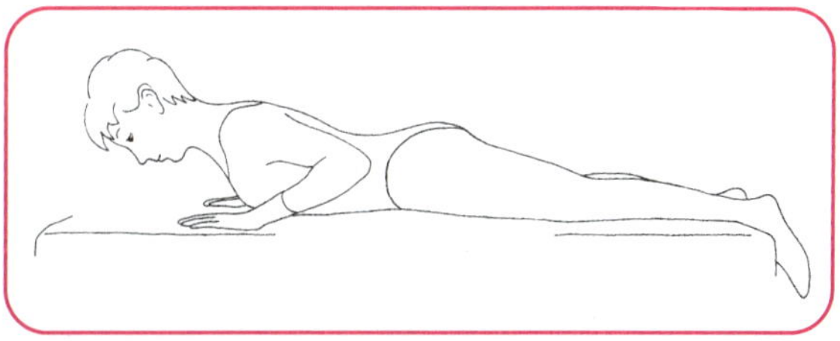

그림 4.61C 코브라(Cobra) – 척추의 폄으로 이동하다.

4

숨을 *내쉰다* — 팔이 일직선이 되고 엉덩관절과 허벅지가 바닥에서 떨어질 때까지 팔꿈치 폄과 동시에 등뼈를 완만하게 신장하여 편다. 등뼈는 머리마루에서 발꿈치까지 펴면서 상반신이 바닥에서 멀어져 활 모양을 만듦에 따라 연속적으로 관절로 이어진다(그림 4.61D).

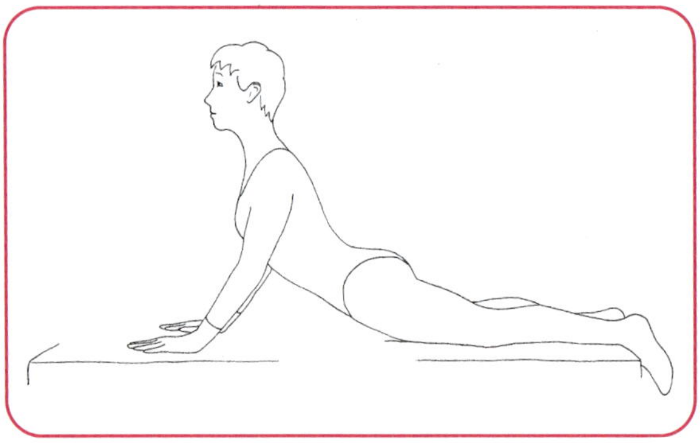

그림 4.61D 코브라 (Cobra) – 마지막 동작.

4

머리는 동작하는 동안 중립위치를 유지하고 목뼈와 등뼈의 폄으로만 움직인다. 목뼈 만곡은 그대로 유지하고 시선은 머리가 유도하는 곳으로 따라간다.

주: 처음에 등허리 폄의 가동범위는 팔이 완전히 펴지지 않는 상태로 제한될지도 모른다.

숨을 *들이마신다* — 어깨뼈 안정성과 허리뼈를 위한 복근 조절을 유지하면서 척추를 더욱 신장하여 그 시작자세로 되돌린다. 동작이 끝날 때, 목뼈가 굽혀져 목 근육을 이완하고 턱은 복장뼈를 향해서 약간 끌어내린다.
숨을 *내쉰다* — 다음의 반복을 시작한다.
5~8 회 반복한다.

변형 / Modification

시작자세 / Body position

Cobra에서 같이 엎드려 누운 자세가 된다. 그러나 팔은 약간 벌리고 손은 더 앞쪽으로 향한다. 손바닥은 바닥을 향하고 팔꿈치는 발꿈치를 향해서 뻗는다. 목의 뒷부분은 목의 만곡이 완전히 되도록 턱을 복장뼈를 향해서 약간 끌어내리면서 신장한다. 시선은 엄지손가락 사이에 둔다.

동작 / Action

숨을 *들이마신다*– 목 뒷부분이 신장하도록 머리마루를 통해서 뻗는다.
숨을 *내쉰다* – 아래팔을 바닥과 접촉하고 골반을 중립위치로 유지하면서 골반저근육과 복근군을 활동시키고, 어깨뼈를 등 아래로 미끄러뜨려 등뼈가 펴지도록 움직인다. 목의 만곡은 변하지 않고 시선은 바닥에 둔다(그림 4.62).

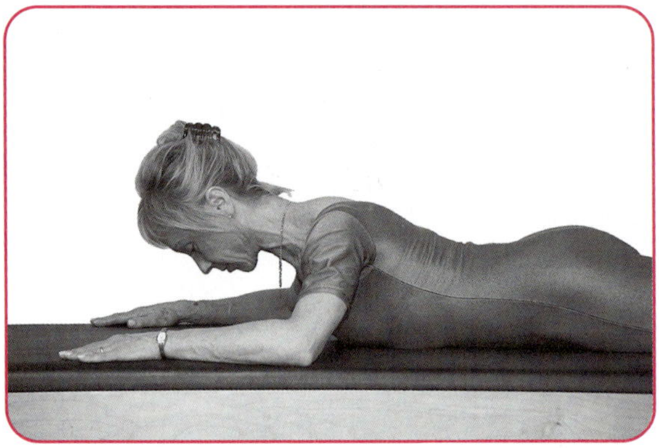

그림 4.62

숨을 *들이마신다* — 이 자세와 복근 조절을 유지하면서 가슴우리의 옆과 등을 늘리고 척추 길이와 가슴 폄을 증가시킨다. 턱은 뒷목(고리뒤통수 굽힘)을 더 신장하기 위해 약간 떨어뜨린다.
숨을 *내쉰다* — 척추의 연결을 그 시작자세로 되돌리도록 머리마루를 통해서 신장한다.

진행 / Progression

시작자세 / Body position

팔을 폼 롤러 위에 뻗고 엎드려 누운 자세 (그림 4.63).

동작 / Action

숨을 *들이마신다* — 목 뒷부분을 신장하기 위해 머리마루를 통해서 뻗는다.

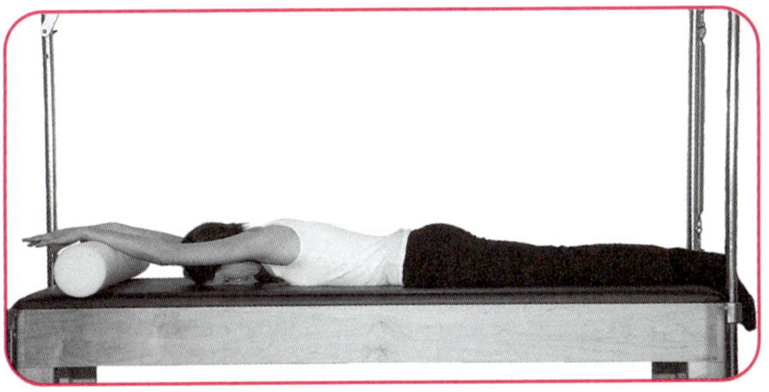

그림 4.63

숨을 내쉰다 — 목뼈 만곡을 원래대로 유지하고 시선을 바닥에 둔 채로 골반저근육군과 복근을 수축시켜서 허리뼈를 안정시킨다. 팔을 가쪽돌림을 시키고 새끼손가락을 바닥쪽으로 향하게 하고 어깨뼈를 아래쪽으로 미끄러지게 한다. 양팔이 폼 롤러에 잘 지지되어 있는 것을 느끼면 폼롤러를 몸쪽으로 움직여 등뼈를 펴고 상부몸통을 바닥에서부터 들어올린다. 등뼈의 움직임 만으로 최종 가동범위에 도달한 시점에서 동작을 멈춘다.

숨을 들이마신다 — 이 자세와 복근의 조절을 유지한 채 척추의 길이와 등뼈의 폄 각도를 증가시키면서 가슴우리의 뒷면과 옆면을 넓혀간다. 목 뒷부분을 더욱 신장하기 위해 턱을 가볍게 끌어내린다(고리뒤통수관절의 굽힘).

숨을 내쉰다 — 머리마루를 통해서 신장하여 어깨뼈의 안정성을 유지하고 팔을 안쪽돌림을 시킨다. 폼롤러를 신체에서부터 떼어내고 척추를 시작자세의 관절 연결로 되돌린다.

흔히 일어나는 문제 / Common problems

- 목의 긴장: 목 뒷부분의 신장을 촉진하고 어깨뼈 안정화근육의 관여를 촉진한다.
- 과도한 허리뼈의 폄: 더 강하게 골반근육과 복근을 활동시키고 머리와 목뼈의 정렬을 수정하여 허리근육을 이완시키기 위해 척추를 신장시킨다. 팔꿈치를 완전히 펴지 않고 등뼈의 폄 각도를 감소시킨다.
- 과도한 목뼈의 폄 : 시선의 올바른 사용방법을 지도하고 어깨 끝과 귀와의 거리를 유지하도록 지시한다.
- 척추의 가동성 저하: 척추의 신장을 강조하고 작은 폄 각도의 움직임으로부터 시작한다. 척추를 옆굽힘, 돌림을 시키는 기타 운동을 연습한다.
- 척추를 완전히 펴는 데 불충분한 팔이음뼈 · 팔의 근력: 팔의 근력을 위한 기타의 운동을 연습하고 팔이음뼈의 안정성을 강화하여 하프바렐 또는 짐볼 위에 누워서 동작을 시행함으로써 척추의 폄 각도를 감소시킨다.
- 체중을 지지하는 동안 손목관절에 통증이 있다: 요가 블록 위에 손을 놓고 손가락 끝을 블록의 앞쪽으로 내림으로써 손목관절의 굽힘 각도를 감소시킨다.

표 4.29 의 지도 요점 참조.

4

실시상 주의

- 운동 중 허리의 불쾌감 – 운동 중 교정해서 복근에 의한 양호한 조절과 함께 올바른 정렬 유지를 확보한다. 관절염(arthritis)이나 돌기사이관절에 문제를 갖고 있는 등 척추 병변이 있는 경우에는 척추의 폄으로 자극을 주게 된다. 불확실한 점이 있으면 의사에게 조언을 구한다.
- 골다공증 – 하중 하에서 허리뼈 폄은 척추뼈 골절의 위험성을 동반한다는 것에 주의한다.
- 허리뼈 부하시 예방 – 운동 중에는 교정해서 지지성이 충분한 신장된 척추를 확실하게 유지한다. 허리뼈 젖힘(과신전)을 제한하고, 필요하다면 등뼈의 폄 각도를 제한한다. 불확실한 점이 있으면 의사에게 조언을 구한다.
- 허리 · 척추의 병변 또는 외과수술 후 – 불확실한 점이 있으면 의사에게 조언을 구한다.
- 어깨의 병변.

금기

- 손목관절, 어깨, 허리 통증, 척추의 병변 : 의사에게 의뢰한다.
- 진행단계의 골다공증.
- 임신 후기.

촉각을 이용한 지시 방법

1. 앞가슴부분을 넓히다 – 척추가 폄의 방향으로 움직일 때 빗장뼈를 양손으로 넓히도록 한다.
2. 척추의 신장을 촉진하기 – 한쪽 손을 허리에 가볍게 놓고 또 한쪽 손은 척추를 따라서 위로 뻗게 하여 머리마루에서 멈춘다.
3. 목의 얕은 층 근육군을 비교적 이완시킨 상태로 유지하기 – 왼쪽 엄지손가락과 가운데손가락을 뒤통수융기 밑에 가볍게 대고 머리를 앞쪽으로 향하게 하여 목뼈의 정렬을 수정한다. 필요하다면 오른손으로 이마부위를 만져 운동을 보조해도 된다.
4. 팔이음뼈의 정렬과 안정성을 수정하기 – 어깨뼈에 손을 대고 내리도록 유도한다.
5. 척추를 펴는 동안의 상부몸통과 하부몸통과의 관계성을 수정하기 – 양손을 사용해서 갈비뼈를 골반을 향해서 모아지도록 내린다.
6. 척추의 관절연결(spine articulation)을 촉진하기 – 관절의 움직임을 손가락으로 예측하고 척추를 따라서 가볍게 움직여간다.
7. 척추의 폄을 보조하기 – 왼손을 복장뼈 위에 놓고 복장뼈를 앞쪽 그리고 동시에 위쪽으로 완만하게 향하게 하고 왼손과 바로 반대쪽의 등에 놓은 오른손으로 척추를 신장하여 안쪽으로 움직인다.

4

운동 PSM 26 – 애로우 (등뼈의 가동성 향상과 강화) / Exercise PSM 26 – Arrow (thoracic spine mobilization and strengthening)

목적 / *Aim*

머리와 목뼈의 정렬을 수정한다.
폄 때의 등뼈 가동성을 개선한다.
팔이음뼈의 안정 시 정렬을 개선한다.
팔이음뼈의 안정성을 개선한다.
등뼈를 펴는 동안 척추에 대한 복근 조절을 개선한다.
척주세움근군의 수행을 개선한다.

기구 / *Equipment*

매트 또는 견고한 침대, 이마 부분을 지지하는 작은 지지물(타월 등).

목표 근육 / *Target muscles*

허리뼈 안정성에 대해 — 골반저근육군, 배가로근.
팔이음뼈 안정성에 대해 — 등세모근 중부 · 하부섬유, 넓은등근, 큰원근의 완만한 활동.
척추 폄과 편 자세에서 중간위치로 복귀 동작에 대해 — 척주세움근의 척추 폄 동안 구심성 수축과 폄 위치에서 되돌아올 때 원심성 수축.

표 4.29 지도의 요점 – 코브라(Cobra)

초점	구두지시 · 시각적 지시의 예
운동 중의 효과적인 복부의 조절	골반저근육군을 조여서 하부복벽을 움푹 들어가게 한다.
척추의 폄에 동반하는 엉덩관절 앞면의 신장	엉덩관절 앞면 근육을 이완하여 다리를 멀리 뻗는다.
팔이음뼈의 정렬과 안정성	어깨뼈가 등을 미끄러져 내려간다고 상상한다.
머리가 중립위치가 되도록 목을 펴다 (머리/목뼈 연결부분의 굽힘)	턱과 바닥사이에 있는 골프공을 굴리는 것처럼 상상한다. 목뼈가 잡아 늘여졌다고 느끼면 움직임을 멈춘다. 그러면 익어서 부드러운 복숭아를 턱과 빗장뼈 사이에 끼워 넣어 유지할 수 있을 것이다.
척추의 폄을 시작할 때 척추의 신장을 수정하다.	복장뼈 위에 있는 전등의 조명이 처음에 신체 바로 아래의 바닥을 비추고 그 다음에 바닥을 따라서 앞쪽의 바닥과 벽이 접하는 곳을 비추는 것처럼 상상한다.
머리/목의 동적 정렬을 수정하다.	척추가 펴짐에 따라 시선을 몸의 바로 아래의 바닥에서부터 앞쪽의 벽으로 옮긴다.
척추의 관절연결을 수정하다.	빛 또는 공기가 척추뼈의 사이에 있고 등뼈가 하나하나 바닥에서부터 떨어지는 것을 상상한다.

시작자세 / *Body position*

엎드려 누운 자세에서 팔을 안쪽돌림시켜서 신체 쪽에 둔다. 어깨를 이완하고 팔꿈치를 펴서 손바닥을 천장으로 향하게 한다. 이마부분은 목의 정렬을 가지런히 하기 위해 작은 지지물 위에 놓는다. 턱을 가볍게 복장뼈 쪽으로 끌어내리고 목 뒷부분이 길게 신장된 상태로 한다. 척추 위에서 머리마루를 더욱 먼쪽으로 뻗는다(그림 4.64A).

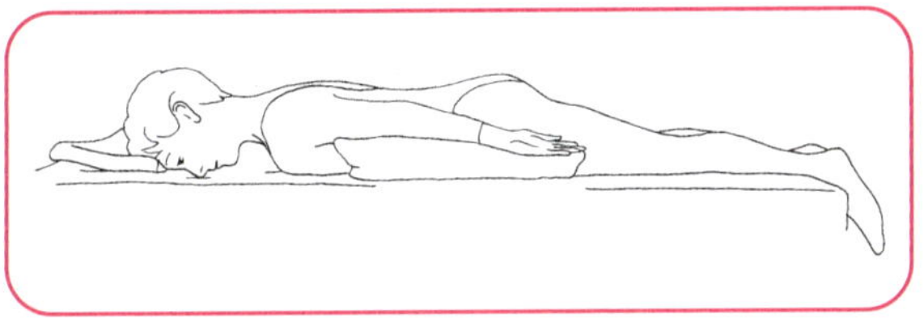

그림 4.64A 애로우(Arrow) - 시작자세.

동작 / *Action*

숨을 들이마신다 — 양 어깨의 바깥 끝을 바닥에서 들어 올려 떼고 앞가슴을 넓혀서 팔이음뼈를 일직선상으로 유지한다. 양팔도 신체 쪽에서 일직선상으로 유지하도록 바닥에서부터 들어 올린다.

숨을 내쉰다 — 손가락 끝을 발꿈치 쪽으로 뻗어 어깨뼈를 안정시키고 어깨뼈를 바지의 뒷주머니에 집어넣는 것처럼 끌어내린다. 동시에, 골반저근군과 하부복근군을 완만한 큰볼기근의 연결과 함께 수축시킨다.

추가로 어깨뼈를 끌어내려 양팔을 높이 들어 올리고 등뼈 폄의 최종 가동범위에 도달할 때까지 머리마루를 멀리 뻗으면서 등뼈를 펴간다(그림 4.64B).

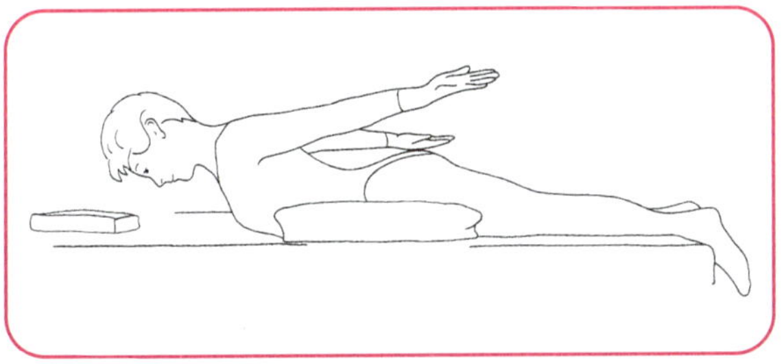

그림 4.64B 애로우(Arrow) - 마지막 동작.

주: 허리뼈의 신장과 안정성을 유지한 상태에서 골반을 중간위치에 머물러야 한다. 가능하다면 등뼈 후만은 등뼈 폄의 최종 가동범위에 도달함에 따라 반대방향으로 만곡을 시킨다(전만 시킨다). 시선은 바닥으로 향하게 하고, 턱은 아직 복장뼈를 향해서 끌어내린 채로(머리/목뼈 연결부분의 굽힘) 목 근육이 비교적 이완한 상태를 유지하면서 머리마루를 앞쪽으로 뻗고 양팔을 뒤쪽으로 뻗는다.

숨을 들이마신다 — 머리마루를 통해서 더욱 신장하고 어깨뼈를 더 아래쪽으로 미끄러지게 하여 가능하다면, 양팔과 복장뼈를 조금 더 높이 올린다.

숨을 내쉰다 — 허리뼈를 안정시키는 데 필요한 만큼 복근의 근육활동을 재차 부활시켜 척추를 신장하면서 시작자세로 관절 연결로 되돌린다. 힘을 빼고 양 어깨 모두 바닥으로 내린다. 처음에는 5회 반복하고, 10회 반복할 수 있도록 횟수를 증가시킨다.

변형 1 / *Modification 1*

이 순서를 바닥에서부터 신체를 들어 올리지 않고 시행한다.

변형 2 / *Modification 2*

폄의 각도를 작게 해서 시행한다.

변형 3 / *Modification 3*

시작자세 / *Body position*

짐볼 위에 몸통 앞면을 기대게 한 무릎서기 자세에서 엉덩관절을 약 80~90° 굽힘 위치로 한다.

주: 엉덩관절 굽힘근이 경직된, 또는 등뼈 가동성이 불량한 사람에게는 이 자세는 매우 유용하다. 공을 사용함으로써 등뼈만 움직임을 촉진하고 허리뼈 또는 엉덩관절의 폄을 방지할 수 있다.

동작 / *Action*

기본운동과 마찬가지로 시행하고 등뼈의 폄 각도를 확인한다.

4

변형 4 / *Modification 4*

적당히 딱딱하고 내하중성이 있는 작은 공(테니스 공 정도의 크기)을 복장뼈몸통(흉골체)의 높이에서 가슴 밑에 놓고 시행한다. 척추의 폄과 함께 공을 앞쪽으로 굴린다.

진행 1 / *Progression 1*

기본운동을 시행하고 척추가 완전히 펴졌을 때 손바닥을 바닥으로 향하고, 뻗친 채로의 양팔을 머리 위로 가져간다. 1~2 호흡 동안 그 위치를 유지하고 시작자세로 되돌아간다.

진행 2 / *Progression 2*

수영의 준비: 진행 1을 수행하고 양팔을 머리 위로 뻗어 골반을 돌림을 시키지 않고 중간위치로 유지한 상태에서 척추의 폄을 유지하면서 엉덩관절로부터 다리를 길게 뻗어 바닥부터 들어 올린다. 1~2 호흡 동안 그 위치를 유지하고 시작자세로 되돌아간다.

흔히 일어나는 문제 / Common problems

- 목의 긴장: 시선을 바닥으로 향한 채로 유지하도록 지시한다.
- 과도한 목뼈의 폄: 머리마루에서 척추의 신장을 유지함과 동시에 골반저근육군과 복근의 더 강한 수축을 촉진한다.
- 허리뼈의 불안정성: 필요하다면 큰볼기근 하부섬유를 수축시키도록 지시한다. 그렇게 함으로써 등뼈의 폄 각도를 감소시킨다.
- 척추 연결성 저하: 작은 폄 각도의 움직임에서부터 시작하고, 운동 중에 교정해서 팔이음뼈의 양호한 정렬과 안정성을 확보한다.
- 척추세움근의 수행 저하: 변형이나 네발기기 자세 시리즈(BCS 13~19)를 연습한다.

표 4.30의 지도 요점 참조.

실시상 주의

- 운동 중의 허리부위의 불쾌감 – 허리뼈 전만을 예방하는 데 충분한 복근의 조절을 확보한다.
- 어깨관절의 병변: 팔이음뼈의 위치와 양팔의 폄 운동의 각도를 확인한다.
- 골다공증: 주의 깊게 감시한다. 등뼈 폄의 각도를 제한한다. 불확실한 점이 있으면 의사에게 조언을 구한다.
- 허리 · 척추의 병변: 운동 시 통증이 없는지 확인한다. 불확실한 점이 있으면 의사에게 조언을 구한다.
- 척추, 가슴, 복부, 골반의 외과수술 직후: 운동 시 통증이 없는지 확인한다. 불확실한 점이 있으면 의사에게 조언을 구한다.
- 척추의 외과수술의 병력(척추 고정술 등): 운동 시 통증이 없는지 확인한다. 불확실한 점이 있으면 의사에게 조언을 구한다.

금기

- 허리의 통증, 척추의 병변.
- 돌기사이관절에 문제가 있는 경우나 척추전방전위증과 같은 척추의 기질적 병변(구조상의 결함)에 관련된 허리통증.
- 어깨의 통증, 팔의 병변: 의사에게 의뢰한다.
- 임신 후기.

촉각을 이용한 지시 방법

1. 앞가슴부분을 넓히다 – 척추가 폄의 방향으로 움직일 때에 빗장뼈를 양손으로 넓히는 것처럼 쓰다듬는다.
2. 목의 얕은 층 근육군을 비교적 이완한 상태로 유지하기 – 왼손의 엄지손가락과 가운데손가락을 뒤통수융기의 밑에 가볍게 대고 머리를 앞쪽으로 향하게 하여 목뼈 정렬을 교정한다. 필요하다면 오른손으로 이마부위를 만져 운동을 보조해도 된다.
3. 척추의 신장을 촉진하기 – 한쪽 손을 가볍게 허리 부위에 대고 또 한쪽 손은 척추를 따라서 위로 뻗게 하고 머리마루에서 멈춘다.
4. 팔이음뼈의 정렬과 안정성을 수정하기 – 양손을 사용해서 어깨뼈를 내리도록 유도한다.
5. 척추를 펴는 동안의 상부몸통과 하부몸통과의 관계성을 수정하기 – 양손을 사용해서 갈비뼈를 골반을 향해서 모으도록 내린다.

표 4.30 지도의 요점 – 애로우(Arrow)

초점	구두지시 · 시각적 지시의 예
운동 중 효과적인 복부 조절과 전체 코어 안정성	골반저근육군을 조여서 하부복벽을 움푹 들어가게 한다. 궁둥뼈를 서로 가까이 당긴다.
척추 폄에 동반하는 엉덩관절 앞면 신장	엉덩관절의 앞면근육을 이완하고 양다리를 멀리 뻗는다.
목의 긴장 제한	시선을 바닥으로 유지한다. 턱과 빗장뼈 사이에 연약한(부서지기 쉬운) 물건이 끼어 있다고 상상한다.
팔이음뼈의 안정화근육의 강력한 활동	손바닥을 천장으로 향해 들어 올릴 때 누군가의 손바닥과 합친다고 상상한다. 머리마루를 통해서 신장하고 새끼손가락을 통해서 어깨뼈가 등을 가로질러 아래로 미끄러져 내려가도록 손을 뻗는다.
척추의 폄을 시작할 때와 동작 중 등뼈의 신장	복장뼈 위에 있는 전등을 처음에는 바닥을 비추고 가슴이 바닥에서부터 들려올라감에 따라 앞쪽 벽을 비춘다고 상상한다.
등뼈의 가동성	브래지어 끈의 바로 밑에서부터 척추를 감아올린다(여성에 한함). 어깨뼈의 사이로 복장뼈를 향해서 척추를 움직인다.

촉각을 이용한 지시 방법 – *계속*

6. 척추의 관절연결(articulation)을 촉진하기 – 척추를 따라서 관절의 움직임을 예측하여 가볍게 손가락을 움직여간다.
7. 척추의 폄을 보조하기 – 왼손을 복장뼈의 위에 놓고 복장뼈를 앞쪽 그리고 동시에 위쪽으로 완만하게 향하게 하고 왼손과 정확히 반대쪽 등 부위에 놓은 오른손으로 척추를 신장하여 안쪽으로 움직인다.
8. 허리뼈 안정성을 보조하기 – 손가락으로 큰볼기근을 가볍게 두드리거나, 또는 볼기고랑을 좁힘으로써 큰볼기근 하부섬유의 수축을 촉진한다.

옆으로 누운 자세의 척추 가동화(운동 SLM 27) / SIDE LYING SPINE MOBILIZATION (EXERCISE SLM 27)

운동 SLM 27 – 척추 비틀림과 함께하는 체스트 오프너(어깨관절과 등뼈의 가동성 향상) / Exercise SLM 27 – Chest opener with spine twist (shoulder and thoracic spine mobilization)

목적 / *Aim*

척추의 신장을 촉진한다.

등뼈 가동화 중 허리뼈 안정을 통해 복근 조절을 개선한다.

돌림을 할 때 등뼈 가동성을 향상시킨다.

팔이음뼈의 정렬과 안정성을 개선한다.

앞가슴근육을 신장한다

기구 / *Equipment*

매트 또는 높이가 있는 침대, 올바른 정렬과 쾌적성을 위해 필요하다면 머리 지지기구, 척추의 돌림을 확인하기 위한 등 윗부분이나 팔 밑에 놓는 베개 등의 지지기구.

목표 근육 / *Target muscles*

어깨관절 굽힘에 대해서 — 큰가슴근, 부리위팔근, 어깨세모근 앞쪽섬유.

어깨관절 벌림에 대해서 — 가시위근과 위팔두갈래근 긴갈래에 보조되는 어깨세모근과 가시아래근.

어깨관절의 모음에 대해서 — 큰가슴근과 작은원근, 위팔두갈래근의 짧은갈래, 부리위팔근에 보조되는 넓은등근과 큰원근.

어깨뼈 안정성에 대해서 — 정중선으로 어깨뼈를 서로 가까이 당기기 위해 협동하여 작용한다. 등세모근 전부 · 중부 · 하부 섬유, 마름근, 넓은등근, 큰원근에 보조된다.

허리뼈 안정성의 유지에 대해서 — 배가로근, 배빗근, 골반저근육군의 연동된 동작.

4

등뼈 오른쪽돌림에 대해서 — 오른쪽 배속빗근, 왼쪽 배바깥빗근, 왼쪽 척주세움근이 돌림 초기 움직임에서 구심성으로 작동하고, 상부몸통이 천장을 향할 때에는 왼쪽 배속빗근, 오른쪽 배바깥빗근, 오른쪽 척주세움근이 중력의 영향에 대항하기 위해 원심성으로 작동한다.

오른쪽돌림에서부터 옆으로 누운 자세의 복귀동작에 대해서 — 왼쪽 배속빗근, 오른쪽 배바깥빗근, 오른쪽 척주세움근이 중력의 영향에 대항하기 위해 구심성으로 작동한다.

시작자세 / *Body position*

오른쪽 옆으로 누운 자세에서 양팔은 몸통 앞쪽에서 어깨관절의 높이보다 약간 아래쪽 바닥에 놓는다. 어깨관절은 안쪽 · 가쪽돌림 중간위치에서 모음을 시키고, 왼쪽 손바닥은 오른쪽 손바닥 위에 서로 마주보게 둔다(그림 4.65A).

4

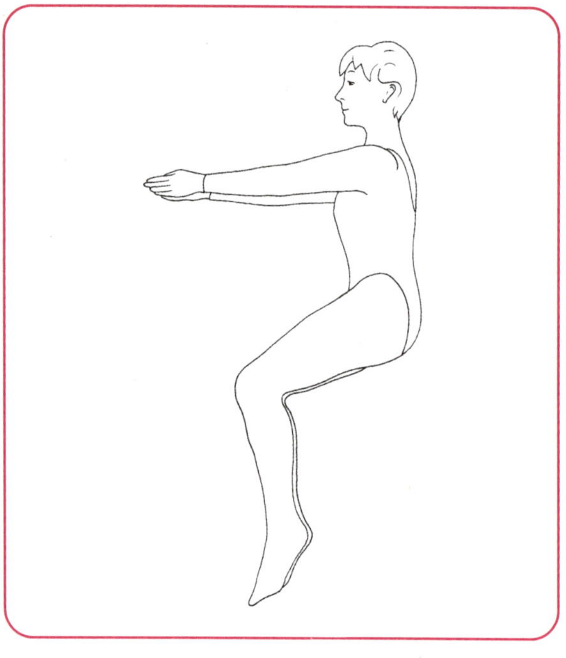

그림 4.65A 옆으로 누운 자세의 척추 가동화 – 시작자세

동작 / *Action*

숨을 들이마신다 — 준비.

숨을 내쉰다 — 골반저근육과 하부복근군을 수축시켜서 척추를 신장시키고 척추의 자연스런 만곡을 유지하면서 머리마루에서부터 궁둥뼈결절까지 뻗어 닿는다.

숨을 들이마신다 — 앞가슴을 옆으로 넓히고 어깨뼈를 바지 뒷주머니에 집어넣는 것처럼 끌어내려 안정시켜 복근 조절을 유지하고 상부몸통을 왼쪽으로 돌린다. 왼쪽 어깨관절의 정확히 바로 위의 천장을 향해서 왼팔이 뻗을 때까지 팔과 몸통을 하나의 단위로 하여 움직인다(그림 4.65B).

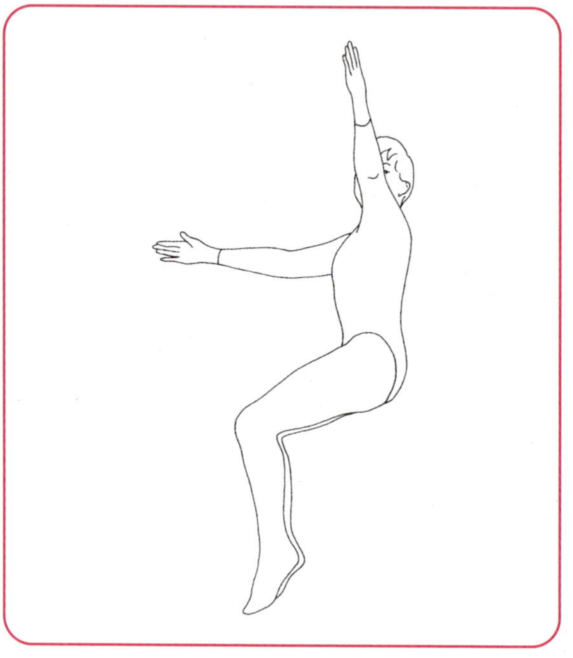

그림 4.65B 옆으로 누운 자세에서 척추 가동화 – 중간 동작.

주: 머리는 척추와 함께 움직이고 눈을 머리와 함께 움직여 손가락 끝이 천장을 향해서 뻗은 다음에는 시선을 손가락 끝으로 똑바로 향하게 한다.

숨을 내쉰다 — 복근 조절을 유지하면서 팔이 바닥에 닿을 때까지, 또는 척추 돌림이 제한될 경우에는 그 움직임에 적합한 지지기구에 팔이 놓일 때까지 몸통과 팔을 하나의 단위로 계속 돌림을 시킨다(그림 4.65C).

주: 팔을 바닥쪽으로 움직일 때에도 손끝을 계속 본다.

숨을 들이마신다 — 복근의 조절을 유지하고 왼손이 다시 천장을 향할 때까지 상부몸통과 왼팔을 하나의 단위로서 유지하면서 동작을 원래 상태로 되돌아가게 한다.

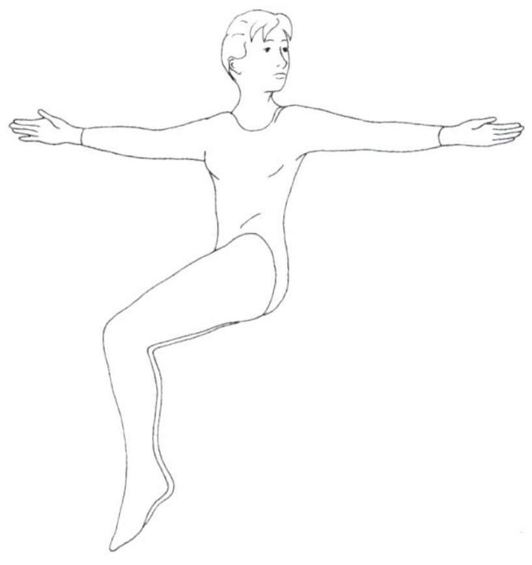

그림 4.65C 옆으로 누운 자세에서 척추의 가동화 – 동작의 최종범위.

주: 이 단계에서도 손끝을 계속 본다.

숨을 내쉰다 — 더욱 복근을 조이고 몸통과 팔을 하나의 단위로서 계속해서 돌림을 시키고 시작자세로 되돌아간다.

좌 · 우 각각 3~5 회 반복한다.

흔히 일어나는 문제 / *Common problems*

- **척추 정렬과 안정성의 문제:** 시작할 때 척추의 생리적 만곡이 손상되지 않은 올바른 정렬을 취하는 것에 집중시킨다. 동작을 시작하기 전에 복근을 조이고, 허리 위의 부분에서 상부몸통의 돌림을 시키도록 지시한다. 상부몸통과 팔을 하나의 단위로서 움직이도록 지시한다.
  등의 윗부분이나 팔을 기댈 수 있는 지지기구를 놓음으로써 등뼈의 돌림 각도를 확인한다.
- **등뼈 돌림가동성의 저하:** 등뼈에서부터 척추 돌림을 시작해가도록 시각적으로 상상시킨다.
  척추 가동성을 향상시키는 것과 밀접한 관계가 있는 옆굽힘의 운동을 연습한다(앉은 자세에서 옆굽힘이나 인어[mermaid] 등).
- **움직임에 동반한 순서적으로 호흡을 시행할 수 없다:** 이완된 호흡 주기을 지시하고 운동 중에 복근의 조절에 집중시킨다.

표 4.31 의 지도 요점 참조.

실시상 주의

- 운동 중 복부의 불쾌감 – 허리뼈 전만을 방지하는 데에 충분한 복근 조절을 확보한다.
- 어깨관절의 병변 – 팔이음뼈의 위치를 체크하고 팔꿈치를 굽혀 손을 어깨 위에 놓은 상태에서 시행하는 것도 고려한다. 가슴이 천장을 향하였을 때에 팔을 기댈 수 있도록 등 윗부분의 뒤쪽에 지지기구를 놓는다.
- 골다공증 – 회전운동이 반드시 등뼈에서 만 일어나고 허리뼈에는 일어나지 않도록 주의 깊게 확인한다.
- 임신 – 임신의 어느 시기인가를 항상 파악해두고 자세와 동작이 반드시 무리 없이 쾌적할 수 있도록 하고 부작용을 일으키지 않도록 한다.
- 허리/척추의 병변이나 외과수술 후 – 운동할 때 통증이 없는 것을 확인한다. 막대(rod) 삽입이나 척추고정술의 사례에서는 척추의 어느 부분이 움직이지 않는지를 파악해둔다. 불확실한 점이 있으면 의사의 조언을 구한다.

금기

- 팔, 허리의 통증 또는 척추의 병변 – 의사에게 의뢰한다.
- 임신 후기.

촉각을 이용한 지시 방법

1. 척추의 신장을 촉진하기 – 한쪽 손을 머리마루 위에 살짝 놓고 머리를 위로 향하게 하여 척추에서부터 떼도록 지시한다.
2. 가슴우리의 돌림을 시키기 전 – 손가락을 척추 위에 놓고 머리의 방향으로 움직이도록 이동시키며, 대략 척추돌림이 일어날 것인 곳에서 멈춘다.
3. 상부몸통과 골반과의 관계성을 수정하기 – 양손을 사용해서 갈비뼈를 골반을 향해서 모으도록 내린다.
4. 팔이음뼈의 안정성을 보조하기 – 양손을 사용해서 어깨뼈를 내리도록 유도한다.
5. 팔을 수정하기 – 동적 정렬에 의해서 팔을 한쪽씩 동작의 처음부터 끝까지 유도한다.

4

표 4.31 지도의 요점 – 옆으로 누운 자세의 척추 가동화(side lying spine mobilization)

초점	구두지시 · 시각적 지시의 예
척추의 양호한 정렬 유지와 척추를 돌림을 할 때 상부몸통과 하부몸통과의 관계성의 수정	머리마루와 궁둥뼈를 각각 반대의 방향으로 뻗는다. 가슴을 천장으로 향하게 할 때에도 척추의 길이를 유지한다.
허리뼈에 대한 양호한 복근의 조절	운동 전에 골반저근육군을 끌어올려서 하부복근군을 조인다.
팔과 상반신을 하나의 단위로 하여 움직인다.	상반신과 팔이 이음매가 없이 하나로 움직인다고 생각한다.
등뼈만의 돌림에 의해서 앞가슴부위 근육을 신장(stretch) 한다.	허리 위에서부터 가슴우리를 돌림을 시켜간다.
머리와 팔과의 협동된 움직임	팔이 바닥 쪽으로 움직임에 따라 빗장뼈에서부터 새끼손가락까지 신장되는 것을 느낀다. 손가락 끝을 눈으로 쫓아간다.

무릎관절의 근력강화(운동 KS 28) / KNEE STRENGTHENING(EXERCISE KS 28)

운동 KS 28 – 넙다리네갈래근 강화 / Exercise KS 28 – Quadriceps strengthening

4

목적 / *Aim*

넙다리네갈래근 내에서 근력 불균형 문제에 대처하고 넙다리네갈래근 전체의 수행을 개선한다.
안쪽넓은근에 한정하여 수행을 개선한다.

기구 / *Equipment*

매트 또는 견고한 침대, 머리를 지지하여 등 윗부분을 둥글게 하기 위한 베개나 삼각쿠션, 무릎 뒤를 지지하기 위한 작고 둥글게 감은 타월이나 삼각쿠션.

목표 근육 / *Target muscles*

코어조절에 대해 — 골반저근육군과 배가로근.
무릎관절 폄에 대해 — 넙다리네갈래근.
무릎관절 폄 최종범위 10~20° 에 대해 — 안쪽넓은근.

시작자세 / *Body position*

바로 누운 자세에서 상반신을 굽힘 위치로 하고 등과 머리는 삼각 매트나 베개 위에 올려놓는다. 동작을 시행하지 않는 쪽 다리는 무릎 뒤에 작은 타월이나 삼각매트를 놓고 굽힘 위치를 취한다. 엉덩관절을 안쪽 · 가쪽돌림 중간위치로 하고 무릎을 천장으로 향하게 하여 발을 이완시킨다(그림 4.66A).

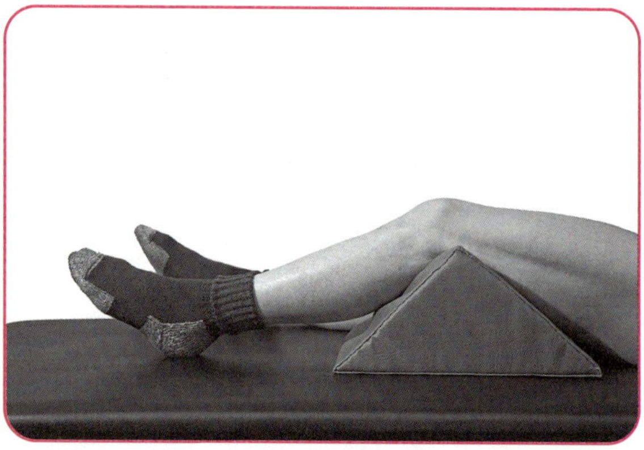

그림 4.66A

동작 / *Action*

숨을 들이마신다 — 준비.
숨을 내쉰다 — 허리뼈와 몸통을 안정시키는 데 충분할 만큼 골반저근육군과 하부복근군을 수축시킨다. 동작하는 쪽 발은 완만하게 등쪽굽힘을 시키고 무릎관절 폄을 시작한다. 발끝을 천장으로 향해 뻗고 무릎 뒤에서 지지기구를 누르지 않도록 하면서 다리를 펴간다(그림 4.66B).
숨을 들이마신다 — 복근 조절을 유지하면서 발을 바닥쪽굽힘을 시킨다.
숨을 내쉰다 — 복근의 수축을 증가시키고 발을 등쪽굽힘을 시킨다.

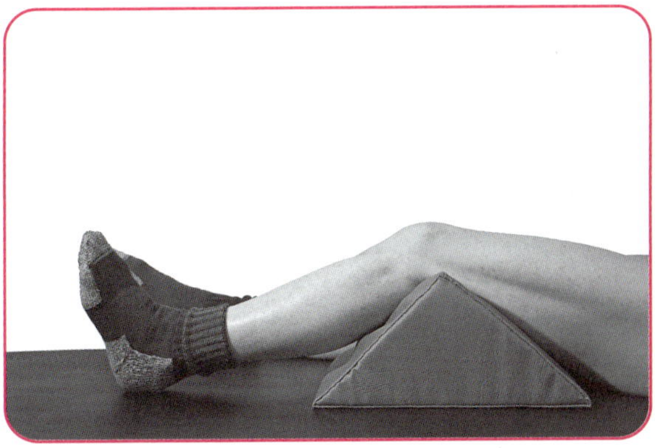

그림 4.66B

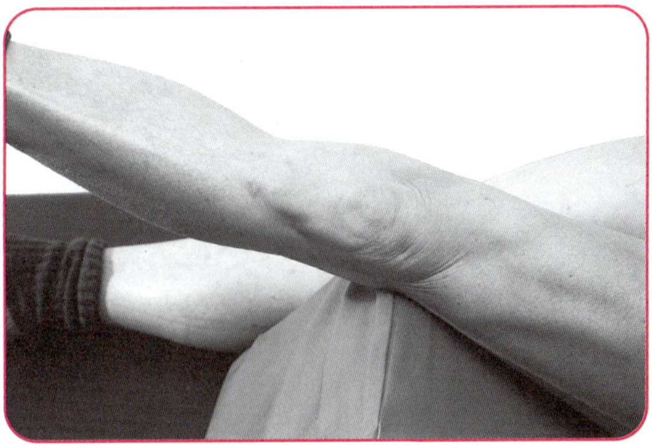

그림 4.66C

숨을 들이마신다 — 복근의 유지하면서 발을 바닥쪽 굽힘을 시킨다.

숨을 내쉰다 — 복근의 수축을 증가시키고 발을 등쪽 굽힘을 시켜 완만하게 조절하면서 무릎관절을 굽혀서 발꿈치를 바닥에 되돌린다.

변형 / *Variation*

운동하는 쪽 다리를 가쪽돌림을 시키고 무릎관절을 펴는 최후의 10~20° 에서 안쪽넓은근의 활동에 집중하여 시행한다(그림 4.66C, D).

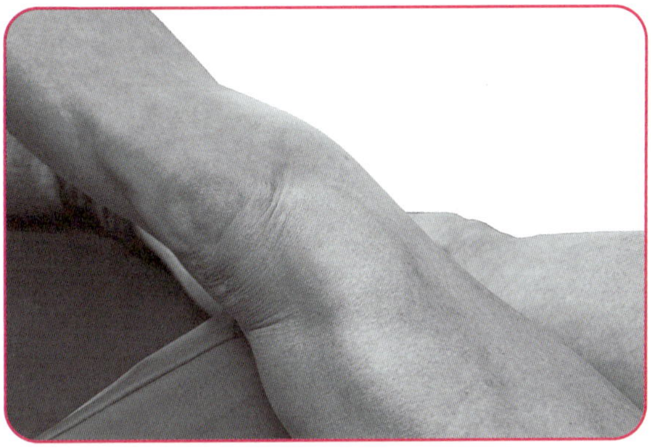

그림 4.66D

진행 1 / *Progression 1*

시작자세 / *Body position*

운동하는 쪽 다리를 가쪽돌림을 하여 시행한다.

동작 / *Action*

숨을 들이마신다 — 준비.

숨을 내쉰다 — 허리뼈와 몸통을 안정시키는 데 충분할 만큼, 골반저근육군과 하부복근군을 수축시킨다. 동작을 시행하는 쪽의 발을 완만하게 등쪽굽힘을 시키고 무릎관절의 폄을 시작한다. 발끝을 천장을 향해서 뻗고 무릎의 뒤로 지지기구를 누르지 않도록 하면서 다리를 펴간다. 발꿈치를 멀리 뻗고 무릎관절을 펴는 최후의 10~20° 에서 안쪽넓은근의 활동에 집중한다.

숨을 들이마신다.

숨을 내쉰다 — 몸통을 더욱 안정시키기 위해 골반저근육군과 하부복근군의 수축을 증가시키고 지지기구에서 뻗은 다리를 가볍게 들어올린다.

숨을 들이마신다 — 복근의 조절을 유지하면서 다리를 완만하게 시작자세로 되돌린다.

진행 2 / *Progression 2*

진행 1을 다리가 완전히 펴질 때까지 시행하고 그 다음에 다리가 지지기구에서 떨어지도록 들어 올려 벌림을 한다.

진행 3 / *Progression 3*

진행 1과 2를 수행하고 가벼운 레그 웨이트를 한다.

4

표 4.32 지도의 요점 – 넙다리네갈래근의 강화(Quadriceps strengthener)

초점	구두지시 · 시각적 지시의 예
시작자세를 수정한다.	올바른 시작자세를 확실하게 취하고 머리, 허리 다리가 편안하게 충분히 지지되어 있는 상태로 한다.
다리를 움직이기 전에 몸통을 안정시킨다.	골반저근육을 가볍게 수축시켜 하부복근군이 완만하게 움푹 들어가게 한다.
운동 중에 몸통의 안정성을 유지한다.	복근의 조절을 유지하고 무릎이 펴짐에 따라 궁둥뼈를 바닥으로 떨어뜨린다.
다리의 동적 정렬을 수정한다.	무릎뼈를 천장을 비추는 빛처럼 상상한다. 둘째 발가락과 셋째 발가락이 무릎 중심과 일직선상에 배열하도록 한다. 무릎이 펴짐에 따라 엄지발가락이 천장 쪽으로 뻗는 것을 관찰한다.
무릎이 완전히 펴질 때 안쪽넓은근의 수축	무릎의 안쪽 · 위쪽을 관찰하고 다리가 펴짐에 따라 근육을 위쪽으로 끌어올린다.
다리의 등면을 신장한다.	발꿈치를 멀리 뻗을 때에 발꿈치로 벽에 접촉한다고 상상한다.

4

흔히 일어나는 문제 / Common problems

- **몸통 안정성의 저하:** 등을 충분히 지지하는 기구를 사용하여 효과적인 복근 조절을 시행하는 데 필요한 만큼 몸통을 굽히게 한다. 경우에 따라서는 더 강한 복근의 조절을 지시한다.
- **어깨관절의 완전 폄이 곤란하다:** 무릎의 뒷면에서부터 멀리 뻗어가도록, 그리고 무릎관절이 펴짐에 따라 발꿈치를 멀리 뻗도록 지시한다. 무릎관절 뒷면의 딱딱한 조직만이 아니라, 뒤넙다리근과 종아리 근육의 유연성도 고려한다.
- **안쪽넓은근을 완전히 수축시키는 것이 곤란하다:** 다리가 완전히 펴짐에 따라 무릎 내재근을 끌어올리도록 지시한다.
- **발목관절 바닥쪽 · 등쪽굽힘 중의 정렬 불량:** 둘째발가락과 셋째발가락을 무릎관절의 중심과 엉덩관절 축이 일직선상에 배열되도록 지시한다.

표 4.32의 지도 요점 참조.

참고문헌 / References

Oliver J 1999 Back in line. Butterworth-Heinemann, Oxford
Sahrmann SA 2002 Diagnosis and treatment of movement impairment syndromes. Mosby, St Louis

실시상 주의

- 무릎의 진행 중인 병변 – 운동할 때 통증이 없는 것을 확인하고 불확실한 점이 있으면 의사의 조언을 구한다.
- 레그 웨이트의 사용 – 운동할 때는 통증이 없는 것을 확인하고 불확실한 점이 있으면 의사의 조언을 구한다.

금기

- 운동 중 무릎 통증 – 엉덩관절 벌림근군의 단축과 엉덩관절 모음근군의 약화 또는 뒤넙다리근의 단축이 무릎뼈 트래킹(tracking)과 무릎의 역학구조를 변화시킨다. 의사에게 의뢰한다.
- 청년기의 무릎 통증 – 의사에게 의뢰한다.

촉각을 이용한 지시 방법

1. 안쪽넓은근의 수축을 평가하다: 무릎이 폄 방향으로 움직일 때 무릎의 위 안쪽에 대상자의 손을 놓게 하여 안쪽넓은근의 위치를 가르쳐준다.
2. 무릎 뒷면의 신장: 무릎이 펴짐에 따라 지도자 또는 대상자가 무릎 뒷면을 가볍게 쓰다듬어도 된다.
3. 발목관절에서 다리가 떨어지도록 다리의 신장을 촉진하다: 다리를 멀리 뻗음과 동시에 발꿈치에 가볍게 접촉한다.

제 5 장

팔의 해부학
/ Anatomy review - the upper limb

이 단원의 목차

팔이음뼈 / PECTORAL GIRDLE

뼈 · 관절 / Bones and joints

양쪽 팔이음뼈는 3 개의 뼈(어깨뼈, 빗장뼈, 부리돌기)와 3 개의 관절(복장빗장관절, 봉우리빗장관절, 오목위팔관절)로 구성된다:

- 빗장뼈는 복장빗장관절과 봉우리빗장관절에 의해서 어깨뼈와 복장뼈를 연결하고 있다. 어깨뼈는 또한 머리뼈와 척주, 가슴우리에서 여럿 강력한 근육에 의해서 연결되어 있다 (이른바 어깨가슴우리관절).
- 부리돌기의 발달은 인간에서는 부족하고 관절오목 모서리의 가까이에서 어깨뼈에 접합하는 작은 돌기로서 존재하고 있다.
- 위팔뼈는 어깨위팔관절에서 어깨뼈의 관절오목과 관절을 이룬다.

머리뼈와 척주, 가슴우리로 연결하는 팔이음뼈의 부속물과 3 개의 관절과 연관된 이 배열은 팔에 광범위한 가동범위와 운동자유도를 제공하고 있다. 그러나 이러한 가동성은 팔이 하중이나 기타의 신체활동을 위해 사용되는 경우에 안정성을 희생하는 것에 의해서만 가져올 수 있다.

팔이음뼈를 상부몸통에 부착시키는 강력한 근육군에 의해서 어깨의 안정성이 얻어진다. 이에 더해서 이 근육계에는 팔로 체중지지를 하는 경우의 충격흡수기(shock absorber)로서 역할이 있고, 또한 빗장뼈는 특히 팔의 벌림할 때 팔이음뼈를 안정 · 고정시키기 위한 지주로서의 역할이 있다.

어깨뼈 / Scapula

정상적인 정렬 / Normal alignment

어깨뼈는 가슴우리 뒤쪽에서 제 2~제 7 갈비뼈의 위치에 기대어 의지하고 있고 그 안쪽모서리는 등의 중앙에서 약 세 손가락 너비로 평행으로 위치하고 있다. 또한 가슴우리의 만곡을 따라서 이마면에 대해서 30° 앞쪽으로 돌림을 하고 있다.

어깨가슴관절 / scapulothoracic articulation

어깨뼈는 가슴우리 뒤 가쪽 얕은층에 있는 갈비뼈와 근육군의 위를 미끄러짐으로써 움직인다. 특유의 운동에는 올림(elevation), 내림(depression), 안쪽돌림(medial rotation), 가쪽돌림(lateral rotation)이 있다. 어깨뼈의 올림과 내림은 직선이고 대략 10~12 ㎝ 폭이 있으며 보통은 다소의 돌림을 동반한다. 관절오목(glenoid fossa)은 올림에서는 위쪽으로, 내림에서는 아래쪽으로 향하는 경향이 있다.

어깨뼈는 어깨뼈가시 안쪽 끝 바로 아래를 축으로 약 60° 돌림을 한다. 이것은 어깨뼈 아래각(inferior angle)의 10~12 ㎝ 가쪽 전위와 위가쪽각(superolateral angle)의 5~6 ㎝ 안쪽 전위를 동반한다.

위팔뼈 / humerus

위팔뼈는 팔의 몸쪽 긴뼈이며 팔이음뼈와 아래팔을 연결하고 있다.

정상적인 정렬 / Normal alignment

5

측면에서 보면, 위팔뼈머리의 1/3 보다 적게 봉우리 앞쪽에서 돌출하여 있다. 팔꿈치머리가 뒤쪽으로 향하고 손바닥이 옆쪽을 향할 때 팔꿉관절 앞면의 주름은 앞쪽을 향한다. 위팔뼈의 몸쪽 끝과 먼쪽 끝은 옆쪽, 앞쪽, 뒤쪽에서 보면, 같은 수직면 위에 있어야 할 것이다(Sahrmann 2002, p.198).

관절오목과 어깨위팔관절 / Glenoid fossa and glenohumeral joint

정상적인 정렬 / Normal alignment

어깨는 앞쪽 및 뒤쪽에서 보아 T1을 지나는 수평축의 약간 아래쪽에 위치한다. 옆면에서 보면, 다림줄(plumb line)은 봉우리를 2등분한다(Sahrmann 2002, p.194).

관절오목은 어깨뼈 가쪽 모서리에 위치하는 접시 모양을 한 관절의 얕은 관절함몰(articular depression)이며 섬유성의 테두리(fibrous rim)에 의해서만 약간 깊어지고 있다. 어깨위팔관절의 볼과 소켓의 배치는 위팔뼈머리를 교차점으로 하는 다축운동을 가능케 하고 있다. 이러한 것에 의해서 어깨위팔관절은 신체에서 가장 가동성이 있는 관절이 되고, 그 운동은 굽힘, 폄, 벌림, 모음, 안쪽돌림, 가쪽돌림이다. 그러나 팔이음뼈 전체와 마찬가지로 본래의 불안정한 배치는 강력한 근육의 지지를 필요로 한다.

어깨위팔 리듬 / Scapulohumeral rhythm

어깨뼈 돌림에 관련하여 팔의 운동이 시작되면 관절오목은 빗장뼈를 반지름으로 하여 호를 그리는 것처럼 움직이고 어깨빗장관절과 복장빗장관절에서는 빗장뼈와 어깨뼈의 상대적인 위치가 변화한다.

어깨 굽힘의 초기 60°와 어깨 벌림 30°까지는 어깨뼈의 운동은 매우 변동한다. Inman 등(1994)은 이것을 설정단계(setting phase)라 부르고 있다. 설정단계 후, 위팔뼈와 어깨뼈는 일정한 비율로 움직인다. 어깨가슴관절의 운동 1°에 대해서 어깨위팔관절의 운동이 2°의 비율에 의해서 120°의 어깨위팔관절 운동과 60°의 어깨뼈 운동으로 어깨의 굽힘이 완료한다.
더욱이 최근의 연구에서는 그 운동의 정확한 타이밍에 변동성이 있다는 것을 보고하고 있다(Sahrmann 2002, p.202).

어깨뼈와 팔이음뼈를 안정시켜 움직이는 근육 / MUSCLES THAT STABILIZE AND MOVE THE SCAPULA AND PECTORAL GIRDLE AS A WHOLE

어깨뼈의 안정화 / Scapula stabilization

어깨뼈의 안정화는 등세모근, 마름근, 어깨올림근, 앞톱니근, 작은가슴근의 활동의 조합에 의해서 이루어진다.

*등세모근*은 팔 운동의 토대로서 어깨뼈를 안정시키

는 데 중요한 기능을 가진다. 등세모근의 중부 수평섬유는 어깨뼈를 중간선으로 당기고 상부와 하부섬유는 동시에 수축함으로써 중간선을 향한 강력한 힘을 만들어낸다.

등세모근의 상부섬유는 팔이음뼈를 올리게 하고 중력의 영향이나 중량물을 손으로 들 때 그것에 대항하여 어깨의 높이를 유지한다.

좌 · 우의 등세모근이 동시에 수축하면 목의 폄을 일으키고 한쪽 상부섬유의 활동은 옆굽힘을 일으킨다. 하부섬유는 특히 의자에서 떠나는 경우 등의 저항에 대항하여 어깨뼈 안쪽을 끌어내려 어깨를 내린다. 상부와 하부섬유는 협동하여 어깨뼈의 위쪽돌림을 일으킨다.

*마름근군*은 기타의 근육군이 활동하고 있는 경우의 어깨뼈의 중요한 안정장치(stabilizer)이다. 어깨뼈를 뒤쪽으로 돌출시키고 팔이음뼈의 아래쪽돌림 때 작동한다.

*어깨올림근*은 등세모근과 협동하여 팔이음뼈 올림과 뒤쪽으로의 돌출을 일으키고, 중량물을 들 때처럼 아래쪽으로의 움직임에 대항하여 작동한다. 어깨올림근은 어깨뼈를 안정시키는 작용이 있고, 또한 어깨뼈의 아래쪽돌림에 대항하여 작동한다.

*앞톱니근*은 팔이음뼈의 앞쪽돌출에 작용하는 중요한 근육이며 밀치기(thrusting), 밀기(pushing), 주먹으로 쳐 내기(punching) 등, 팔을 이동하기 위해 어깨뼈가 앞쪽으로 움직이는 것 같은 모든 동작에 관여하고 있다. 팔을 굽히거나 신체의 앞에 있는 중량물을 드는 경우, 앞톱니근은 어깨뼈 안쪽모서리와 흉벽과의 접촉을 유지하기 위해 작용한다.

팔을 펼 때, 마름근군과 어깨올림근이 어깨뼈를 안정시키기 위해 뒤쪽으로 작용하는 것에 반해서 작은가슴근은 앞쪽으로 작용한다. 양손으로 지지할 경우, 몸통의 중량을 팔로 이동시키는 것을 돕는다. 추가로, 부리돌기에 부착하여 있기 때문에 주먹으로 쳐내기나 밀기 동작에서 어깨뼈를 앞 · 뒤방향으로 당기거나 저항에 대항하여 아래쪽돌림을 일으키는 것을 돕는 것이 가능하다(Palastanga et al 2002, p.62, 65–66).

팔이음뼈의 안정화
/ Pectoral girdle stabilization

팔이음뼈의 안정화는 넓은등근과 큰원근, 큰가슴근이 어깨뼈의 안정화에 관여하는 근육군과 함께 활동함으로써 얻어진다.

*넓은등근*은 어깨관절 굽힘 위치에서 강력한 폄근이고 위팔뼈의 강력한 모음근, 안쪽돌림근이기도 하다. 위팔뼈가 어깨뼈에 대해서 고정되어 있는 경우, 넓은등근은 팔이음뼈를 앞쪽으로 돌출시킨다. 넓은등근은 어깨뼈의 아랫각(inferior angle)에 부착하고 팔 운동을 할 때 어깨뼈의 안정성을 돕고 있다.

*큰원근*은 넓은등근과 함께 어깨관절에서 위팔뼈를 모음, 안쪽돌림을 시키고 굽힘 위치에서 폄을 돕는다. 넓은등근과 큰가슴근과 함께 어깨관절의 안정성에도 공헌하고 있다.

*큰가슴근*은 어깨관절에서 위팔뼈의 강력한 모음 · 안쪽돌림근이다. 이에 더해서 큰가슴근 복장갈비머리(sternocostal head)는 위팔뼈 굽힘 위치에서 폄에 작용하고 빗장뼈머리(clavicular head)는 60° 부근에서 위팔뼈의 굽힘에 작용한다. 등반(climbing)을 위한 중요한 근육의 하나로 팔이 머리위에 있을 때에 몸통을 위쪽으로 끌어당긴다. 큰가슴근은 작은가슴근이나 앞톱니근이 팔이음뼈를 앞쪽으로 돌출시키는 것과 마찬가지로 미는 동작 또는 주먹으로 쳐 내기, 투구할 때에 위팔뼈를 강력하게 앞쪽으로 이동시킨다.

어깨밑근 등근육군은 위팔뼈를 관절오목에 맞춰서 안정시키기 때문에 큰가슴근과 길항한다.

5

어깨뼈와 팔이음뼈를 안정시키는 근육의 요약
/ Summary of muscles that stabilize the scapula and the pectoral girdle

- 앞쪽돌출 — 앞톱니근, 작은가슴근
- 뒤쪽돌출 — 작은마름근, 큰마름근, 등세모근, 위팔뼈가 어깨뼈에 대해서 고정되어 있는 경우에 넓은등근

- 올림 — 등세모근(상부섬유), 어깨올림근
- 내림 — 등세모근(하부섬유), 앞톱니근(하부섬유)
- 위쪽돌림 — 등세모근, 앞톱니근
- 아래쪽돌림 — 큰 · 작은마름근, 작은가슴근, 어깨올림근

위팔뼈 관절오목에서 고정근과 움직근 / MUSCLES THAT STABILIZE AND MOVE THE HUMERUS IN THE GLENOID FOSSA

어깨위팔관절은 회전근개(rotator cuff muscle)의 긴장과 관절의 근접, 그리고 위팔두갈래근이나 위팔세갈래근의 긴갈래힘줄 등의 팔이음뼈와 위팔뼈 사이를 지나는 근육에 의해서 안정하여 있다.

회전근개 / Rotator cuff muscles

*가시위근*은 약 20° 까지 위팔뼈 벌림을 시작시키고, 어깨세모근의 동작을 계속할 수 있게 하는 위치까지 위팔뼈를 가져간다. 이 동안, 가시위근은 위팔뼈머리를 관절오목에 접촉시켜 견고하게 지지하여 위팔뼈머리의 위쪽 전위를 방지하고 있다. 이 안정화활동은 벌림이 진행하는 동안 계속한다.

*가시아래근*은 관절오목에서 다른 회전근개와 함께 위팔뼈를 가쪽돌림을 시켜 관절에 근접함으로써 어깨위팔관절의 안정성을 돕는다. 이러한 복합적인 활동은 위팔 하중 하에서 관절오목에 대해서 위팔뼈머리를 견고하게 고정시킨다.

*작은원근*은 위팔뼈의 가쪽돌림근이다. 위팔이 벌림 위치에 있을 때 가쪽돌림과 모음의 양쪽에 작용한다. 작은원근은 다른 회전근개와 함께 어깨위팔관절의 안정성을 담당하고 있다.

*어깨밑근*은 위팔뼈의 강력한 안쪽돌림근이며 팔의 모음 때 활동한다. 어깨밑근은 팔의 운동 중 위팔뼈머리를 관절오목 내에 유지하도록 보조하고 어깨세모근과 위팔두갈래근의 활동 시 위팔뼈머리가 위쪽으로 전위하는 것을 방지하고 있다.

*부리위팔근*은 어깨위팔관절의 약한 굽힘근이며 저항에 대항한 팔의 모음 때 활동한다.

*어깨세모근*은 가시위근이 약 20° 까지 시작한 후의 어깨위팔관절의 주요 벌림근이다. 어깨세모근의 앞쪽섬유는 위팔뼈를 굽힘 및 안쪽돌림을 시키고, 후부섬유는 폄 및 가쪽돌림을 시킨다. 어깨세모근 후부섬유는 저항에 대항한 팔의 모음 때 큰가슴근과 넓은등근에 의한 안쪽돌림의 영향을 약화시킨다.

*위팔두갈래근*은 팔꿉관절의 강력한 굽힘근이며 아래팔 벌림근이다. 또한 어깨위팔관절에서 위팔을 굽히고 안정시키는 작용을 갖는다.

*위팔세갈래근*은 팔꿉관절을 펴지게 하고 그 긴갈래는 위팔 모음을 시켜 굽힘 위치에서 펴지게 할 수 있다.

어깨위팔관절 특정 움직임에 관련된 근육군의 요약 / Summary of muscles involved in specific movements of the glenohumeral joint

- 굽힘 — 어깨세모근 앞쪽섬유, 큰가슴근 빗장갈래, 부리위팔근, 위팔두갈래근
- 폄 — 어깨세모근 후부섬유, 큰원근, 넓은등근, 굽힘 위치에서 폄의 능동운동이 시행된 경우, 위팔세갈래근 긴갈래와 큰가슴근 복장갈래도 관여한다. 굽힘에서 수동적 폄은 기본적으로 어깨 굽힘근의 원심성 활동에 의한 것이다.
- 벌림 — 가시위근이 시작을 시키고 어깨세모근이 운동을 계속한다.
- 모음 — 중력의 영향 하에서는 앞톱니근과 등세모근, 어깨세모근, 가시위근의 원심성 수축에 의해서 시행된다. 저항에 대항한 모음 때 작은가슴근과 큰원근, 넓은등근, 부리위팔근이 활동한다.
- 안쪽돌림 — 어깨밑근, 큰가슴근, 넓은등근, 큰원근, 어깨세모근 앞쪽섬유
- 가쪽돌림 — 가시아래근, 작은원근, 어깨세모근 후부섬유

5

팔꿉관절 / ELBOW JOINT

뼈, 움직임과 관련된 근육 / BONES, MOVEMENTS AND THE MUSCLES INVOLVED

팔꿉관절은 위팔과 아래팔 사이에 위치하고 먼쪽 위팔뼈 도르래와 자뼈 몸쪽 끝 도르래패임(trochlear notch)으로 관절면을 구성하고 있다. 팔꿉관절은 아래팔의 굽힘과 폄 운동을 가능케 하고 있는 경첩관절이다.

팔꿉관절 움직임과 관련된 주요 근육 / Elbow movements and the main muscles involved

팔꿉관절은 단순한 경첩관절이며 그 운동에는 굽힘과 폄이 있다. 각도가 증가하면 아래팔이 어깨의 방향으로 움직이고, 각도가 감소하면 아래팔이 어깨에서 떨어지도록 움직인다.

노자관절(요척관절)은 노뼈머리를 자뼈의 노패임(요골절흔) 내에서 돌림을 시킴으로써 아래팔의 엎침(회내)과 뒤침(회외)을 가능케 하는 분리된 관절이다. 팔꿈치가 굽혀져 있는 경우, 엎침 때 손바닥은 상향에서 하향으로 움직이고, 뒤침 때 손바닥은 하향에서 상향으로 움직인다.

팔꿉관절 굽힘 / Elbow flexion

- 위팔두갈래근
- 위팔근
- 위팔노근

*위팔두갈래근*에는 2개의 갈래가 있으며 긴갈래는 관절오목의 위쪽 관절순의 위에서 시작하고, 짧은갈래는 어깨뼈의 부리돌기에서 시작한다. 2개의 갈래는 위팔의 중앙에서 합류하여 2개의 두께가 있는 힘살(근복)이 된다. 위팔두갈래근은 노뼈거친면(요골조면)의 뒷부분과 아래팔 자쪽 깊은근막(deep fascia)에 부착하는 강한 막대(membranous band)인 위팔두갈래근널힘줄(bicipital aponeurosis)에 닿는다.

위팔두갈래근은 강력한 팔꿉관절 굽힘근 및 아래팔 뒤침근이며 그 활동은 아래팔 뒤침 위치에서 팔꿈치를 굽히는 경우나 팔꿈치 굽힘 위치에서 아래팔을 뒤침을 하는 경우에 강조된다.

*위팔근*은 위팔 앞면의 아래 절반에서 시작하고 자뼈의 갈고리돌기(구상돌기)와 거친면에 부착한다. 그 돌림을 하지 않는 자뼈에 단독으로 부착하여 있음으로써 아래팔의 엎침 · 뒤침에 관계없이 팔꿉관절의 주요 굽힘근으로 되어 있다.

*위팔노근*은 위팔뼈 먼쪽 2/3에서 시작하고 노뼈의 먼쪽 가쪽면에 부착하는 얕은층 근육이다. 위팔노근은 팔꿉관절의 중요한 고정근이며 아래팔이 엎침 · 뒤침의 중간위치에 있을 때에 팔꿈치의 굽힘을 가져온다. 또한 아래팔의 엎침을 중간위치까지 보조한다.

팔꿉관절 폄 / Elbow extension

- 위팔세갈래근
- 팔꿈치근

*위팔세갈래근*에는 3개의 갈래가 있고 긴갈래는 어깨뼈 관절오목의 아래쪽 오목테두리(관절순)의 아래에서 시작하고, 가쪽갈래는 위팔뼈의 위 가쪽면에서, 안쪽갈래는 위팔뼈의 아래 뒷면에서 시작한다. 3개의 근육은 위팔 뒷면에서 촉진 가능한 근막을 형성하고 하나의 힘줄로서 수렴하여 자뼈의 팔꿈치머리돌기(olecranon process)에 부착한다. 위팔세갈래근은 주요 팔꿉관절의 폄근이며 또한 긴갈래는 어깨위팔관절에서 위팔의 모음과 폄을 시킨다.

*팔꿈치근(anconeus muscle)*은 팔꿉관절의 뒤쪽에 있는 작은 세모꼴의 근육이다. 위팔뼈 가쪽관절융기 뒷면에서 시작하고, 자뼈 팔꿈치돌기의 뒷면에 닿는다. 팔꿈치근은 위팔두갈래근과 함께 수축에 의해서 팔꿈치의 폄을 일으키고, 또한 아래팔 엎침 때에 자뼈 먼쪽 끝 부근에서 노뼈의 벌림을 보조하기 위해 자뼈를 벌림과 폄을 시킨다고 생각된다.

아래팔 엎침 / Forearm pronation

- 원엎침근
- 네모엎침근
- 위팔노근

*원엎침근(원회내근)*에는 2개의 갈래가 있고 먼쪽에서는 위팔뼈 안쪽 면에서, 몸쪽에서는 자뼈 안쪽 면에서 시작하고 이러한 근섬유는 가쪽으로 향해서 하행하며 최종적으로 평탄한 힘줄로서 수렴하여 노뼈 가쪽 면의 중간 1/3에 닿는다. 이 근육은 비교적 쉽게 촉진할 수 있고, 특히 저항에 대항하여 엎침을 할 때 팔오금(주와)의 안쪽모서리를 따라 뻗는 것을 확인할 수 있다. 엎침 운동을 일으키기 위해 노뼈를 자뼈 위를 돌림을 하도록 앞쪽과 안쪽으로 당긴다. 또한 팔꿈치 굽힘 때에도 약간 작용한다.

*네모엎침근(방형회내근)*은 아래팔의 먼쪽 1/4에서 굽힘근 구획 내의 깊은 층에 있다. 자뼈 앞면에서 시작하고 가로질러 노뼈 앞면에 닿는다. 이 가로섬유(transverse fiber)는 노뼈·자뼈 사이의 관계를 안정시켜 유지하는 데에 도움이 되고, 손으로 지지할 때 먼쪽노자관절을 보호한다. 네모엎침근은 아래팔의 엎침을 선도하여 위팔세갈래근이 팔꿈치를 펴지게 할 때, 아래팔의 엎침을 일으킨다.

*위팔노근*은 아래팔 엎침을 중간위치까지 보조한다.

아래팔 뒤침 / Forearm supination

- 뒤침근
- 위팔두갈래근
- 위팔노근

*뒤침근*은 노뼈머리(요골두)를 에워싸고 아래팔 몸쪽의 근육구조 내 깊은층에 위치한다. 위팔뼈 먼쪽 가쪽 면에 부착하는 위팔뼈머리와 자뼈 뒷면부근에 부착하는 자뼈머리(척골두)에 의해서 시작된다. 이 근섬유는 가쪽으로 향해서 하행하고 노뼈머리 밑의 몸쪽 가쪽 면에 닿는다. 나사돌리개(screwdriver)를 돌리는 것 같은 팔꿈치 폄에 뒤침을 동반하는 동작에는 뒤침근의 활동이 필요하다.

*위팔두갈래근*은 강력한 아래팔 뒤침근이며 그 활동은 아래팔 뒤침 위치에서 팔꿈치를 굽히는 경우나 팔꿈치 굽힘 위치에서 아래팔을 뒤침을 하는 경우에 강조된다.

*위팔노근*은 아래팔을 엎침 위치에서 중간위치까지 뒤침을 시킨다.

손목관절 / WRIST JOINT

뼈, 움직임과 관련된 근육 / BONES, MOVEMENTS AND THE MUSCLES INVOLVED

손목관절·손은 먼쪽 노뼈와 자뼈를 포함하여 29개의 뼈로 구성된다. 수많은 관절과 근육, 인대, 신경이 존재하여 일상동작에서 요구되는 미세하게 조절된 손의 운동을 가능케 하고 있다. 손목관절 운동은 주로 노뼈 먼쪽 끝의 관절면과 몸쪽 손목뼈열(proximal carpal row)인 손배뼈(주상골)·반달뼈(월상골)·세모뼈(삼각골) 사이에서 형성되는 노뼈손목관절에서 시작한다. 손목관절은 융기관절이며 90°의 굽힘과 85°의 폄, 40°의 모음, 25°의 벌림이 가능하다.

손에는 나머지의 손목뼈와 손허리뼈(중수골), 손가락뼈(지절골)가 있다. 손의 관절에는 개개의 손목뼈 사이에 있는 손목사이관절과 먼쪽과 몸쪽 손목뼈열 사이에 있는 손목뼈중간관절(수근중앙관절)이 있다. 손목사이관절에는 노뼈손목관절과 손목뼈중간관절의 움직임에 부수하여 강조하는 약간의 움직임이 있다. 손목뼈중간관절은 단독으로 움직이고 작은 각도이지만, 알머리뼈머리(유두골두)를 지나는 축을 중심으로 손목관절이 굽힘과 폄, 벌림, 모음을 가능케 한다.

손목관절과 손을 움직이는 30개 이상의 근육군의 복잡한 배열에는 손가락이 아니라, 손목관절을 움직이는 근육이나 주로 손가락을 움직이지만 그것만이 아니라 손목관절의 기능을 보조하는 근육, 엄지손가락과 나머지 손가락을 독립적으로 움직이는 작은 손의 내재근(intrinsic muscle) 등이 포함된다. 이 책에서는 팔의 하중에 의한 손의 가동화와 안정화에 관여하는 모든 근육활동에 대해서 고찰하기 위해 손의 주요 굽힘근과 폄근이 선택되어 있다. 손목관절의 운동은 필기나 키보드 작업에서 잘 조절된 움직임에서 테니스나 골프를 칠 때 필요한 크고 강력한 동작까지 폭넓다. 관절 안정화는 손목관절의 가동화 때에 중요하며 효과적인 팔의 하중을 위해 반드시 필요하다.

손목관절을 굽힘, 폄, 모음, 벌림 근육들 / Muscles that flex, extend, adduct and abduct the wrist joint

굽힘, 벌림, 모음 / Flexion, abduction, adduction

- 자쪽손목굽힘근
- 노쪽손목굽힘근
- 긴손바닥근

*자쪽손목굽힘근*은 아래팔의 안쪽 면에 위치한다. 저항에 대항하여 손목관절을 굽힐 때에 아래팔 위 안쪽에서 확인할 수 있고 촉진 가능한 얕은층 근육이다. 자쪽손목굽힘근은 노뼈와 자뼈에서 시작하고 힘줄을 거쳐 콩알뼈(두상골)와 갈고리뼈(구상골), 제5손허리뼈에 부착한다. 손목관절을 굽힐 때 노쪽손목굽힘근과 함께 작용하고 자쪽손목폄근과 함께 손목관절의 모음을 일으킨다.

*노쪽손목굽힘근*은 아래팔의 가쪽 면에 위치한다. 벌림을 동반하여 손목관절을 굽힐 때에 손목관절의 앞면에 보이는 가장 가쪽의 힘줄로서 확인할 수 있는 얕은층 근육이다. 노쪽손목굽힘근은 위팔뼈 안쪽위관절융기에서 시작하고, 제 2 · 3손허리뼈바닥에 닿는다. 손목관절을 굽힐 때 자쪽손목굽힘근과 긴손바닥근(장장근)과 함께 강력하게 작용하고 긴노쪽손목폄근과 짧은노쪽폄근과 함께 손목관절 벌림을 일으킨다.

*긴손바닥근*은 존재하지 않는 경우도 있으나 아래팔의 중앙을 뻗는 작은 얕은층 근육이다. 위팔뼈 안쪽위관절융기에서 시작하고 손바닥 얕은 층의 굽힘근지지띠(굴근지대)와 제2~5손허리뼈의 손바닥널힘줄(수장건막)에 닿는다. 손목관절을 굽힐 때에 자쪽손목굽힘근과 노쪽손목굽힘근을 보조한다.

폄, 벌림, 모음 / Extension, abduction, adduction

- 긴노쪽손목폄근
- 짧은노쪽손목폄근
- 자쪽손목폄근

긴노쪽손목폄근은 아래팔 가쪽의 뒤쪽 구획에 위치한다. 위팔뼈의 가쪽 관절융기위능선(lateral supracondylar ridge)과 가쪽위관절융기(lateral epicondyle)에서 시작하고 제 2손허리뼈바닥의 뒷면에 닿는다. 손목관절을 펼 때 짧은노쪽손목폄근과 자쪽손목폄근과 함께 작용하고 이러한 근육은 모두 노쪽손목굽힘근과 함께 손목관절의 벌림을 일으킨다.

짧은노쪽손목폄근은 아래팔의 뒤쪽 구획에 존재하고 긴노쪽손목폄근과 근접하여 융합하여 있다. 위팔뼈 가쪽위관절융기에서 시작하고 제3손허리뼈바닥의 뒷면에 닿는다. 짧은노쪼손목폄근은 손목관절을 펴기 위해 긴노쪽손목폄근과 자쪽손목폄근과 함께 작용하고 이러한 근육은 모두 노쪽손목굽힘근과 함께 손목관절의 벌림을 일으킨다.

자쪽손목폄근은 위팔뼈 가쪽위관절융기에서 시작하고 제 5손허리뼈바닥의 안쪽 면에 닿는다. 손목관절을 펴지게 하기 위해 긴 · 짧은노쪽손목폄근과 함께 작용하고 자쪽손목굽힘근과 함께 손목관절의 모음을 일으킨다.

손가락의 주 움직근이지만 또한 손목 기능 보조 / Muscles that primarily move the fingers but also assist with wrist function

- *얕은손가락굽힘근(천지굴근)*은 손가락의 손허리손가락관절(중수지절관절)과 몸쪽손가락사이관절(근위지절간관절)의 굽힘에 작용한다. 손목관절의 굽힘을 보조한다.

5

- *깊은손가락굽힘근(심지굴근)*은 손가락의 손허리손가락관절과 몸쪽·먼쪽손가락사이관절의 굽힘에 작용한다. 손목관절의 굽힘을 보조한다.
- *긴엄지굽힘근(장무지굴근)*은 엄지손가락의 손목손허리관절과 손허리손가락관절, 손가락사이관절의 굽힘에 작용한다. 손목관절의 굽힘을 보조한다.
- *손가락폄근*은 손가락의 손허리손가락관절의 폄에 작용하고 손가락사이관절이 폄을 보조한다. 손목관절의 폄을 보조한다.
- *새끼폄근(소지신근)*은 새끼손가락의 손허리손가락관절의 폄에 작용한다. 손목관절의 폄을 보조한다.
- *집게폄근(시지신근)*은 집게손가락의 손허리손가락관절의 폄에 작용하고 집게손가락의 단독에 의한 사용을 가능케 한다. 손목관절의 폄을 보조한다.
- *긴엄지폄근(장무지신근)*은 엄지손가락의 모든 관절의 폄에 작용한다. 손목관절의 폄과 벌림을 보조한다.
- *짧은엄지폄근(단무지신근)*은 엄지손가락의 손허리손가락관절의 폄에 작용한다. 아마도 엄지손가락의 저항에 대항한 폄과 벌림을 보조한다.
- *긴엄지벌림근(장무지외전근)*은 엄지손가락의 손목손허리관절의 벌림에 작용한다. 아마도 손의 벌림을 보조한다.

복잡성이 풍부한 손목관절의 운동에는 필요로 하는 작은 근육군이 이 밖에도 많이 있으나, 이 책의 주제는 자세불량을 해결하기 위한 운동의 정확한 기술이며 이러한 근육군은 여기서는 개별적으로 논하지 않기로 한다.

참고문헌 / References

Inman VT, Saunders JB, Abbott LC 1994 Observations of the function of the shoulder joint. J Bone Joint Surg Am 32:1–30
Palastanga N, Field D, Soames R 2002 Anatomy and human movement, 4th edn. Butterworth-Heinemann, Oxford
Sahrmann SA 2002 Diagnosis and treatment of movement impairment syndromes. Mosby, St Louis

제 6 장

상반신 운동, 신장과 전체 관절 가동화 운동 / Upper body, stretching and overall joint mobilization exercises

이 단원의 목차

팔이음뼈는 신체에서 관절접합면의 가동성이 가장 큰 부분이며 이것에 의해서 어깨관절이 약 180° 굽힘, 벌림, 돌림이 가능하고 50° 폄이 가능하다. 이 가동성은 어느 정도 어깨의 안정성을 희생하고 있다. 그럼에도 팔 운동과 부하에 대한 기초를 얻기 위해 안정성은 매우 중요하다.

어깨관절의 안정성은 팔이음뼈의 올바른 정렬에 의해서 촉진되고, 아래의 운동은 기능의 향상만이 아니라 정렬의 개선도 목적으로 한다. 이것은 일상 활동 중에 일어나는 어깨관절 손상을 예방하는 도움이 되고 필라테스와 마찬가지의 운동 시스템에 대한 확실한 기초를 얻은 것의 도움으로도 된다. 이 시리즈는 기본적인 어깨뼈의 운동으로 시작되고 그 후 더 복잡한 일련 운동의 흐름을 망라하도록 진행하지만, 이러한 순서는 필요하다면 재조정이 가능하다.

제1장에서 검토한 것처럼 팔이음뼈 정렬이 불량하다는 것, 또한 이러한 것이 초래하는 결과는 모두 자세 이상과 연관성이 있으며 팔이음뼈의 불완전한 기능을 다루는 경우, 이러한 점도 항상 고려해야 한다.

운동 리스트 / EXERCISE LIST

상반신의 기본운동 / BASIC UPPER BODY EXERCISES

바로 누운 자세에서 팔이음뼈 가동화 (운동 UBE 1~5)

UBE 1 어깨의 앞 · 뒤운동
UBE 2 숄더 슈러그(Shoulder shrugs)
UBE 3 바이래터럴 암 아크(Bilateral arm arcs)
UBE 4 체스트 오프너(Chest opener)
UBE 5 팔의 맞섬운동과 함께하는 암 아크(Arm arcs), 반원운동과 함께하는 암아크(Arm arcs), 암 서클(arm circles)

앉은 자세에서 팔이음뼈 가동화(운동 UBE 6~7)

UBE 6 숄더 슈러그(Shoulder shrugs)
UBE 7 체스트 오프너(Chest opener)

앉은 자세에서 척추와 팔이음뼈의 가동화 (운동 UBE 8~10)

UBE 8 스파인 트위스트(Spine twist)
UBE 9 사이드 벤딩(Side bending)
UBE 10 스파인 컬(Spine curls)

엎드려 누운 자세에서 팔이음뼈 가동화와 안정화 (운동 UBE 11~12)

UBE 11 배트맨(Batman)
UBE 12 스핑크스(Sphinx)

옆으로 누운 자세에서 팔이음뼈의 안정화와 강화 (운동 UBE 13)

UBE 13 사이드 리프트(Side lifts)

신장, 관절 가동화 그리고 발의 정렬과 가동성, 근력 증진을 위한 운동 / STRETCHING, JOINT MOBILIZATION AND EXERCISES TO IMPROVE FOOT ALIGNMENT, MOBILITY AND STRENGTH

팔의 정렬, 가동성, 근력의 증진(운동 FM 1~3)

FM 1 앞발부분의 운동
FM 2 발목관절의 가동화
FM 3 다리의 발의 운동

엉덩관절과 다리의 신장(운동 ST 1~18)

ST 1 종아리세갈래근 신장
ST 2 뒤넙다리근 신장
ST 3 넙다리근막긴장근
ST 4 볼기근육과 뒤넙다리근의 신장
ST 5 엉덩허리근 신장
ST 6 넙다리네갈래근 신장
ST 7 모음근 신장
ST 8 바로 누운 자세에서 허리부위 신장
ST 9 척추 신장
ST 10 목의 신장
ST 11 목, 어깨, 등 윗부분의 신장
ST 12 앉은 자세에서 허리부위의 신장
ST 13 엎드려 누운 자세에서 척추 신장
ST 14 선 자세에서 척추 신장
ST 15 스파인 롤다운 & 롤업
ST 16 스파인 컬(Spine curl)
ST 17 신장과 함께하는 히프 롤(Hip rolls)
ST 18 가슴 앞면의 신장

6

상반신의 기본운동 / BASIC UPPER BODY EXERCISES

바로 누운 자세에서 팔이음뼈 가동화 (운동 UBE 1~5) / SUPINE PECTORAL GIRDLE MOBILIZATION (EXERCISES UBE 1-5)

운동 UBE 1 – 어깨 앞 · 뒤(어깨뼈 돌출 · 후퇴) / Exercise UBE 1 – Shoulders forwards and back (scapular protraction and retraction)

목적 / Aim

어깨뼈의 앞 · 뒤운동을 시행한다.
어깨뼈의 안정 시 정렬을 증진한다.
어깨뼈와 어깨관절의 가동성을 향상한다.
어깨뼈의 안정성을 향상한다.
팔의 능동운동 중 허리뼈 안정성에 대한 복근조절을 증진한다.

기구 / Equipment

매트나 딱딱한 평탄한 침대, 베개 또는 목 지지기구, 무릎 사이에 끼우기 위한 작고 둥글게 감은 타월이나 짐볼.

목표 근육 / Target muscles

어깨관절 굽힘에 대해서 — 큰가슴근(60° 까지. 그 후 어깨세모근이 이어 받는다), 부리위팔근, 어깨세모근 앞쪽섬유.

어깨뼈 앞쪽 내밈(벌림)에 대해서 — 앞톱니근은 어깨뼈를 가슴우리 위의 앞쪽과 아래쪽으로 당기도록 활동한다. 작은가슴근은 어깨뼈의 저항 하에서 돌림을 돕고 그것에 의해서 어깨뼈 위 가쪽모서리는 가슴우리를 향해 아래쪽으로 당겨진다.

어깨뼈 들림(모음)에 대해서 — 등세모근 중부섬유는 어깨뼈의 안쪽모서리를 척추 쪽으로 당기도록 활동한다. 마름근은 양 어깨뼈를 서로의 방향으로 향해서 당긴다.

어깨뼈의 안정성에 대해서 — 등세모근 3개의 부분은 함께 마름근, 넓은등근, 큰원근의 도움에 의해서 양어깨뼈를 정중선 방향으로 당긴다.

허리뼈의 안정성을 유지하는 것에 대해서 — 골반저근육과 배가로근을 함께 활동시킨다.

시작자세 / *Body position*

바로 누운 자세에서 엉덩관절·무릎관절을 굽히고 양다리를 골반 너비로 벌린다. 양어깨는 약 90° 굽히고 손가락을 천장으로 향하며 손바닥을 마주보게 하여 뻗는다. 어깨뼈를 하위갈비뼈에 걸쳐서 아래쪽으로 완만하게 끌어당기고 가슴 앞면의 근육의 힘을 뺀다. 이렇게 함으로써 양어깨는 바닥의 방향으로 떨어뜨린다(그림 6.1)

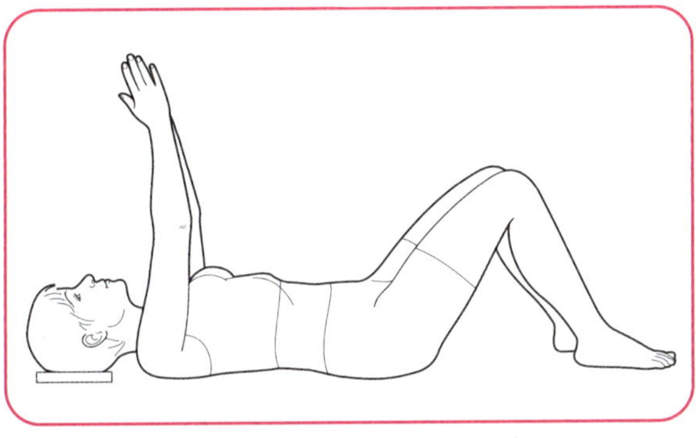

그림 6.1 시작자세: 어깨의 앞·뒤운동

동작 / *Action*

숨을 들이마신다 — 준비.

숨을 내쉰다 — 허리뼈를 고정시키도록 골반저근육과 하부복근을 완만하게 수축시킨다.

숨을 들이마신다 — 가슴 앞면의 폭을 유지하면서 팔이음뼈를 돌출시킨다. 이렇게 함으로써 양어깨뼈가 벌림을 하여 가슴우리 주위를 미끄러지는 것처럼 진행할 수 있다.

숨을 내쉰다 — 양 어깨뼈를 모음을 시키고 미끄러뜨려 시작자세까지 되돌린다. 이것에 의해서 양어깨는 바닥의 방향으로 되돌아간다.

숨을 들이마신다 — 다음의 반복을 시작한다.

5~10회 반복한다.

주: 손가락은 천장을 향해서 살짝 뻗고 허리뼈와 골반은 줄곧 중립위치에서 안정을 유지한다.

흔히 일어나는 문제 / *Common problems*

- 상반신·목의 긴장: 올바른 정렬을 획득하여 신체를 편안하게 하기 위해 머리와 목을 충분히 지지한다는 것을 확실하게 시행한다. 숨을 내쉴 때, 목의 근육을 이완시키고 가슴우리를 이완시켜 허리뼈의 안정성에 대한 복근의 조절을 확인하도록 지시한다.
- 허리뼈의 안정성에 대한 복근의 조절이 불충분하다: 발을 올려서 허리뼈를 평탄화(imprint)하여 운동을 시행하는 것을 고려한다. 골반저근육과 하부복근의 수축을 증진시키도록 지시한다.
- 다리 정렬이 불량하다: 치볼(chi ball) 등의 부드러운 지지기구를 양 무릎 사이에 둔다.

주: 자세상의 결함(등뼈 후만의 악화 등)에 관련하여 어깨뼈의 정렬과 가동성의 장애가 관찰되는 경우는 아래의 것을 고려한다.

- 등뼈의 가동성(특히 폄에서)을 회복시킨다.
- 어깨의 굽힘 때, 어깨뼈 내림을 손으로 보조한다.
- 어깨올림근, 상부등세모근, 가슴근육의 유연성을 증진한다.
- 등세모근 하부·중부섬유, 마름근, 넓은등근의 수행을 증진시킨다.

표 6.1의 지도 요점 참조.

6

!

실시상 주의

- 목과 어깨의 병변 – 신체를 편안하게 하기 위해 충분히 지지를 한다. 운동 범위가 적절한지, 통증은 없는지를 확인한다. 불확실하다면 의사나 물리치료사의 조언을 구한다.
- 등이나 척추의 병변 – 허리뼈를 고정하여 운동을 시행하거나 또는 발을 올려서 시행하는 것을 고려하고 골반저근육과 하부복근의 움직임을 증진시키도록 촉구한다. 직립자세에서 시행한다.

금기

- 목 또는 어깨의 통증성 병변 – 의료기관에 의뢰한다.

촉각을 이용한 지시 방법

1. 배가로근의 수축을 지시하기 –운동을 시작하기 전에, 손가락을 두덩뼈 바로 위의 앞복벽 하부에 놓고, 골반저근육과 하부복근이 수축함에 따라 딱딱해지는 영역을 느끼도록 지도한다.
   다음으로 허리의 주위에 양손을 놓고, 하부복근이 수축해도 배빗근이 비교적 이완한 그대로라는 것을 느끼도록 지도한다.
2. 상부몸통과 하부몸통의 관계를 바로잡기 – 운동을 시행하기 전에 엄지손가락을 가장 아래의 뜬갈비뼈(부유늑골)의 위, 새끼손가락을 위앞엉덩뼈가시(ASIS)의 위에 놓고 이들의 2개의 목표(기준점) 사이에 공간을 느끼도록 지도한다.
   이 공간은 팔이음뼈 근육이 활성화되어 다리가 움직여도 유지되어야 한다는 것을 설명한다.
   지도자는 자기의 손을 사용하여 갈비뼈를 골반으로 향해서 안쪽 아래쪽으로 향하게 해도 된다.
3. 어깨뼈의 가동성과 동적 정렬을 증진시키기 – 어깨뼈를 벌림, 모음을 하여 시작자세로 되돌리는 데에 지도자가 손을 사용해서 움직여도 된다.

6

운동 UBE 2 – 숄더 슈러그(어깨뼈 올림 · 내림) / Exercise UBE2 – Shoulder shrugs(scapular elevation and depression)

목적 / *Aim*

어깨뼈의 올림과 내림을 한다.

어깨뼈의 안정 시 정렬을 증진한다.

어깨뼈와 어깨관절의 가동성을 증가시킨다.

어깨뼈의 안정성을 촉진한다.

팔의 능동운동을 하는 동안 허리뼈의 안정성에 대한 복근 조절을 증진한다.

기구 / *Equipment*

매트나 딱딱하고 평탄한 침대, 베개나 목을 지지하는 것, 양 무릎 사이에 끼우기 위한 작은 둥글게 감은 타월이나 볼스터 등의 지지기구.

목표 근육 / *Target muscles*

어깨뼈 올림에 대해서 — 등세모근 상부섬유, 마름근, 어깨올림근.

어깨뼈 내림에 대해서 — 어깨뼈의 안쪽모서리를 아래쪽으로 당기는 등세모근 하부섬유의 작용. 어깨뼈의 가쪽모서리를 아래 앞쪽으로 당기는 앞톱니근 하부섬유의 작용. 어깨뼈의 상부를 가슴우리 위를 아래쪽으로 당기는 작은가슴근의 작용.

어깨뼈 안정성에 대해서 — 등세모근의 3개 부분이 함께 작용하며 어깨뼈를 정중선 방향으로 당기도록 움직이고 마름근, 넓은등근, 큰원근은 이를 돕는다.

허리뼈의 안정성 유지에 대해서 — 골반저근육과 배가로근을 함께 작용시킨다.

시작자세 / *Body position*

바로 누운 자세에서 엉덩관절 · 무릎을 굽히고 양발을 엉덩관절 폭으로 벌린다. 팔은 몸통 옆에 놓고 손바닥은 바닥 쪽으로 향하게 한다. 하부갈비뼈에 걸쳐서 어깨뼈를 아래쪽으로 완만하게 끌어당기고 가슴 앞면 근육을 이완시킨다. 그리고 어깨를 바닥으로 향해서 뒤쪽으로 떨어뜨린다(그림 6.2A).

동작 / *Action*

숨을 들이마신다 — 준비.

숨을 내쉰다 — 허리뼈를 안정시키도록 골반바닥근육과 하부복근을 완만하게 수축시킨다.

숨을 들이마신다 — 등이 바닥에 닿은 채 되도록 가슴 앞면의 근육이 이완한 상태를 유지하면서 어깨를 귀 방향으로 올린다(그림 6.2B).

숨을 내쉰다 — 어깨를 이완하고 어깨뼈가 등을 미끄러져 내려가서 시작자세로 되돌아가도록 한다(그림 6.2C).

숨을 들이마신다 — 가슴 앞면의 근육이 이완한 상태를 유지하면서 새끼손가락을 가볍게 바닥으로 밀어붙여 어깨를 내린다. 양손을 발꿈치 쪽으로 뻗고 어깨뼈를 등의 중심으로 향해서 아래쪽으로

표 6.1 지도의 요점 – 어깨의 앞 · 뒤운동

초점	구두지시 · 시각적 지시의 예
목과 상반신을 이완시키는 것	입 언저리의 근육이 완전히 이완하여 있는 모양(침을 흘리는 모양)을 상상한다. 따뜻한 모래에 몸의 자국을 분명히 남기는 모양을 상상한다.
척추의 길이	머리마루와 궁둥뼈를 서로 분리하도록 뻗는다.
안정 시 올바른 어깨뼈 정렬	양어깨의 앞부분을 이완하여 어깨뼈가 바닥으로 향해 뒤쪽으로 가라앉도록 한다. 어깨뼈가 바닥에 자국을 남기는 모양을 상상한다.
팔을 천장으로 뻗었을 때의 길이	팔이 복장빗장관절에서 시작하는 것을 상상한다. 손가락을 천장으로 향해서 뻗음에 따라 에너지 볼(ball of energy)이 양쪽 귀와 양어깨 사이를 돌고 있는 것을 상상한다.
허리뼈의 안정된 상태를 유지하는 것	골반바닥이 마법의 양탄자처럼 완만하게 들려올라가는 모양을 상상한다. 골반이 물이 들어간 그릇에서 그 수면이 완전히 수평으로 정지하여 있는 것을 상상한다.
어깨뼈를 돌출시켰을 때 가동성	어깨뼈가 가슴우리의 주위를 미끄러져 진행하는 모양을 상상한다.
어깨뼈를 후퇴시켰을 때 가동성	어깨뼈가 바닥 위에 얹혀 있기 위해 뒤 아래쪽으로 움직여감에 따라 가슴우리의 주위를 미끄러져 진행하여 가슴우리를 감싸고 있는 모양을 상상한다.
다리의 안정성	무릎이 천장에서 끈으로 매달려 있다고 상상한다.

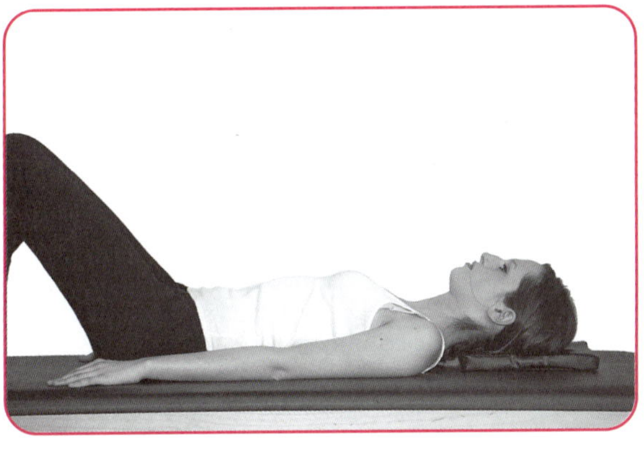

그림 6.2A

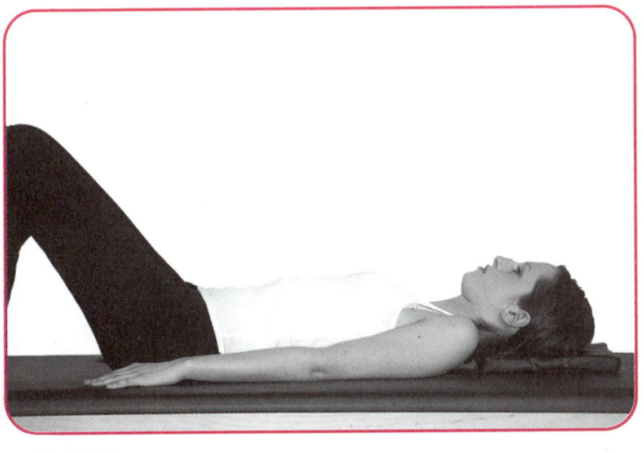

그림 6.2B

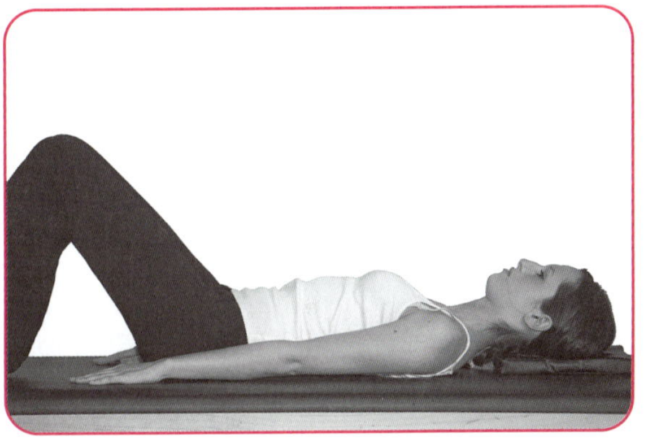

그림 6.2C

당기면서 바닥 위를 미끄러뜨린다.

숨을 내쉰다 — 어깨의 내림을 풀고 어깨뼈를 시작위치까지 미끄러뜨려 되돌린다.

5~10 회 반복한다.

흔히 일어나는 문제 / Common problems

- 상반신 · 목의 긴장: 올바른 정렬을 얻어 위해서는 신체의 머리와 목을 충분히 편안하게 지지한다. 숨을 내쉴 때, 목의 근육을 이완시키고 가슴우리를 이완시킨다. 허리뼈의 안정성에 대한 복근 조절을

실시상 주의

- 목과 어깨의 병변 – 신체를 편안하게 하기 위해 충분히 지지한다. 운동의 범위가 적절한지, 통증은 없는지를 확인한다. 불확실하다면 의사나 물리치료사의 조언을 구한다.
- 등이나 척추의 병변 – 이 운동을 허리뼈를 고정하여 시행하거나 양발을 올려서 시행하는 것을 고려하고 골반저근육과 하부복근의 움직임을 증진하도록 지시한다.

금기

- 목 또는 어깨의 통증성 병변 – 의료기관에 의뢰한다.

확인시킨다.

- 허리뼈의 안정성에 대한 복근 조절이 불충분하다: 발을 올려서 허리뼈를 평탄화하여 이 운동을 시행하는 것을 고려하고, 또한 골반저근육과 하부복근의 움직임을 증진하도록 지시한다.
- 다리 정렬이 불량하다: 치볼(Chi ball) 등의 부드러운 지지기구를 양 무릎 사이에 둔다.

촉각을 이용한 지시 방법

1. 배가로근 수축을 지시하기 –운동을 시작하기 전에, 손가락을 두덩뼈 바로 위의 앞복벽 하부에 놓고, 골반저근육과 하부복근이 수축함에 따라 딱딱해지는 영역을 느끼도록 지도한다.
   다음으로 허리의 주위에 양손을 놓고, 하부복근이 수축해도 배빗근이 비교적 이완한 채라는 것을 느끼도록 지도한다.
2. 상부몸통과 하부몸통의 관계를 바로잡기 – 운동을 시작하기 전에 엄지손가락을 가장 아래의 뜬갈비뼈(부유늑골)의 위에 놓고, 새끼손가락은 위앞엉덩뼈가시(ASIS)의 위에 놓고, 이러한 2개의 목표(기준점) 사이에 공간을 느끼도록 지도한다.
   이 공간은 팔이음뼈 근육이 활성화되어 팔이 움직일 때도 유지되어야 한다는 것을 설명한다.
   지도자는 자기의 손을 사용하여 갈비뼈를 골반으로 향해서 안쪽 아래쪽으로 향하게 해도 된다.
3. 어깨뼈의 가동성과 동적 정렬을 증진시키기 – 어깨뼈를 올림과 내림을 하여 시작자세로 되돌리는데 지도자가 손을 사용해서 움직여도 된다.

표 6.2의 지도 요점 참조.

6

표 6.2 지도의 요점 – 어깨 올림 및 내림(scapula elevation and depression)

초점	구두지시 · 시각적 지시의 예
목과 상반신 이완	입언저리의 근육이 완전히 이완하여 있는 모양(침을 흘리는 모양)을 상상한다. 따뜻한 모래에 몸의 자국을 분명히 남기는 모양을 상상한다.
몸통 앞면의 폭	빗장뼈를 넓히고 어깨가 바닥으로 향해서 뒤쪽으로 후퇴하도록 한다. 이 어깨와 바닥과의 접촉을 계속해서 유지한다.
척추의 신장	머리마루에서 궁둥뼈까지를 신장한다.
어깨를 바닥으로 향해서 내린 상태에서 팔의 길이	손가락을 발끝으로 뻗기 전에 팔이 복장빗장관절에서 시작하고 있다고 상상한다.
안정된 허리뼈의 유지	하복부를 움푹 들어가게 한다. 골반이 물이 들어간 그릇이고 그 수면이 완전히 수평으로 정지하여 있다고 상상한다.
어깨뼈 올림 때의 가동성	양어깨의 바깥 끝이 귓불 뒤로 접촉하는 것처럼 상상한다.
어깨뼈 내림 때의 가동성	어깨뼈가 등을 스키처럼 미끄러져 내려가는 것을 상상한다.
다리의 안정성	무릎이 천장에서 끈으로 매달려 있다고 상상한다.

운동 UBE 3 - 바이래터럴 암 아크 (어깨관절 굽힘) / Exercise UBE 3 – Bilateral arm arcs (shoulder joint flexion)

목적 / *Aim*

등세모근과 어깨세모근의 기능을 회복한다.
어깨뼈와 어깨관절의 가동성을 향상한다.
팔의 운동을 하는 동안 어깨뼈 안정성을 향상한다.
팔의 능동운동을 할 때 허리뼈의 안정성에 대한 복근 조절을 증진한다.

기구 / *Equipment*

매트 또는 딱딱하고 편평한 침대, 베개나 목 지지기구, 양 무릎 사이에 끼우기 위한 작고 둥글게 감은 타월이나 지지기구(볼스터), 비치볼이나 작은 짐볼, 또는 매직서클(magic circle).

목표 근육 / *Target muscles*

어깨관절 가쪽돌림에 대해서 — 가시아래근, 작은원근, 어깨세모근 후부섬유.

어깨관절 굽힘에 대해서 — 작은 큰가슴근(60° 까지, 그 후는 어깨세모근으로 이어진다), 부리위팔근, 어깨세모근 앞쪽섬유.

어깨뼈 안정성에 대해서 — 등세모근 3개의 부분이 함께 작용하며 어깨뼈를 정중선의 방향으로 당기도록 움직이고 마름근, 넓은등근, 큰원근은 이것을 돕는다.

허리뼈 안정성을 유지하는 것에 대해서 — 골반저근육군과 배가로근을 함께 활동시킨다.

시작자세 / *Body position*

바로 누운 자세에서 엉덩관절·무릎관절을 굽히고 양다리를 엉덩관절 폭으로 벌린다. 어깨위팔관절을 약 90° 굽히게 한다. 양 팔꿈치를 약간 굽히게 하고 복장뼈의 위에서 작은 짐볼이나 매직서클을 갖도록 하여 양손을 어깨 폭 정도로 뗀다. 가슴 앞면의 근육을 이완시키면 어깨와 등 윗부분이 바닥으로 향해서 뒤쪽으로 후퇴한다. 어깨뼈를 아래쪽으로 완만하게 당긴다(그림 6.3A).

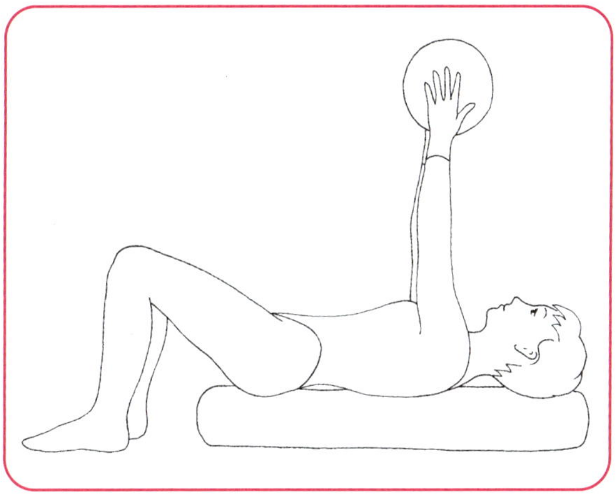

그림 6.3A 바이래터럴 암 아크(Bilateral arm arcs) – 볼스터를 사용한 시작자세.

동작 / *Action*

숨을 들이마신다 — 준비.

숨을 내쉰다 — 숨을 내쉴 때 일어나는 척추의 수동적 굽힘에 의해서 복장뼈가 아래쪽으로 떨어질 수 있도록 골반저근육과 하부복근을 완만하게 수축시킨다. 등 윗부분이 바닥에 닿은 상태를 유지하면서 양손을 머리 위에서 어깨관절의 능동 굽힘의 최종영역까지 가져간다(그림 6.3B).

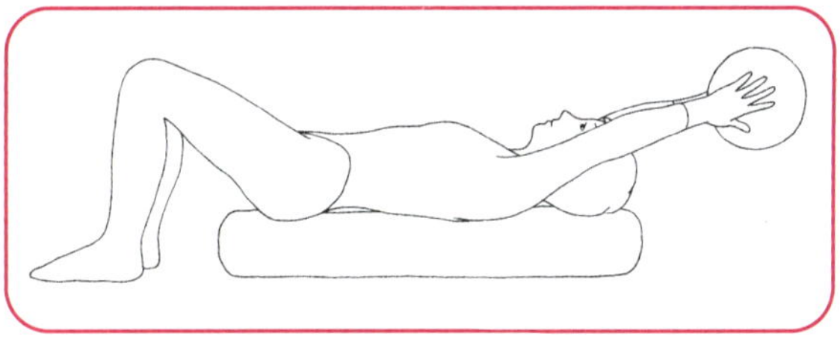

그림 6.3B 바이래터럴 암 아크(Bilateral arm arcs) – 어깨관절 굽힘의 최종범위.

숨을 들이마신다 — 잠시 쉰다.

숨을 내쉰다 — 복근 수축을 회복하고 양 팔꿈치를 완만하게 뻗기 시작하면 어깨뼈 벌림이 가능해진다.

숨을 들이마신다 — 어깨뼈 모음근을 신장하기 위해 잠시 쉰다.

6

숨을 내쉰다 — 이 움직임을 반대로 시행하고 어깨뼈와 양팔을 시작자세로 되돌린다.

이 움직임을 3~5회 반복하고 반복할 때마다 어깨뼈의 가동범위가 증가하도록 10회 반복한다.

진행 1 / *Progression 1*

벽에서 대략 발 크기만큼 떨어져 서서 무릎관절을 약간 굽히고 척추를 중립위치로 하여 벽에 기대어 시행한다.

진행 2 / *Progression 2*

어깨를 굽히는 동안, 어깨뼈를 내리는 것에 중점을 두고 진행 1을 시행한다.

흔히 일어나는 문제 / Common problems

- 어깨관절 고유의 운동범위가 제한되다 (어깨관절을 굽힐 때 허리뼈가 펴짐으로써 확인된다):
  머리 가까이에 요가 블록, 삼각쿠션, 베개 등을 놓고 팔을 머리 위로 가져가는 움직임을 차단함으로써 굽힘 범위를 감소시킨다.
  하부갈비뼈와 골반과의 관계를 유지하도록 지시하고 골반저근육과 하부복근의 연동을 강화하도록 지시한다.
- 상반신 · 목의 긴장: 정렬을 바로 잡고 신체를 편안하게 하기 위해 머리와 목을 충분히 지지한다. 숨을 내쉴 때, 목구멍을 부드럽게 하고 가슴우리를 이완시켜 허리뼈 안정성에 대한 복근 조절을 확인하도록 지시한다.
- 허리뼈 안정성에 대한 복근 조절이 불충분하다:
  양발을 올리고 허리뼈를 계속해서 평탄하게 한 상태에서 시행하는 것을 고려하고 골반저근육과 하부복근의 움직임이 증진되도록 지시한다.
- 다리 정렬이 불량하다: 치볼 등의 부드러운 지지기구를 양 무릎의 사이에 둔다.

표 6.3의 지도 요점 참조.

6

실시상 주의

- 목과 어깨 병변 – 신체를 편안하게 하기 위해 충분히 지지한다. 운동의 범위가 적절한지, 통증은 없는지를 확인한다. 불확실하다면 의사나 물리치료사의 조언을 구한다.
- 등이나 척추 병변 – 이 운동을 허리뼈를 고정하여 시행하거나 양발을 올려서 시행하는 것을 고려하고 골반저근육과 하부복근의 움직임을 증진하도록 지시한다.

금기

- 목 또는 어깨의 통증성 병변: 의료기관에 의뢰한다.

촉각을 이용한 지시 방법

1. 배가로근의 수축을 지시하기 –운동을 시작하기 전에, 손가락을 두덩뼈 바로 위의 앞복벽 하부에 놓고, 골반저근육과 하부복근이 수축함에 따라 딱딱해지는 영역을 느끼도록 지도한다. 다음으로 허리의 주위에 양손을 놓고, 하부복근이 수축해도 배빗근이 비교적 이완한 채라는 것을 느끼도록 지도한다.
2. 상부몸통과 하부몸통의 관계를 바로 잡기 – 운동을 시작하기 전에 엄지손가락을 가장 아래의 뜬갈비뼈(부유늑골)의 위에 놓으며 새끼손가락은 위앞엉덩뼈가시(ASIS)의 위에 놓고, 이러한 2개의 목표(기준점) 사이에 공간을 느끼도록 지도한다.
   이 공간은 팔이음뼈 근육이 활성화되어 팔이 움직일 때도 유지되어야 한다는 것을 설명한다.
   지도자는 자기 손을 사용하여 갈비뼈를 골반으로 향해서 안쪽 아래쪽으로 향하게 해도 된다.
3. 어깨뼈의 안정성을 향상시키기 위해 –
   운동하기 전에, 대상자에게 오른쪽 팔을 올려, 팔꿈치를 부드럽게 굽히고, 대략 90°로 오른쪽 어깨를 굽히라고 지시한다.
   지도자의 왼손은 (엄지는 겨드랑이에서 앞으로 하고 어깨뼈의 척추 아래의 뒷면에 손가락을) 잡고 고정한다. 오른손은 어깨봉우리돌기의 중앙에 적당히 손을 위치시킨다. 오른쪽 어깨의 굽힘 증가로 손은 어깨뼈 내려 누름을 도와 견고하게 이용한다(그림 6.3C).

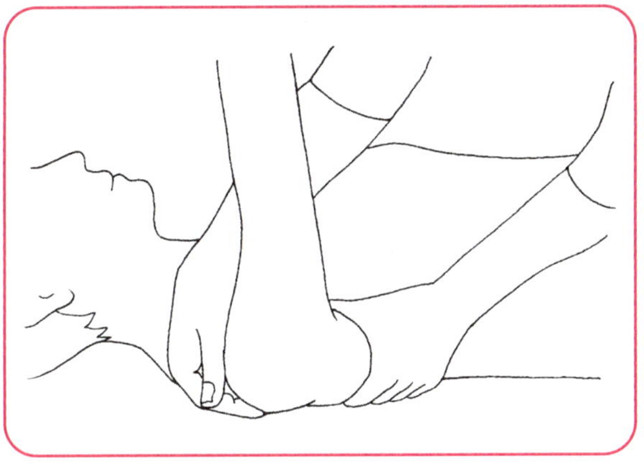

그림 6.3C 어깨뼈 내림 보조.

운동 UBE 4 – 체스트 오프너(어깨관절의 굽힘, 벌림, 모음)

/ Exercise UBE 4 – Chest opener (shoulder joint flexion, abduction and adduction)

목적 / *Aim*

가슴근육의 기능과 유연성을 증진한다.

어깨관절의 가동성을 향상시킨다.

팔의 운동을 할 때 어깨뼈 안정성을 촉진한다.

팔의 능동운동을 할 때 허리뼈의 안정성에 대한 복근 조절을 증진한다.

기구 / *Equipment*

매트 또는 딱딱하고 평탄한 침대, 베개나 목 지지기구, 양 무릎 사이에 끼우는 작고 둥글게 감은 타월이나 볼스터, 가벼운 아령과 같은 중량물(0.5~1 kg).

목표 근육 / *Target muscles*

어깨의 굽힘에 대해서 — 큰가슴근, 부리위팔근, 어깨세모근 앞쪽섬유.

어깨의 벌림에 대해서 — 어깨세모근, 가시위근, 보조적으로 가시아래근, 위팔두갈래근긴갈래를 이용한다.

어깨의 모음에 대해서 — 큰가슴근, 넓은등근, 큰원근, 보조적으로 작은원근, 위팔두갈래근 짧은갈래, 부리위팔근을 이용한다.

어깨뼈의 안정성에 대해서 — 등세모근 3개의 부분에 의해서 어깨뼈를 정중선의 방향으로 당기도록

표 6.3 지도의 요점 – 바이래터럴 암 아크(Bilateral arm arcs)

초점	구두지시 · 시각적 지시의 예
목과 등의 윗부분을 이완	따뜻한 모래 안에 분명한 몸의 자국을 남기는 모양을 상상한다.
척추를 바르게 정렬하고 신장시키는 것	턱과 복장뼈 사이에 부드러운 복숭아를 끼고 있다고 상상한다. 목의 뒤를 신장한다. 궁둥뼈를 발꿈치 쪽으로, 머리마루를 어깨에서 떨어지도록 뻗는다.
허리뼈의 안정성 및 상부몸통과 골반과의 올바른 관계를 계속해서 유지	골반저근육군을 조인다. 골반을 물이 들어간 그릇이라 하고, 그 수면이 완전히 수평으로 정지하여 있다고 상상한다. 숨을 내쉴 때, 복장뼈가 척추로 향해서 뒤쪽으로 내려감에 따라 갈비뼈가 모여 골반을 향해서 아래쪽으로 깔때기 형태가 되는 모양을 상상한다.
몸통의 앞면과 뒷면의 폭	빗장뼈와 가슴 뒷부분의 폭을 넓힌다.
팔의 길이	팔을 올리기 전에 팔이 복장빗장관절에서 나와 있다고 상상한다. 팔이 올라감에 따라 팔의 뼈가 어깨관절로 내려가고 어깨뼈가 등을 미끄러져 내려간다고 상상한다.
어깨를 극한까지 굽힌 상태에서 어깨뼈를 내리는 것	팔이 귀 쪽으로 움직임에 따라 어깨뼈가 등을 미끄러져 내려가는 것을 상상한다.
다리의 안정성	양발이 따뜻한 모래 속에 가라앉아 있다고 상상한다. 양 무릎 사이에 작고 부드러운 비치볼을 끼고 있다고 상상한다.

움직인다. 보조적으로 마름근, 넓은등근, 큰원근을 이용한다.

허리뼈의 안정성 유지에 대해서 — 골반저근육군과 배가로근의 동시수축을 시킨다.

시작자세 / Body position

바로 누운 자세에서 다리를 골반 너비로 벌린다. 빗장뼈 사이를 넓히고 등의 윗부분을 이완시켜 어깨뼈를 완만하게 아래쪽으로 당긴다. 어깨위팔관절을 90° 로 굽힌다. 큰 공을 껴안는 것처럼 양팔로 둥글게 만들도록 팔꿈치를 약간 굽힌다. 양쪽 손바닥 면이 복장뼈를 향해 중립위로 향하게 한다(그림 6.4A, B).

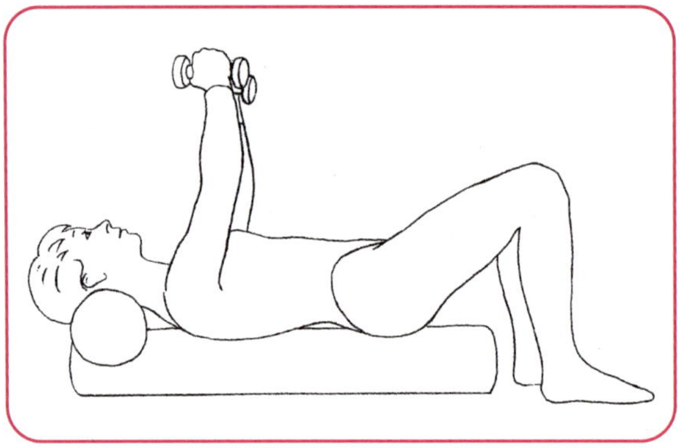

그림 6.4A

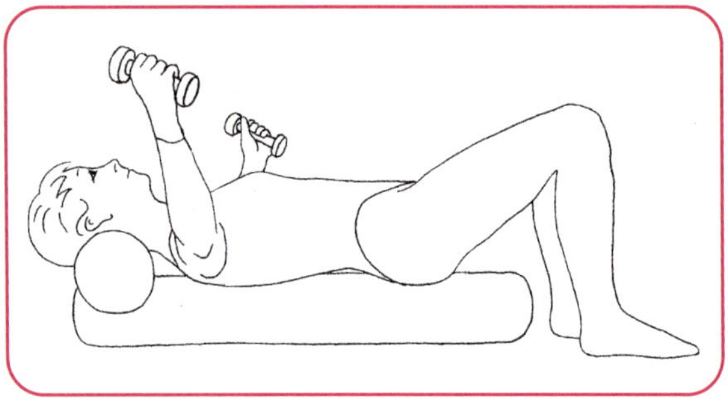

그림 6.4B

동작 / Action

숨을 들이마신다 — 준비.

숨을 내쉰다 — 허리뼈를 안정시키기 위해 골반저근육과 하부복근을 완만하게 활동시킨다. 팔꿈치 굽힘을 유지하면서 양팔의 완전 벌림 직전, 또는 가슴 앞면에 걸쳐서 신장이 느껴지는 위치까지 어깨뼈의 안정성을 증가시킨다.

숨을 들이마신다 — 빗장뼈 사이의 폭을 유지하고 등의 윗부분을 바닥에 붙인 채 양팔을 같은 경로를 따라서 시작자세까지 되돌린다.

숨을 내쉰다 — 다음의 반복을 시작한다.

5~10 회 반복한다.

변형 *1 / Modification 1*

골반을 약간 뒤로 기울게 하고 허리뼈를 평탄화한 상태에서 시행한다.

변형 *2 / Modification 2*

어깨관절 벌림의 범위를 감소시킨다.

진행 *1 / Progression 1*

호흡법을 반대로 하여 시행한다.

진행 *2 / Progression 2*

운동의 강도를 증가시키기 위해 아령을 사용한다.

진행 *3 / Progression 3*

폼롤러 위에 누운 자세가 되어 시행한다. 롤러가 불안정하기 때문에 더 큰 정신적 집중과 코어조절이 필요하지만, 골반저근육과 하부복근의 움직임을 증가시킬 수 있다.

흔히 일어나는 문제 / Common problems

- 상반신 · 목의 긴장: 정렬을 바로잡아 신체를 편안하게 하기 위해 머리와 목을 충분히 지지한다. 숨을 내쉴 때, 목구멍을 부드럽게 하고 가슴우리를 이완시켜 팔이음뼈를 안정시키도록 지시한다.
- 어깨뼈 안정성의 장애: 가동범위 축소를 고려하고 가슴 앞면의 폭이 증가하고 팔이음뼈의 관여가 더 강화되도록 지시한다.

■ 동적 정렬이 불량하다: 팔이 공간에서 같은 호를 덧그리도록 지시한다.

■ 허리뼈 안정성에 대한 복근조절이 불충분하다: 양발을 올리고 계속해서 허리뼈를 편 상태에서 시행하는 것을 고려하고 골반저근육과 하부복근의 움직임을 증진하도록 지시한다.

■ 다리 정렬이 불량하다: 치볼 등의 부드러운 지지기구를 양 무릎의 사이에 놓는다.

표 6.4의 지도 요점 참조.

실시상 주의

■ 목과 어깨 병변 – 전신을 편안하게 하기 위해 충분히 지지한다. 운동의 범위가 적절한지, 통증은 없는지를 확인한다. 불확실하다면 의사나 물리치료사에게 조언을 구한다.

■ 허리부위 또는 척추 병변 – 전신을 편안하게 하기 위해 충분히 지지한다. 허리뼈 안정성에 대한 복근조절을 충분히 한다. 발을 올리거나 허리뼈를 평탄하게 한 상태에서 시행하는 것을 고려한다.

■ 최근 목 어깨 · 팔꿈치의 손상 – 회복단계와 특정 팔이음뼈 운동의 적합성에 대해서는 의사에게 조언을 구한다.

금기

■ 목 또는 어깨의 통증성 병변 – 의료기관에 의뢰한다.

촉각을 이용한 지시 방법

1. 배가로근의 수축을 지시하기 – 운동을 시작하기 전에, 손가락을 두덩뼈 바로 위의 앞복벽 하부에 놓고, 골반저근육과 하부복근이 수축함에 따라 딱딱해지는 영역을 느끼도록 지도한다. 다음으로 허리의 주위에 양손을 놓고, 하부복근이 수축해도 배빗근이 비교적 이완한 채라는 것을 느끼도록 지도한다.
2. 상부몸통과 하부몸통의 관계를 바로잡기 – 운동을 시작하기 전에 엄지손가락을 가장 아래의 뜬갈비뼈(부유늑골)의 위에 놓으며 새끼손가락은 위앞엉덩뼈가시(ASIS)의 위에 놓고 이들의 2개의 목표(기준점) 사이에 공간을 느끼도록 지도한다. 이 공간은 팔이음뼈 근육이 활성화되어 팔이 움직일 때도 유지되어야 한다는 것을 설명한다. 지도자는 자기의 손을 사용하여 갈비뼈를 골반으로 향해서 안쪽 아래쪽으로 향하게 해도 된다.
3. 어깨뼈의 가동성과 동적 정렬을 증진시키기 – 팔을 올바른 동적 정렬에 의해서 움직이고 어깨뼈의 움직임과 안정성을 보조하기 위해 필요하다면 지도자가 손을 사용해서 움직여도 된다.

표 6.4 지도의 요점 – 체스트 오프너(Chest opener)

초점	구두지시 · 시각적 지시의 예
목과 상반신을 이완시키는 것	입언저리의 근육이 완전히 이완하여 있는 모양(침을 흘리는 모양)을 상상한다. 따뜻한 모래에 몸의 자국을 분명히 남기는 모양을 상상한다.
척추의 길이	머리마루와 궁둥뼈를 서로 분리하도록 뻗는다.
안정된 허리뼈를 유지하는 것	골반이 물이 들어간 그릇이라 하고 그 수면이 완전히 수평으로 정지하여 있다고 상상한다.
몸통 앞면과 뒷면의 폭	빗장뼈 사이를 넓힌다. 가슴의 앞부분과 등부분이 동등하게 넓다는 것을 상상한다.
팔의 길이	팔이 빗장뼈와 복장뼈가 합류하는 곳에서 시작하고, 큰 공을 껴안고 있는 것처럼 만곡하여 있다고 상상한다.
전체에 걸친 어깨뼈의 안정성	팔의 뼈가 어깨관절의 안쪽으로 떨어뜨리도록 한다. 어깨뼈가 스키처럼 등을 미끄러져 내려가고 양팔을 벌리거나 닫거나 하는 것에 맞춰서 새끼손가락이 물속에서 선을 그리고 있는 모양을 상상한다.
다리의 안정성	양발이 따뜻한 모래 속으로 가라앉고 있다고 상상한다. 양 무릎이 천장에서 끈으로 매달려 있다고 상상한다.

6

운동 UBE 5 – 팔의 맞섬운동과 함께하는 암 아크, 반원운동과 함께하는 암 아크, 암 서클 (어깨관절의 굽힘, 벌림, 모음, 휘돌림운동) / Exercise UBE 5 – Arm arcs with arms in opposition, arm arcs with half circles, arm circles (shoulder flexion, abduction, adduction and circumduction)

목적 / *Aim*

가슴근육의 기능과 유연성을 증진한다.

어깨관절의 가동성을 향상시킨다.

팔의 운동을 할 때 어깨뼈의 안정성을 촉진한다.

팔의 능동운동을 할 때 허리뼈의 안정성에 대한 복근 조절을 증진한다.

기구 / *Equipment*

매트나 딱딱하고 평탄한 침대, 베개나 목 지지기구, 양 무릎 사이에 끼기 위한 작은 둥글게 감음 타월 또는 볼스터.

목표 근육 / *Target muscles*

어깨의 안쪽돌림 · 굽힘에 대해서 — 어깨세모근 앞쪽섬유.

어깨의 굽힘에 대해서 — 큰가슴근(60° 까지, 그 후는 어깨세모근이 이어받는다). 부리위팔근, 어깨세모근 앞쪽섬유.

어깨의 벌림에 대해서 — 어깨세모근과 가시위근, 보조적으로 가시아래근과 위팔두갈래근긴갈래를 이용한다.

어깨의 모음에 대해서 — 큰가슴근, 넓은등근, 큰원근이 작은원근, 위팔두갈래근 짧은갈래, 부리위팔근을 이용한다.

어깨뼈의 안정성에 대해서 — 등세모근의 3개 부분이 동시에 작용하고 보조적으로 마름근, 넓은등근, 큰원근을 사용해서 각 어깨뼈를 정중선의 방향으로 당기도록 움직인다.

허리뼈의 안정성의 유지에 대해서 — 골반저근육군 및 배가로근을 함께 수축시킨다.

시작자세 / *Body position*

바로 누운 자세에서 다리를 골반 너비로 벌린다. 빗장뼈의 사이를 넓히고 등의 윗부분을 이완시켜서 어깨뼈를 완만하게 등의 아래쪽으로 당긴다. 손바닥을 바닥으로 향하게 하고 양팔을 신체 곁에 놓아 안쪽돌림을 시킨다(그림 6.5A).

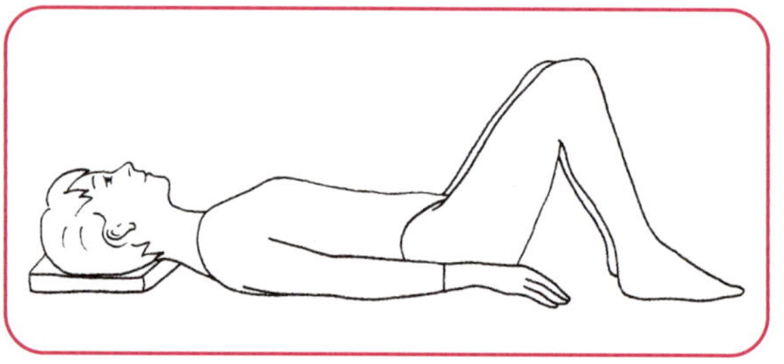

그림 6.5A 암 아크(Arm arcs) – 시작자세.

동작 / *Action*

숨을 들이마신다 — 준비

숨을 내쉰다 — 골반저근육군과 하부복근을 완만하게 수축시키고 복장뼈가 척추로 향해서 아래쪽과 안쪽으로 떨어지도록 등근육을 이완시키며 팔이음뼈를 고정하여 양쪽 어깨위팔관절을 약 90° 굽힌다(그림 6.5B).

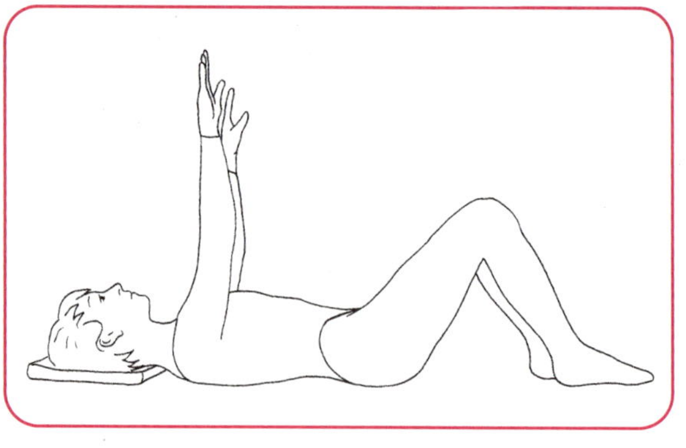

그림 6.5B 암 아크(Arm arcs) – 양쪽 어깨 굽힘.

숨을 들이마신다 — 팔이음뼈의 안정성을 유지하면서 빗장뼈의 사이를 벌리고 새끼손가락을 천장으로 향해서 뻗는다.

숨을 내쉰다 — 왼쪽 팔이 왼쪽 엉덩관절과 나란히 서고 오른쪽 팔이 오른쪽 귀와 나란히 설 때까지 양팔로 반대방향으로 호를 그린다(어깨관절을 약 180° 굽힌다) (그림 6.5C).

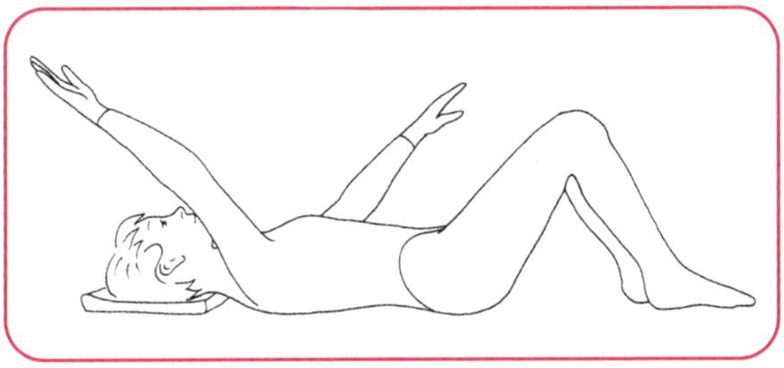

그림 6.5C 암 아크 – 양팔을 반대방향으로 움직인다.

숨을 들이마신다 — 이 움직임을 반대로 시행하고 팔을 어깨 굽힘 90° 까지 되돌린다.

숨을 내쉰다 — 양팔을 반대방향으로 호를 그리는 움직임을 반복하고 오른쪽 팔은 신체 곁에 붙이고 왼쪽 팔은 귀 옆으로 뻗는다(그림 6.5D).

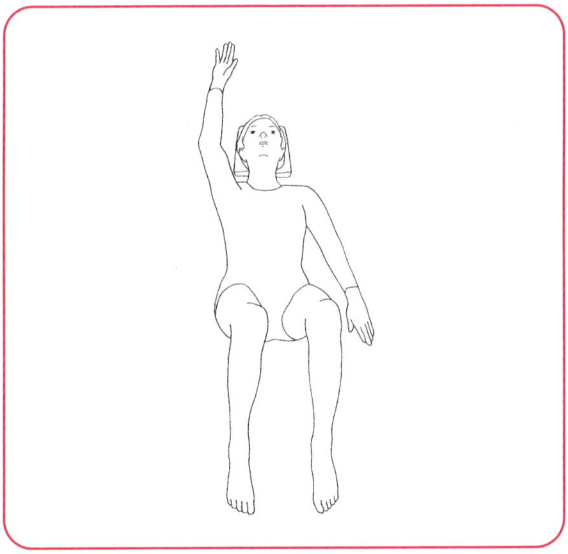

그림 6.5D 암 아크 – 오른쪽 팔의 어깨 굽힘의 최종범위.

반복할 때마다 어깨위팔관절의 가동범위를 증가시키도록 하여 이 일련의 움직임을 10 회까지 반복한다.

변형 *1 / Modification 1*

골반을 약간 뒤로 기울이고 허리뼈를 평탄화한 상태에서 시행한다.

변형 *2 / Modification 2*

양팔의 지레 길이를 짧게 하기 위해 양 팔꿈치를 약간 굽힌 상태에서 시행한다.

변형 *3 / Modification 3*

요가 블록이나 삼각쿠션, 베개 등을 머리 가까이에 놓고, 팔을 머리 위로 가져가는 움직임을 차단함으로써 굽힘의 범위를 감소시킨다.

진행 *1 / Progression 1*

폼롤러 위에 누운 자세가 되어 시행한다. 롤러가 불안정하기 때문에 더 큰 정신적 집중과 코어조절이 필요하지만, 골반저근육과 하부복근의 활동을 증가시킬 수 있다.

진행 *2 / Progression 2*

지레를 짧게 하여 팔로 원을 그린다(암 서클).

시작자세 / Body position

바로 누운 자세에서 다리를 골반 폭으로 벌린다. 빗장뼈의 사이를 넓히고 등의 윗부분을 이완시켜 어깨뼈를 완만하게 등 아래쪽으로 당긴다. 손바닥을 바닥을 향하게 하고 팔을 신체의 곁에 놓아 안쪽돌림을 시킨다. 팔꿈치를 굽히고 손가락은 양어깨에 가볍게 올려놓는다. 팔꿈치를 신체에서 떼어서 뻗어 어깨위팔관절 안에 공간을 만든다.

동작 / Action

숨을 들이마신다 — 준비.

숨을 내쉰다 — 골반저근육군과 하부복근을 완만하게 수축시키고 등을 이완시켜 복장뼈가 척추로 향해서 뒤쪽으로 떨어지도록 하고 팔이음뼈의 근육을 수축시켜서 양 팔꿈치를 천장으로 향하게 하고 양 어깨위팔관절을 약 90° 굽힌다.

6

숨을 들이마신다 — 양 팔꿈치를 신체에서 떼어 뻗고, 이에 더해서 어깨위팔관절을 굽히게 한다.

숨을 내쉰다 — 허리뼈 안정성을 유지하고 양팔을 수평벌림을 한 다음에 모으고, 신체의 곁에서 중립 위치로 되돌아오도록 자연스럽게 돌림을 시킨다.

숨을 들이마신다 — 어깨위팔관절을 굽히고 양팔을 머리 위로 가져가서 같은 움직임을 반복한다.

진행 3 / *Progression 3*

진행 2를 팔을 편 상태에서 시행한다.

진행 4 / *Progression 4*

팔을 절반 돌림을 시켜 호를 그린다〔반원운동과 함께하는 암 아크(Arm arcs)〕.

시작자세 / *Body position*

바로 누운 자세에서 다리를 골반 너비로 벌린다. 가슴은 빗장뼈 폭으로 벌리고 윗등을 이완시켜 어깨뼈를 완만하게 등 아래쪽으로 당긴다. 손바닥은 바닥을 향하게 하고 팔을 신체의 곁에 놓아 안쪽돌림을 시킨다.

동작 / *Action*

숨을 들이마신다 — 준비.

숨을 내쉰다 — 골반저근육과 하부복근을 완만하게 수축시키고, 등을 이완시켜 복장뼈가 척추로 향해 아래쪽으로 내려가도록 등을 이완하고 팔이음뼈를 고정하고 어깨위팔관절을 약 90° 로 굽힌다.

숨을 들이마신다 – 팔이음뼈의 안정성을 유지하면서 빗장뼈의 사이를 넓히고, 새끼손가락을 천장으로 향해서 뻗는다.

숨을 내쉰다 – 왼쪽 팔은 왼쪽 엉덩관절과, 오른쪽 팔은 오른쪽 귀와 나란히 서도록 반대방향으로 양팔로 호를 그린다(그림 6.6A).

숨을 들이마신다 – 양팔을 반대방향으로 계속 움직이고 양팔이 어깨와 일직선이 될 때까지 오른쪽 팔을 모음을 시켜 왼쪽 팔은 벌린다(그림 6.6B,C).

숨을 내쉰다 – 양팔을 반대방향으로 계속 움직이고, 왼쪽 팔이 왼쪽 귀 곁에 붙고 오른쪽 팔이 오른쪽 엉덩관절 곁에 붙을 때까지 자연스럽게 돌림을 시킨다. 왼쪽 손바닥은 천장을 향하고 오른쪽 손바닥은 바닥을 향한다(그림 6.6D).

숨을 들이마신다 — 팔이 호를 그리는 것을 반복한다.

숨을 내쉰다 — 팔을 다시 반대방향으로 움직인다.

이 순서로 각각의 방향으로 3~5 회 반복한다.

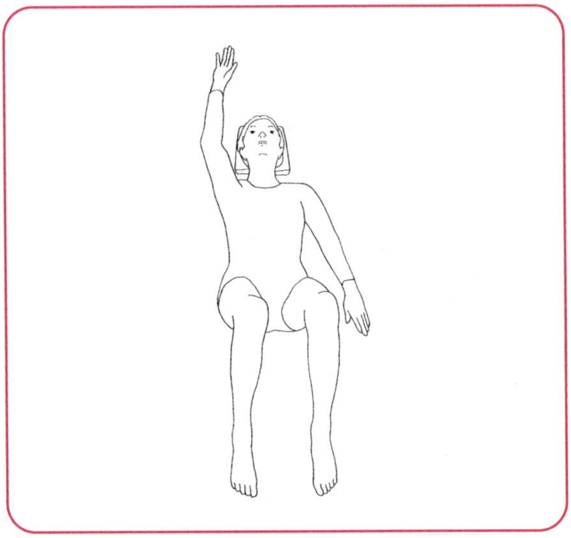

그림 6.6A 윈드밀(windmill) 자세 1.

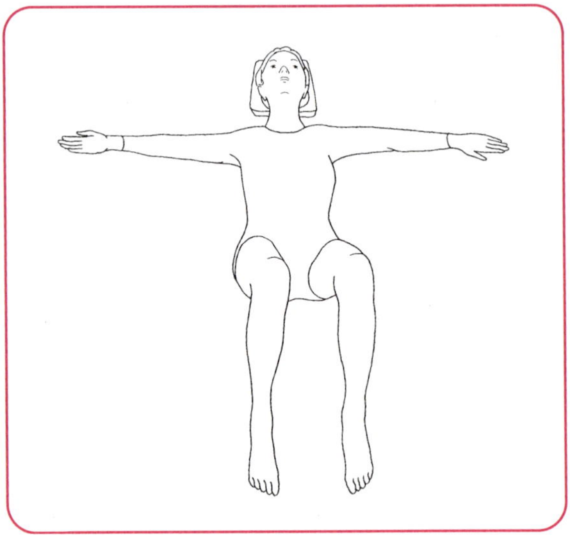

그림 6.6B 윈드밀(windmill) 자세 2.

6

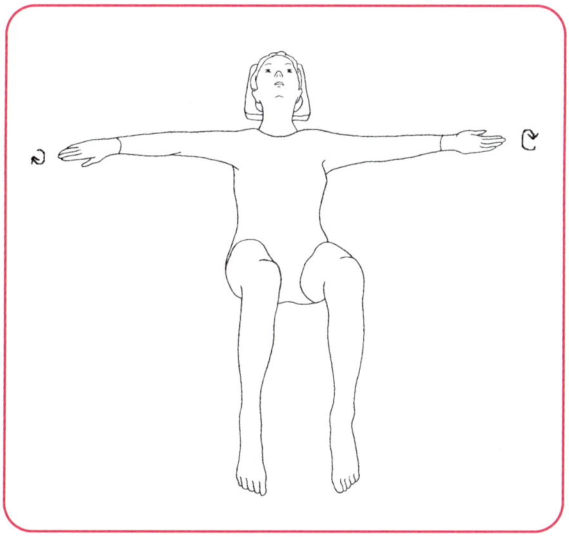

그림 6.6C 윈드밀(windmill) 자세 3.

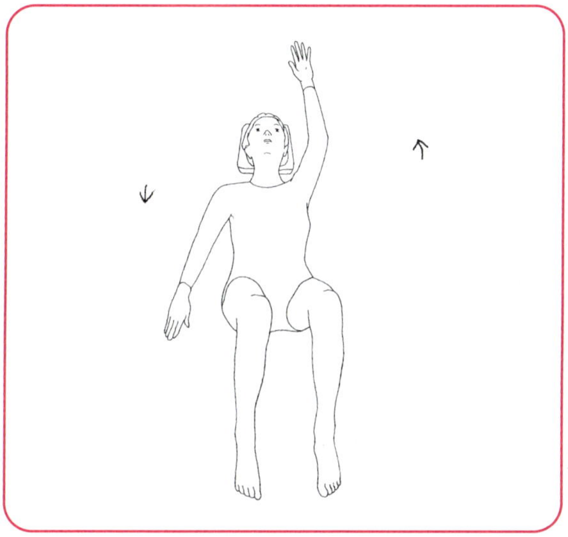

그림 6.6D 윈드밀(windmill) 자세 4.

주: 허리뼈 안정성과 상부몸통과 하부몸통의 관계를 바로 잡기 위해 필요하다면 호흡을 조정한다.

진행 5 / Progression 5

반원운동과 반원운동 사이에 암 아크(Arm arcs)를 2회 넣어 진행 4를 시행한다.

흔히 일어나는 문제 / Common problems

- 상반신 · 목의 긴장: 정렬을 바로잡고 신체를 편안하게 하기 위해 머리와 목을 충분히 지지한다. 숨을 내쉴 때 목구멍을 부드럽게 하고, 가슴우리를 이완시켜 팔이음뼈를 안정시키도록 지시한다.
- 팔을 머리 위로 움직일 때 허리뼈가 펴진다(자발적인 수축의 결여): 골반저근육과 하부복근의 관여를 회복시키도록 지시한다. 양발을 올리고 허리뼈를 평탄하게 한 상태에서 시행하는 것을 고려한다. 등의 윗부분을 이완시키고 가슴우리와 골반과의 올바른 관계를 유지하도록 지시한다.
- 동적 정렬이 불량하다: 공간에 가상의 선을 그리면서 팔로 덧그리도록 지시한다.
- 다리 정렬이 불량하다: 양 무릎 사이에 치볼 등의 부드러운 지지기구를 놓는다.
- 어깨뼈 안정성의 장애: 가동범위 감소를 고려하고 가슴 앞면의 폭이 증가하여 팔이음뼈 근육이 강화되도록 지시한다.

표 6.5의 지도 요점 참조.

실시상 주의

- 목과 어깨 병변 – 전신을 편안하게 하기 위해 충분히 지지한다. 운동범위가 적절한지, 통증은 없는지를 확인한다. 불확실하면 의사나 물리치료사에게 조언을 구한다.
- 어깨관절 가동범위의 심한 제한 – 의사의 조언을 구한다.
- 허리 또는 척추 병변 – 전신을 편안하게 하기 위해 충분히 지지한다. 허리뼈 안정성에 대한 복근조절을 충분히 한다. 발을 올리거나 허리뼈를 평탄하게 한 상태에서 시행하는 것을 고려한다.
- 최근 목 · 어깨 · 팔꿈치의 손상 – 회복단계와 특정 팔이음뼈 운동의 적합성에 대해서는 의사의 조언을 구한다.

금기

- 목 또는 어깨의 통증성 병변: 의료기관에 의뢰한다.

6

표 6.5 지도의 요점 – 암 아크(Arm arcs)

초점	구두지시 · 시각적 지시의 예
머리 · 목뼈의 올바른 정렬	턱과 복장뼈 사이에 부드러운 복숭아를 끼었다고 상상한다.
안정된 허리뼈를 유지하다	골반이 물이 들어간 그릇이고 그 수면이 완전히 수평으로 정지하여 있다고 상상한다.
몸통의 앞면과 뒷면의 폭	빗장뼈와 가슴의 등부분의 폭을 넓힌다.
팔 길이	팔을 뻗을 때 팔이 빗장뼈와 복장뼈가 합류하는 곳에서 시작하고 있다고 상상한다.
어깨뼈의 전체적인 안정성	팔이 올라갈 때 팔의 뼈를 어깨관절 쪽으로 뒤로 내린다. 어깨뼈가 등을 미끄러져 내려간다고 상상한다.
굽힘의 최종범위에서 어깨뼈의 내림	팔이 귀를 향해서 움직임에 따라 그 쪽의 어깨뼈가 내려가 가라앉는다고 상상한다.
팔의 올바른 동적 정렬의 획득	양손으로 공중에 반복해서 같은 패턴을 그리고 있다고 상상한다.
다리의 안정성	양 무릎 사이에 작은 부드러운 비치볼을 끼고 있다고 상상한다.

촉각을 이용한 지시 방법

1. 상부몸통과 하부몸통의 관계를 바로잡기 – 운동을 시작하기 전에 엄지손가락을 가장 아래의 뜬갈비뼈의 위에 놓고 새끼손가락은 ASIS의 위에 놓아 이들 2개의 목표 사이에 공간을 느끼도록 지도한다. 이 공간은 팔이음뼈 근육이 활성화되고 팔이 움직일 때도 유지해야 한다는 것을 설명한다. 지도자가 손을 사용해서 갈비뼈를 골반으로 향해서 안쪽 아래쪽으로 향하게 한다 (그림 6.6E).
2. 어깨뼈 안정화 향상 – 운동하기 전에, 오른쪽 어깨관절을 약 90° 굽히게 하고 팔을 올려 팔꿈치는 가볍게 구부리게 한다. 지도자의 왼쪽 손은 (엄지손가락 바로 겨드랑이 앞으로 하고 어깨뼈의 척추 아래의 뒷면에 손가락을) 환자의 오른쪽 어깨뼈 위에 안정되게 위치한다. 오른손은 어깨봉우리돌기에 안쪽으로 손가락을 어깨에 위치한다. 오른쪽 어깨는 굽힘 증가로, 손을 이용하여 어깨뼈 내림을 보조한다.
3. 어깨뼈의 가동성과 동적 정렬을 증진시키기 – 팔을 올바른 동적 정렬에 의해서 움직이고 어깨뼈의 움직임과 안정성을 보조하기 위해 필요하다면 지도자의 손을 사용해도 된다.

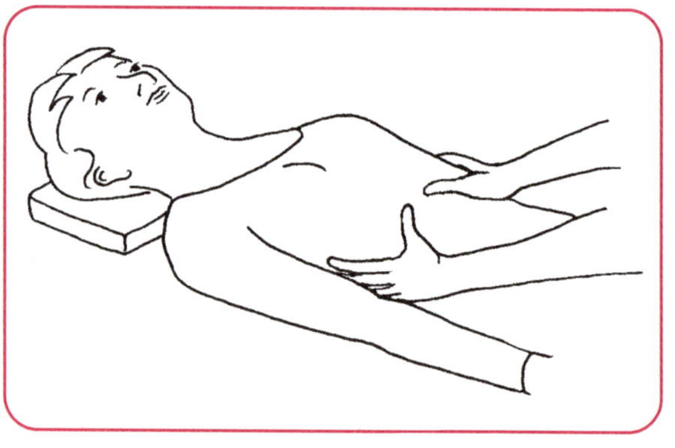

그림 6.6E 양손을 이용해서 갈비뼈를 골반의 방향으로 안쪽 아래쪽으로 향하게 한다.

앉은 자세에서 팔이음뼈 가동화 (운동 UBE 6~7)
/ SITTING PECTORAL GIRDLE MOBILIZATION (EXERCISES UBE6–7)

운동 UBE 6 – 숄더 슈러그 (어깨뼈 올림 · 내림)
/ Exercise UBE6 – Shrugs (scapular elevation and depression)

목적 / *Aim*

자세에 대한 의식을 높인다.

어깨뼈의 안정시 정렬과 안정성을 향상시킨다.

펼 때의 어깨관절 가동성을 향상시킨다.

팔의 능동운동 중 허리뼈의 안정성을 증진한다.

기구 / *Equipment*

의자, 다리 사이에 끼는 볼스터, 필요하다면 발을 지지하기 위한 지지기구.

목표 근육 / *Target muscles*

어깨뼈의 올림에 대해서 — 등세모근 상부섬유, 어깨올림근, 마름근.

어깨뼈 올림에서 중립위치로의 복귀동작에 대해서 — 등세모근 상부섬유, 어깨올림근, 마름근이 원심성으로 작용한다.

어깨뼈 내림에 대해서 — 등세모근 하부섬유가 어깨뼈 안쪽모서리를 아래쪽으로 당긴다. 앞톱니근 하부섬유가 어깨뼈 가쪽모서리의 하부를 뒤쪽과 앞쪽으로 당긴다. 작은가슴근이 어깨뼈 상부를 가슴우리를 향해서 당긴다.

어깨위팔관절 모음·안쪽돌림·폄에 대해서 — 큰원근, 넓은등근.

어깨뼈 안정성에 대해서 — 등세모근의 3개 부분 모두가 어깨뼈를 중립위치로 유지하도록 작용하고 마름근, 넓은등근, 큰원근이 보조한다.

허리뼈 안정성 유지에 대해서 — 골반저근육, 복근군과 척주세움근이 협동운동을 시행한다.

시작자세 / *Body position*

척추를 펴서 직립 앉은 자세를 취하고 다리를 골반너비로 벌려 허벅지를 의자로 완전히 지지한다. 발은 바닥에 붙이거나 엉덩관절·무릎관절이 약 90° 유지하도록 올린다. 양손의 엄지손가락을 똑바로 앞으로 향하고 어깨위팔관절을 안쪽·가쪽돌림 중립위치로 함으로써 신체 쪽을 따라서 팔이 어깨와 나란히 서도록 한다(그림 6.7A).

동작 / *Action*

숨을 들이마신다 — 골반저근육군과 하부복근군을 완만하게 활동시키고 가슴 앞면을 넓혀 귀 쪽으로 향해서 어깨를 올린다(그림 6.7B).

숨을 내쉰다 — 어깨를 이완시킴과 동시에 골반저근육군의 활동을 높이고 척추를 신장시킨다. 어깨뼈가 시작자세로 향하여 등을 미끄러져 내려가도록 한다(그림 6.7C).

숨을 들이마신다 — 빗장뼈 사이의 너비를 유지하고 위팔을 안쪽돌림을 하면서 어깨뼈를 내려 손가락 끝을 바닥으로 향해서 뻗는다.

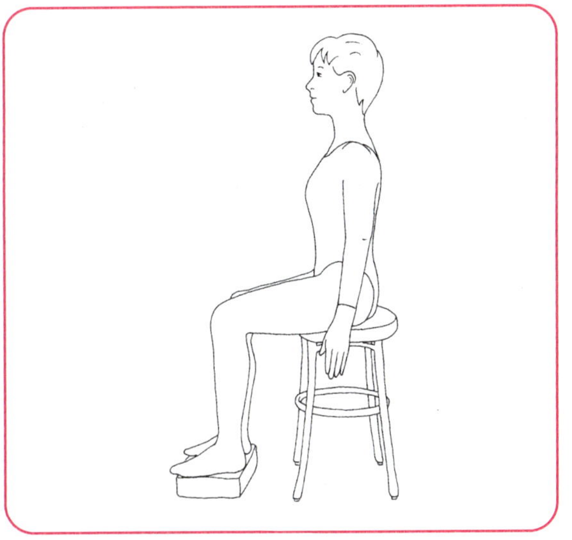

그림 6.7A 숄더 슈러그(Shoulder shrugs) - 시작자세.

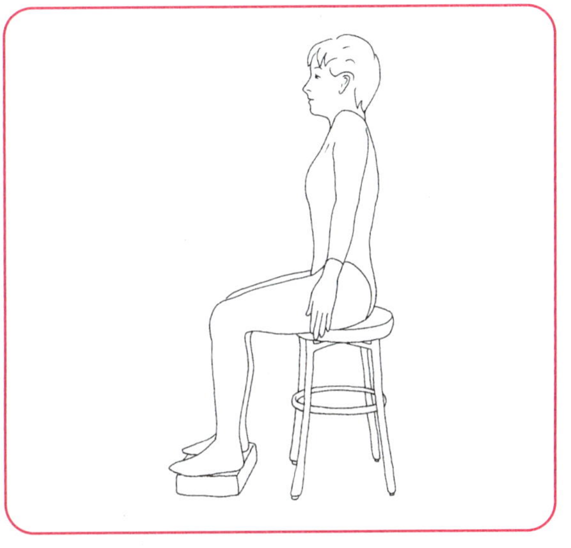

그림 6.7B 숄더 슈러그 - 어깨뼈 올림.

6

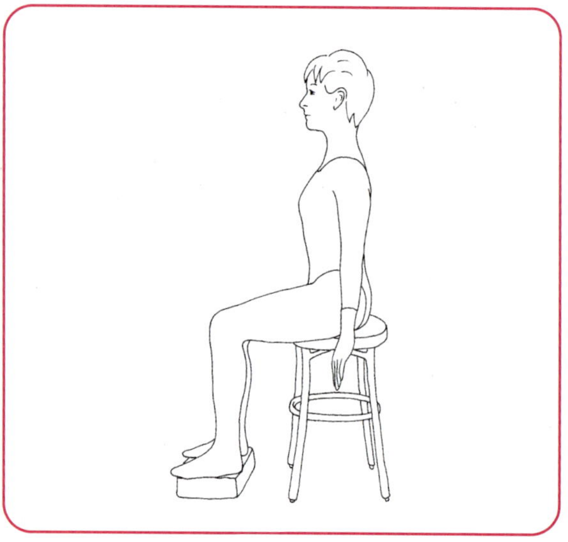

그림 6.7C 숄더 슈러그(Shoulder shrugs) – 어깨위팔관절의 안쪽돌림.

숨을 내쉰다 — 손가락 끝을 바닥을 향해서 계속 뻗고 어깨위팔관절을 펴서 팔을 신체 뒷면으로 움직임여서 앞쪽 가슴근육을 신장해간다(그림 6.7D).

잠시 멈추다 — 위팔을 시작자세로 원위치시킨다. 같은 동작을 5~10 회 반복한다.

주: 운동 중에 허리뼈와 골반은 중립위치를 유지하고 안정시킨다.

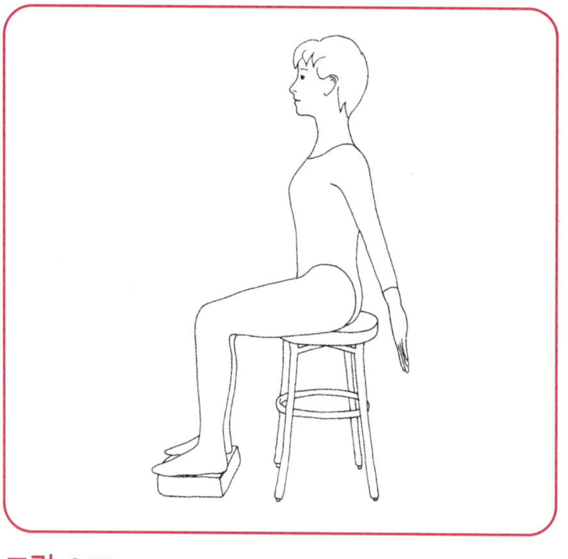

그림 6.7D 숄더 슈러그(Shoulder shrugs) – 어깨위팔관절의 폄.

흔히 일어나는 문제 / *Common problems*

- 어깨의 올림에 수반하는 목의 폄: 머리마루를 천장의 방향으로 뻗도록 지시하고 턱을 가볍게 당긴 채 목의 뒤쪽을 신장한다.
- 어깨의 올림에 수반하는 허리뼈의 폄: 가슴우리와 골반의 연계를 유지하고 골반저근육군과 하부복근군을 더욱 강하게 활동시키도록 지시한다.
- 어깨의 이완이나 내림 때의 척추의 처짐: 더 강력한 골반저근육의 활동과 머리마루를 천장의 방향으로 뻗도록 지시한다.
- 어깨의 움츠림이나 이완과 같은 팔이음뼈의 방어반응이 일어나다: 팔이음뼈의 안정성을 향상시키도록 가슴 앞면을 넓히도록 지시한다. 가슴주위근육의 유연성도 고려한다.

표 6.6의 지도 요점 참조.

실시상 주의

- 목과 어깨 병변 – 불확실하면 의사나 물리치료사의 조언을 구한다.

금기

- 목 또는 어깨의 통증성 병변 – 의료기관에 의뢰한다.

촉각을 이용한 지시 방법

1. 척추 정렬을 교정하여 척추 신장을 촉진하기 –척추를 따라서 엉치뼈에서 머리까지 가볍게 손가락을 대고, 엄지손가락과 집게손가락으로 머리뼈바닥을 완만하게 지지하고 척추를 위쪽으로 유도한다. 머리마루를 가볍게 접촉하여 위쪽으로 유도한다.
2. 상부몸통과 하부몸통의 관계를 바로잡기 – 양손을 사용하여 척추의 신장과 정렬의 교정을 시행한다. 상부몸통과 골반의 관계를 증진하기 위해 하부갈비뼈를 골반으로 향해서 내부로 내리도록 유도한다.

촉각을 이용한 지시 방법 – *계속*

3. 어깨와 목의 불필요한 긴장을 완화하기 – 목과 어깨의 먼지를 터는 것처럼 양손을 목의 옆쪽에서 어깨 끝까지 가볍게 움직인다.
4. 어깨뼈의 내림을 보조하여 안정성을 향상시키기 – 양손을 어깨에 대고, 엄지손가락을 어깨뼈가시에 대고 나머지 네 손가락을 앞쪽으로 댄다. 엄지손가락으로 어깨뼈가시를 내리게 하면서 나머지 네 손가락을 사용해서 좌 · 우의 빗장뼈를 분리시키도록 한다. 손을 아래쪽으로 움직이면서 이러한 기법을 시행하여, 엄지손가락은 뒤쪽, 네 손가락은 앞쪽에서 어깨뼈의 아랫각과 가슴우리 옆면을 덮는다. 어깨뼈를 등의 중앙으로 향해서 내리도록 계속해서 유도한다.

운동 UBE 7 – 체스트 오프너 (어깨위팔관절의 가쪽돌림) / Exercise UBE7 – Chest opener(lateral rotation of the glenohumeral joint)

목적 / *Aim*

자세에 대한 의식을 높인다.

팔이음뼈의 정렬과 안정성을 향상시킨다.

가쪽돌림 방향으로 어깨관절의 가동성을 향상시킨다.

팔의 능동운동 중의 허리뼈의 안정성을 증진한다.

기구 / *Equipment*

의자, 다리 사이에 끼우기 위한 볼스터 또는 치볼, 필요하다면 발의 지지기구.

목표 근육 / *Target muscles*

가쪽돌림에 대해서 — 가시아래근, 작은원근, 어깨세모근 후부섬유.

중간위치에의 복귀동작에 대해서 — 어깨밑근, 넓은등근, 큰원근, 큰가슴근, 어깨세모근 앞쪽섬유.

어깨뼈의 안정성에 대해서 — 등세모근의 3 개의 부분 모두가 어깨뼈를 중앙으로 당기기 위해 작용하고 마름근과 넓은등근과 큰원근이 보조적으로 작용한다.

척추의 안정성의 유지에 대해서 — 골반저근육군, 배곧은근의 앞부분과 척주세움근이 복합적으로 작용한다.

시작자세 / *Body position*

척추를 뻗으면서 직립 앉은 자세를 취하고 다리를 골반 너비로 벌려 허벅지를 의자로 지지한다. 발은 바닥에 붙이거나 엉덩관절 · 무릎관절 약 90° 를 유지하도록 뜨게 한다. 어깨위팔관절은 양손의 엄지손가락이 똑바로 앞쪽을 향한 안쪽 · 가쪽돌림의 중립위치를 취함으로써 신체 쪽으로 따라서 위팔이 어깨와 나

6

표 6.6 지도의 요점 – 숄더 슈러그(Shoulder shrugs)

초점	구두지시 · 시각적 지시의 예
목 뒷면을 신장한 머리 · 목뼈의 올바른 위치	어깨 위에 긴 댕글링 이어링(dangling earring)이 매달려 있다고 상상한다.
척추의 신장과 척추의 정렬 증진	머리마루가 천장에서 끈으로 매달려 있다고 상상한다. 상부몸통을 골반의 위, 머리를 척추의 위에 유지하도록 균형을 잡는다.
어깨 올림에 따른 어깨뼈의 양호한 가동성	어깨의 가쪽 끝이 귓불의 뒷면에 접촉하는 것처럼 상상한다.
어깨 내림과 함께하는 어깨뼈의 올바른 정렬	어깨뼈가 이완함과 동시에 어깨뼈를 내린다.
어깨를 펼 때 팔의 신장	팔을 아래로 뻗고 뒤로 이동시킬 때 손가락을 바닥을 따라서 약간 뻗어나가는 것처럼 상상한다.
안정된 허리뼈의 유지	팔을 뒤로 뻗힐 때 아래쪽 앞 갈비뼈와 볼기뼈가 가볍게 봉합되는 것처럼 상상한다.
다리의 안정성	무릎 사이에 작은 부드러운 공을 끼고 있다고 상상한다.

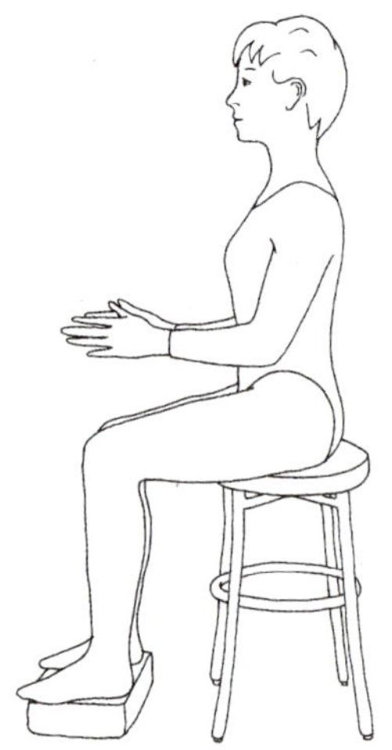

그림 6.8A 체스트 오프너(Chest opener) – 시작자세.

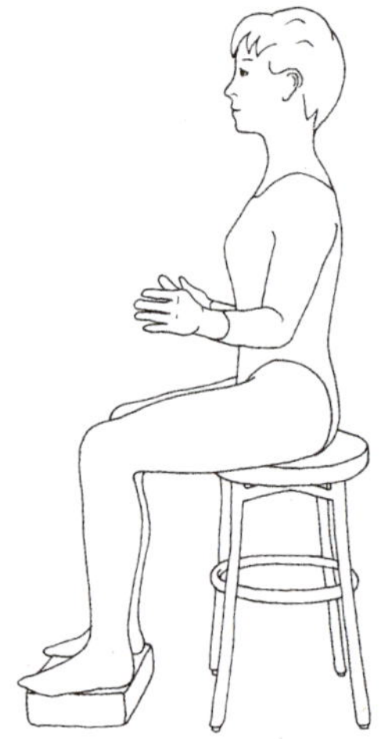

그림 6.8B 체스트 오프너– 어깨위팔관절의 가쪽돌림.

란히 서도록 한다. 팔꿈치를 90° 굽혀서 손바닥을 마주보게 하고 어깨위팔관절을 안쪽 · 가쪽돌림의 중립위치로 유지한다(그림 6.8A).

동작 / Action

숨을 *들이마신다* — 준비.

숨을 *내쉰다* — 골반저근육군과 복근군을 완만하게 활동시키고 척추를 엉치뼈에서 머리마루까지 뻗는다. 가슴 앞 · 뒷면의 너비를 유지하고 어깨뼈를 안정시켜 아래팔을 벌리면서 어깨위팔관절을 가쪽돌림을 시킨다(그림 6.8B).

숨을 *들이마신다* — 위팔을 시작자세로 되돌린다.

숨을 *내쉰다* — 다음의 세트를 반복한다.

주: 팔의 동작은 어깨위팔관절에만 한정하고 허리뼈와 골반은 교정해서 중립위치를 유지하여 안정시킨다.

진행 1 / Progression 1

손바닥을 바닥으로 향하게 하면서 실시한다.

진행 2 / Progression 2

손바닥을 천장으로 향하게 하면서 실시하고 가쪽돌림 때 어깨위팔관절을 약간 벌림을 시킨다.

흔히 일어나는 문제 / Common problems

- 어깨관절 운동을 할 때 허리뼈가 펴진다: 골반저근육군과 하부복근군의 보다 강한 활동을 촉진하고 가슴우리와 골반의 관계를 유지한다.
- 팔이 시작자세로 되돌아갔을 때 척추가 처진다: 골반저근육군의 보다 강한 활동과 척추의 더욱의 신장을 지시한다.
- 어깨위팔관절의 운동할 때 팔이음뼈가 앞쪽으로 돌출하다: 가슴 앞면 전체의 너비와 어깨뼈의 안정성을 촉진한다.

표 6.7의 지도 요점 참조.

실시상 주의

- 목과 어깨 병변 – 동작에서 통증이 없는지 관찰하고 불확실하면 의사 또는 물리치료사의 조언을 구한다.

금기

- 목 또는 어깨의 통증성 병변 – 의료기관에 의뢰한다.

6

촉각을 이용한 지시 방법

1. 척추 정렬을 교정하고 척추의 신장을 촉진하기 – 척추를 따라서 엉치뼈에서 머리까지 손가락을 가볍데 대어가고, 엄지손가락과 집게손가락으로 머리뼈바닥을 완만하게 지지하여 척추를 위쪽으로 유도한다. 머리마루를 가볍게 접촉하여 위쪽으로 유도한다.
2. 상부몸통과 하부몸통의 관계를 바로잡기 – 상부몸통과 골반의 관계를 증진하기 위해 하부갈비뼈를 골반으로 항해서 내부로 내리도록 유도한다.
3. 어깨와 목의 불필요한 긴장을 완화하기 – 목과 어깨의 먼지를 터는 것처럼 양손을 목의 옆에서 어깨 끝까지 가볍게 움직인다.
4. 어깨뼈의 내림을 보조하여 안정성을 향상시키기 – 양손을 어깨에 대고, 엄지손가락을 어깨뼈가시에 대며, 나머지 네 손가락을 앞쪽으로 댄다. 엄지손가락으로 어깨뼈가시를 내리게 하면서 나머지 네 손가락을 사용해서 좌 · 우의 빗장뼈를 서로 떼어 놓도록 한다. 손을 아래쪽으로 움직이면서 이들의 기법을 시행하고 엄지손가락은 뒤쪽, 네 손가락은 앞쪽에서 어깨뼈의 아랫각과 가슴우리 옆면을 덮는다. 어깨뼈를 내리도록 계속 유도한다 (그림 6.8C).

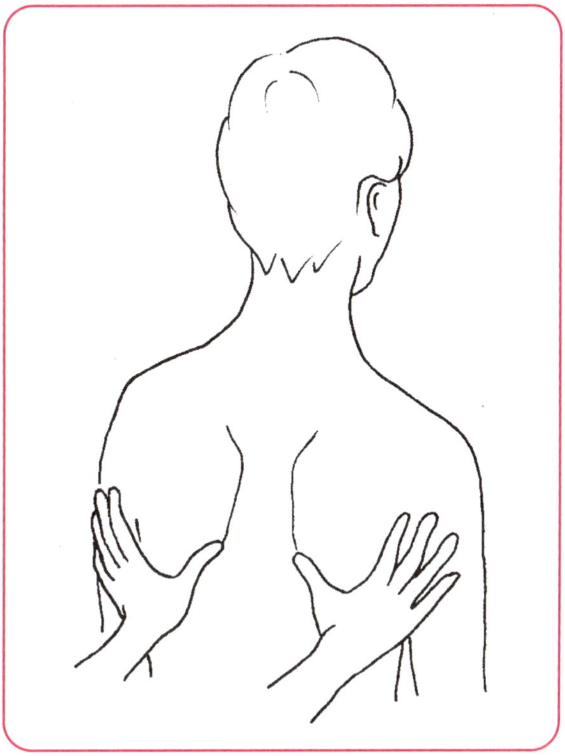

그림 6.8C 어깨뼈를 내리도록 계속 유도

표 6.7 지도의 요점 – 체스트 오프너(Chest opener)

초점	구두지시 · 시각적 지시의 예
목의 뒷면을 신장할 때 머리 · 목뼈의 위치 교정과 목의 표재근의 완전한 이완	어깨 위에 긴 댕글링 이어링이 매달려 있다고 상상한다. 어깨가 따뜻한 버터가 되어 녹아서 바닥에 뚝뚝 떨어진다고 상상한다.
척추의 올바른 정렬	궁둥뼈의 끝 위에서 골반 균형을 유지하고 골반저근육군을 수축시키자. 상부몸통을 골반의 위, 머리를 척추의 위에 유지하도록 균형을 잡는다.
척추의 신장	머리마루가 천장에서 끈으로 매달려 있다고 상상한다.
팔의 시작위치의 교정	어깨에서 팔을 늘어뜨리고 팔꿈치를 굽혀 손바닥이 서로 마주보도록 한다.
몸통의 앞 · 뒤 지름	팔을 벌려 원래의 장소로 되돌아감과 동시에 가슴이 두꺼워진다고 상상한다.
어깨관절의 돌림을 할 때 어깨뼈의 양호한 안정성	위팔이 돌림을 할 때 어깨뼈가 아래로 미끄러져 간다고 상상한다.
좌 · 우의 팔이 마찬가지의 관절가동범위로 동시에 움직이도록 한다.	팔꿈치가 공 위에 있고 그것을 축으로 하여 돌고 있다고 상상한다. 앞쪽을 주시하면서 시야의 끝에서 아래팔의 동시운동을 관찰하도록 한다.
다리의 안정성	발이 따뜻한 모래로 가라앉고 있다고 상상한다. 무릎 사이에 작은 부드러운 공을 끼고 있다고 상상한다.

앉은 자세에서 척추와 팔이음뼈의 가동화 (운동 UBE 8~10)
/ SITTING SPINE AND PECTORAL GIRDLE MOBILIZATION (EXERCISES UBE 8–10)

운동 UBE 8 – 스파인 트위스트 (등뼈 돌림)
/ Exercise UBE 8 – Spine twist (thoracic spine rotation)

주: 이 Spine twist와 Side bending(UBE 9)은 척추돌림과 옆굽힘 양쪽 가동성의 증진을 위해 순서적으로 반복할 필요가 있다.

목적 / *Aim*

자세에 대한 인식을 높인다.
척추의 신장을 촉진한다.
등뼈의 운동을 할 때 허리뼈 안정성을 향상시킨다.
돌림을 할 때 등뼈의 가동성을 향상시킨다.
팔이음뼈의 정렬과 안정성을 향상시킨다.

기구 / *Equipment*

스툴(stool) 또는 의자, 필요에 따라서 등받이 또는 벽, 허벅지 사이에 끼우기 위한 볼스터 또는 치볼, 필요에 따라서 발의 지지구, 상황에 따라서 신체 앞에서 유지하는 작은 치료용 공.

목표 근육 / *Target muscles*

어깨뼈 안정성에 대해서 — 등세모근의 3개 부분 모두가 동시에 수축하여 어깨뼈를 정중선을 향해서 당기고, 마름근, 넓은등근, 큰원근이 협동하여 보조한다.

어깨관절 가쪽돌림에 대해서 — 가시아래근, 작은원근, 어깨세모근 후부섬유.

어깨관절 폄에 대해서 — 어깨세모근 후부섬유, 큰원근에 의해서 보조되는 넓은등근.

척추의 안정성의 유지에 대해서 — 골반저근육군, 복근군, 척주세움근의 협동운동.

등뼈의 오른쪽으로의 돌림에 대해서 — 오른쪽의 배속빗근과 동시에 왼쪽의 배바깥빗근과 오른쪽의 척주세움근이 함께 작용한다.

오른쪽 돌림위치에서 중립위치 복귀동작에 대해서 — 오른쪽 배속빗근, 왼쪽의 배바깥빗근과 오른쪽의 척주세움근이 함께 원심성으로 작용한다.

시작자세 / *Body position*

척추를 신장한 가슴을 펴고 앉은 자세를 취하고 다리를 골반 너비로 벌린다. 발은 바닥에 붙이거나 엉덩관절 · 무릎이 약 90° 를 유지하도록 받침대 위에 올려놓는다. 두 엄지손가락을 앞쪽으로 향하게 하고 어깨위팔관절이 안쪽 · 가쪽돌림 중립위치를 취해서 위팔이 신체 쪽으로 따라서 어깨와 나란히 서도록 한다.
팔을 비스듬히 앞쪽으로 들어올리고 팔꿈치를 약 90° 로 굽혀, 손끝이 복장뼈에 약간 접촉하도록 한다.
손바닥은 바닥으로 향한다(그림 6.9A).

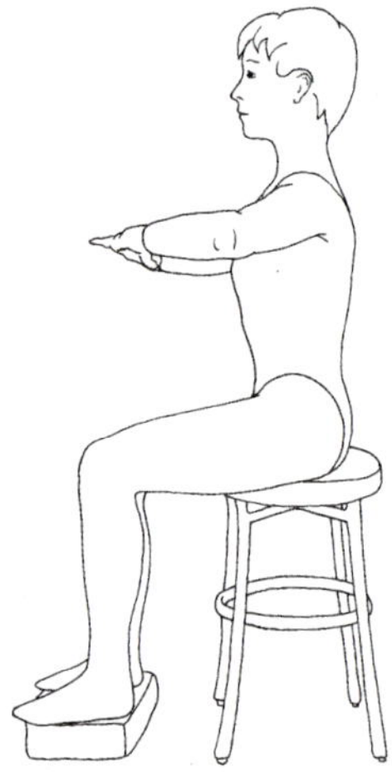

그림 6.9A 스파인 트위스트(Spine twist) – 시작자세.

동작 / *Action*

숨을 들이마신다 — 준비.

숨을 내쉰다 — 골반저근육군을 완만하게 활동시키고 척추를 엉치뼈에서 머리마루까지 신장한다.

숨을 들이마신다 — 가슴 앞 · 뒤의 너비를 유지하고 팔이음뼈를 확고하게 안정시켜 상부몸통을 왼쪽으로 돌린다. 손은 복장뼈의 앞으로 나란히 유지하고 머리는 척추와 연동시켜 잇달아서 시선을 앞쪽으로 향하게 한다(그림 6.9B).

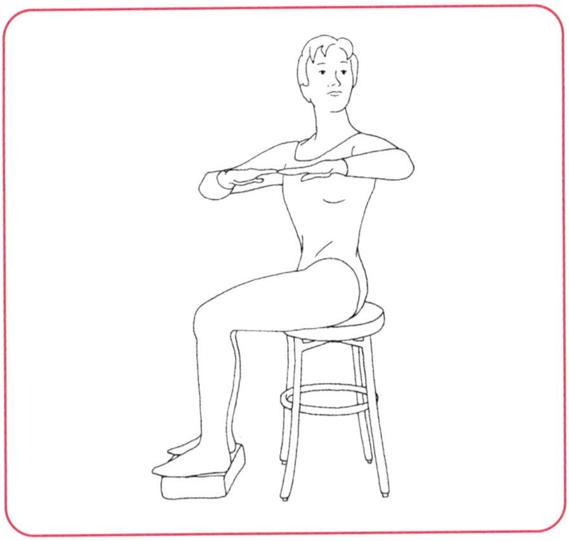

그림 6.9B 스파인 트위스트(Spine twist) – 최종가동범위.

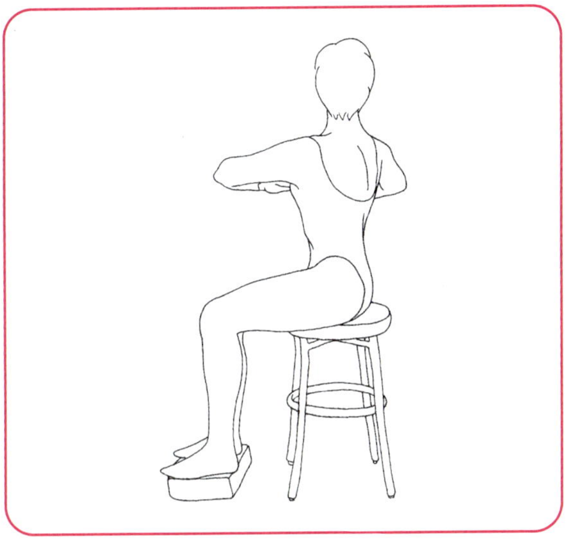

그림 6.9C 오른쪽으로 스파인 트위스트(Spine twist).

숨을 내쉰다 — 골반저근육군의 활동을 높이고 척추를 신장시켜 어깨뼈를 안정화시킴으로써 굽힌 왼쪽 팔꿈치가 왼쪽 가슴우리와 나란히 하는 최종가동범위까지 몸통을 더욱 돌림을 시킨다. 상부몸통이 완만하게 돌림을 함에 따라 머리도 방향을 바꿔 왼쪽 어깨 너머의 왼쪽 팔꿈치를 본다.

숨을 들이마신다 — 척추를 신장하고 팔이음뼈를 안정화하며 가슴 앞 · 뒤의 너비를 유지한 채 시작위치로 되돌아가 오른쪽의 돌림을 시작한다.

숨을 내쉰다 — 마찬가지로 오른쪽 최종가동범위까지 몸통을 돌림을 시킨다(그림 6.9C).

숨을 들이마신다 — 왼쪽에서 반복한다.

좌 · 우 각각 3~5 세트 반복한다.

변형 / *Modification*

신체 앞에 있는 작은 치료용 공을 팔로 껴안고 시행한다. 몸통과 공을 하나의 단위로 하여 돌림을 한다.

진행 / *Progression*

시작자세 / *Body position*

기본운동을 시행하고 척추가 명백히 최종가동범위에 도달하면 머리를 왼쪽 어깨의 끝을 보도록 돌린다.

동작 / *Action*

보통으로 호흡하기 — 머리를 안정시키고 15~30초 동안 안구를 가급적 빨리 움직인 다음에 다시 왼쪽 어깨의 끝을 본다.

숨을 들이마신다 — 골반저근육의 활동을 더 높이고 척추를 신장시킨다.

숨을 내쉰다 — 척추의 신장과 어깨뼈의 안정성을 유지하고 척추를 더욱 돌림을 시켜 왼쪽 팔꿈치를 더 신체 쪽으로 당겨간다. 어깨뼈를 더 강력하게 안정시키고 척추의 돌림 증진을 보조하기 위해 왼쪽 팔꿈치가 신체의 뒤쪽에 닿도록 한다.

숨을 들이마신다 — 이전의 시작위치로 되돌아간다.

각각 1~2회 반복한다.

흔히 일어나는 문제 / *Common problems*

- 척추의 돌림이 시작되기 전에 팔이 움직이기 시작하다: 팔을 복장뼈의 앞에 유지하도록 지시하고 척추 사이에서 동작이 시작되는 것을 상상시킨다.
- 허리뼈 돌림: 시작자세가 올바른지 확인하고 (앉은 자세를 확인한다), 척추의 신장이 항상 유지되어 있는지 확인한다. 골반저근육군의 조절을 더 증진하고 허리에서 위를 돌림을

시키도록 지시한다. 의자나 상자에 걸터앉고 골반의 안정성을 보조한다.

- 등뼈가 돌림을 함에 따라 허리뼈가 펴지다: 골반저근육군의 더 강한 활동과 척추를 신장시켜 상부몸통이 골반 위에 오도록 균형을 잡도록 지시한다. 신체에 대한 인식을 보조하기 위해 척추를 벽이나 폼롤러로 지지하면서 시행한다. 목 근육의 힘을 빼고 이완하여 시행하도록 촉진한다.

표 6.8의 지도 요점 참조.

실시상 주의

- 목, 어깨 그리고 척추 병변 – 동작에서 통증이 없도록 관찰하고 불확실하면 의사나 물리치료사의 조언을 구한다.

금기

- 목, 어깨 또는 척추의 통증성 병변 – 의료기관에 의뢰한다.

촉각을 이용한 지시 방법

1. 척추 정렬을 교정하고 척추의 신장을 촉진하기 – 척추를 따라서 엉치뼈에서 머리까지 손가락을 가볍게 대어가고 엄지손가락과 집게손가락으로 머리뼈바닥을 완만하게 지지하여 척추를 위쪽으로 유도한다. 머리마루를 가볍게 접촉하여 위쪽으로 유도한다.
2. 상부몸통과 하부몸통의 관계를 바로잡기 – 양손을 사용해서 척추의 신장과 정렬의 교정을 시행한다. 상부몸통과 골반의 관계를 증진하기 위해 하부갈비뼈를 골반으로 향해서 내부로 내리도록 유도한다.
3. 어깨와 목의 불필요한 긴장을 완화하기 –목과 어깨의 먼지를 터는 것처럼 양손을 목의 옆쪽에서 어깨의 끝까지 가볍게 움직인다.
4. 어깨뼈의 내림을 보조하여 안정성을 향상시키기 – 양손을 어깨에 대고 엄지손가락을 어깨뼈가시에 대고 나머지 네 손가락을 앞쪽으로 댄다. 엄지로 어깨뼈가시를 내리게 하면서 나머지 네 손가락을 사용해서 좌·우 빗장뼈를 떼어 놓도록 한다. 손을 아래쪽으로 움직이면서 이들의 기법을 시행하고 엄지손가락은 뒤쪽, 네 손가락은 앞쪽에서 어깨뼈의 아랫각과 가슴우리 옆면을 덮는다. 어깨뼈를 등의 중앙으로 향해서 내리도록 계속해서 유도한다.
5. 등뼈의 움직임을 지시하기 –동작을 예측하고 관련되는 척추를 가볍게 만진다.
6. 어깨의 폄을 지시하기 –가볍게 팔꿈치에 대고 약간 아래 뒤쪽으로 유도한다.

6

표 6.8 지도의 요점 – 스파인 트위스트(Spine twist)

초점	구두지시 · 시각적 지시의 예
등뼈의 독립된 동작을 시행하기 위한 중립위치에서 안정된 허리뼈	골반저근육군을 수축시키고 척추에 대해서 하부복근군을 완만하게 끌어당긴다. 궁둥뼈에서 머리마루까지 신장하고 허리 위에서 가슴우리를 돌린다.
어깨의 정렬과 팔이음뼈의 안정성	어깨뼈가 등을 아래쪽으로 향해서 미끄러지고 있다고 상상한다.
목의 긴장의 제한	입안에서 혀를 이완시키고 척추의 위에서 머리의 균형을 잡는다. 어깨 위에 긴 댕글링 이어링을 착용하고 있다고 상상한다.
척추에서 동작을 시작하다	몸통을 옆쪽으로 돌리기 시작할 때 허리에서 위의 상반신이 척추의 축 위에서 돌림을 시키고 있다고 상상한다.
척추돌림의 최대화	오른쪽으로 돌림을 하고 있을 때 왼쪽 하부갈비뼈가 몸 주위를 미끄러져 오른쪽 골반 위에 떠 있다고 상상한다.
한쪽으로 완전히 돌림을 할 때 더 강한 팔이음뼈의 활동	어깨의 상부 가쪽을 벌리고 뒤쪽 팔꿈치에 뻗어 닿도록 하여 어깨뼈를 등의 뒤쪽으로 향해서 당긴다.

운동 UBE 9 - 사이드 벤딩(척추 옆굽힘) / Exercise UBE9 - Side bending (lateral spine flexion)

주: 이 운동과 Spine twist(UBE 8)는 척추 돌림과 옆굽힘 양쪽의 가동성의 증진을 위해 순서적으로 반복할 필요가 있다.

목적 / *Aim*

자세에 대한 인식을 높인다.
척추의 신장을 촉진한다.
척추의 운동을 할 때 골반의 안정성을 향상시킨다.
옆굽힘 때 척추 가동성을 향상시킨다.
팔이음뼈의 정렬과 안정성을 향상시킨다.

기구 / *Equipment*

딱딱한 침대 또는 치료 테이블.

목표 근육 / *Target muscles*

어깨뼈의 안정성에 대해서 — 등세모근의 3 개의 부분 모두가 동시에 수축하여 정중선으로 향해서 작용하고 마름근, 넓은등근, 큰원근이 협동하여 보조한다.

어깨관절 굽힘에 대해서 — 어깨세모근 앞쪽섬유, 큰가슴근, 부리위팔근이 작용하고 위필두갈래근과 어깨밑근이 보조한다.

척추 안정성의 유지에 대해서 — 골반저근육, 앞쪽 복벽근육군, 척주세움근의 협동운동.

오른쪽으로의 척추 굽힘에 대해서 — 배곧은근, 오른쪽 허리네모근, 오른쪽 배바깥빗근, 오른쪽 척주세움근(가로사이근, 뭇갈래근)이 구심성으로 작용하고, 오른쪽의 가슴우리를 옆쪽으로 끌어내려 척추를 오른쪽으로 만곡을 시킨다.

주: 약 10° 정도의 옆굽힘을 시행하면 반대쪽 근육군의 원심성 수축에 의해서 전체 동작이 조절된다. 오른쪽으로 옆굽힘 때는 관련된 등뼈의 같은 쪽 돌림이 일어나므로 등뼈 기시돌기는 굽힘 쪽(왼쪽) 볼록 면으로 향한다.

시작자세 / *Body position*

척추를 신장하면서 직립자세를 취하고 다리를 골반 폭으로 벌린다. 발은 바닥에 붙이거나 엉덩관절 · 무릎이 약 90°를 유지하도록 받침대 위에 올려놓는다. 어깨위팔관절을 안쪽 · 가쪽돌림 중립위치로 유지하고 팔을 어깨에서 신체 쪽을 따라서 내려 엄지손가락이 똑바로 앞쪽을 향하도록 한다. 왼쪽의 어깨관절을 160° 굽히고 왼쪽 팔을 신체 앞으로 들어 올린다 (그림 6.10A).

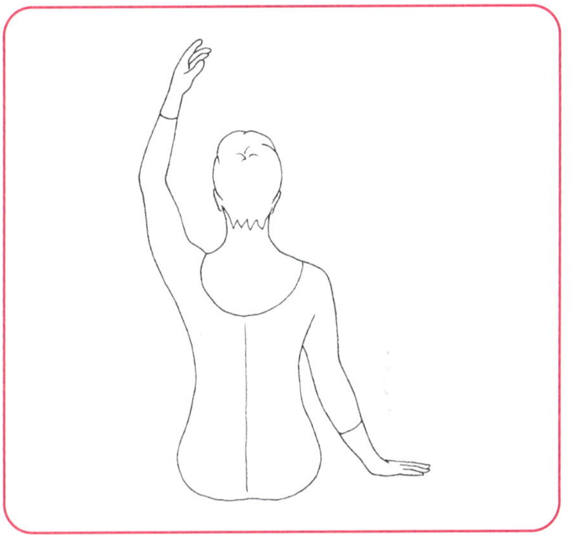

그림 6.10A 사이드 벤딩 - 시작자세.

왼쪽 팔꿉관절을 굽히고 왼쪽 팔을 얼굴의 윤곽을 따라서 둥글게 만든다. 오른쪽 손바닥은 침대 위에 놓는다.

동작 / *Action*

숨을 들이마신다 — 골반저근육군과 하부복근군을 완만하게 활동시키고 동시에 팔이음뼈를 안정시킨다.

숨을 내쉰다 — 머리마루를 뻗고 척추를 더욱 신장시키며 몸통을 오른쪽으로 굽히기 시작하고 몸통 옆 부분의 만곡을 따라서 공을 껴안는 것처럼 오른쪽 하부의 갈비뼈를 끌어당긴다(그림 6.10B).

숨을 들이마신다 — 가슴 앞 · 뒤의 너비를 유지하면서 복부와 팔이음뼈의 안정화근육군을 더욱 활동시켜 굽힘에서 되돌아오는 방향의 운동을 시작하

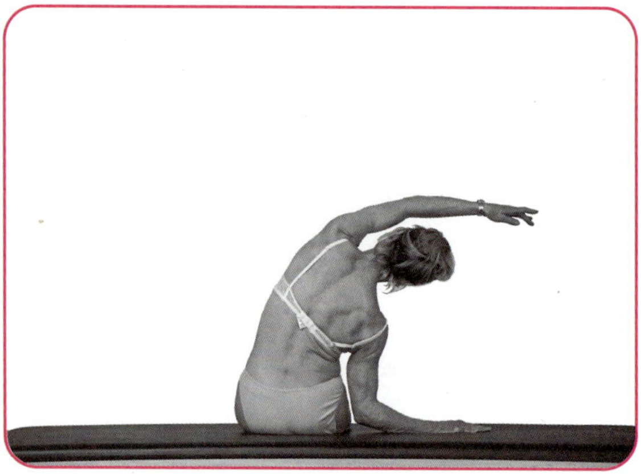

그림 6.10B

고 척추의 기저부에서 척추를 차례로 쌓아 척추를 신장하도록 하여 시작자세로 되돌아간다.

숨을 *내쉰다* — 왼쪽 팔을 신체 쪽으로 뻗고 시작자세로 되돌아간다.

왼쪽에서 반복한다. 처음에 오른쪽 어깨위팔관절을 160° 굽히게 하고 오른팔을 들어 올려 왼쪽 손바닥을 침대에 놓는다.

각 방향에서 3~4 회 동작을 반복한다.

진행 1 / Progression 1

반복할 때마다 옆굽힘 가동범위를 증가시킬 목적으로 한 방향으로 동작을 2~3 회 반복한다.

진행 2 / Progression 2

시작자세 / Body position

오른쪽 어깨관절을 160° 굽히고 신체 앞에 오른팔을 들어올린다. 오른쪽 팔꿈치를 굽히고 오른팔을 얼굴 윤곽을 따라서 둥글게 만든다. 왼손을 하부갈비뼈에 곁들인다. 기본 동작을 실시하지만, 옆굽힘을 증가시키도록 갈비뼈를 몸통 중심으로 향해 유도하도록 왼손에 의한 가벼운 압력을 사용한다. 척추가 옆굽힘을 할 때 상부몸통이 손 위에 덮이도록 한다.

동작 / Action

숨을 *들이마신다* — 복근과 팔이음뼈의 근육활동을 유지한 채 옆굽힘을 유지한다.

숨을 *내쉰다* — 복근의 조절을 향상시켜 왼쪽 갈비뼈 하부를 신체의 중심으로 더 끌어들인다. 신체를 손 위에 걸치도록 하여 옆쪽굽힘을 증가시킨다.

숨을 *들이마신다* — 골반저근육과 복근을 활동시켜 서서히 굽힘에서 되돌아오고 척추 기저부에서 척추를 차례로 쌓아올려 척추를 신장하도록 하여 시작자세로 되돌아간다.

1, 2 회 반복한 후, 앞의 운동(UBE 8)을 시행한다.

반대쪽에서도 모든 순서를 반복한다.

흔히 일어나는 문제 / Common problems

- 팔이 몸통보다도 먼저 움직여버리다: 손을 복장뼈의 약간 위 앞쪽에 유지하도록 지시한다.
- 골반의 불안정성: 앉은 자세를 관찰하여 허벅지가 완전히 지지되어 있는지 확인한다. 의자나 상자 위에 걸터앉아 시행하는 것을 고려한다. 사전에 골반저근육군과 하부복근의 더 강한 조절과 척추의 신장을 유도한다.
- 허리뼈의 폄: 골반은 궁둥뼈결절 위에 위치하고, 상부몸통은 골반 바로 위에 위치하며 척추의 만곡이 신장되어 목의 표재근육군이 완전히 이완한 올바른 시작자세를 취하고 있는지를 확인한다. 지나치게 노력하기보다는 동작이 자연히 일어나도록 목근육(throat muscle)을 이완시키도록 지시한다. 등을 벽에 기대어 지지하면서 시행하는 것도 고려한다.

표 6.9의 지도 요점 참조.

실시상 주의

- 목과 어깨 그리고 척추 병변 – 동작에서 통증이 없도록 관찰하고 불확실하다면 의사 또는 물리치료사의 조언을 구한다.

금기

- 목, 어깨 또는 척추의 통증성 병변 – 의료기관에 의뢰한다.

6

촉각을 이용한 지시 방법

1. 척추 정렬을 교정하고 척추의 신장을 촉진하기 – 척추를 따라서 엉치뼈에서 머리까지 손가락을 가볍게 대어가고, 엄지손가락과 집게손가락으로 머리뼈바닥을 완만하게 지지하여 척추를 위쪽으로 유도한다. 머리마루를 가볍게 접촉하여 위쪽으로 유도한다.
2. 상부몸통과 하부몸통의 관계를 바로잡기 – 갈비뼈를 골반으로 향해서 안쪽 아래쪽으로 유도한다. 벽에 등을 기대어 지지하면서 시행하는 것도 고려한다.
3. 어깨뼈의 내림을 보조하여 안정성을 향상시키기 – 양손을 어깨에 대고 엄지손가락을 어깨뼈가시에 대며 나머지 네 손가락을 앞쪽에 댄다. 엄지손가락으로 어깨뼈가시를 내리게 하면서 나머지 네 손가락을 사용해서 좌 · 우의 빗장뼈를 떼어놓도록 한다. 손을 아래쪽으로 움직이면서 이들의 기법을 시행하고 엄지손가락은 뒤쪽, 네 손가락은 앞쪽에서 어깨뼈의 아랫각과 가슴우리 옆면을 덮는다. 어깨뼈를 등의 중앙으로 향해서 내리도록 유도를 돕는다.
4. 척추의 움직임을 지시하기 – 관련되는 척추를 가볍게 접촉함으로써 척추의 가동화를 예측한다.
5. 오른쪽으로 옆굽힘을 촉진하기 – 대상자의 뒤쪽에 서서 갈비뼈를 안쪽으로 완만하게 움직이는 보조를 하기 위해 오른손을 오른쪽 하부갈비뼈에 곁들인다. 몸통이 손 위에 덮이도록 한다. 운동을 보조하기 위해 왼쪽 갈비 사이에 가볍게 접촉한다.

운동 UBE 10 – 스파인 컬(척추 굽힘) / Exercise UBE 10 – Spine curls (spine flexion)

목적 / *Aim*

자세에 대한 인식을 높인다.
척추의 신장을 촉진한다.
척추의 운동을 할 때 골반 안정성을 향상시킨다.
굽힘 방향으로의 척추 가동성을 향상시킨다.
상부 등근육의 유연성을 향상시킨다.

기구 / *Equipment*

의자, 등받이나 필요에 따라서 벽, 다리 사이에 끼우기 위한 볼스터 또는 치볼, 필요하다면 발의 지지기구.

목표 근육 / *Target muscles*

어깨뼈의 안정성에 대해서 — 등세모근의 3개 부분 모두가 동시에 수축하여 정중선을 향해서 작용하고 마름근, 넓은등근, 큰원근이 협동하여 보조한다.

척추의 안정성 유지에 대해서 — 골반저근육군, 앞쪽 복근군, 척주세움근의 협동운동.

척추 굽힘에 대해서 — 배곧은근과 배빗근군이 굽힘을 일으키고 중력의 영향이 목뼈와 등뼈 세움근군의 원심성 수축을 끌어낸다.

굽힘에서 복귀동작에 대해서 – 척주세움근군.

6

표 6.9 지도의 요점 – 사이드 벤딩(Side bending)

초점	구두지시 · 시각적 지시의 예
척추의 신장과 올바른 정렬의 유지	머리마루에서 궁둥뼈까지 신장한다.
효율적인 복부 전체의 조절과 코어의 안정성	골반저근육군과 하부복근군을 조인다.
어깨의 정렬과 팔이음뼈의 안정성	어깨뼈가 등을 미끄러져 간다고 상상한다.
부드럽고 둥글게 만들어진 팔	팔을 무지개 위에 덮는 것처럼 상상한다.
허리뼈 폄의 회피	2매의 유리창 사이에서 몸이 옆쪽으로 굽어져 가는 것처럼 상상한다.
오른쪽으로 최대 옆굽힘의 달성	오른쪽 갈비뼈가 안쪽으로 움직여간다고 상상한다.
머리와 목의 올바른 위치관계의 유지	시선은 앞쪽 정면으로 돌리면서 머리를 척추와 함께 움직인다.
운동은 척추에서 시작하고 엉치뼈 위에서 목뼈의 최고 윗부분에 걸쳐서 긴 C형의 척추를 형성한다.	초콜릿으로 만들어진 척추가 공에 덮이는 것처럼 굽고 하나하나의 척추가 데워져 녹는 것처럼 상상한다.

시작자세 / *Body position*

척추를 펴서 직립 앉은 자세를 취하고 다리를 골반 폭으로 벌린다. 발은 바닥에 붙이거나 엉덩관절과 무릎이 약 90° 가 되도록 받침대 위에 올려놓는다. 어깨위팔관절을 안쪽돌림 · 가쪽돌림의 중립위치로 하고 위팔이 신체 쪽을 따라서 어깨와 나란히 하여 양 엄지손가락이 똑바로 앞쪽을 향하도록 한다(그림 6.11A). 반대쪽 어깨뼈를 움켜잡기 위해 팔을 신체에 감는다(그림 6.11B).

동작 / *Action*

숨을 *들이마신다* — 골반저근육군과 하부복근군을 완만하게 활동시키고 팔이음뼈를 안정시켜 척추를 신장한다.

숨을 *내쉰다* — 끄떡이는 것처럼 머리를 내리면서 척추 상부를 굽히고 팔꿈치를 안 아래쪽으로 끌어당기면서 어깨뼈를 아래 뒤쪽으로 끌어당긴다.

숨을 *들이마신다* — 골반저근육군과 하부복근군의 조절을 유지한다. 들숨을 더 많이 가슴우리의 뒤쪽으로 넣도록 호흡을 시행하고 동시에 어깨뼈를 더욱 아래 뒤쪽으로 끌어당긴다.

숨을 *내쉰다* — 골반을 중립위치로 안정시켜 유지하고 어깨뼈를 더욱 아래 뒤쪽으로 미끄러뜨리면서 등의 뒷부분을 이완시켜 굽힌다.

숨을 *들이마신다* — 골반저근육과 복근을 활동시키고 척추 기저부에서 척추를 차례로 포개어 쌓아 척추를 신장하도록 하여 시작자세로 되돌아간다.

숨을 *내쉰다* — 척추의 굽힘을 반복한다.

3~5 회 반복한다.

흔히 일어나는 문제 / *Common problems*

- **허리뼈의 굽힘:** 올바른 시작자세로서 골반이 궁둥뼈결절 위에 위치하고, 상부몸통이 골반 바로 위에 균형이 잡혀 위치하고 있다는 것을 확인한다. 골반저근육군과 하부복근의 더 강한 활동에 의해서 허리를 신장하고 들어 올리도록 지시한다. 등을 벽에 대거나 지지기구를 사용해서 실시하는 것도 고려한다.
- **척추 가동성의 제한:** 공을 껴안는 것처럼 몸이 둥글게 되도록 윗등의 긴장을 풀도록 지시한다. 척추 가동화를 보조하기 위해 촉각을 이용한 지시를 한다.

표 6.10 의 지도 요점 참조.

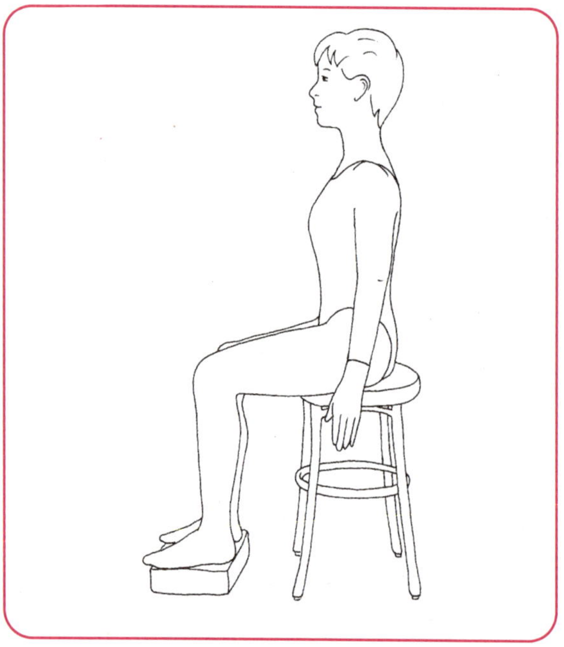

그림 6.11A 스파인 컬(Spine curls) – 시작자세.

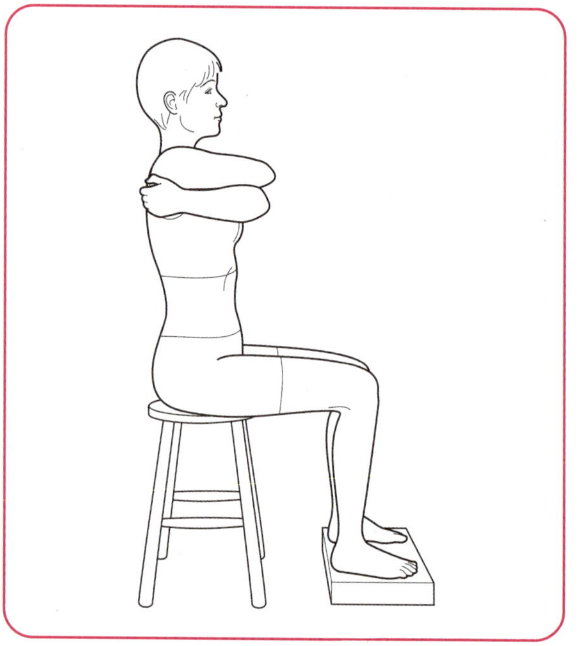

그림 6.11B 스파인 컬 – 팔을 신체에 감는다.

실시상 주의

- 목, 어깨, 척추 병변 – 동작에서 통증이 없도록 관찰하고 불확실하다면 의사나 물리치료사의 조언을 구한다.

금기

- 목, 어깨 또는 척추의 통증성 병변: 의료기관에 의뢰한다.

촉각을 이용한 지시 방법

1. 척추 정렬을 바로잡고 척추의 신장을 촉진한다 – 엉치뼈에서 머리까지 손가락을 가볍게 대어 척추를 따라서 올라가고 엄지손가락과 집게손가락으로 머리뼈바닥을 부드럽게 지지하여 척추를 위쪽으로 유도한다. 머리마루를 가볍게 접촉하여 위쪽으로 유도한다.
2. 상부몸통과 하부몸통 사이의 관계를 바로잡다 – 손으로 갈비뼈를 골반으로 향해서 안 아래쪽으로 유도한다. 등을 벽에 대고 지지하면서 시행하는 것도 고려한다.
3. 척추의 가동화를 지시한다 – 등뼈의 굽힘을 끌어내기 위해 복장뼈를 안 아래쪽으로 움직이고 어깨뼈를 아래쪽으로 움직인다. 관련되는 척추를 가볍게 접촉함으로써 척추의 가동화를 예측한다.

엎드려 누운 자세에서 팔이음뼈의 가동화와 안정화(운동 UBE 11~12)

/ PRONE PECTORAL GIRDLE MOBILIZATION AND STABILIZATION(EXERCISES UBE 11–12)

운동 UBE 11 – 배트맨(어깨뼈 모음, 벌림과 안정화)

/ Exercise UBE 11 – Batman (scapular adduction, abduction and stabilization)

목적 / *Aim*

마름근과 등세모근 중부 · 하부섬유의 활동을 향상시킨다.

어깨관절의 가동성과 어깨뼈의 정렬 및 안정성을 향상시킨다.

팔이음뼈의 독립된 가동화를 하는 동안 척추의 안정성에 대한 복근군의 조절을 향상시킨다.

기구 / *Equipment*

매트 또는 딱딱한 침대, 편안함을 위해 필요하다면 이마부위 또는 겨드랑이에 대한 지지기구, 폼롤러.

목표 근육 / *Target muscles*

어깨뼈 안정성에 대해서 — 등세모근의 3개 부분 모두가 동시에 수축하여 정중선으로 향하여 작용하고 마름근, 넓은등근, 큰원근, 앞톱니근이 협동하

6

표 6.10 지도의 요점 – 스파인 컬(spine curls)

초점	구두지시 · 시각적 지시의 예
올바른 척추의 신장과 가동화	머리마루에서 궁둥뼈까지 신장한다. 몸을 웅크리고 척추가 초콜릿으로 만들어져 있어 하나씩 데워져 녹는다고 상상한다. 시작자세로 되돌아갈 때에 척추뼈를 벽돌과 같이 원활하게 쌓아 올리는 것처럼 상상한다.
복부 전체의 효율적인 조절과 코어 안정성	골반저근육과 하부복근군을 조인다.
올바른 어깨의 정렬과 안정성	어깨뼈가 등을 아래쪽으로 미끄러져간다고 상상한다.
불필요한 긴장을 제한하다	입안에서 혀를 이완시키고 몸을 부드럽게 둥글게 한다. 상반신이 공의 위를 덮어씌우는 것처럼 상상한다.
허리 위에서 척추의 굽힘	상반신이 공 위에서 구부러져 가슴우리의 하부갈비뼈가 안쪽으로 움직이는 것을 생각해본다.

여 보조한다.

척추의 안정성에 대해서 — 골반저근육군, 앞쪽복벽근육군, 척주세움근의 복합작용.

어깨뼈 모음에 대해서 — 등세모근과 마름근.

척추의 폄과 폄에서 복귀동작에 대해서 — 척추를 펼 때는 척주세움근이 구심성으로 작용하고 되돌아 올 때는 원심성으로 작용한다.

시작자세 / *Body position*

엎드려 누운 자세에서 위팔을 머리 위로 뻗고 손목관절 부분을 폼롤러에 놓는다. 어깨를 이완시키고 팔꿈치를 가볍게 펴서 손바닥을 바닥면으로 향하게 한다. 목뼈 정렬을 바로잡기 위해 이마부분에 작은 지지기구를 댄다. 턱을 복장뼈를 향해서 약간 내리고 목의 뒷면을 신장시킨다. 머리마루부분이 척추의 가장 높은 부분에서 떨어져 손을 뻗는다(그림 6.12A).

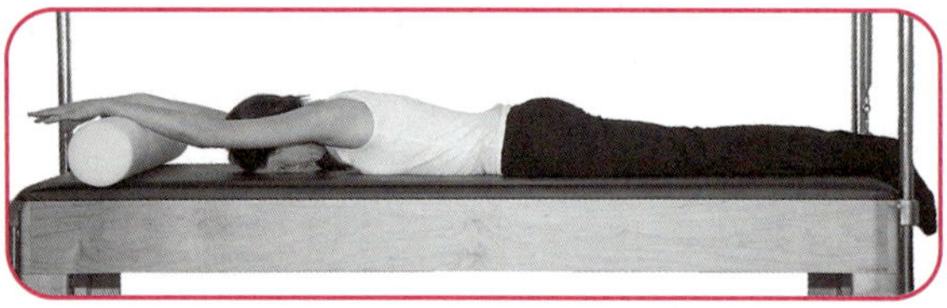

그림 6.12A

동작 / *Action*

숨을 들이마신다 — 준비.

숨을 내쉰다 – 가슴 앞면 전체를 넓힌다. 어깨뼈를 바지의 뒷주머니에 넣는 것처럼 등의 아래쪽 중앙으로 끌어당기기 시작하고, 동시에 골반저근육군과 하부복근군을 활성화하여 허리뼈를 신장하고 안정화한다. 어깨뼈를 더 아래쪽으로 미끄러지게 하여 팔꿈치를 굽히고 팔의 무게를 이용하여 폼롤러를 머리를 향해서 굴린다. 어깨위팔관절을 완전히 이완시키고 팔꿈치는 바닥면에 늘어뜨린다(그림 6.12 B).

숨을 들이마신다 — 롤러가 머리에 거의 접촉할 것 같은 시점에서 어깨뼈를 모음을 시켜 팔꿈치를 천장을 향해서 들어올린다(그림 6.12 C).

숨을 내쉰다 — 허리뼈 안정성 유지를 위해 복근군의 활동을 증가시키고, 등세모근 상부를 어느 정도

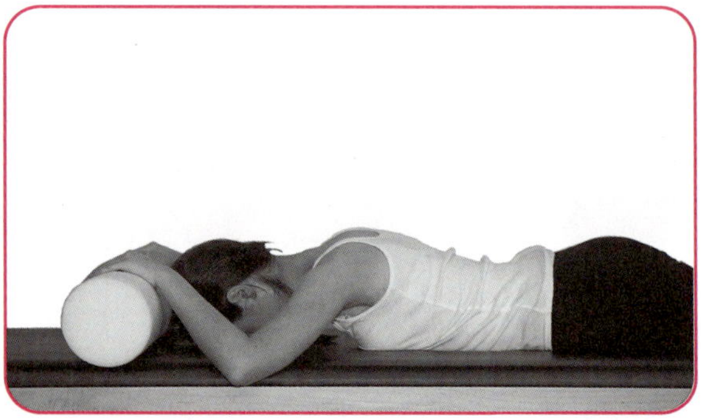

그림 6.12B

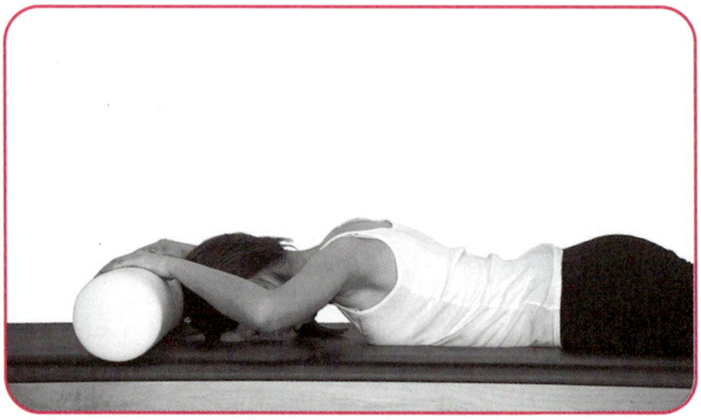

그림 6.12C

이완시켜 어깨를 귀에서 떼어 목 길이를 유지한다.

정상호흡을 시행하기 — 이 자세를 몇 초 유지한다.

숨을 들이마신다 — 팔꿈치를 들어 올린 채 차츰 어깨뼈 모음을 완화시켜간다.

숨을 내쉰다 — 팔꿈치를 펴고 롤러를 머리에서 떼면서 동시에 어깨뼈를 내리고 팔을 시작자세로 되돌린다(그림 6.12D).

3~5회 반복한다.

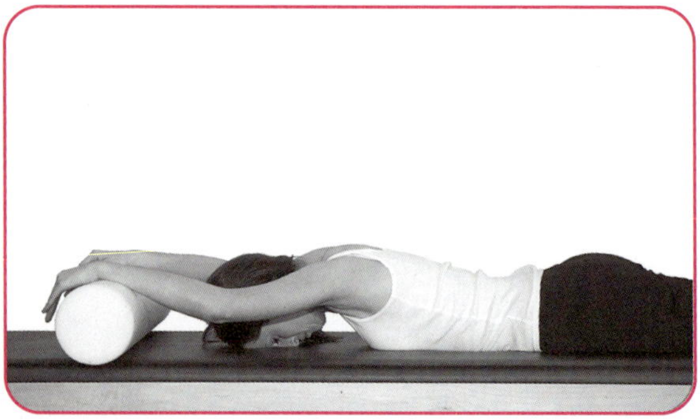

그림 6.12D

6

변형 / *Modification*

어깨 굽힘 또는 어깨뼈 모음, 또는 이 양쪽의 가동범위의 제한한다.

진행 1 / *Progression 1*

지지를 위한 폼 롤러를 사용하지 않고 시행한다. 같은 시작자세에서 시작한다. 마치 롤러에 지지하고 있는 것처럼 하여 팔을 바닥에서 떼어 들어 올리고 팔을 굽혀서 어깨뼈의 모음을 위해 손을 머리 뒤로 가져간다. 그 다음에 기본운동과 마찬가지로 계속한다.

진행 2 / *Progression 2*

진행 1을 시행하고 일단 어깨뼈를 모음을 하였으면 등뼈 폄으로 옮기기 전에 골반저근육군과 복근군의 활동을 더욱 높인다. 척추의 폄에서 되돌아와 기본운동을 계속한다.

주: 척추가 폄의 방향으로 움직일 때, 골반저근육과 복근군의 조절에 의해서 골반과 허리뼈를 안정화시킨다. 필요하다면 허리뼈 안정성을 보조하기 위해 큰볼기근의 하부섬유를 활동시킨다. 목의 뒷면을 신장하고 턱을 복장뼈를 향해서 가볍게 당긴다(머리뼈–목뼈 연결부분의 굽힘). 시선을 바닥면으로 향하고 복장뼈를 앞위쪽으로 움직이면서 머리를 척추와 함께 움직인다.

3~5회 동작을 반복한다.

흔히 일어나는 문제 / Common problems

- 상부몸통 · 목의 과다긴장: 올바른 정렬과 쾌적성을 위해 충분한 머리와 목의 지지를 주고 시선을 바닥으로 향하도록 지도한다.
- 굽힐 때에 어깨가 귀 쪽으로 올라가다: 빗장뼈 사이의 폭을 유지하고 어깨의 끝과 귀 사이의 공간을 유지하도록 지도한다.
- 허리뼈 안정성에 대해서 복근 조절이 불충분하다: 허리뼈 폄을 위해 골반저근육군과 하부복근군의 조절을 향상시키도록 지도한다. 허리뼈 안정성의 보조를 위해 큰볼기근 하부섬유를 활동시키는 것을 고려한다.

표 6.11의 지도 요점 참조.

실시상 주의

- 등, 목, 어깨 병변 – 동작에서 통증이 없도록 관찰하고 쾌적성을 위해 충분한 지지기구를 제공한다.
- 팔이음뼈의 위치와 가동범위를 감시한다.
- 허리뼈 전체에 대해서 충분한 복근의 조절을 확보한다 – 불확실하면 의사나 물리치료사의 조언을 구한다.

금기

- 목, 팔, 어깨 또는 등의 통증성 병변: 의료기관에 의뢰한다.

촉각을 이용한 지시 방법

1. 상부몸통과 하부몸통의 관계를 바로잡기 – 손을 사용해서 갈비뼈를 골반으로 향해서 안 아래쪽으로 유도한다.
2. 척추의 신장을 보조하기 – 머리마루를 가볍게 접촉하고 앞쪽으로 유도한다.
3. 어깨뼈의 내림을 보조하여 안정성을 향상시키기 – 양손을 어깨에 대고 엄지손가락을 어깨뼈가시에 대며 나머지 4개의 손가락을 앞쪽에 댄다. 엄지손가락으로 어깨뼈가시를 내리면서 나머지 네 손가락을 사용해서 좌 · 우의 빗장뼈를 서로 떨어지도록 당긴다. 손을 아래쪽으로 움직이면서 이들의 기법을 시행하고 엄지손가락은 뒤쪽, 네 손가락은 앞쪽에서 어깨뼈의 아래각과 가슴우리 옆면을 덮는다. 어깨뼈를 등의 중앙으로 향해서 내리도록 계속 유도한다.
4. 어깨뼈의 가동성을 향상시키기 – 어깨뼈의 모음/벌림 때 손을 사용해서 유도한다.
5. 머리와 목뼈의 올바른 관계를 유지하면서 등뼈의 폄을 유도하기 – 오른쪽 아래팔을 펴서 빗장뼈를 가볍게 지지하면서 왼손의 엄지손가락과 가운데손가락을 뒤통수결절 밑에 가볍게 놓는다.

6

표 6.11 지도의 요점 – 배트맨(Batman)

초점	구두지시 · 시각적 지시의 예
척추를 신장하고 정렬을 증진한다.	머리마루에서 궁둥뼈까지 뻗는다.
복부 전체의 효율적인 조절과 코어의 안정성	골반저근육군과 하부복근군을 조인다.
목 긴장의 제한	시선을 바닥에 계속 유지한다. 턱과 복장뼈 사이에 부드러운 복숭아를 끼고 있는 것처럼 상상한다.
등세모근의 활동에 중점을 둔다.	어깨뼈가 동시에 움직일 때 팔꿈치의 끝에서 끈이 천장으로 향해서 당겨지는 것처럼 상상한다. 팔을 머리 위로 뻗칠 때 어깨뼈가 발꿈치를 향해서 활주하는 것처럼 상상한다.
정확한 등뼈의 신장	가슴을 바닥에서 들어 올릴 때 척추를 어깨뼈 사이에서 안쪽으로 움직인다. 브래지어의 끈의 밑에서 척추를 안쪽으로 움직인다.
등뼈를 펼 때의 허리뼈의 안정성	복근의 조절을 유지하고 척추가 펴질 때 갈비뼈의 앞 아랫부분이 골반에 느슨하게 봉합되어 있는 것처럼 상상한다.

운동 UBE 12 – 스핑크스 (팔의 체중부하 시 팔이음뼈 안정화)

/ Exercise UBE 12 – Sphinx(pectoral girdle stabilization for upper limb body weight bearing)

목적 / *Aim*

팔이음뼈의 근육군의 근력을 종합적으로 강화한다.

팔의 효과적인 하중을 위해 어깨뼈 정렬과 안정성을 향상시킨다.

6

기구 / *Equipment*

매트 또는 침대.

목표 근육 / *Target muscles*

척추의 안정성 유지에 대해서 — 골반저근육군, 앞쪽 복벽근군, 척주세움근의 연합운동.

어깨뼈의 안정성에 대해서 — 등세모근의 3개의 부분 모두가 동시에 수축하여 정중선을 향해 작용하고 마름근, 넓은등근, 큰원근이 협동하여 보조한다.

팔에 대한 하중에 대해서 — 앞톱니근과 등세모근의 중부섬유가 동시에 작용하여 어깨뼈를 안정화하고 가슴우리에 대해서 평탄하게 유지한다.

주: 팔 굽혀펴기 동안 앞톱니근과 등세모근의 중간 섬유는 동작과 함께 어깨뼈 안정화 및 흉곽을 수평하게 유지한다.

시작자세 / *Body position*

네발기기 자세에서 엉덩관절을 90° 굽히고 무릎을 엉덩관절 거리보다 더 벌어지지 않도록 하여 발바닥을 천장을 향하게 한다. 무릎에서 약 30 ㎝ 앞쪽에 손을 놓고 손가락을 앞쪽으로 향하게 한다. 새끼손가락으로 바닥을 가볍게 밀어 팔이음뼈근육군의 활동을 보조한다. 뒷목을 신장하여 목뼈의 만곡을 정상화하고 목의 얕은 근육군은 완전히 이완시킨다. 시선은 아래 바닥을 본다(그림 6.13A).

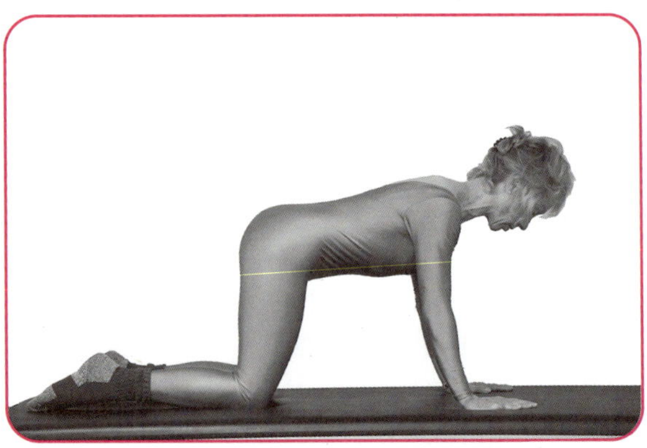

그림 6.13A

동작 / *Action*

숨을 들이마신다 — 준비한다.

숨을 내쉰다 — 가슴앞면 전체를 넓히고 팔이음뼈를 안정화시켜 골반저근육군과 하부복근군을 활동시킨다.

정상호흡을 시행하기 — 척추를 중립위치로 유지하면서 아래팔이 어깨의 바로 아래에서 평행이 되도록 팔꿈치를 굽히고 이마를 바닥에 붙인다.

숨을 들이마신다 — 왼쪽다리와 오른쪽다리를 차례로 뒤쪽으로 뻗고 발끝을 등쪽굽힘을 하며 체중은 발의 엄지두덩 위에 가한다(그림 6.13B).

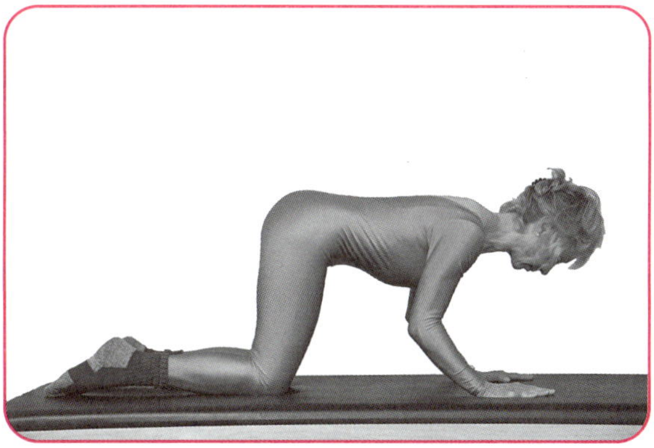

그림 6.13C

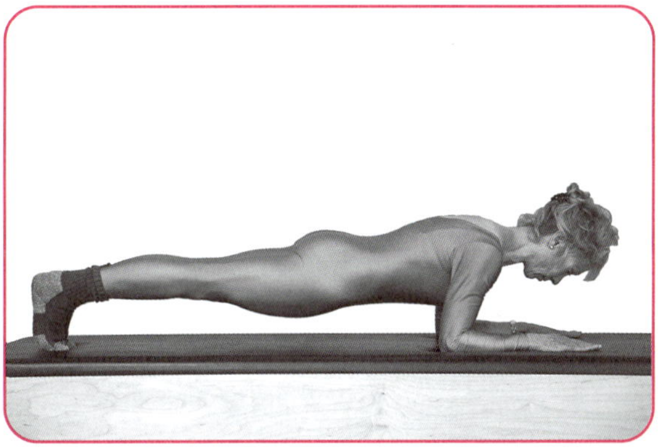

그림 6.13B

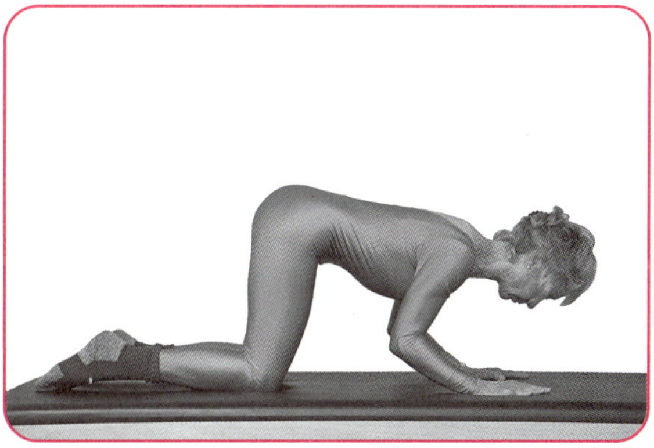

그림 6.13D

숨을 내쉰다 — 복근군의 조절과 팔이음뼈의 안정성을 증가시킨 다음에, 양 무릎을 완전히 펴서 신체를 바닥에서 떼어서 지지하고 체중을 어깨와 발 사이에 균등하게 분포시킨다.

정상호흡을 시행하기 —이 자세를 5 호흡까지 유지한다. 한쪽다리씩 굽히고 힘을 완화하여 다리를 되돌려 시작자세로 되돌아간다.

변형 *1 / Modification 1*

선 자세에서 아래팔을 책상이나 테이블에 놓고 엉덩관절을 굽혀 척추를 중립위치로 하여 실시한다.

변형 *2 / Modification 2*

엉덩관절과 무릎관절을 약 90° 로 굽힌 채 시행한다(그림 6.13C,D).

진행 *1 / Progression 1*

팔꿈치를 펴서 시행하고 팔굽혀펴기(press-up)처럼 팔로 체중을 지지한다. 척추는 중립위치에서 고정한다(그림 6.14).

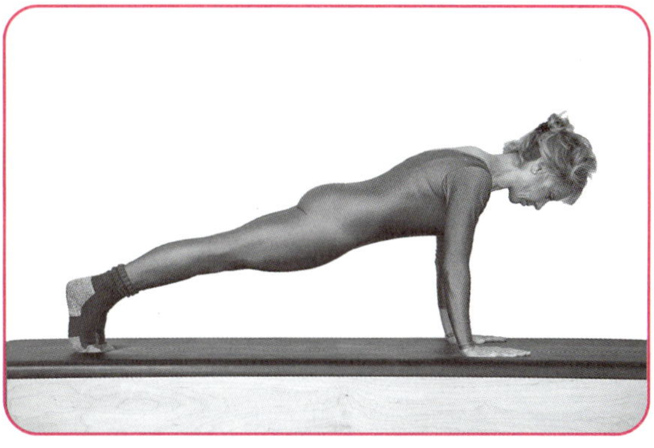

그림 6.14

6

진행 2 / Progression 2

다리를 운동용 볼로 지지하면서 팔굽혀펴기처럼 팔로 체중을 지지한다. 팔꿈치의 굽힘·폄(전형적인 팔굽혀펴기)을 3~5회 실시하고 전체로서 척추와 팔이음뼈의 안정성을 유지한다.

흔히 일어나는 문제 / Common problems

- 어깨뼈 사이로 척추의 처짐: 복장뼈를 척추를 향해서 들어 올려서 어깨뼈를 더 안정시키도록 지시한다. 머리마루에서 꼬리뼈까지 척추 전체의 신장을 강조한다.
- 어깨의 긴장과 귀 방향으로 올림: 더 강한 어깨뼈의 안정성을 촉구하고 귀에서 어깨 사이의 공간을 유지하도록 지시한다.
- 허리뼈의 불안정성: 골반저근육군과 복근의 활동을 더욱 향상시키고 큰볼기근 하부의 활동도 추가해간다. 머리마루에서 꼬리뼈까지 척추 전체의 신장을 강조한다.

표 6.12의 지도 요점 참조.

실시상 주의

- 다리, 엉덩관절, 등, 목, 어깨 또는 팔의 병변: 안전하게 운동을 실시하기 위해 충분한 근력을 갖고 있는 것을 확인한다. 전체의 정렬과 기술을 관찰한다. 불확실하다면 의사나 물리치료사의 조언을 구한다.

금기

- 팔다리, 척추의 통증성 병변 – 의료기관에 의뢰한다.

촉각을 이용한 지시 방법

1. 갈비뼈 사이에 척추가 처지는 것을 바로잡기 – 복장뼈에 가볍게 접촉하고 척추로 향해서 유도한다.
2. 상부몸통과 하부몸통의 관계를 바로잡기 – 손을 사용해서 갈비뼈를 골반으로 향해서 안 아래쪽으로 유도한다.
3. 척추 신장을 보조하기 – 머리마루를 가볍게 접촉하여 앞쪽으로 유도한다.
4. 어깨뼈의 내림을 보조하고 안정성을 향상시키기 – 양손을 어깨에 놓고 엄지손가락을 어깨뼈가시 위에, 그리고 나머지 네 손가락을 앞쪽으로 댄다.
   엄지손가락으로 어깨뼈가시를 내리게 하면서 나머지 네 손가락으로 좌·우의 빗장뼈를 당겨 서로 떼어놓도록 한다.
   손을 아래쪽으로 움직이면서 이들의 기법을 시행하고 엄지손가락은 뒤쪽, 네 손가락은 앞쪽에서 어깨뼈의 아래각과 가슴우리 옆면을 덮는다.
   어깨뼈를 등의 중앙으로 향해서 내리도록 계속 유도한다.
5. 빗장뼈 사이의 폭을 유지하기 – 복장뼈에서 빗장뼈 먼쪽 끝까지 손가락으로 가볍게 쓰다듬는다.

표 6.12 지도의 요점 – 스핑크스(sphinx)

초점	구두지시·시각적 지시의 예
척추를 신장하여 정렬을 바로잡는다.	머리마루에서 궁둥뼈까지 신장한다.
복부 전체의 효율적인 조절과 코어의 안정화	골반저근육과 하부복근군을 조인다.
척추를 펼 때 상부몸통과 하부몸통의 올바른 관계	숨을 내쉬었을 때에 골반을 향해서 갈비뼈를 끌어내린다. 복장뼈를 갈비뼈 사이에서 위로 잡아당긴다.
목의 긴장제한	턱과 복장뼈 사이에 부드러운 복숭아를 끼고 있다고 상상한다. 귀의 끝과 어깨 사이의 공간을 유지한다. 시선을 계속 바닥에 유지한다.
어깨의 정렬과 팔이음뼈의 안정성	어깨뼈가 등을 미끄러져 떨어지는 것처럼 상상한다.
어깨뼈를 가슴우리 위에서 평탄하게 유지한다.	어깨뼈가 등에서 미끄러지게 하면서 새끼손가락으로 바닥을 계속 미는 것처럼 상상한다. 등뼈를 척추로 향해서 끌어당기고 어깨뼈 사이의 공간을 유지한다.

옆으로 누운 자세에서 팔이음뼈 안정화와 강화(운동 UBE 13)

/ SIDE LYING PECTORAL GIRDLE STABILIZATION AND STRENGTHENING (EXERCISE UBE 13)

운동 UBE 13 - 사이드 리프트 (팔을 위한 한쪽 팔이음뼈의 안정화)

/ Exercise UBE 13 – Side lifts (unilateral pectoral girdle stabilization for upper limb)

목적 / *Aim*

팔이음뼈 안정화 근육군의 근력을 강화한다.

팔의 효과적인 하중을 위한 어깨뼈의 정렬과 안정성을 향상시킨다.

기구 / *Equipment*

매트 또는 딱딱한 침대.

목표 근육 / *Target muscles*

척추의 안정성의 유지에 대해서 — 골반저근육군, 앞쪽 복벽근군, 척주세움근의 조합운동.

어깨뼈 안정성에 대해서 — 등세모근의 3개 부분 모두가 동시에 수축하여 정중선을 향해서 작용하고 마름근, 넓은등근, 큰원근이 함께 보조한다.

저항 하의 어깨위팔관절 모음에 대해서 — 큰가슴근, 큰원근, 넓은등근, 부리위팔근.

저항 하의 다리의 벌림에 대해서 — 중간볼기근, 작은볼기근, 넙다리근막긴장근.

시작자세 / *Body position*

옆으로 누운 자세에서 오른팔로 지지하고 상반신을 바닥에서 뗀다. 오른쪽 팔꿈치를 약 90° 굽히고 오른쪽 어깨를 오른쪽 팔꿈치 바로 위에 놓는다. 오른쪽 어깨관절을 안쪽/가쪽돌림의 중립위치로 하고 아래팔을 앞쪽으로 향하게 한다. 왼팔은 신체를 따라서 위치시키고 손바닥은 허벅지 위에 놓는다. 척추의 정상적인 만곡을 유지하고 다리와 몸통을 일직선으로 하여 신장한다(그림 6.15A).

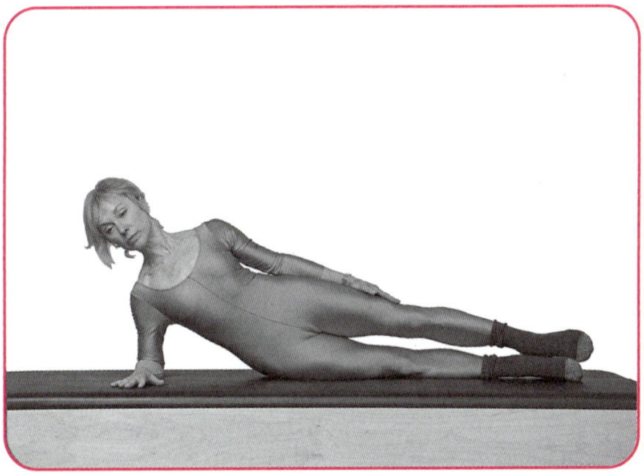

그림 6.15A

동작 / *Action*

숨을 들이마신다 — 준비.

숨을 내쉰다 — 골반저근육군과 하부복근군을 활동시키고 척추를 신장한다.

숨을 들이마신다 — 복근 조절을 증가시켜 팔이음뼈를 고정하고 다리를 몸통에서 잡아 늘여 선 자세처럼 다리가 몸통과 직선상에 배열하도록 골반을 바닥에서 뜨게 한다(그림 6.15B).

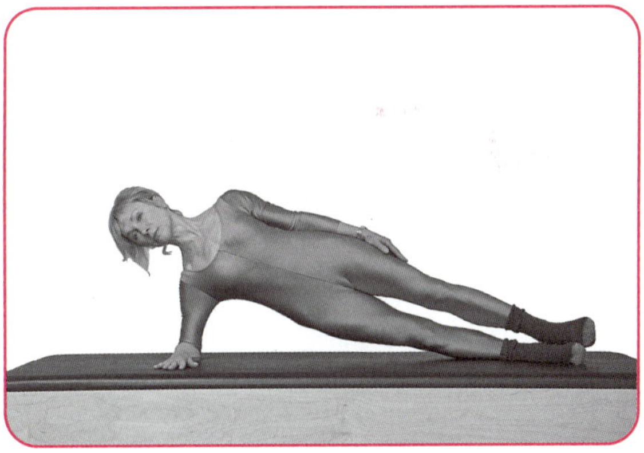

그림 6.15B

골반을 올리면서 측면에 왼쪽 팔을 회전시키고 팔꿈치를 약간 수축시켜 정면 골격을 높이 세워 쭉 뻗는다.

6

숨을 내쉰다 — 복부와 팔이음뼈근육군의 조절을 유지하면서 자세를 유지하고 척추를 펴고 다리를 몸통에서 떨어지도록 뻗는다.

숨을 들이마신다 — 척추의 신장을 계속하면서 차츰 시작자세로 되돌아가도록 조절한다.

흔히 일어나는 문제 / Common problems

- 허리뼈 안정성에 대한 복근군의 조절이 불충분하다: 허리뼈를 신장하기 위해 골반저근육군과 하부복근의 조절을 향상시키도록 지시한다. 허리뼈의 안정성을 보조하기 위해 큰볼기근의 하부섬유를 작용시키는 것도 고려한다. 머리마루에서 발꿈치까지 신장을 강조한다.
- 골반을 올릴 때에 팔이음뼈가 돌출하다: 가슴 앞면의 폭을 유지하는 것과 팔이음뼈의 더 강한 안정성을 지도한다.
- 골반이 바닥으로 되돌아올 때 척추가 처지다: 척추의 신장을 유지하고 저항 하의 어깨위팔관절 모음을 천천히 완화하도록 지시한다.

표 6.13의 지도 요점 참조.

실시상 주의

- 다리, 엉덩관절, 등, 목, 어깨, 또는 팔의 병변 – 운동을 안전하게 실시하기 위해 충분한 근력을 갖고 있다는 것을 확인한다. 전체의 정렬과 기법을 감시한다. 불확실하면 의사나 물리치료사의 조언을 구한다.

금기

- 팔다리, 척추의 통증성 병변: 의료기관에 의뢰한다.

촉각을 이용한 지시 방법

1. 척추의 정렬을 교정하고 척추의 신장을 촉진하기 –척추를 따라서 엉치뼈에서 머리까지 손가락을 가볍게 대어가고 엄지손가락과 집게손가락으로 머리뼈바닥을 부드럽게 지지하여 척추를 위쪽으로 유도한다. 머리마루를 가볍게 접촉하여 발꿈치에서 척추가 떨어지도록 신장해간다.
2. 상부몸통과 하부몸통의 관계를 바로잡기 – 갈비뼈를 골반으로 향해서 안 아래쪽으로 유도한다.
3. 어깨와 목의 불필요한 긴장을 완화하기 –목과 어깨의 먼지를 털어내는 것처럼 양손을 뒤통수뼈, 목의 옆면에서 어깨의 끝까지 가볍게 움직인다.

6

표 6.13 지도의 요점 – 사이드 리프트(Side lifts)

초점	구두지시 · 시각적 지시의 예
척추를 신장하여 정렬을 바로잡는다.	머리마루에서 궁둥뼈까지 신장한다. 골반을 바닥에서 들어 올릴 때 머리를 발꿈치에서 떼어 뻗는다.
효율적인 복근의 조절	골반저근육군과 하부복근을 조인다.
상부와 하부몸통의 올바른 관계	숨을 내쉬면서 갈비뼈를 중심으로 향하게 하고 골반으로 향해서 내린다. 2매의 유리판 사이에서 골반을 뜨게 하는 것처럼 상상한다.
목의 긴장억제	턱과 빗장뼈 사이에 부드러운 복숭아를 끼고 있다고 상상한다. 귀 끝과 어깨 사이의 공간을 유지한다. 앞쪽을 계속해서 똑바로 본다.
어깨의 정렬과 팔이음뼈의 안정성	어깨뼈를 부드럽게 아래쪽으로 당긴다.
어깨뼈를 가슴우리 위에 평탄하게 유지한다.	골반을 뜨게 할 때에 팔꿈치를 몸으로 향해서 당기고 손가락을 바닥에 밀어 넣는 것처럼 상상한다. 어깨뼈가 갈비뼈를 껴안는 것처럼 등이 아래로 미끄러지는 것처럼 상상한다.
다리의 안정성을 유지한다.	발밑에 벽이 있다고 상상하고 지지를 위해 벽으로 향해서 발꿈치를 뻗는다.

스트레칭, 관절가동화와 발의 정렬, 가동성과 근력 증진을 위한 운동 / STRETCHING, JOINT MOBILIZATION AND EXERCISES TO IMPROVE FOOT ALIGNMENT, MOBILITY AND STRENGTH

스트레칭은 관절의 가동성을 보조하고 잘못된 자세의 수정과 만성통증 관리에 기여하며 종합적인 근골격계의 기능의 증진에 도움이 된다.

이 항에서는 아래의 사항에 대해서 설명한다:

1. 안전하고 효과적인 스트레칭과 관절 가동화의 가이드라인.
2. 발의 가동화.
3. 특정 자세의 결점에 대처하기 위한 간단한 스트레칭.

안전하고 효과적인 스트레칭을 시행하려면 아래의 사항을 이해할 필요가 있다.

- *호흡조절* — 이것은 이완을 촉진한다. 호흡을 느리고 율동적으로 사이클을 조절하면서 시행한다. 날숨은 근육의 이완과 정신의 집중을 보조한다. 스트레칭을 계속하고 있을 때에 호흡이 억제되거나 긴장하고 있으면 신체가 이완하고 더 자연스런 호흡패턴을 회복시킬 때까지 긴장을 더 완화시킨다.
- *스트레칭의 시간측정* — 자기 자신의 상태를 아는 것을 돕는다. 대상자가 스스로의 근육이 스트레칭이 어떻게 반응하는지를 알 때까지 매번의 스트레칭 지속시간을 측정하는 것은 도움이 된다. 이것은 시계로 측정하거나 1 분간에 60 박동 정도의 느린 심박동수를 세는 것에 의해서 시행한다. 대상자는 근육의 스트레칭에 의한 반응을 서서히 감지하고 각각의 근육에 상응한 적절한 스트레칭의 시간을 조정할 수 있도록 한다.
- *신장반사* — 이것은 근육의 보호와 손상의 예방에 도움이 된다. 근육섬유가 과도하게 신장되면 근육은 그것 이상의 신장을 방지하기 위해 반사를 일으켜 수축한다. 이 반응은 쾌적성이나 일정한 범위를 넘어선 과도한 스트레칭이나 탄력을 붙인 스트레칭에 의해서 일어난다.
- *과도한 스트레칭과 탄력을 준 스트레칭(bounding stretching)* — 이것은 근육섬유의 미세한 외상을 일으키는 일이 있어 근육조직의 영구적인 손상을 일으킨다. 신장된 상태를 일정시간 유지하는 것은 좋지만, 탄력을 주면 신장반사를 일으킨다. 이러한 과도한 스트레칭을 시행하면 유연성을 얻기는 커녕 오히려 딱딱해져 근육통증의 원인으로도 된다.
- *가벼운 스트레칭* — 이것은 발전적인 스트레칭에 대비하여 근육의 긴장을 이완하는 효과가 있다. 약간의 긴장이 느껴지는 점까지 스트레칭을 시행한다. 여기서 10~30 초간 그 자세를 유지한다. 그 자세를 유지하고 있으면 긴장은 저하한다. 긴장이 저하하지 않는다면 더 편안한 자세를 발견하기 위해 스트레칭을 약간 완화한다. 더 편안한 자세에서 필요한 시간동안 스트레칭을 계속한다.
- *발전적인 스트레칭* — 이것은 근육을 미세조정을 하여 근육의 유연성을 높이는 효과가 있다. 가벼운 스트레칭을 시행하고 긴장의 느낌이 일단 진정된 후, 조금 더 신장하여 다시 한번 가벼운 긴장을 느낀다. 가벼운 스트레칭에서와 같이 이 자세를 유지할 때 긴장의 느낌이 진정되어야 한다. 이것이 일어나지 않으면 조금 더 완화하여 시행한다. 20~30 초간 그 자세를 유지한다.

따라서 아래와 같이 요약할 수 있다.

- 몸통과 팔다리의 올바른 정렬을 확보한다.
- 근육의 이완을 보조하기 위해 호흡방법을 도입한다.
- 이완하면서 지속된 스트레칭을 시행하고 탄력을 주지 않도록 한다.
- 목적으로 한 특정 부위에 대한 지속적인 스트레칭을 하는 동안, 정신을 집중시킨다.
- 자극이 적은 상태나 고통이 없는 스트레칭의 수준을 경험하는 것을 가르친다.

- 유연성이나 통각역치의 변화에 대한 주의나 상식을 사용하여 비경쟁적이고 즐거운 스트레칭을 시행한다.
- 운동을 위한 워밍업으로서는 탄력을 주거나 힘을 가하는 것이 아니라, 각 관절을 기능적인 가동범위 내에서 가볍게 움직인다.
- 운동을 하는 동안 가동성의 증진이나 더 원활한 운동을 위해 필요에 따라서 간단한 스트레칭을 시행한다.
- 운동 후 쿨다운으로 간단한 진전된 스트레칭을 시행함으로써 근육통증을 방지하고 종합적인 유연성과 행복감을 촉진한다.
- 대상자 자신이 개개의 스트레칭의 수준이나 필요에 따라서 경직된 근육을 이완시키는 것에 책임을 갖도록 촉구한다.
- 일과의 일부로서 스트레칭을 시행하도록 작용한다.

(각각의 뼈와 관절, 근육의 설명에 관해서는 p. x의 해부도를 참조할 것).

발의 정렬, 가동성, 근력 증진(운동 FM 1-3) / IMPROVING FOOT ALIGNMENT, MOBILITY AND STRENGTH (EXERCISES FM 1-3)

운동 FM 1.1 - 앞발의 운동 (손가락으로 발가락을 움켜쥔다) / Exercise FM 1.1 – Exercising the forefoot (clasping with fingers and toes)

목적/목표 근육 / Aim/Target muscles

발 내재근의 운동을 시행한다.
발의 가동성을 증진한다.
발의 아치를 강화한다.
다리 정렬을 증진한다.

기구 / Equipment

의자 또는 바닥면에 앉기 위한 높은 받침대 (요가 블록 등).

시작자세 / Body position

이완하고 허벅지 뒷면이 안정되도록 의자에 앉는다. 오른쪽 다리를 굽히고 왼손으로 오른쪽 다리를 지지하면서 왼쪽 허벅지 위에 오른발을 놓는다.

동작 1 / Action 1

왼손 손가락을 벌려서 오른쪽 발가락 사이에 넣고 발가락을 살살 분리한다. 손가락으로 발가락을 함께 가볍게 쥐고 10초간 유지한다. 이완하고 좌·우 발을 3회씩 반복한다(그림 6.16A).

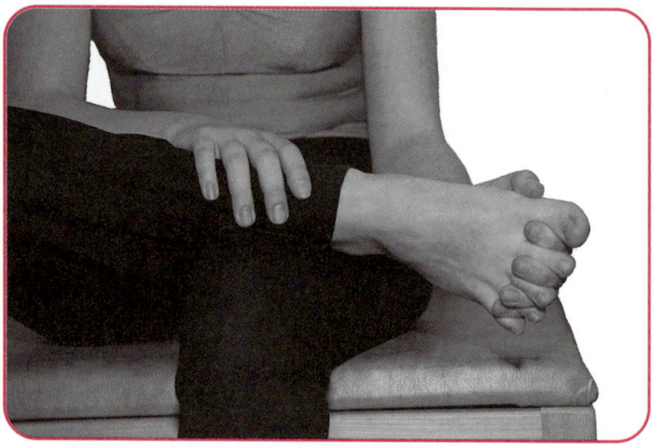

그림 6.16A 발가락 사이에 손가락을 넣고 꽉 쥔다.

동작 2 / Action 2

왼손의 손가락으로 발가락 전체를 덮고 (발가락의 바로 밑에 손바닥의 볼록한 부분을 댄다) 오른쪽 앞발 부분을 바닥쪽굽힘을 시키도록 충분히 힘을 가한다. 10초간 유지한다(그림 6.16B).

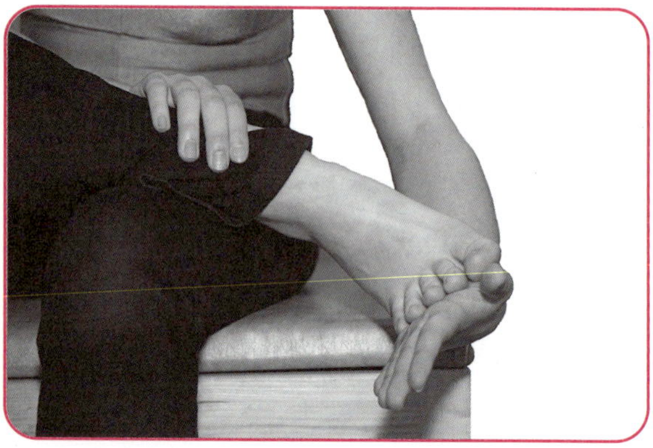

그림 6.16B 앞발의 등쪽굽힘.

왼쪽 손가락을 발가락에서 떨어지도록 들어 올린다. 그리고 왼손의 손바닥의 볼록한 부분으로 앞발부분에 힘을 가하여 바닥쪽굽힘을 시킨다. 10초간 유지한다. 각각의 발에서 양 방향으로 3회씩 반복한다.

동작 3 / Action 3

왼손을 사용하여 오른쪽 발의 각 발가락을 부드럽게 굽힘, 폄, 벌림, 모음을 시킨다. 반대쪽도 반복해서 시행한다. 저항 하의 스트레칭에 의해서 가동성을 증가시키기 위해서는 손가락 또는 고무줄을 통해서 저항을 가하고 발가락을 능동적으로 굽힘과 폄을 한다. 10~15초간 저항을 유지한다. 저항을 풀고 손을 사용해서 관련된 관절을 수동으로 움직인다.

운동 FM 1.2 – 앞발의 운동(발등 들어올림) / Exercise FM 1.2 – Exercising the forefoot (instep lifts)

목적/목표 근육 / Aim/Target muscles

발의 내재근의 운동을 시행한다.
발의 가동성을 증진한다.
발의 아치를 강화한다.
다리 정렬을 증진한다.

기구 / Equipment

의자 또는 낮은 침대.

시작자세 / Body position

허벅지 뒷면을 안정시키고 양쪽 발바닥이 바닥에 접하여 있는 상태에서 의자에 앉는다 (그림 6.17A).

동작 / Action

발꿈치와 발끝을 바닥에 댄 채 발등을 들어 올린다. 벌레근을 작용시키면서 발끝을 펴면서 비교적 이완시킨 상태에서 유지하는 것을 목적으로 한다. 이 근육들의 활동은 발허리뼈 사이와 발바닥 위에서 느껴지고 발허리뼈 사이의 공간이 좁아지는 것이 관찰된다. 발등이 균등하게 들려올라가 올바른 정렬이 유지되는지를 확인하면서 천천히 시행한다(그림 6.17B, C).

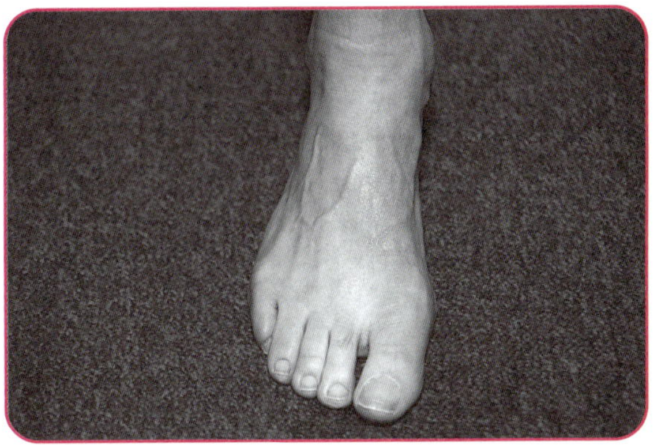

그림 6.17A 이완된 자세.

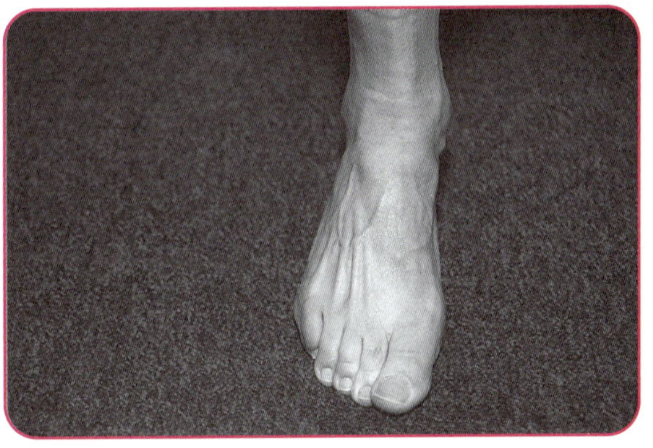

그림 6.17B 벌레근의 활동.

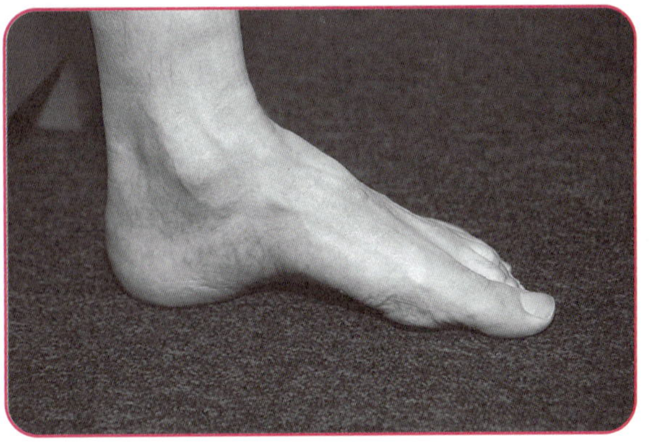

그림 6.17C 발등의 들어올림.

6

운동 FM 1.3 – 앞발의 운동 (발가락의 동작과 함께 발등의 들어 올림) / Exercise FM 1.3 – Exercising the forefoot (instep lifts with toe action)

목적/목표 근육 / *Aim/Target muscles*

발의 내재근의 운동을 시행한다.
발의 가동성을 증진한다.
발의 아치를 강화한다.
다리 정렬을 증진한다.

기구 / *Equipment*

의자 또는 낮은 침대, 화장지 또는 부드러운 천.

시작자세 1 / *Body position 1*

허벅지 뒷면이 안정하여 지지하고 발바닥이 바닥에 평탄하게 접하여 있는 상태에서 의자에 앉는다.

시작자세 2 / *Body position 2*

바로 누운 자세에서 엉덩관절과 무릎을 약 60~90° 굽힘 위치로 하고 양발을 벽에 댄다.

동작 / *Action*

한쪽 엄지두덩 밑에 화장지 또는 천을 놓는다. 발을 바닥쪽굽힘을 하고 발가락으로 바닥에 있는 화장지를 집어 올린다. 발가락을 펴고 화장지를 바닥의 원래의 장소에 놓고 동작을 반복해서 시행한다(그림 6.18).

6

주: 발을 바닥쪽굽힘을 하고 있는 동안 발의 정렬이 바르고 발등이 균일하게 들려 올라가는지를 관찰하면서 천천히 원활하게 시행한다.

각각의 발에서 5~10회 반복한다.

실시상 주의

- 골다공증, 등 문제(올바른 앉은 자세를 확보한다), 다리 또는 발의 병변 – 동작에 의해서 통증이 없는지 확인하고 의사의 조언을 구한다.

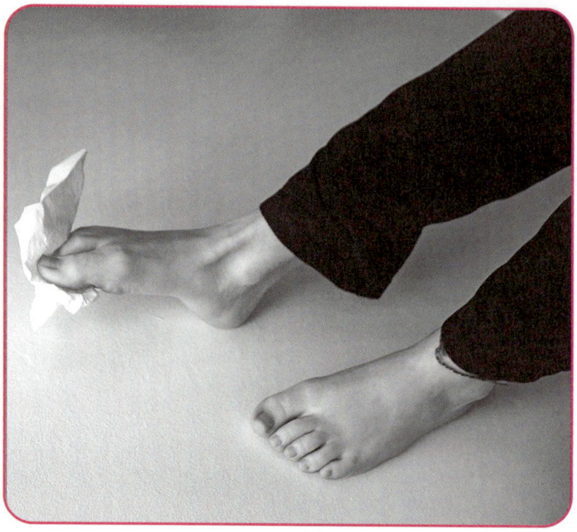

그림 6.18

금기

- 의료종사자에 의한 발의 가동술의 처방이 있다면 특정의 금기는 없다.

운동 FM 2 – 발목관절 가동화 / Exercise FM 2 – Ankle mobilization

목적/목표 근육 / *Aim/Target muscles*

발목관절 근육의 가동성을 증진한다.

기구 / *Equipment*

의자 또는 바닥면에 앉기 위한 받침대(요가 블록 등).

시작자세 / *Body position*

허벅지 뒷면을 의자로 지지하여 안정시키고 이완된 자세로 의자에 앉는다. 왼쪽다리를 굽혀서 오른쪽 허벅지 위에 놓고 왼손으로 지지한다. 왼발부분을 오른손으로 유지한다(그림 6.19A).

동작 1 / *Action 1*

오른손으로 약간의 저항을 가하면서 왼발을 시계방향과 반시계방향으로 돌림을 한다. 반복해서 시행함에 따라 가동범위를 서서히 증가시킨다. 양발 모두 각 방향으로 10~15회 시행한다(그림 6.19B,C).

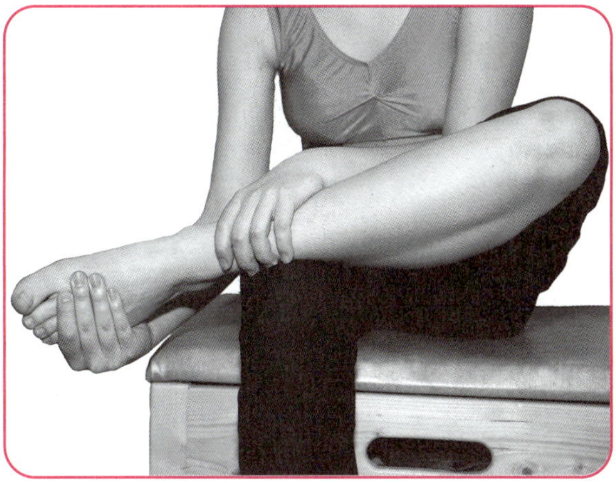

그림 6.19A

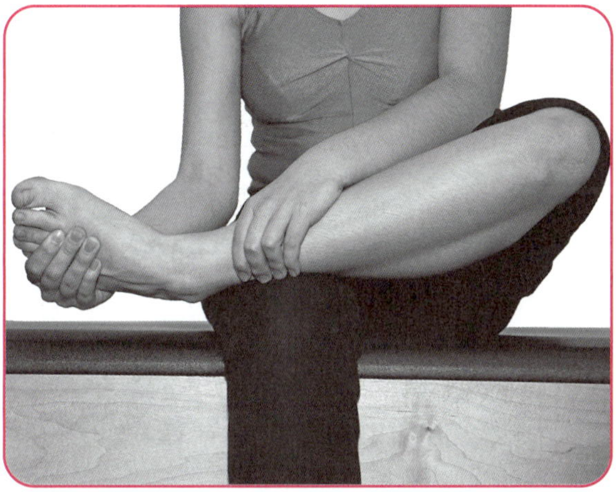

그림 6.19B

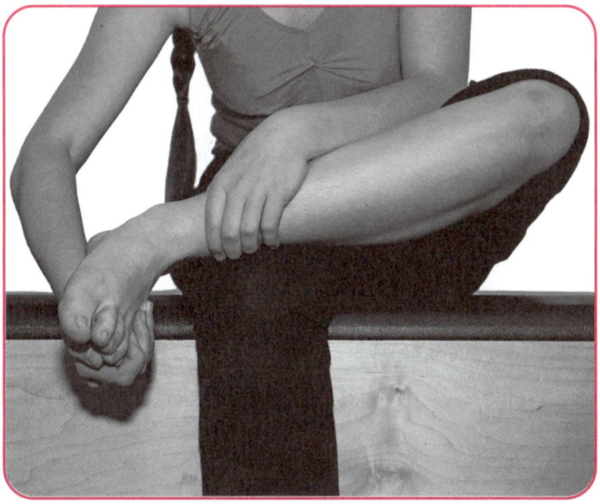

그림 6.19C

동작 2 / Action 2

오른손의 지지도 하지 않고 저항도 가하지 않고 왼 발부분의 돌림운동을 시행하고 반복할 때마다 가동범위를 증가시키는 것을 목적으로 하여 시행한다. 양발 모두 각 방향으로 10~15 회 시행한다.

실시상 주의

- 골다공증, 등 문제(올바른 앉은 자세를 확보한다), 다리 또는 발의 병변 – 동작에 의해서 통증이 없는지 관찰하고 의사의 조언을 구한다.

금기

- 의료종사자에 의한 발의 가동술의 처방이 있다면 특정의 금기는 없다.

운동 FM 3.1 – 다리와 발의 운동 (발꿈치 들어올리기)

/ Exercise FM 3.1 – Exercising the lower limb and foot(heel lifts)

목적/목표 근육 / Aim/Target muscles

장딴지근과 가자미근의 공동운동을 시행한다.
발의 가동성과 강도를 증진한다.
다리 정렬과 근력을 증진한다.
균형과 고유감각을 증진한다.

기구 / Equipment

튼튼한 의자 또는 마찬가지의 지지성이 있는 것, 정렬을 유지하기 위한 발목관절의 사이에 끼워 넣는 부드러운 지지기구.

시작자세 / Body position

양발 사이를 30㎝ 정도 떼고 수직으로 선다.
무릎을 펴고 손을 의자의 등받이로 지지하고 시선을 앞쪽으로 똑바로 향하게 한다.

동작 1 / Action 1

발을 바닥쪽굽힘을 하고 발끝으로 균형을 유지할 수 있는 범위에서 가능한 높이 발꿈치를 올린다. 발꿈치를 바닥에 내리고 교정일관 바르고 똑올바른 자세를 유지하면서 천천히 12~14회 반복한다.

동작 2 / Action 2

가능한 빨리 완전한 가동범위에서 8~10회 반복해서 시행한다.

注: 척추의 올바른 정렬과 균형을 유지시키기 위해 앞을 똑바로 계속해서 보고 좌·우 중앙에 체중을 실어 균형을 유지하도록 지시한다. 발을 바닥쪽굽힘을 하는 동안 발과 발목관절의 정렬을 유지하기 위해 둘째발허리뼈 머리부분 위에 균형을 잡아 체중을 싣고 앞정강근이 뻗는 방향을 따라서 종아리 앞면에서 엄지발가락과 둘째발가락 사이로 이어지는 선을 상상하도록 지시한다.

동작 3 / Action 3

지지 없이 동작 1과 동작 2를 반복해서 시행한다.

동작 4 / Action 4

눈을 감고 동작 1과 동작 2를 반복해서 시행한다.

동작 5 / Action 5

동작 1~4를 한쪽다리로 시행한다.

6

운동 FM 3.2 – 다리와 발의 운동 (무릎 굽힘 위치에서 발꿈치 들어올리기) / Exercise FM 3.2 – Exercising the lower limb and foot (heel lifts with flexed knees)

목적/목표 근육 / Aim/Target muscles

장딴지근의 활동을 감소로 가자미근 운동을 시행한다.
발의 가동성과 근력을 증진한다.
다리 정렬과 근력을 증진한다.
균형과 고유감각을 증진한다.

기구 / Equipment

튼튼한 의자 또는 마찬가지의 지지성이 있는 것, 정렬을 유지하기 위해 발목관절 사이에 끼워 넣는 가벼운 지지기구.

시작자세 / Body position

수직으로 서서 양발 사이를 30㎝ 정도 떼고 약간 가쪽으로 돌림을 시켜 발끝을 밖으로 향하게 한다. 손을 의자의 등받이로 지지한 상태에서 무릎을 약 45° 굽히고 눈은 똑바로 앞쪽을 보게 한다.

동작 1 / Action 1

무릎을 교정일관 굽힘 위치로 유지한 채 발을 바닥쪽굽힘을 하고 균형을 유지할 수 있는 범위에서 가능한 한 높이 발꿈치를 들어올린다. 발꿈치를 바닥에 내린다. 12회까지 천천히 반복해서 시행한다.

注: 척추의 올바른 정렬과 균형을 유지하기 위해 계속해서 똑바로 앞쪽을 보고 좌·우의 중앙에 체중을 실어 균형을 유지하도록 지시한다. 엉덩관절·무릎관절 굽힘 때의 불안정성을 보완하기 위해 무릎관절을 둘째, 셋째 발가락을 향해서 굽히도록 지시한다. 또한 발목관절 바닥쪽굽힘 때의 정렬을 유지하기 위해 둘째 발허리뼈에 체중을 싣도록 지시한다. 앞정강근의 과도한 긴장(무릎을 굽힐 때 종아리 앞쪽으로 신장된 벨트처럼 느껴진다)을 피하기 위해 무릎을 굽힐 때 발을 넓히고 새끼발가락을 약간 들어 올리도록 지시한다.

동작 2 / Action 2

동작 1과 마찬가지의 시작자세에서 무릎관절 굽힘을 유지하고 발을 바닥쪽굽힘을 하여 발끝으로 균형을 유지할 수 있는 범위에서 가능한 높이 발꿈치를 들어 올린다. 발의 바닥쪽굽힘을 유지한 채 무릎을 완전히 편다. 발꿈치를 내리고 율동적이고 동시에 원활하게 8~10회 반복해서 시행한다.

동작 3 / Action 3

동작 2를 반대로 시행한다.

동작 4 / Action 4

동작 1과 동작 2를 지지기구를 잡지 않고 시행한다.

동작 5 / Action 5

동작 1과 2를 지지기구를 잡은 상태에서 눈을 감고 시행한다.

동작 6 / Action 6

동작 1~5를 지지기구를 살짝 잡은 상태에서 한쪽다리로 시행한다.

운동 FM 3.3 – 다리와 발의 운동 (발꿈치를 발판 위로 내린다)

/ Exercise FM 3.3 – Exercising the lower limb and foot (heel drops over step)

목적/목표 근육 / Aim/Target muscles

감속할 때 가자미근의 동작을 향상시킨다.

발의 가동성과 근력을 향상시킨다.

다리 정렬과 근력을 향상시킨다.

균형과 고유감각을 향상시킨다.

기구 / Equipment

발판, 손으로 잡기 위한 지지기구.

시작자세 / Body position

양쪽 엄지두덩을 발판에 놓고 수직으로 서서 바닥에 서 있을 때와 같이 발꿈치를 가지런히 한다. 손은 난간이나 마찬가지의 지지기구에 놓고 척추가 올바른 정렬을 이루도록 똑바로 앞을 향한다.

동작 1 / Action 1

발목관절을 바닥쪽굽힘을 하고 발끝으로 균형이 잡히는 범위에서 가능한 한 높이 발꿈치를 들어올린다(그림 6.20A).

발목관절의 바닥쪽굽힘을 유지하면서 무릎관절을 약 45° 굽히게 하고 무릎의 앞면이 둘째, 셋째 발가락 위에 오도록 한다(그림 6.20B).

무릎관절의 굽힘, 다리와 발목관절의 정렬을 유지하면서 발꿈치를 발판의 높이보다 아래로 내림으로써 장딴지 근육과 발목관절 뒷면의 스트레칭을 시행한다(그림 6.20C). 발꿈치 위치를 유지한 채 무릎과 엉덩관절을 펴고(그림 6.20D) 발꿈치를 들어 올려 다시 바닥에 서 있을 때와 같이 정렬을 가지런히 한다.

원활하게 조절을 하면서 10회까지 반복한다.

동작 2 / Action 2

동작 1을 반대로 시행한다. 발꿈치를 발판의 높이보다 아래까지 내린 상태에서 시작하여 무릎관절을 굽히고 발목관절의 바닥쪽굽힘을 시행하여 최종적으로 무릎의 폄을 시행한다.

주: 척추의 올바른 정렬과 균형을 유지시키기 위해 똑바로 앞을 향하고 교정일관 엄지두덩 위에 체중을 싣도록 지시한다. 무릎관절 · 엉덩관절 굽힘 때의 발과 다리의 불안정성을 보완하기 위해 무릎관절을 둘째, 셋째 발가락을 향해서 굽히도록 지시한다. 발목관절 바닥쪽굽힘 때 발 · 발목관절의 정렬을 유지하기 위해 체중을 둘째 발허리뼈머리에 싣도록 지시한다.

엉덩관절 뒷면과 다리의 스트레칭 (운동 ST 1~18)*

/ STRETCHING THE POSTERIOR HIP AND LOWER LIMB (EXERCISES ST 1–18)*

운동 ST 1 – 종아리세갈래근의 스트레칭

/ Exercise ST 1 – Calf muscle stretch

목적/목표 근육 / Aim/Target muscles

장딴지근과 가자미근의 유연성을 증진한다.

기구 / Equipment

신체를 지지하기 위한 튼튼한 의자, 벽.

시작자세 / Body position

벽(또는 의자)을 향해서 약 1미터 떨어져 서고 엉덩관절을 안쪽/가쪽돌림 중립위치로 하여 다리를 엉덩관절의 축 위에 놓고 발을 똑바로 앞쪽으로 향하게 한다. 다리 정렬을 마찬가지로 유지한 채 오른발부분을 앞으로 내딛고 손을 가슴 앞의 벽에 놓는다. 체중은 아직 왼발 위에 올려놓은 채 오른쪽 무릎을 약간 굽히게 한다.

6

---

* 스트레칭의 종합적인 개요는 Anderson R 2000 Stretching, Shelter Publication, Bolinas, CA를 참조.

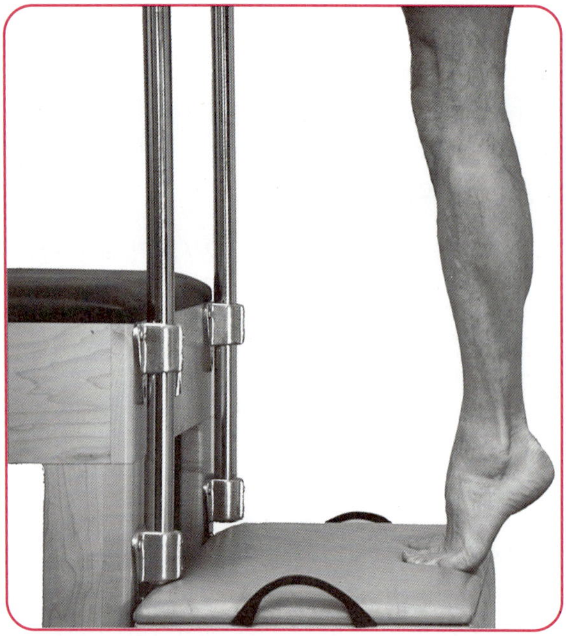

그림 2.20A 발의 바닥쪽굽힘.

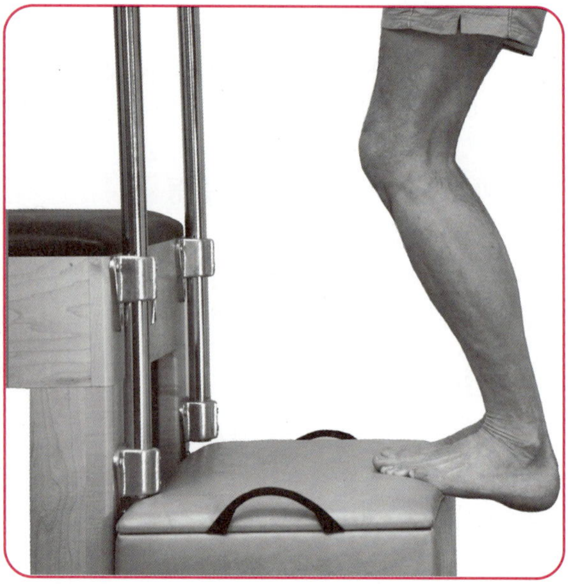

그림 2.20C

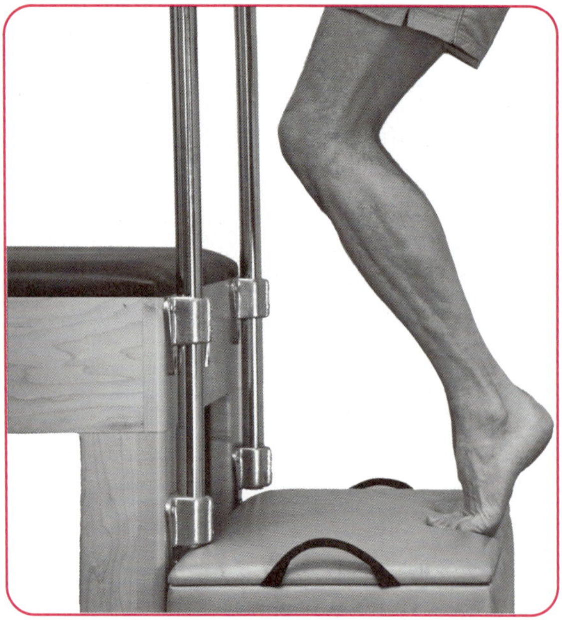

그림 2.20B

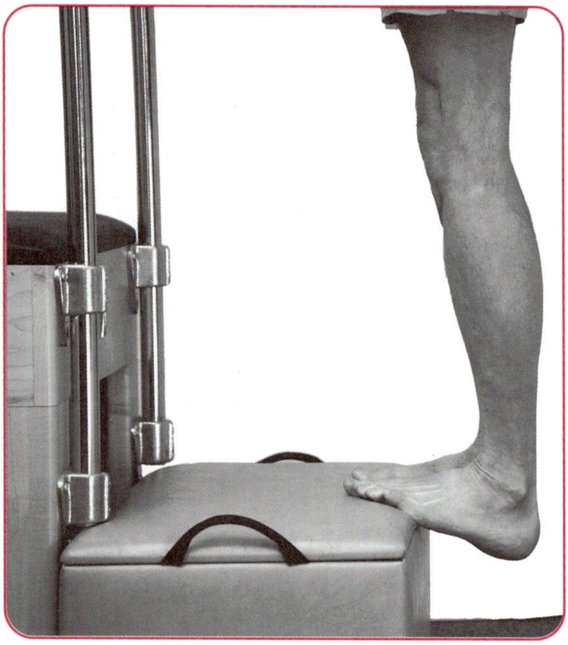

그림 2.20D

동작 1 / Action 1

발꿈치를 바닥에 붙이고 척추 · 골반을 중립위치로 유지한 채 신체를 한 덩어리로 앞으로 이동시키도록 팔꿈치를 굽히게 하여 체중을 오른발부분으로 이동한다. 오른쪽 무릎을 더욱 굽힌다(그림 6.21).

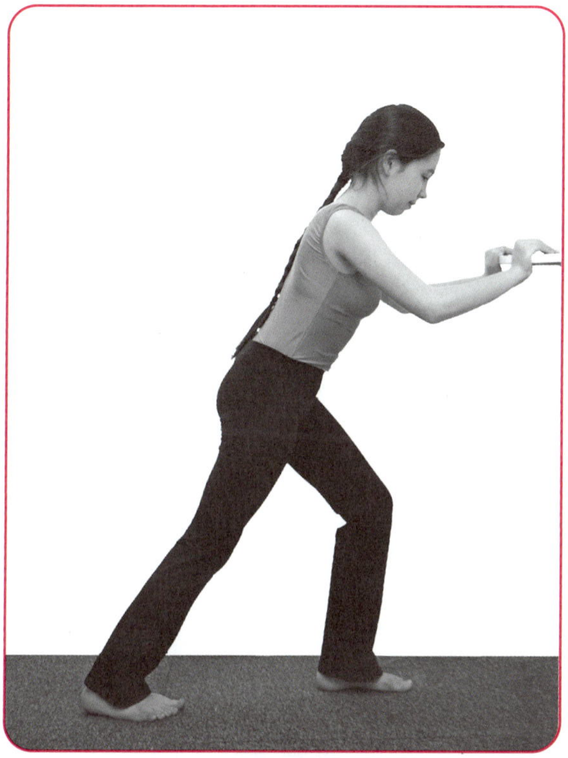

그림 6.21 종아리세갈래근의 스트레칭(왼쪽다리).

20초간 스트레칭을 유지한다. 필요하면 골반(중립위치)을 더 앞쪽으로 움직이고 스트레칭을 증가시킨다.

반대쪽에서 반복한다.

동작 2 / Action 2

40초 이내에서 그 상태를 더 오래 유지하고 스트레칭을 증가시킨다.

동작 3 / Action 3

가자미근과 아킬레스힘줄 스트레칭을 목적으로 시행한다. 동작 1을 시행하고 10~15초 스트레칭을 유지한다. 아킬레스힘줄과 가자미근에서 가벼운 신장이 느껴질 때까지 왼쪽무릎을 굽힌다. 25초 이내로 유지한다.

주: 올바른 척추 정렬과 균형을 유지시키기 위해 앞쪽을 똑바로 보고 교정일관 양발 사이에 체중을 유지하도록 지시한다. 발과 다리의 올바른 정렬을 유지시키기 위해 무릎 면을 똑바로 앞쪽 발의 둘째, 셋째손가락으로 향하게 하고 발꿈치를 바닥에 붙인 채 양발 모두 발꿈치와 앞발 사이에 균등하게 체중을 분배하도록 지시한다.

뒤넙다리근의 스트레칭 / Hamstring muscle stretching

- 뒤넙다리근이 타이트한 사람은 위의 종아리 스트레칭 시리즈를 수행할 때 뒤넙다리근이 신장되는 것을 느낄 것이다.
- 골다공증 환자는 선 자세나 앉은 자세에서 척추의 굽힘을 피하고 척추를 중립위치로 하여 안정성을 유지하고 엉덩관절에서 앞쪽으로 경첩운동을 시행하도록 한다.

실시상 주의

- 임신; 어깨, 엉덩관절, 다리 또는 발의 병변; 특히 외상의 조기 재활–의사의 조언을 구한다.

금기

- 엉덩관절, 다리, 발의 통증성 병변: 의료기관에 의뢰한다.

6

운동 ST 2.1 – 선 자세에서 뒤넙다리근 스트레칭 / Exercise ST 2.1 – Hamstring muscle stretch in standing

목적/목표 근육 / Aim/Target muscles

반힘줄모양근, 반막모양근, 넙다리두갈래근의 유연성을 향상시킨다.

기구 / Equipment

튼튼한 의자 또는 낮은 테이블.

시작자세 / *Body position*

의자와 마주보고 약 1 미터 떨어진 곳에 선다. 엉덩관절을 안쪽/가쪽돌림 중립위치로 하고 왼발로 서서 오른발을 들어 올려 의자에 놓는다(그림 6.22A).

양다리를 엉덩관절 축 위에 놓는다. 오른쪽 무릎을 약간 굽히게 한다. 다리 정렬을 유지하고 골반을 안정시킨 채 엉덩관절을 앞쪽으로 굽히고 손을 다리 위에 가볍게 놓는다.

주: 안정된 자세를 유지할 수 있도록 접지 면을 충분히 낮게 한다.

동작 / *Action*

숨을 들이마신다 — 머리마루에서 척추를 신장한다.

숨을 내쉰다 — 척추의 신장을 유지하고 하부복근을 끌어들여 큰 공을 껴안는 것처럼 신체를 앞쪽으로 굽히고 손가락을 오른쪽 다리 위를 걷는 것처럼 내려간다(그림 6.22B).

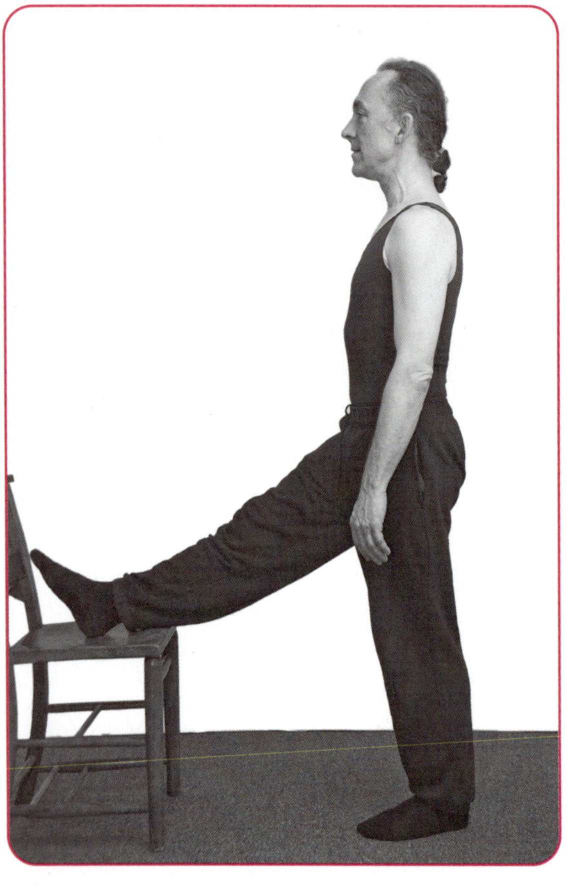

그림 6.22A 뒤넙다리근의 스트레칭: 자세 1

주: 뒤넙다리근이 신장이 되기 시작하면 자세를 유지하고 휴식한다. 바람직하지 않는 근육의 긴장, 특히 얼굴, 목구멍, 발가락의 긴장을 푸는 것에 초점을 맞추고, 조용히 2~3회 호흡을 하면서 뒤넙다리근의 신장의 느낌이 줄어들 때까지 계속한다.

숨을 들이마신다 — 척추를 더욱 신장한다. 상체를 앞쪽으로 펴면서 골반에서 당기는 것처럼 다리에서 떼고 약간 올린다.

숨을 내쉰다 — 하복부의 근육을 끌어들이고 손가락을 오른쪽 다리 위에서 다시 아래까지 움직인다. 큰 공을 껴안는 것처럼 신체를 둥글게 만든다.

주: 뒤넙다리근은 무릎의 뒷면에서 궁둥뼈까지 장딴지의 근육은 무릎의 뒷면에서 발꿈치까지 신장한다고 상상하도록 지시한다.

정상적인 호흡을 시행하다 — 다시 한 번 휴식하고 뒤넙다리근을 풀어준다. 오른쪽 무릎을 천장으로 향한 채 유지하고 오른쪽 발끝, 발, 장딴지 근육을 이완시킨다.

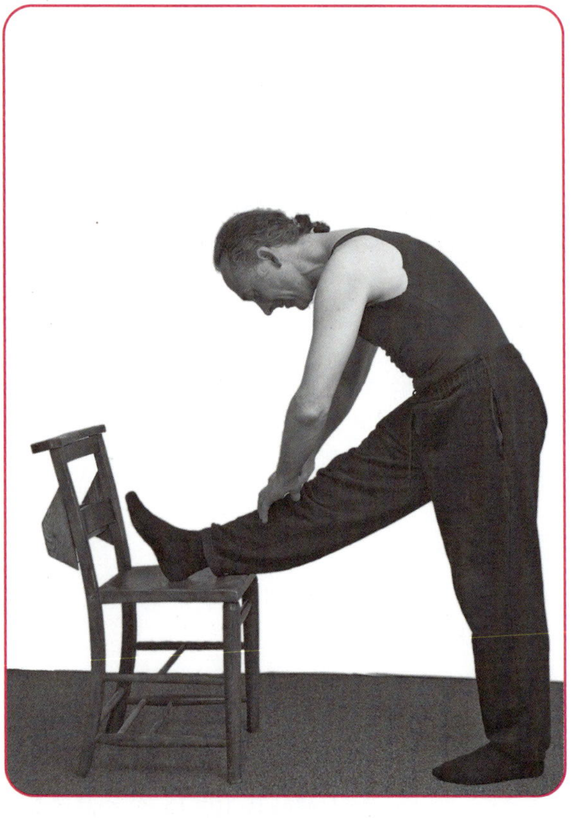

그림 6.22B 뒤넙다리근의 스트레칭: 자세 2

20~30초 스트레칭을 시행하고 근육 이완과 척추 신장, 가동성이나 안정성을 촉진하도록 호흡한다.

2~3회 반복한다. 왼쪽에서도 반복한다.

실시상 주의

- 임신; 골다공증(척추를 중립위치로 하고 엉덩관절을 축으로 하여 경첩운동을 시행한다); 어깨, 허리, 다리 또는 발의 병변; 특히 외상의 조기 재활: 의사의 조언을 구한다.

금기

- 허리, 엉덩관절, 다리의 통증성 병변: 의료기관에 의뢰한다.

운동 ST 2.2 - 앉은 자세에서 뒤넙다리근 스트레칭 / Exercise ST 2.2 - Hamstring muscle stretch in sitting

목적/목표 근육 / Aim/Target muscles

반힘줄모양근, 반막모양근, 넙다리두갈래근의 유연성을 증진한다.

기구 / Equipment

벤치 또는 딱딱한 침대.

시작자세 / Body position

왼발이 바닥면에 접한 상태에서 벤치 또는 딱딱한 침대 위에 앉아 오른쪽 다리를 벤치 위에서 뻗고 상체를 다리로 향하게 한다(그림 6.23A)

무릎관절을 약간 굽히고 작고 둥글게 감은 타월을 밑에 놓아도 된다. 유연성이 향상되면, 타월을 제거하여 운동 중 처음부터 끝까지 무릎 뒤를 충분히 펴게 한다.

동작 / Action

손을 오른쪽 허벅지 위나 침대 위의 오른쪽다리의 옆에 둔다.

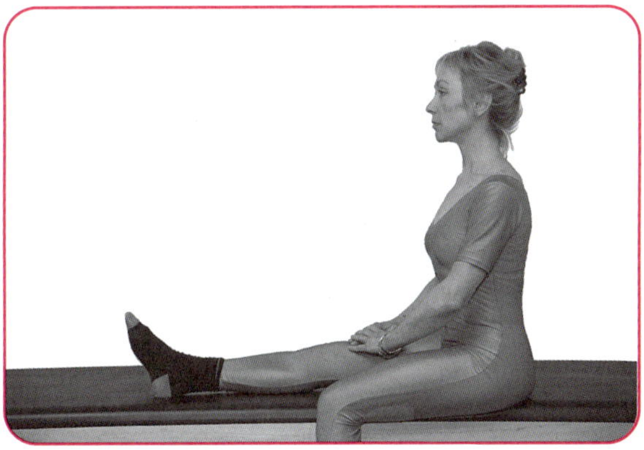

그림 6.23A 동작 1.

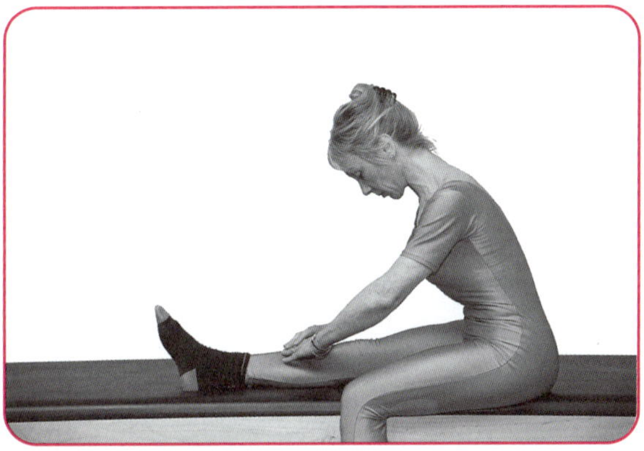

그림 6.23B 동작 2.

숨을 들이마신다 — 머리마루에서 척추를 신장한다.

숨을 내쉰다 — 척추의 신장을 유지한 채 하부복근을 끌어들여 큰 공을 껴안는 것처럼 신체를 앞쪽으로 굽히고 손가락을 걷게 하는 것처럼 오른쪽 다리나 침대 위를 앞쪽으로 움직인다(그림 6.23B).

주: 뒤넙다리근이 신장이 되기 시작하면 자세를 유지하고 휴식한다. 바람직하지 않는 근육의 긴장, 특히 얼굴, 목구멍, 발끝의 긴장을 푸는 것에 초점을 맞추고 조용히 2~3회 호흡을 하면서 뒤넙다리근의 신장의 느낌이 줄어들 때까지 계속한다.

숨을 들이마신다 — 척추를 더욱 신장한다. 상체를 앞쪽으로 펴면서 골반에서 당기는 것처럼 다리에서 떼고 약간 올린다(그림 6.23C).

숨을 내쉰다 — 하복부의 근육을 끌어들이고 큰 공을 껴안는 것처럼 신체를 둥글게 하면서 손가락을 오

6

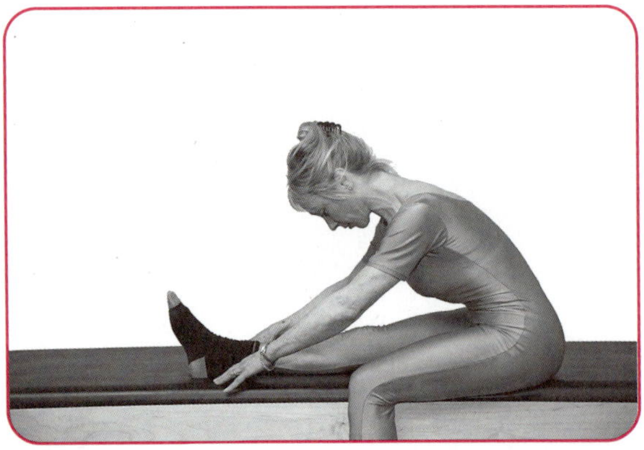

그림 6.23C 동작 3.

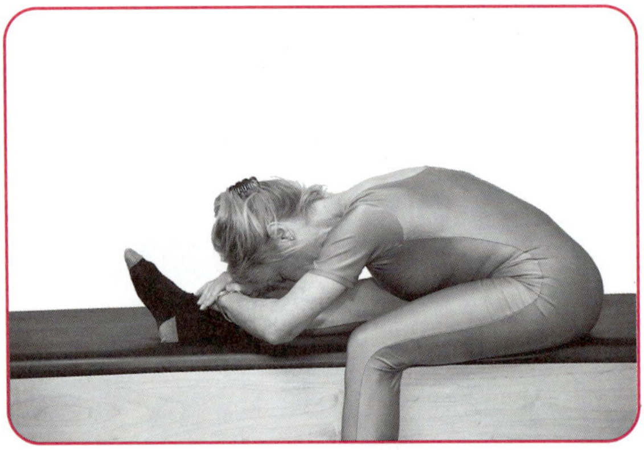

그림 6.23D 동작 4.

른쪽다리 또는 침대 위에서 다시 아래까지 움직인다(그림 6.23D).

주: 뒤넙다리근은 무릎의 뒷면에서 궁둥뼈까지 장딴지 근육은 무릎의 뒷면에서 발꿈치까지 신장한다고 상상하도록 지시한다.

정상적인 호흡을 시행하다 — 다시 한 번 휴식하고 뒤넙다리근을 풀어준다. 오른쪽 무릎을 천장으로 향한 채 유지하고, 오른쪽 발끝, 발, 장딴지의 근육을 이완시킨다.

20~30초 스트레칭을 시행하고 근육의 이완과 척추의 신장, 가동성이나 안정성을 촉진하도록 호흡한다.

2~3회 반복한다. 왼쪽에서도 반복한다.

주: 바로 누운 자세에서 골반 중립위치로 하고 안정하여 엉덩관절 굽힘 90°를 달성할 수 있게 되면 ST 2.3을 시행한다.

6

실시상 주의

- 임신; 골다공증(골다공증의 경우, 선 자세나 앉은 자세에서는 척추를 중립위치로 안정시키고 엉덩관절에서 앞쪽 경첩운동을 시행하여 척추의 굽힘을 피한다); 어깨, 허리, 다리 또는 발의 병변; 특히 외상의 조기 재활: 의사의 조언을 구한다.

금기

- 임신후기, 골다공증, 허리·엉덩관절·다리의 통증성 병변: 의료기관에 의뢰한다.

운동 ST 2.3 – 바로 누운 자세에서 뒤넙다리근의 스트레칭/ Exercise ST 2.3 – Hamstring muscle stretch in supine

목적/목표 근육 / Aim/Target muscles

반힘줄모양근, 반막모양근, 넙다리두갈래근의 유연성을 종합적으로 증진한다.

기구 / Equipment

매트 또는 딱딱한 침대, 요가벨트나 마찬가지의 비탄성의 끈, 머리·목의 정렬을 수정하여 목의 긴장을 방지하기 위한 머리의 지지기구.

시작자세 / Body position

바로 누운 자세에서 좌·우 엉덩관절·무릎을 90° 굽히거나 한쪽 무릎을 굽히고, 반대쪽 다리를 매트를 따라서 편다. 양손으로 끈을 쥐고 오른쪽 무릎을 굽혀 끈을 오른발 부분에 건다. 골반을 중립위치에서 안정시키고 엉덩관절을 안쪽·가쪽돌림 중립위치로 유지한다. 오른쪽 무릎을 펴고 오른쪽 다리를 오른쪽 엉덩관절 축과 일직선으로 한다 (그림 6.24A).

팔꿈치가 약간 굽혀지도록 끈을 손으로 조정하고 이렇게 함으로써 어깨뼈를 등 면으로 밀어내려 안정화시킨다. 오른쪽 다리의 무게에 의해서 넙다리뼈 머리를 볼기뼈절구 안으로 떨어뜨린다.

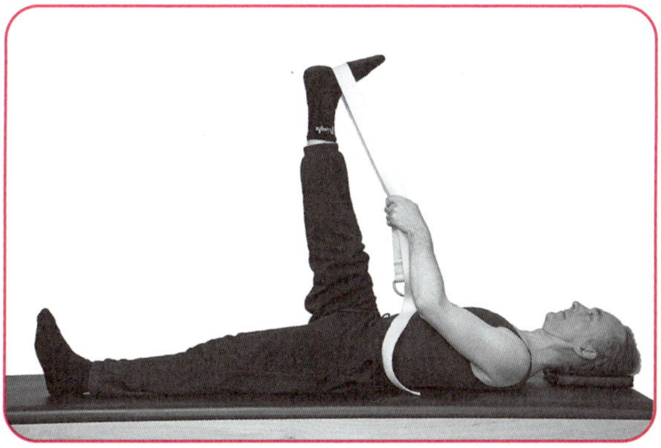

그림 6.24A

동작 1 / Action 1

주: 이 동작에서는 뒤넙다리근의 근육을 전체로서 신장할 수 있다.

숨을 들이마신다 — 머리마루를 펴서 척추를 신장한다.

숨을 내쉰다 — 척추 신장을 유지하고 하부복근을 활동시켜 다리를 엉덩관절 축 위에 유지한 채 몸통 쪽으로 당긴다.

주: 뒤넙다리근이 가볍게 신장되기 시작하면 그 위치에서 휴식하고 정상호흡을 2~3회 시행한다. 허벅지와 골반 사이 공간의 감각을 유지하는 것에 초점을 맞춘다(엄지손가락으로 확인한다). 얼굴, 목구멍, 다리 뒷면, 발끝을 이완시키고 편안하게 호흡한다. 교정일관해서 엉덩관절을 안쪽 · 가쪽돌림 중립위치로 유지한다.

숨을 들이마신다 — 머리마루를 펴서 척추를 신장한다.

숨을 내쉰다 — 계속해서 호흡주기에 따라서 신장을 증가시킨다.

25~30초 스트레칭을 시행한다.

각각 2~3회 반복한다.

동작 2 / Action 2

이 스트레칭은 뒤넙다리근 안쪽 근육을 신장시킨다. 동작 1과 같이 준비하고 엉덩관절의 축을 따라서 오른쪽다리를 편다. 오른손으로 끈을 잡고 골반의 안정성을 보조하기 위해 왼쪽 엉덩관절에 왼손을 놓는다(그림 6.24B).

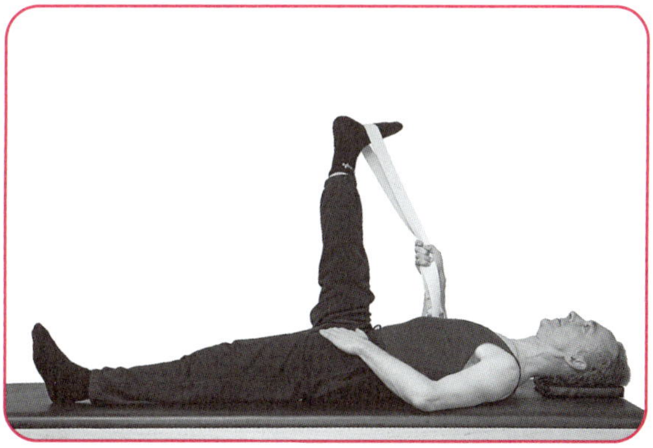

그림 6.24B

오른쪽 엉덩관절을 가쪽돌림을 시키고 호흡을 하면서 스트레칭을 연속해서 시행한다. 오른쪽 다리를 오른쪽 어깨로 향해서 당긴다. 뒤넙다리근 안쪽 면과 무릎 뒷면에서 스트레칭이 더 강하게 느껴진다.

각각 2~3회 반복한다.

동작 3 / Action 3

이 스트레칭은 뒤넙다리근의 가쪽 근육을 신장시킨다. 동작 1과 같이 준비하고 엉덩관절의 축을 따라서 왼쪽다리를 편다. 오른손으로 벨트를 쥐고 왼쪽 샅굴부위에 왼쪽엄지손가락을 놓고 골반의 안정성을 보조한다(그림 6.24C).

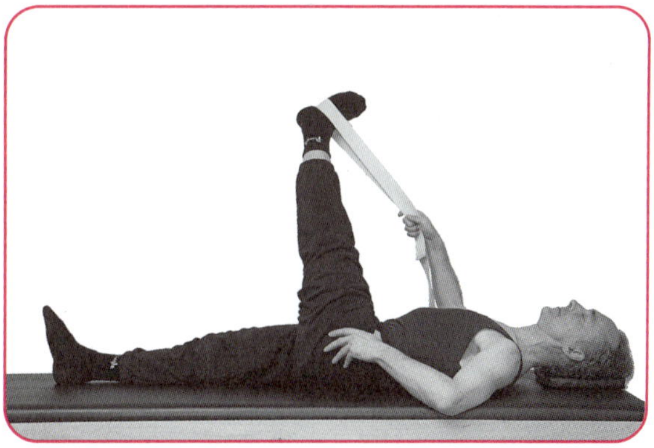

그림 6.24C

왼쪽 엉덩관절을 안쪽돌림을 시키고 호흡을 하면서 스트레칭을 연속해서 시행한다. 왼쪽다리를 오른쪽어깨로 향해서 당긴다. 뒤넙다리근의 가쪽 면과 무릎 뒷면에서 스트레칭이 더 강하게 느껴진다.

각각 2~3회 반복한다.

6

! **실시상 주의**

- 임신; 골다공증; 어깨, 허리, 다리 또는 발의 병변; 특히 외상의 조기 재활–의사의 조언을 구한다.

금기

- 허리 · 엉덩관절 · 다리 통증성 병변: 의료기관에 의뢰한다.

운동 ST 3.1 – 선 자세에서 넙다리근막긴장근 스트레칭 / Exercise ST 3.1 – Tensor fasciae latae stretch in standing

목적/목표 근육 / Aim/Target muscles

엉덩관절 위 가쪽근육의 유연성을 증진한다.

기구 / Equipment

튼튼한 의자 또는 벽.

시작자세 / Body position

벽이나 의자를 마주보고 약 1미터 떨어진 곳에 선다. 엉덩관절을 안쪽 · 가쪽돌림 중립위치로 하고 다리를 엉덩관절의 축 위에 놓고 발을 똑바로 앞쪽으로 향하게 한다. 다리 정렬을 마찬가지로 유지하면서 오른발을 앞쪽으로 내딛고 가슴 정면에서 벽에 손을 놓는다. 체중은 왼발 부분 위에 유지한 채 오른쪽 무릎을 약간 굽힌다(그림 6.25A).

동작 1 / Action 1

발꿈치를 접지한 채 척추 · 골반 중립위치에서 팔꿈치를 굽히고 신체를 앞쪽으로 움직인다. 그리고 오른발 위에 체중을 옮기고 오른쪽 무릎을 굽히게 한다. 신체를 앞쪽으로 유지한 채 왼쪽 골반을 살짝 앞쪽돌림을 하여 오른쪽 골반을 뒤쪽돌림을 한다(그림 6.25B).

왼발부분의 안쪽 면을 바닥에 접촉시킨 채 체중을 더 많이 앞쪽으로 옮긴다. 왼쪽 엉덩관절의 가쪽 면을 스트레칭을 한다(그림 6.25C).

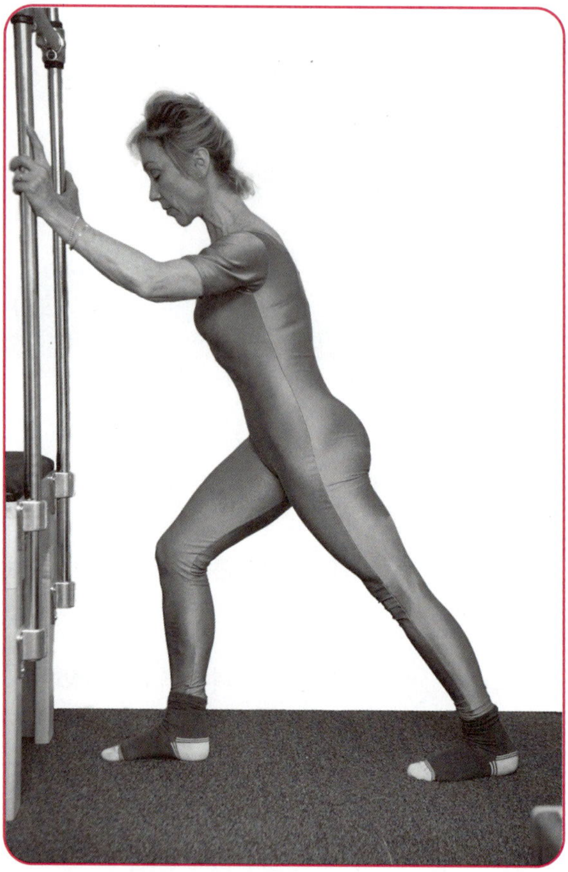

그림 6.25A 넙다리근막긴장근의 스트레칭.

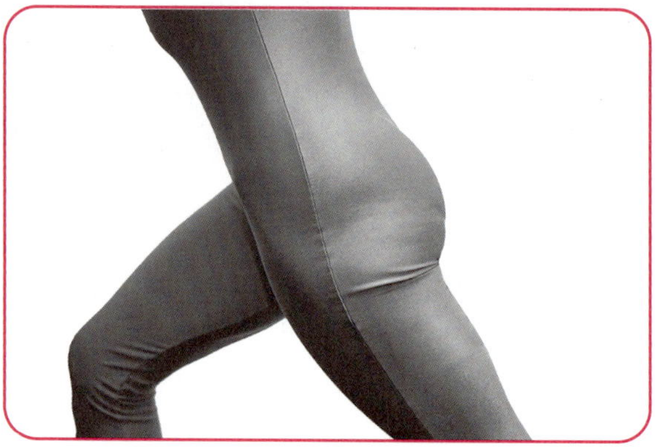

그림 6.25B

20~25초 스트레칭을 시행한다. 가능한 범위에서 골반을 더욱 오른쪽 앞쪽으로 움직여 스트레칭을 증가시킨다.

각각 2~3회 반복한다.

6

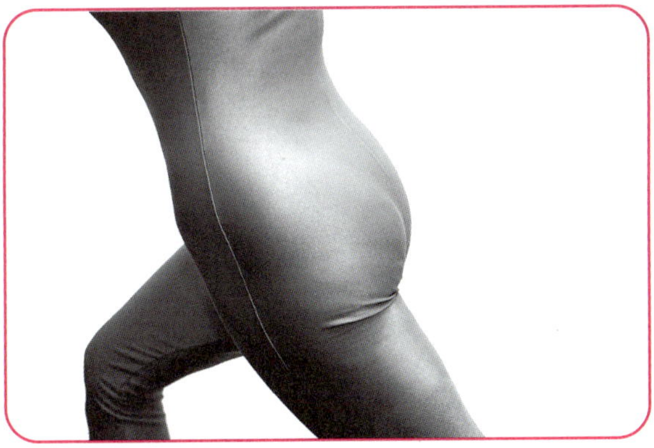

그림 6.25C

주: 동작 2 진행 시 엉덩관절을 90° 로 굽힐 때 바로 누워 있는 자세에서 골반의 안정된 중립 유지하는 동안 달성된다.

실시상 주의

- 임신; 골다공증; 어깨, 허리, 무릎 또는 발의 병변; 특히 외상의 조기 재활–의사의 조언을 구한다.

금기

- 허리 · 엉덩관절 · 무릎 통증성 병변: 의료기관에 의뢰한다.

운동 ST 3.2 – 바로 누운 자세에서 넙다리근막긴장근 스트레칭 / Exercise ST 3.2 – Tensor fasciae latae stretch in supine

목적/목표 근육 / *Aim/Target muscles*

넙다리근막긴장근의 유연성을 증진한다.

기구 / *Equipment*

매트 또는 딱딱한 침대, 요가벨트나 마찬가지의 비탄성의 끈, 머리 · 목의 정렬을 수정하여 목의 긴장을 방지하기 위한 머리의 지지기구.

시작자세 / *Body position*

무릎을 굽히고 허리뼈를 중립위치로 하여 바로 누운 자세를 취한다. 양손으로 끝을 잡고 왼쪽 무릎을 굽혀 왼발부분에 끈을 건다.

골반을 안정된 중립위치로 유지하고 엉덩관절을 안쪽 · 가쪽돌림 중립위치로 유지하면서 왼쪽 무릎을 펴고 왼쪽 다리를 엉덩관절 축과 일직선으로 한다(그림 6.26A)

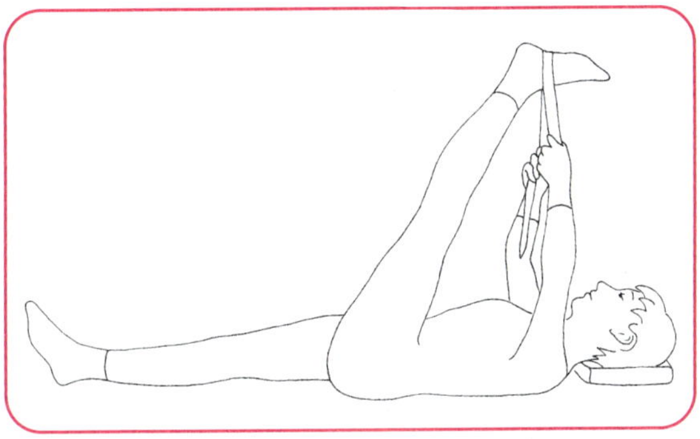

그림 6.26A 바로 누운 자세에서 넙다리근막긴장근 스트레칭.

팔꿈치가 약간 굽혀지도록 손으로 끈을 조정하고 이렇게 함으로써 어깨뼈를 등면으로 밀어내려 안정화시킨다.

왼쪽다리의 무게에 의해서 넙다리뼈머리를 볼기뼈절구 안으로 떨어뜨린다.

오른손으로 끈을 잡고 골반의 안정성을 보조하기 위해 왼쪽 엄지손가락을 왼쪽 샅굴부위에 놓고 엉덩관절을 안정시킨다(그림 6.26B).

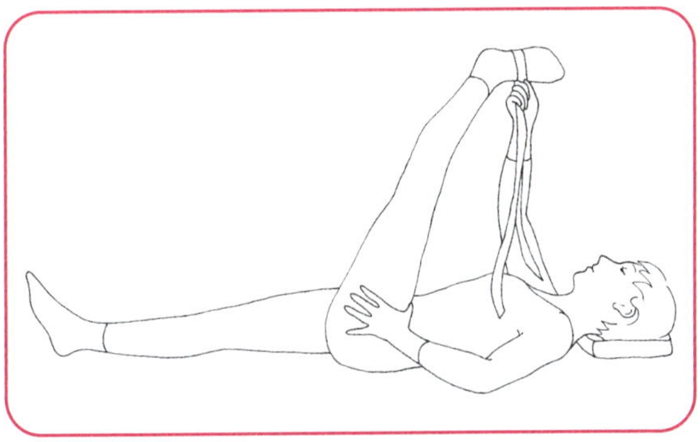

그림 6.26B

6

동작 / Action

숨을 들이마신다 — 머리마루를 펴서 척추를 신장시킨다.

숨을 내쉰다 — 척추의 신장을 유지하면서 하부복근을 활동시키고 다리를 엉덩관절의 축 위에 유지한 채 몸통 쪽으로 당긴다.

정상호흡을 시행하기 — 척추의 신장과 복근의 조절을 유지하면서 왼쪽무릎을 더 오른쪽으로 향하도록 왼쪽 엉덩관절을 약간 안쪽돌림을 시킨다. 발바닥면을 더욱 오른쪽으로 향하게 하기 위해 왼발을 끈으로 약간 엎침을 시킨다.

숨을 들이마신다.

숨을 내쉰다 — 척추의 신장과 복근의 조절을 유지하면서 다리를 가볍게 오른쪽 엉덩관절의 위 가쪽면을 스트레칭을 한다.

정상호흡을 시행하기 — 무리가 없이 편안한 범위에서 가능하다면 25~30초 스트레칭을 계속한다. 허벅지와 골반 사이 공간의 감각을 유지하는 것에 초점을 맞추고(그림과 같이 엄지손가락으로 확인한다) 호흡을 이용하여 얼굴, 목구멍, 등, 다리, 발끝과 목표로 하는 근육의 이완을 시행한다.

주: 골반을 교정일관 중립위치에서 안정시킨다.

각각 2~3회 반복해서 시행한다.

6

운동 ST 4.1 - 볼기근과 뒤넙다리근의 스트레칭(끈을 이용한 엉덩관절과 허벅지의 스트레칭) / Exercise ST 4.1 - Gluteal and hamstring stretch (hip and thigh stretch with strap)

목적/목표 근육 / Aim/Target muscles

볼기근육과 뒤넙다리근의 유연성을 증진한다.

기구 / Equipment

매트 또는 딱딱한 침대, 요가벨트나 마찬가지의 비탄성의 끈, 머리·목의 정렬을 수정하여 목의 긴장을 방지하기 위한 머리의 지지기구.

시작자세 / Body position

바로 누운 자세에서 무릎을 굽히고 허리뼈를 중립위치로 한다. 양손으로 끈을 잡고 오른쪽 무릎을 굽혀 오른발에 끈을 건다(그림 6.27A)

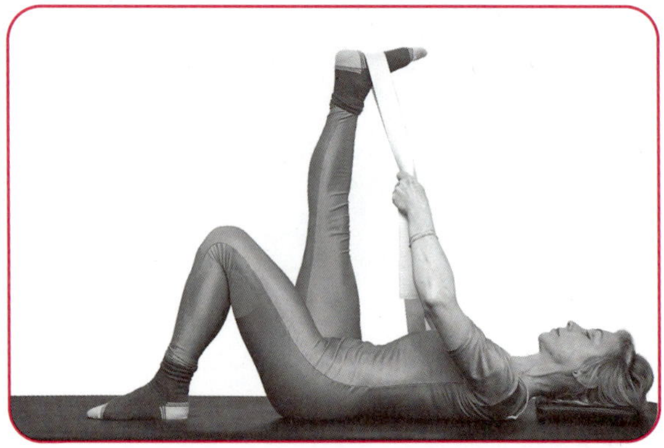

그림 6.27A

동작 / Action

왼손으로 끈을 잡고 오른쪽 무릎을 굽히게 한다. 끈으로 발을 가슴을 향해서 당기고 오른쪽 엉덩관절을 가쪽돌림을 시킨다(그림 6.27B).

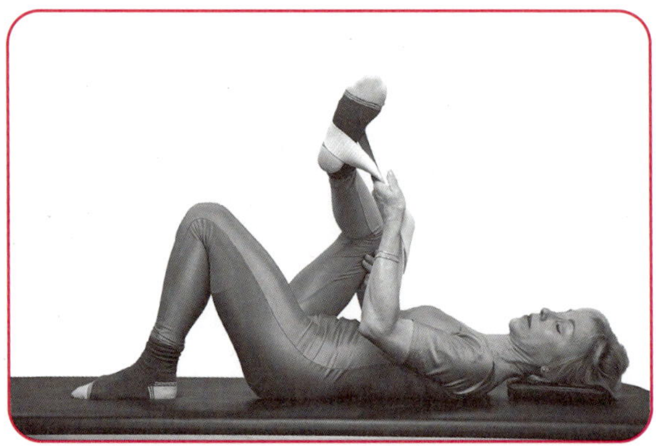

그림 6.27B

중립위치에서 안정되도록 골반을 유지하면서 신체의 중심을 향해서 다리를 부드럽게 더 당긴다. 볼기부분과 허벅지 뒷부분 위쪽에서 신장이 느껴지면 15~20초 이 자세를 유지한다. 반대쪽도 반복한다.

더 깊은 스트레칭을 시행하려면 왼쪽 엉덩관절을 더욱 굽히게 하고 왼발부분을 바닥에서 뗀다. 왼쪽다리를 이용해서 오른발 부분을 신체에 접근시킨다. 이때, 가쪽돌림을 보조하기 위해 오른쪽 허벅지의 안쪽을 오른손으로 부드럽게 누르고 오른쪽 엉덩관절을 스트레칭을 한다. 호흡을 이용하여 신장을 증가시킨다(그림 6.27C).

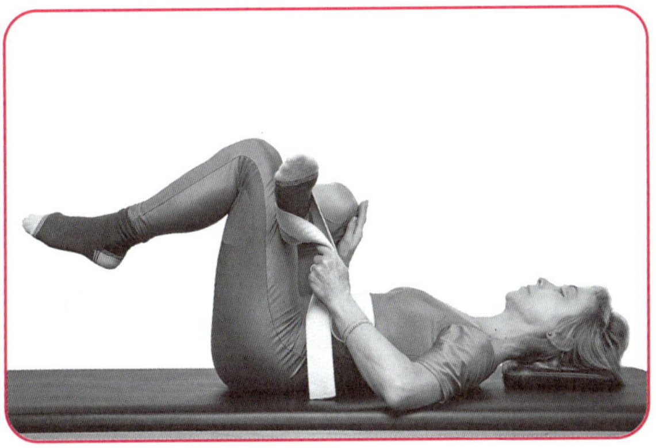

그림 6.27C

숨을 들이마신다.

숨을 내쉰다 — 얼굴, 목구멍, 등의 윗부분, 발끝을 이완시키고 오른발을 더 신체방향으로 그리고 왼쪽으로 끌어당긴다.

정상호흡을 시행하기 — 15~20 초 유지한다.

각각 2~3 회 반복한다.

주: 다리가 가슴에 접근할 때, 스트레칭의 자세를 형성하기 위해 허리뼈는 평탄해진다. 더 깊게 스트레칭을 시행하기 위해 허리뼈와 골반을 안정시켜 유지하는 것을 목표로 한다.

운동 ST 4.2 – 볼기근과 뒤넙다리근 스트레칭 (허벅지를 교차시킨 무릎을 끌어안기) / Exercise ST4.2 – Gluteal and hamstring stretch (knee hugs with crossed thighs)

목적/목표 근육 / Aim/Target muscles

볼기근육군과 뒤넙다리근의 유연성을 증진한다.

기구 / Equipment

매트 또는 딱딱한 침대, 요가벨트나 마찬가지의 비탄성의 끈, 머리·목의 정렬을 수정하여 목의 긴장을 방지하기 위한 머리의 지지기구.

시작자세 / Body position

바로 누운 자세에서 무릎을 굽히고 허리뼈를 중립위치로 한다. 오른쪽 엉덩관절을 굽히고 허벅지를 바닥에 수직이 될 때까지 호를 그리도록 움직인다(엉덩관절·무릎관절이 약 90° 굽는다). 왼쪽 엉덩관절을 굽히고 왼쪽 허벅지를 오른쪽 허벅지와 나란히 한다(그림 6.28A).

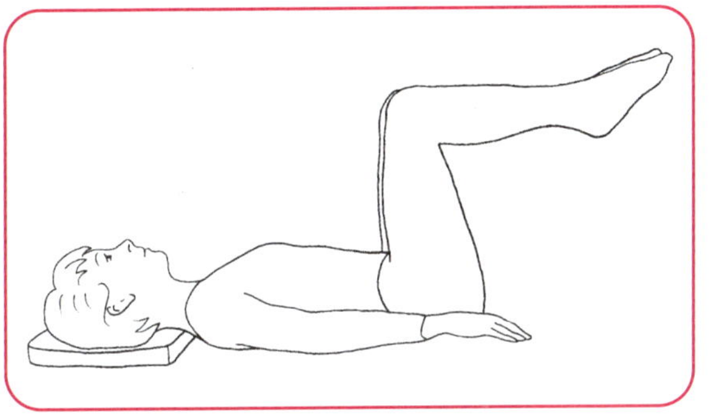

그림 6.28A 허벅지를 교차한 무릎을 끌어안기 – 동작 1.

허벅지를 교차하여 오른손으로 왼발, 왼손으로 오른발을 지지한다(그림 6.28B).

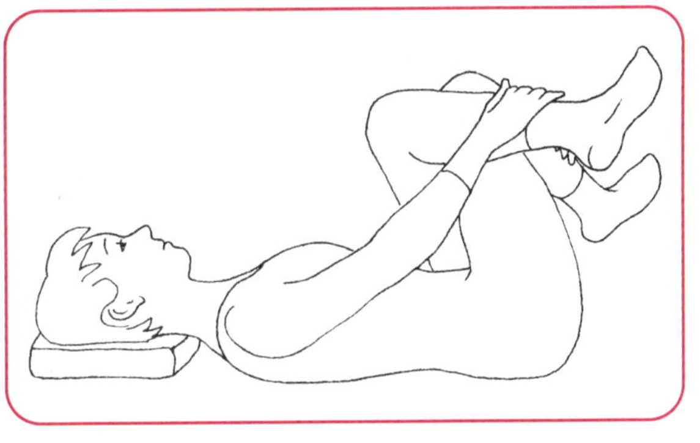

그림 6.28B 허벅지를 교차한 무릎을 끌어안기 – 동작 2.

주: 엉덩관절을 굽힐 때에는 허리뼈와 골반을 중립위치로 하여 살굴부위를 부드럽게 깊이 유지한다.

숨을 들이마신다 — 머리마루를 펴고 가슴의 옆면에 들숨을 넣는 것처럼 심호흡을 한다.

6

숨을 내쉰다 — 얼굴, 목구멍, 등, 발끝을 이완시키고 다리를 더욱 깊이 교차시켜 가슴으로 향해서 끌어당기고 볼기근육과 뒤넙다리근 상부를 신장한다(그림 6.28C).

숨을 들이마신다 — 15~20 초 유지한다.

각각 2~3 회 반복해서 시행한다.

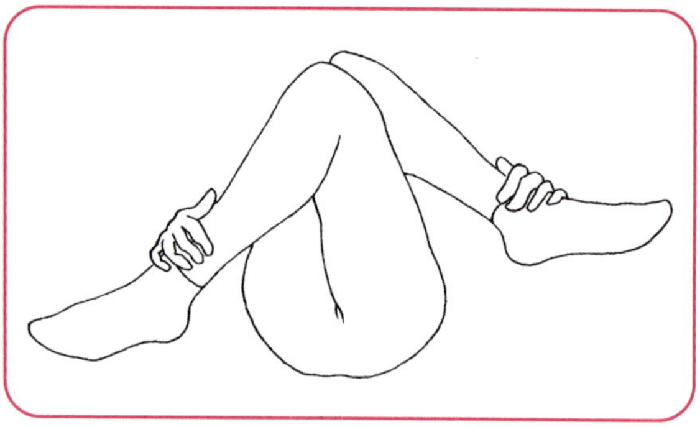

그림 6.28C

실시상 주의

- 임신; 골다공증; 어깨, 허리, 무릎 또는 발의 병변; 특히 외상의 재활 조기: 의사의 조언을 구한다.

금기

- 허리 · 엉덩관절 · 무릎 통증성 병변: 의료기관에 의뢰한다.

운동 ST 4.3 – 엉치엉덩관절의 이완 / Exercise ST 4.3 – Sacroiliac release

목적/목표 근육 / *Aim/Target muscles*

허리의 유연성을 증진한다.

기구 / *Equipment*

매트 또는 딱딱한 침대, 요가벨트나 비슷한 비탄성 끈, 머리 · 목의 정렬을 수정하여 목 긴장을 방지하기 위한 머리의 지지기구.

시작자세 / *Body position*

바로 누운 자세에서 무릎은 굽히고 허리뼈는 중립위치로 한다. 오른쪽 엉덩관절을 굽히고 허벅지를 바닥에 수직이 될 때까지 호를 그리도록 움직인다(엉덩관절과 무릎을 약 90° 굽힌다). 손으로 허벅지 뒷면을 잡는다.

동작 / *Action*

허리뼈를 평탄하게 안정시켜 유지하고 손으로 저항을 가하면서 오른쪽 허벅지를 몸통에서 부드럽게 멀리 펴도록 한다(이것은 오른쪽 엉치엉덩관절의 주위를 조이는 감각을 야기한다). 약 15 초 동안 그 위치를 유지한다.

숨을 들이마신다 — 가슴 옆면과 뒷면을 넓히고 머리마루 부위에서 궁둥뼈결절까지 척추를 신장한다.

숨을 내쉰다 — 골반을 중립위치로 유지하면서 오른쪽 허벅지를 가슴으로 향해서 당기고 오른쪽 엉치엉덩관절부분을 신장한다.

3~5 회 반복한다.

왼쪽에서도 반복한다.

실시상 주의

- 임신; 골다공증; 어깨, 척추/허리, 엉덩관절 그리고 무릎 병변; 특히 허리 외상의 재활 조기 – 의사의 조언을 구한다.

금기

- 임심 후기; 척추 · 허리 · 엉덩관절의 통증성 병변: 의료기관에 의뢰한다.

ST 5.1 – 바로 누운 자세에서 엉덩허리근 스트레칭 / Exercise ST 5.1 – Iliopsoas stretch in supine

목적 / *Aim*

엉덩허리근의 유연성을 증진한다.

기구 / *Equipment*

벤치 또는 높이 올린 딱딱한 침대, 머리와 목 정렬을 수정하여 목 긴장을 예방하기 위한 머리 지지기구.

목표 근육 / *Target muscles*

엉덩허리근

시작자세 / *Body position*

바로 누운 자세에서 허리까지 침대에 올려놓고 양쪽 무릎을 가슴 앞에서 껴안는다. 양 궁둥뼈결절이 침대의 끝에 오도록 조정한다.

동작 / *Action*

허리뼈를 평탄하게 안정시켜 유지하고 오른쪽다리를 껴안은 채 왼쪽다리를 서서히 침대의 끝에서 늘어지도록 내려간다(그림 6.29).

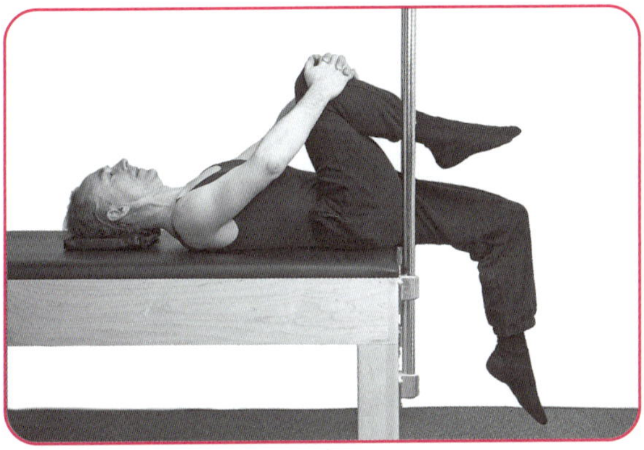

그림 6.29

정상호흡을 시행하기 — 얼굴, 등, 다리와 발끝을 이완시키고 다리 무게를 이용하여 서서히 샅굴부위를 신장한다. 그 상태에서 30~60초간 유지한다.

각각 1~2회 반복한다.

운동 ST 5.2 - 선 자세에서 엉덩허리근의 스트레칭 / Exercise ST 5.2 - Iliopsoas stretch in standing

목적 / *Aim*

엉덩허리근의 유연성을 증진한다.

기구 / *Equipment*

매트 또는 딱딱한 침대.

목표 근육 / *Target muscles*

엉덩허리근

시작자세 / *Body position*

선 자세에서 엉덩관절을 안쪽·가쪽돌림의 중립위치로 하고 다리를 엉덩관절 축 위에 놓는다. 오른쪽 무릎을 굽히고 왼쪽다리는 뒤쪽으로 뻗어 런지 자세를 취한다. 신체를 굽히고 바닥 위에 양손을 짚는다. 왼쪽다리를 신장하여 무릎을 바닥에서 떨어진 자세를 유지한다. 오른쪽 무릎이 오른쪽 발목관절·오른쪽 종아리의 바로 위에 오고 왼쪽다리가 왼쪽 엉덩관절의 축 위에 오도록 조정한다(그림 6.30A).

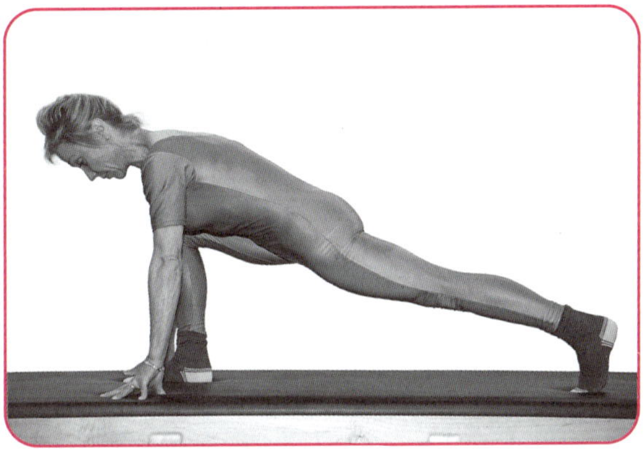

그림 6.30A

동작 / *Action*

숨을 들이마신다 — 머리마루에서 궁둥뼈결절까지를 뻗고 척추가 중립위치가 되도록 상체를 왼쪽무릎에서 떨어지도록 들어올린다. 엉덩관절이 바닥면을 향하도록 골반을 평행으로 한다. 척추를 중립위치로 유지하기 위해 오른쪽무릎을 깊게 굽히고 바닥면에 왼쪽무릎이 붙도록 왼쪽다리를 더욱 뒤로 뻗는다(그림 6.30B).

숨을 내쉰다 — 골반을 안정시키기 위해 하부복근을 작용시키고 골반을 약간 앞쪽으로 움직여 샅굴부위의 신장을 증가시켜간다.

정상호흡을 시행하기 — 20~30초간 유지한다.

각각 2~3회 반복한다.

6

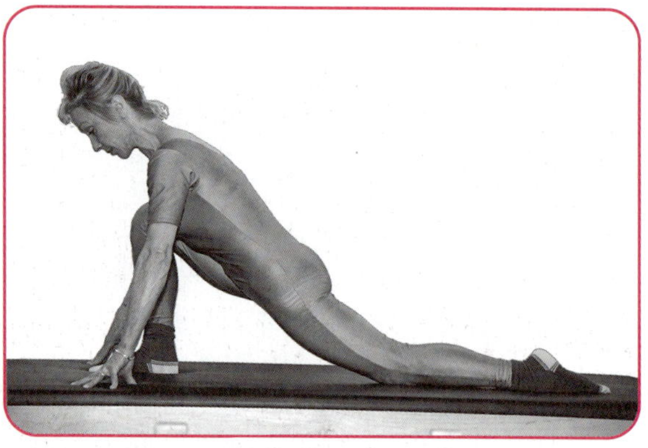

그림 6.30B

실시상 주의

- 임신; 골다공증; 어깨, 엉덩관절, 허리, 다리 또는 발의 병변, 특히 외상의 조기 재활 – 의사의 조언을 구한다.

금기

- 허리 · 엉덩관절 · 다리 또는 발의 통증성 병변 – 의료기관에 의뢰한다.

운동 ST 6 – 넙다리네갈래근의 스트레칭 / Exercise ST 6 – Quadriceps stretch

목적 / Aim

넙다리네갈래근의 유연성을 증진한다.

기구 / Equipment

매트 또는 딱딱한 침대, 필요하다면 머리나 허벅지를 지지하기 위한 둥글게 감은 타월, 무릎 뒤에 공간을 만들기 위해 필요하다면 요가벨트.

목표 근육 / Target muscles

넙다리네갈래근군.

시작자세 / Body position

가능하다면 매트 또는 침대 위에 엎드려 누운 자세가 되고 양발부분을 매트의 끝에서 내밀어 발목관절을 이완시킨다. 오른쪽팔꿈치를 옆쪽으로 굽히고 오른손으로 머리를 지지하도록 한다. 왼손은 뻗어서 왼발부분을 잡는다(그림 6.31A).

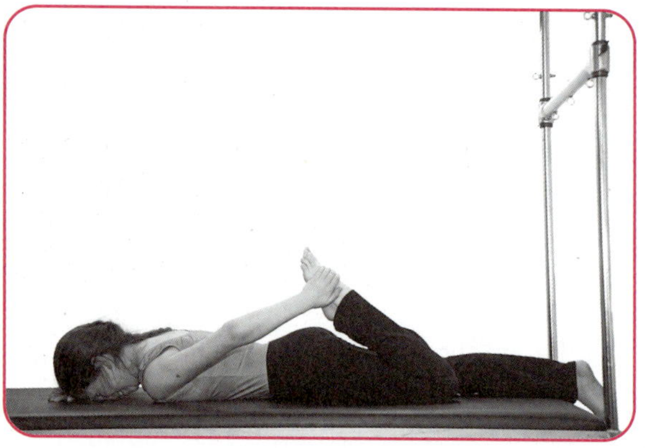

그림 6.31A

동작 1 / Action 1

숨을 들이마신다 — 준비.

숨을 내쉰다 — 볼기근을 비교적 이완시킨 상태에서 매트에 양 샅굴부위를 밀어붙임으로써 단축한 하부복근을 신장하고 허리뼈를 안정시킨다.

궁둥뼈결절을 향해서 왼발부분을 잡아당겨 왼쪽 허벅지 앞면의 근육을 신장한다.

정상호흡을 시행하기 — 10~12초간 유지한다. 허벅지 앞면의 근육의 이완을 감지한다.

오른쪽에서도 마찬가지로 시행한다. 각각 2~3회 실시한다.

주: 유연성을 증가시키려면 숨을 내쉴 때에 발을 상체로 향해서 당기는 동작을 반복한다. 스트레칭을 통해서 이완하고 척추의 안정성을 유지하면서 호흡을 정상으로 30초까지 유지한다.

동작 2 / Action 2

동작 1을 시행하고 허벅지 안쪽 앞면을 스트레칭을 하기 위해 발을 골반 가쪽으로 잡아당긴다 (그림 6.31B).

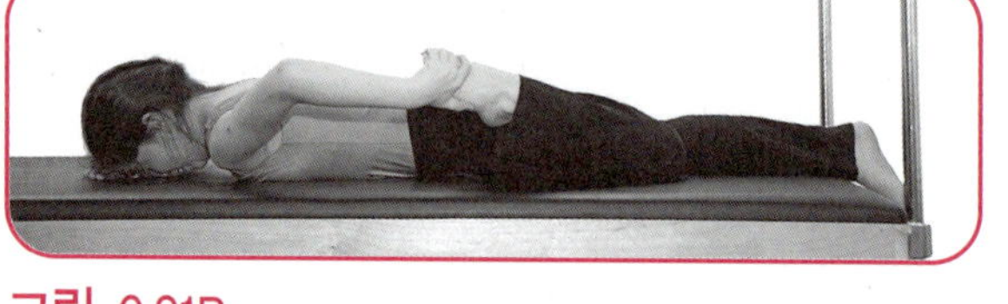

그림 6.31B

허벅지의 균형 있는 유연성을 획득하기 위해 1~2회 이 동작을 반복한다.

동작 3 / Action 3

동작 1을 시행하고 허벅지 가쪽 앞면을 신장하기 위해 허벅지의 안쪽으로 잡아당긴다. 허벅지 근육의 유연성을 더 균형이 잡힌 것으로 하기 위해 1~2회 이 동작을 반복한다.

주: 무릎관절의 재활을 시행할 때에는 무릎을 굽혀서 할 수 있는 공간을 유지하기 위해 무릎의 뒤에 요가벨트나 둥글게 감은 얇은 타월과 같은 것을 댄다. 이렇게 함으로써 무릎관절의 불쾌감이나 긴장을 예방할 수 있다. 둥글게 감은 타월로 허벅지를 지지하고 엉덩관절을 약간 펴게 함으로써 큰허리근과 넙다리곧은근의 스트레칭 범위를 넓힐 수도 있다. 골반 위치는 중립위치 그리고 동시에 안정된 위로 유지할 수 있다.

실시상 주의

- 임신; 허리, 엉덩관절 또는 무릎/발목관절의 병변; 회복기의 외상성 무릎관절 질환의 재활 중인 경우는 의사의 조언을 구한다.

금기

- 임신 후기; 엉덩관절 또는 무릎 통증성 병변: 의료기관에 의뢰한다.

운동 ST 7 - 모음근 스트레칭 / Exercise ST 7 - Adductor stretch

목적 / Aim

모음근의 유연성을 증진한다.

기구 / Equipment

매트, 벽.

목표 근육 / Target muscles

모음근군.

시작자세 / Body position

바로 누운 자세에서 허리뼈를 이완시킨다. 벽에서 약 10~12㎝ 떨어져 양다리를 올리고 벽에 붙여서 이완한다. 엉덩관절은 안쪽·가쪽돌림의 중립위치로 하고 무릎을 앞쪽으로 향하게 한다. 팔을 가쪽돌림을 하고 팔꿈치를 굽혀서 머리를 지지하도록 머리 밑에 넣거나 손바닥을 천장이나 바닥면으로 향하게 하여 신체 쪽에 놓는다(그림 6.32).

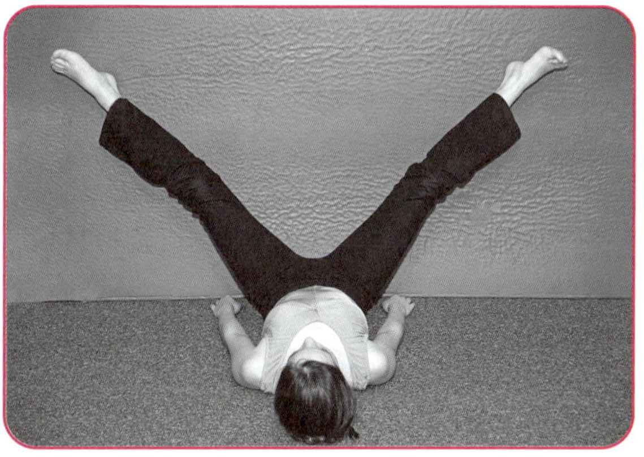

그림 6.32

숨을 들이마신다 — 준비.

숨을 내쉰다 — 몸 전체가 매트에 가라앉도록 이완시킨다.

정상호흡을 시행하기 — 이 자세를 유지하고 30~60초간 몸과 정신을 이완시킨다.

숨을 들이마신다 — 머리마루에서 궁둥뼈결절까지 신장한다.

숨을 내쉰다 — 허리뼈를 안정시키기 위해 하부복근을 서서히 작용시키고 양다리를 벌리고 중력에 맡겨서 다리가 바닥에 떨어져가도록 한다. 엉덩관절은 안쪽·가쪽돌림 중립위치로 유지한다.

주: 부드럽게 스트레칭이 시작되면 발끝, 발, 등, 목구멍을 이완시키는 것에 집중한다.

정상호흡을 시행하기 — 좀 더 스트레칭되도록 이완하고 30초까지 유지한다.

숨을 들이마신다.

숨을 내쉰다 — 다리를 가쪽방향으로 돌림을 시키고 스트레칭을 더욱 심화시키도록 이완시킨다.

6

정상호흡을 시행하기 — 근육긴장의 특정 부위를 인식하고 그 부위를 신장하도록 다리를 조정한다. 15초 유지한다.

시작자세로 되돌리기 위하여 무릎을 굽히고 손을 사용하여 다리를 벽을 향해서 뒤로 움직인다. 앉은 자세로 되돌리기 위해 무릎을 가슴으로 향해서 굽히고 부드럽게 일어나기 전에 한쪽으로 구르기를 하여 잠깐 휴식한다. "머리보다 발을 높인" 자세에서 점진적으로 회복하는 것은 앉은 자세와 선 자세로 이동할 때 현기증 또는 균형상실을 방지하는 데 도움이 된다.

실시상 주의

- 임신; 척추, 허리, 엉덩관절 그리고 다리의 병변 – 의사의 조언을 구한다.

금기

- 임신 후기; 엉덩관절 또는 허리의 통증성 병변 – 의료기관에 의뢰한다.

운동 ST 8 – 바로 누운 자세에서 등허리 스트레칭 / Exercise ST 8 – Supine back stretch

목적 / *Aim*

허리근육의 유연성을 증진한다.

기구 / *Equipment*

매트 또는 딱딱한 침대, 머리와 목의 정렬을 수정하고 목 긴장을 방지하기 위한 머리의 지지기구.

목표 근육 / *Target muscles*

허리.

시작자세 / *Body position*

바로 누운 자세에서 무릎을 굽히고 허리뼈를 중립 위치로 한다. 오른쪽 엉덩관절을 굽히고 허벅지를 바닥에 수직이 될 때까지 호를 그리도록 움직인다(엉덩관절 · 무릎관절이 약 90° 굽힌다). 왼쪽 엉덩관절을 굽히고 왼쪽 허벅지를 오른쪽 허벅지와 나란히 한다.

동작 / *Action*

허리뼈를 평탄하고 안정하도록 유지하고 양손을 무릎 위에 가볍게 놓는다(그림 6.33A).

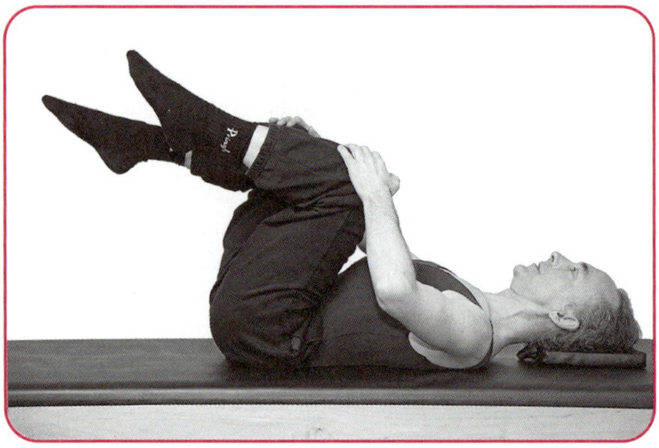

그림 6.33A

숨을 들이마신다 — 가슴의 옆쪽 및 등쪽을 확장하고 척추를 머리마루에서 궁둥뼈결절까지 신장한다.

숨을 내쉰다 — 왼쪽다리의 안정 상태와 골반의 안정을 유지하고 오른쪽 무릎을 가슴을 향해서 부드럽게 끌어당긴다(그림 6.33B).

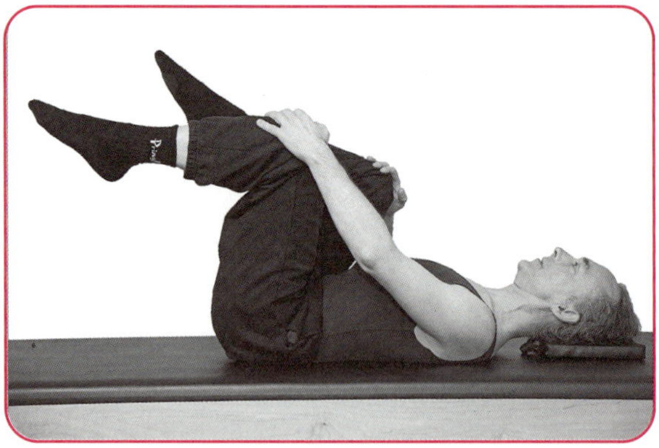

그림 6.33B

숨을 들이마신다 — 오른쪽 다리를 되돌려 왼쪽 다리와 가지런히 한다.

숨을 내쉰다 — 왼쪽 무릎을 가슴으로 끌어당긴다.

숨을 들이마신다 — 왼쪽 다리를 되돌려 오른쪽다리와 가지런히 한다.

숨을 내쉰다 — 양쪽다리를 가슴으로 끌어당겨 머리마루에서 궁둥뼈결절까지 신장하고 허리뼈를 중립과 안정위치로 유지한다(그림 6.33C).

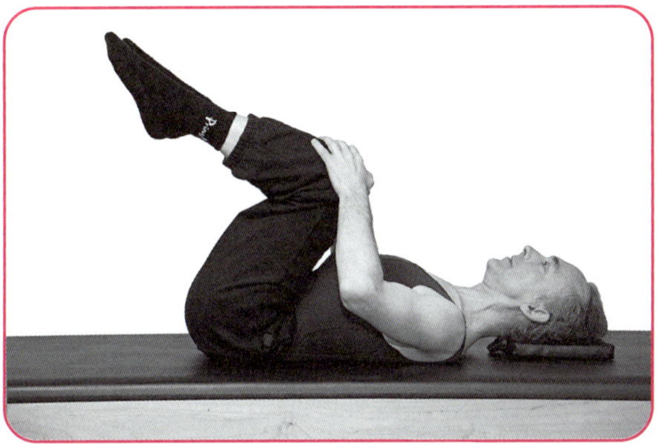

그림 6.33C

숨을 내쉴 때 얼굴, 허리, 다리와 발가락을 이완하고 허리뼈의 안정성을 보조하기 위해 충분한 복근의 조정을 사용한다.

전체 순서를 3~5회 반복한다.

실시상 주의

- 임신; 어깨, 척추/허리, 엉덩관절과 무릎관절의 병변; 특히 허리손상의 조기 재활 – 의사의 조언을 구한다.

금기

- 임신 후기; 골다공증, 척추, 허리 또는 엉덩관절의 통증성 병변 – 의료기관에 의뢰한다.

운동 ST 9 - 척추의 스트레칭 / Exercise ST 9 - Spine stretch

목적 / *Aim*

척추와 허리근육의 유연성을 증진한다.

기구 / *Equipment*

매트 또는 딱딱한 침대, 머리/목 정렬의 교정과 목 긴장을 예방하기 위한 머리 지지기구.

목표 근육 / *Target muscles*

척추와 등근육.

시작자세 / *Body position*

바로 누운 자세에서 무릎을 굽히고 허리뼈를 중립위치로 한다. 오른쪽 엉덩관절을 굽히고 허벅지를 바닥에 수직이 될 때까지 호를 그리도록 움직인다(엉덩관절과 다리는 약 90° 굽히고 발은 이완한다). 왼쪽 엉덩관절을 굽히고 왼쪽 허벅지를 오른쪽 허벅지와 나란히 한다. 그리고 양손을 무릎 아래에 놓는다(그림 6.34A).

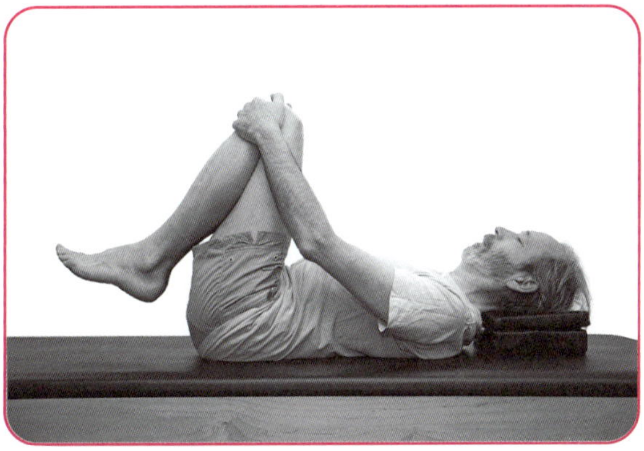

그림 6.34A

동작 / *Action*

숨을 들이마신다 — 준비.

숨을 내쉰다 — 복근을 척추를 향해서 부드럽게 끌어당기고 턱을 가슴을 향해서 떨어뜨리며, 상체를 웅크려 침대에서 떨어지게 하고 양 무릎을 가슴으로 끌어당긴다. 무릎을 팔로 끌어안아 허리뼈가 다리의 동작과 함께 굽게 하여 허리의 스트레칭을 한다(그림 6.34B).

숨을 들이마신다 — 복근을 척추로 끌어당겨 시작자세로 되돌리는 것을 조절한다.

숨을 내쉰다 — 머리의 뒷부분을 그 지지기구에 대고 전체적으로 등을 이완시킨다.

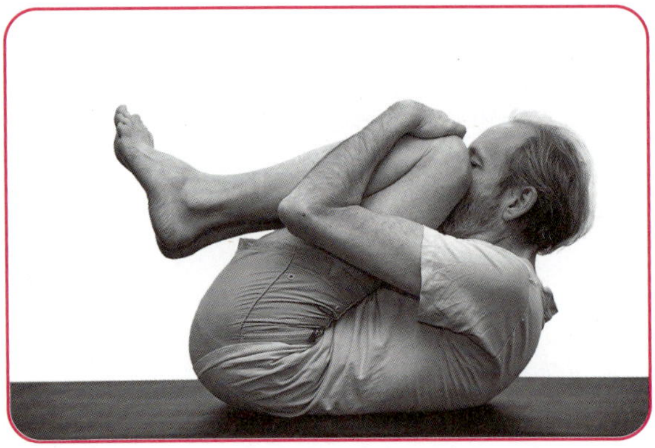

그림 6.34B

숨을 들이마신다 — 준비.
숨을 내쉰다 — 끌어안기 동작을 반복한다.
5~10회 반복한다.

주: 스트레칭을 증가시키기 위해 끌어안기 자세를 유지하고 시작자세로 되돌리기 전에 10~25초간 정상적으로 호흡한다. 머리 움직임을 따라서 가만히 응시하게 하고 목구멍과 등의 윗분을 전체적으로 이완시킨다.

실시상 주의

- 임신; 어깨, 척추/허리, 엉덩관절과 무릎관절의 병변; 특히 허리손상의 조기 재활 – 의사의 조언을 구한다.

금기

- 임신후기; 골다공증(척추의 굽힘을 피할 것); 척추, 허리 또는 엉덩관절의 통증성 병변 – 의료기관에 의뢰한다.

6

운동 ST 10 – 목 스트레칭 / Exercise ST 10 – Neck stretch

목적 / *Aim*

윗등과 목 근육의 유연성을 증진한다.

기구 / *Equipment*

의자 또는 딱딱한 침대.

목표 근육 / *Target muscles*

목과 등 근육.

시작자세 / *Body position*

목의 자연스런 만곡을 유지하면서 앉아 앞쪽을 본다. 엉덩관절을 약 90° 굽히고 허벅지를 의자에 의해서 전면적으로 지지한다. 이 정렬을 유지하기 위해 필요하다면 어깨뼈의 안정화근육군의 활동을 서서히 증가시켜간다.

동작 1 / *Action 1*

목뼈를 굽힘과 폄을 시킨다. 직립의 앉은 자세를 유지하고 턱을 당겨 머리의 무게를 이용하여 목을 굽혀가는 가운데 목 뒷부분의 근육을 서서히 스트레칭을 한다.

이 자세를 쾌적하게 느낀다면 스트레칭을 심화시키기 위해 유지와 이완을 시행하고 거기서부터 반대로 동작을 시행하여 천장 쪽으로 턱이 향하게 한다. 시작자세로 되돌린다.

주: 뒷목의 근육 길이를 유지하고 머리 움직임에 따라서 시선을 움직인다.

동작 2 / *Action 2*

고리뼈를 돌림을 한다. 왼쪽 어깨를 움직이지 않도록 하여 머리마루를 서서히 척추의 정점에서 떨어지도록 뻗고 머리를 오른쪽으로 돌림을 시켜간다. 스트레칭은 왼쪽 빗장뼈의 가쪽부분에서 목의 왼쪽부분에서 느낀다. 원한다면 왼쪽과 마찬가지의 동작을 반복하기 전에 스트레칭을 심화시키기 위해 유지와 이완을 시행한다.

주: 목의 유연성을 높이기 위해서는 신장반사를 다음과 같이 하여 억제한다. 오른쪽을 향하고 돌림위치를 유지한다. 왼쪽에서 오른쪽으로 20~30초간 눈을 움직인다. 눈의 움직임을 멈추고 머리를 더욱 돌림을 시켜 오른쪽 어깨너머로 오른쪽을 보도록 한다. 시작자세로 되돌아가서 왼쪽에서 반복한다.

동작 3 / *Action 3*

앞쪽을 본채 같은 시작자세에서 옆굽힘을 한다. 머리 무게를 이용하여 오른쪽으로 신체를 기울이고,

목의 왼쪽(가슴의 앞 · 뒷부분에서도 느껴지는 일이 있다)이 신장되었다고 느낄 때가지 시행한다. 쾌적하게 느껴지면 스트레칭을 심화시키기 위해 유지와 이완을 시행하고 반대쪽에서 반복한다.

주: 머리를 한쪽으로 기울일 때 원하지 않는 목뼈의 굽힘과 돌림을 피하기 위해 코와 눈은 앞쪽으로 향한다.

동작 4 / Action 4

머리의 돌림, 직립의 앉은 자세를 유지하고 머리 무게를 사용해서 목뼈를 굽히고 천천히 오른쪽 옆굽힘을 하고 펴며, 왼쪽 옆굽힘을 하고 굽힘으로 되돌아온다. 이것을 왼쪽방향에서도 반복한다.

다시 각각 시행하고 단축되어 있는 영역에서는 편한 범위에서 스트레칭을 유지한다.

실시상 주의

- 목뼈 굽힘을 피해야 할 골다공증 그리고 어깨 병변, 목 근육의 긴장과 손상의 조기 재활 – 의사의 조언을 구한다.

금기

- 목 · 어깨관절의 통증성 병변 – 의사의 조언을 구한다.

운동 ST 11 – 목, 어깨, 등의 스트레칭 / Exercise ST 11 – Neck, shoulder and upper back stretch

목적 / Aim

목과 윗등의 유연성을 증진한다.

기구 / Equipment

의자 또는 딱딱한 침대, 중등도의 유연성이 있는 긴 운동용 밴드.

목표 근육 / Target muscles

목과 등근육.

시작자세 / Body position

목뼈의 정상적 만곡을 유지하여 앉아 앞쪽을 본다. 엉덩관절을 약 90° 굽히고 허벅지 뒷면을 전부 의자에 올려놓는다. 그 정렬을 유지하기 위해 필요하다면 팔이음뼈의 안정화근육군을 서서히 활동시킨다(그림 6.35A).

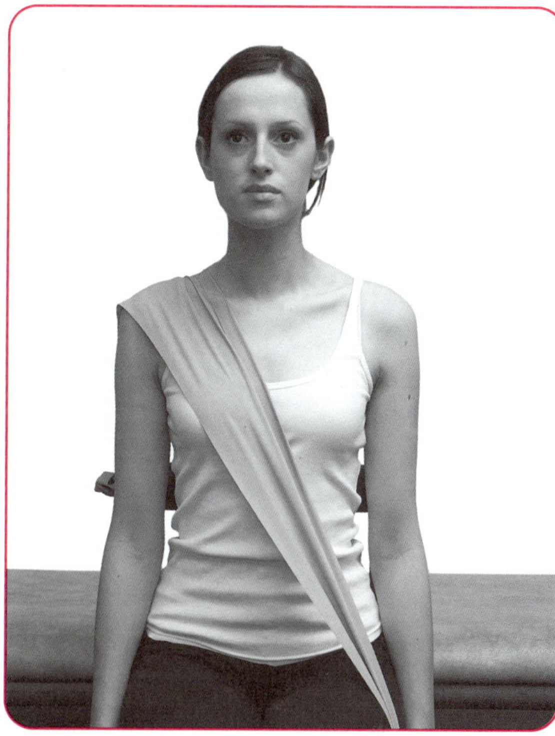

그림 6.35A

준비 동작 / Before action

시작자세를 하기 전에 운동용 밴드의 끝을 매서 고리를 만든다. 의자의 왼쪽 앞쪽과 오른쪽 뒤쪽 다리에 운동용 밴드를 고정하고 오른쪽 어깨 위에 걸어 의자에 앉는다. 동작을 하는 동안 미끄러지지 않도록 안정된 장소에 운동용 밴드를 건다. 수직 자세를 유지하고 오른쪽 팔이음뼈를 올리거나 내리거나 해본다.

동작 1 / Action 1

천천히 조절하여 움직인다(1~2초에서 올리고 2~3초에서 내린다). 움직임의 마지막에서 어깨와 목의 근육을 완전히 이완시킨다(그림 6.35B)

6

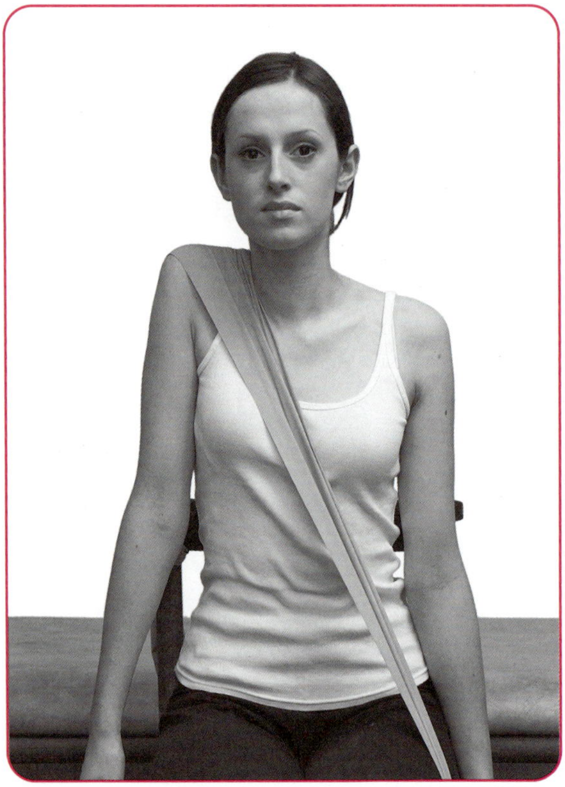

그림 6.35B

각각 6~8회씩 시행한다.

주: 운동용 밴드의 저항에 대항하여 어깨를 올리고 내릴 때는 밴드의 도움으로 저항하여 조절한 근육활동을 시행한다. 조절을 하면서 원심성 저항운동을 시행함으로써 어깨의 유연성과 수행이 촉진된다.

동작 2 / Action 2

팔이음뼈 돌림운동을 시행한다. 처음에는 어깨를 뒤쪽, 위쪽, 앞쪽, 아래쪽으로 6~8회 움직인다. 반대쪽도 이 동작을 6~8회 시행한다.

왼쪽에서도 동작 1과 2를 시행한다.

목과 어깨의 한쪽이 또 한쪽보다 딱딱하다고 느끼면, 몇 회 반복 시행하여 조정한다.

실시상 주의

- 어깨관절의 병변; 목 근육의 긴장과 외상의 조기 재활 – 의사의 조언을 구하다.

6

금기

- 목·어깨관절의 통증성 병변 – 의사의 조언을 구한다.

운동 ST 12 – 앉은 자세에서 등허리 스트레칭 / Exercise ST 12 – Sitting back stretch

목적 / Aim

뒤넙다리근, 볼기근, 등 근육의 유연성을 증진한다.

기구 / Equipment

매트 또는 딱딱한 침대, 요가블록 또는 작은 상자, 둥글게 감은 타월, 폼 롤러, 삼각쿠션.

목표 근육 / Target muscles

척주세움근, 허리의 근육과 뒤넙다리근.

시작자세 / Body position

엉덩관절을 약 45~60° 벌림을 한 다리를 길게 뻗고 편안히 앉은 자세가 된다. 등근육, 뒤넙다리근 또는 볼기근육이 단축하여 있는 경우, 요가블록이나 작은 상자 위에 앉고 폼 롤러나 삼각쿠션 위에 양손을 놓는다(그림 6.36A).

동작 1 / Action 1

숨을 들이마신다 — 머리마루에서 궁둥뼈까지 신장하고 큰 공을 껴안는 것처럼 몸통을 앞쪽으로 뻗는다. 손가락을 미끄러뜨리거나 지지하고 있는 것을 앞쪽으로 움직여간다(폼 롤러를 신체에서 떼어간다)(그림 6.36B).

숨을 내쉰다 — 척추의 신장을 유지하고 골반을 안정시켜 큰 공을 껴안는 것처럼 신체를 둥글게 한 상태를 유지하고 바닥을 따라서 상체를 서서히 앞으로 움직여 체중을 이동시킨다(그림 6.36C).

3, 4회 정상호흡을 시행하기 — 자세를 유지하고 얼굴·등·다리·발끝을 이완시키고 체중을 이용하여 등을 서서히 신장한다.

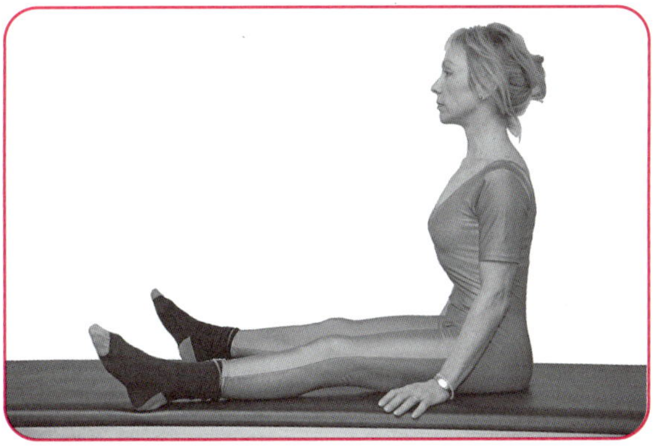

그림 6.36A

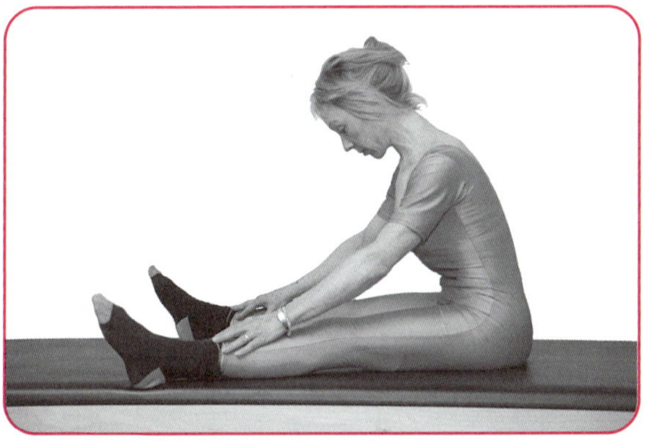

그림 6.36B

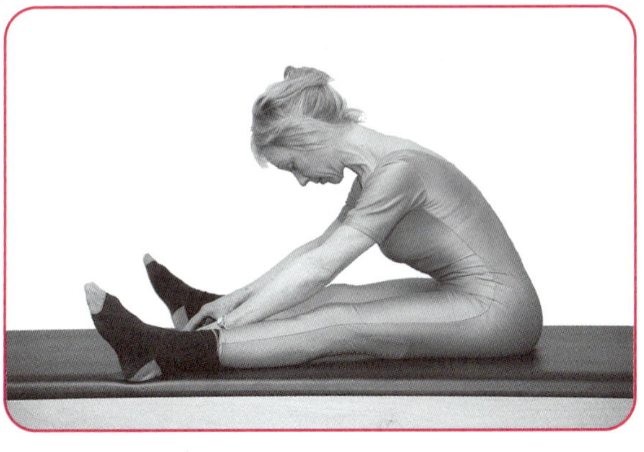

그림 6.36C

숨을 들이마신다 — 궁둥뼈에서 머리마루로 향해서 스트레칭을 하는 것을 목적으로 하여 골반 안정성을 유지하면서 상체를 들어올리고 다리에서 약간 뗀다.

주: 뒤넙다리근은 무릎의 뒷면에서 궁둥뼈까지 스트레칭을 하고 장딴지의 근육은 무릎의 뒷면에서 발꿈치까지 스트레칭을 한다고 상상하도록 지시한다.

숨을 내쉰다 — 척추의 신장을 유지하고 골반을 안정시키면서 큰 공을 껴안는 것처럼 상체를 더 둥글게 만들고 체중을 이용하여 바닥면을 향해서 서서히 움직여간다.

주: 롤러 또는 삼각쿠션은 신체와 함께 앞쪽으로 움직인다. 시선은 부드럽게 머리의 움직임을 따라가면서 목뼈의 만곡은 그대로 둔다.

정상호흡을 시행하기 — 이 자세를 유지하고 얼굴 · 등 · 다리 · 발끝을 이완시켜 체중을 이용하여 등을 서서히 스트레칭을 해간다.

30초간 유지하고 필요하다면 스트레칭을 확대해간다. 1~2회 반복한다.

동작 2 / *Action 2*

척추의 돌림을 시행한다. 골반을 중립위치와 안정된 상태로 준비하고 허리 위에서 오른쪽으로 향해서 팔이음뼈를 돌림을 시켜 동작 1과 마찬가지로 계속한다. 왼쪽에서도 반복한다(그림 6.37A, B).

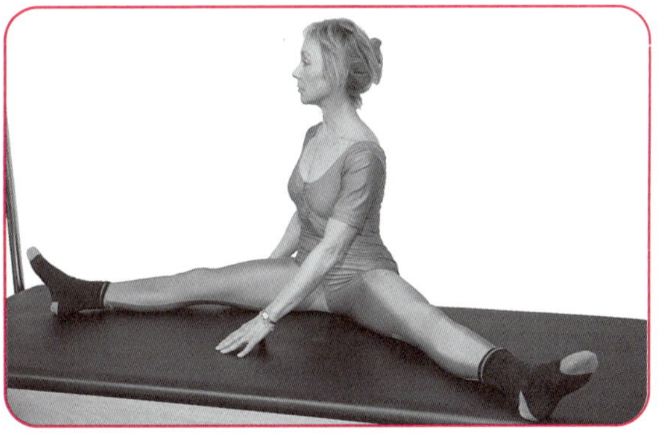

그림 6.37A

동작 3 / *Action 3*

엉덩관절을 더욱 벌림을 시켜 동작 1과 동작 2를 시행하고 모음근을 더욱 스트레칭을 하여 척추와 엉덩관절의 굽힘각도를 증가시킨다.

주: 바닥면으로 향해서 신체를 둥글게 해갈 때 무릎이 천장을 향하게 하고, 엉덩관절은 안쪽 · 가쪽돌림 중립위치에서 골반을 안정시킨 상태로 유지한다.

6

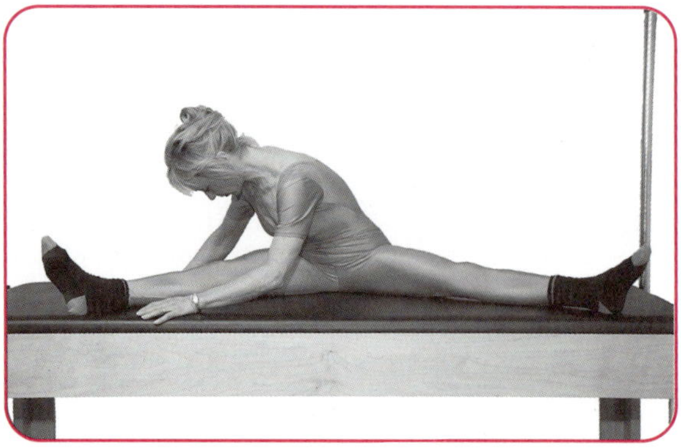

그림 6.37B

실시상 주의

- 임신; 엉덩관절, 척추/허리의 병변 – 의사의 조언을 구한다.

금기

- 임신 후기; 골다공증(척추의 굽힘 동작을 피한다); 척추, 허리 또는 엉덩관절의 통증성 병변 – 의료기관에 의뢰한다.

6

운동 ST 13 – 엎드려 누운 자세의 척추 스트레칭(어린이 자세) / Exercise ST 13 – Prone back stretch (child pose)

목적 / Aim

척추와 등근육의 유연성을 증진한다.

기구 / Equipment

매트 또는 딱딱한 침대, 어깨 · 머리 · 골반을 지지하는 데 필요하다면 요가블록, 머리 · 골반 · 발목관절을 지지하는 데 필요하다면 둥글게 감은 타월, 무릎 뒤에 공간을 만드는 데 필요하다면 요가벨트.

목표 근육 / Target muscles

척추, 팔이음뼈, 몸통과 볼기부분의 근육.

시작자세 / Body position

네발기기 자세에서 무릎관절 · 엉덩관절을 90° 굽히고 무릎을 골반 너비보다 벌리지 않도록 하여 발을 신체의 반대쪽으로 향하게 한다. 양손을 어깨위팔관절 앞면의 선(line) 위나 그 앞쪽에 두고(팔이 비교적 긴 경우), 팔을 약간 가쪽돌림을 시킨다. 팔이음뼈 안정화근육의 관여를 보조하기 위해 바닥을 약간 새끼손가락으로 밀도록 한다. 목의 뒷면은 목뼈의 정상적인 만곡을 유지한 채 신장하고 목의 표면의 근육을 비교적 이완시킨다. 시선을 엄지손가락 사이로 향하게 한다.

손은 그 위치에 유지한 채 엉덩관절을 뒤로 움직여서 골반을 발꿈치 위에 둔다.

척추를 펴고 골반 무게를 느끼도록 볼기부분을 발뒷꿈치에 놓는다. 꼬리뼈에서 머리마루까지 등 근육을 신장한다(그림 6.38A).

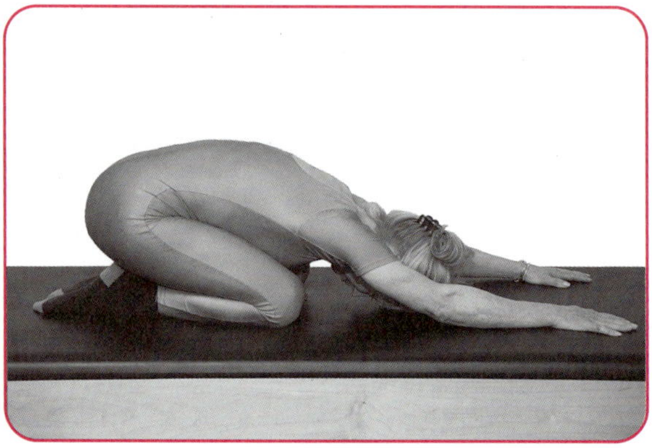

그림 6.38A

동작 1 / Action 1

숨을 들이마신다 — 가슴우리의 뒷면과 옆면에 숨을 넣도록 한다.

숨을 내쉰다 — 등을 이완시키고 양손으로 가볍게 바닥을 누르고(특히 새끼손가락으로 누른다) 머리마루를 앞쪽으로 내려서 궁둥뼈가 발꿈치에 도달하도록 한다.

정상호흡을 시행하기 — 전신을 10~20초간 이완시키고 등 근육을 이완시켜서 척추를 신장해간다.

호흡주기를 반복하여 근육군을 이완시킨다.

주: 이 자세에서 어깨나 팔이 불쾌하다면 팔꿈치를 굽혀서 손을 머리 쪽으로 움직이거나 팔을 몸 쪽에 둔다(안쪽 돌림을 하여 손바닥을 천장으로 향하게 하고 머리는 지지기구의 위에 둔다). 또는 요가블록이나 둥글게 감은 타월을 발꿈치 위에 놓고 그 위에 골반을 둔다. 종합적으로 유연성이 증진됨에 따라 팔과 어깨를 더욱 스트레칭을 하도록 자세를 변화시킨다.

동작 2 / *Action 2*

동작 1을 진전시켜 팔을 한쪽씩 스트레칭을 하고 바닥면을 따라서 더욱 앞쪽으로 스트레칭을 한다.

동작 3 / *Action 3*

등 근육의 스트레칭을 보조한다. 그림에 나타낸 것처럼 지도자가 손을 놓고 손바닥의 엄지두덩을 대어 숨을 내쉴 때에 서서히 확고하게 압력을 가하여 등을 대각선상으로 스트레칭을 한다. 양 방향으로 시행한다(그림 6.38B, 그림 6.39A)

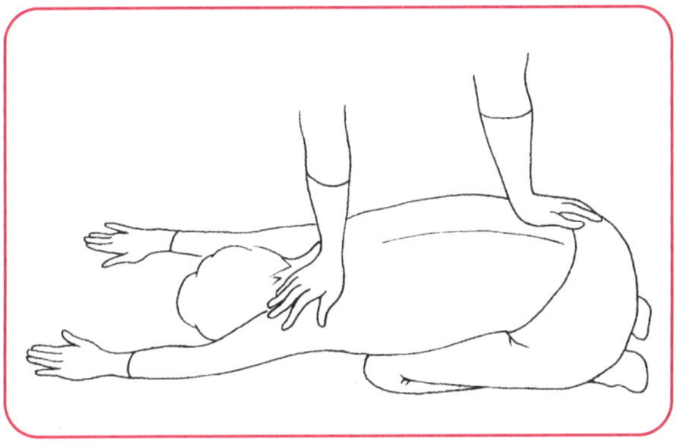

그림 6.38B

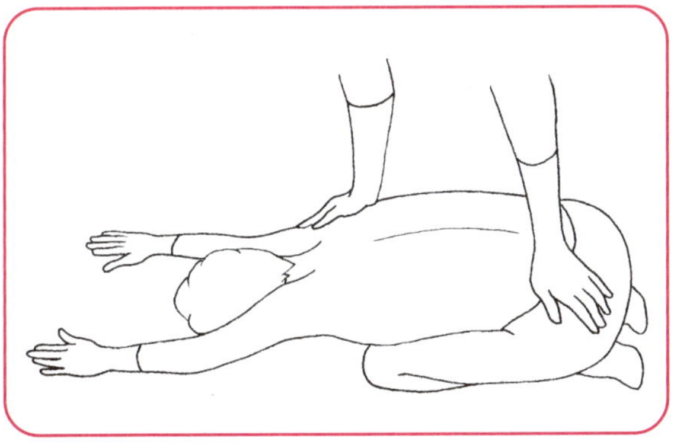

그림 6.39A

등뼈와 엉치뼈의 위에 지도자가 손을 놓고 척추를 신장하여 숨을 내쉴 때에 서서히 확고하게 손바닥으로 누른다. 양손 간격을 넓히도록 스트레칭을 시행한다(그림 6.39B, C)

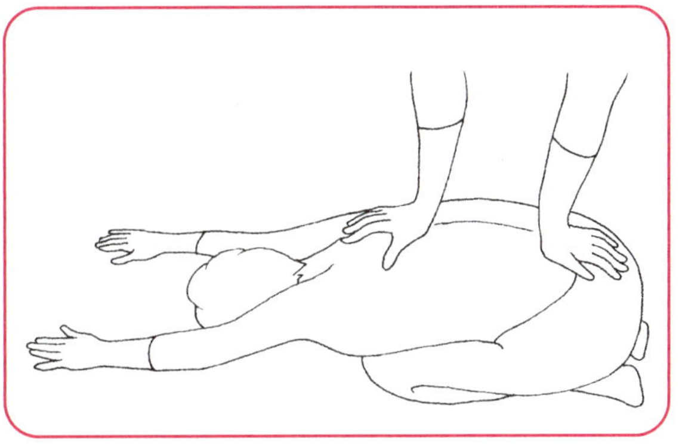

그림 6.39B

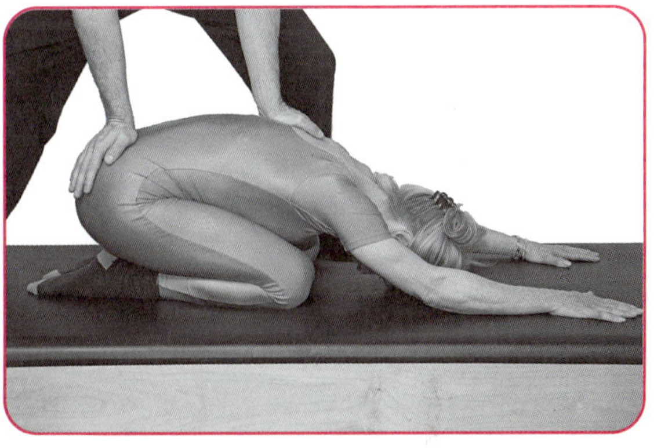

그림 6.39C

주: 이 스트레칭을 시행할 때 척추를 향해서 아래쪽으로 압박하지 않도록 주의한다.

동작 4 / *Action 4*

동작 1과 마찬가지의 준비를 시행한다. 오른팔의 스트레칭을 계속한 채 오른쪽 팔꿉관절을 굽히고 왼쪽 손바닥을 천장으로 향하게 하여 팔이음뼈를 오른쪽 방향으로 돌림을 하여 오른팔의 밑으로 빠져나가게 한다(그림 6.39D).

숨을 *들이마신다* — 숨을 들이마시고 가슴우리의 뒷면과 옆면에 숨을 넣는다.

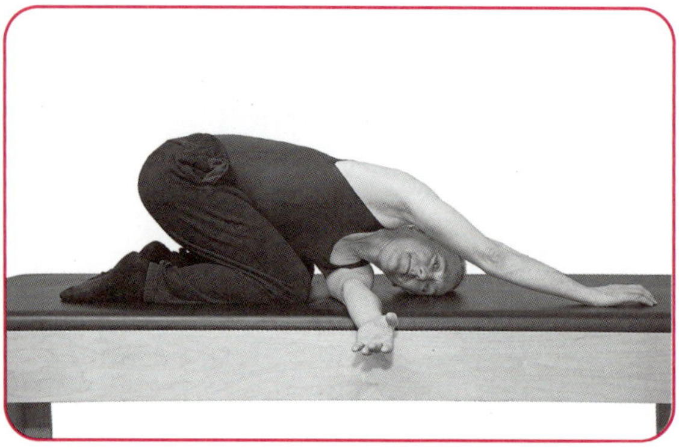

그림 6.39D

숨을 내쉰다 — 복근을 끌어들이고 척추를 펴서 팔이음뼈를 왼쪽을 돌림을 시키고 왼팔 밑을 오른팔이 빠져나가도록 한다.

주: 척추의 돌림과 함께 이완하고 등 근육을 신장한다.

정상호흡을 시행하기 — 이 자세를 15초간 유지하고 척추를 더욱 돌림을 시켜 신장하기 위해 등근육을 이완한다.
숨을 들이마신다 — 척추를 돌려 시작자세로 돌아온다.
숨을 내쉰다 — 움직임을 반복한다.
각각 2~3회 시행한다.

실시상 주의

- 임신; 엉덩관절, 척추/허리, 무릎관절과 발목관절의 병변 – 의사의 조언을 구한다.

금기

- 임신 후기; 골다공증(척추의 굽힘 동작을 피한다); 척추, 허리 또는 엉덩관절의 통증성 병변 – 의료기관에 의뢰한다.

운동 ST 14 – 선 자세에서 척추 스트레칭 / Exercise ST 14 – Standing back stretch

목적 / *Aim*

등근육의 유연성을 증진한다.

기구 / *Equipment*

매트 또는 딱딱한 침대, 튼튼한 의자, 하프배럴(half barrel)이나 작은 상자, 파트너와 함께 스트레칭을 시행하는 경우에는 요가벨트.

목표 근육 / *Target muscles*

등근육

시작자세 / *Body position*

벽 또는 침대와 마주보고 서서 벽에 양손을 짚거나 적당한 높이에서 지지하도록 작은 상자나 하프배럴을 침대 위에 놓고 그 위에 양손을 짚는다. 다리는 직립자세로 엉덩관절을 약 60~90° 굽히도록 뒤로 물러서고 척추는 중립위치이고 팔은 머리 위로 올려 벽이나 상자 위에 놓거나 튼튼한 의자를 잡도록 한다.

동작 1 / *Action 1*

숨을 들이마신다 — 준비.
숨을 내쉰다 — 하부복근을 팽팽하게 하고 머리마루와 궁둥뼈결절을 반대방향으로 뻗음으로써 허리뼈를 신장시키고 안정시킨다.
정상호흡을 시행하기 — 20~30초간 유지하고 등근육 이완과 척추 신장을 보조하기 위해 호흡한다.
2~3회 반복한다.
무릎을 약간 굽혀서 벽으로 향해서 걷고 직립자세로 되돌아간다.

동작 2 / *Action 2*

파트너와 스트레칭을 시행한다. 대략 위앞엉덩뼈가시의 수준에서 골반주위에 요가벨트를 감는다. 파트너가 뒤에 서서 벨트를 잡는다.
동작 1과 마찬가지로 준비하고 숨을 내쉴 때 파트너가 척추 신장을 보조하도록 서서히 견인을 가한다.
2~3회 반복한다.
무릎을 약간 굽혀서 벽으로 향해서 걷고 직립자세로 되돌아간다.

실시상 주의

- 어깨, 허리/엉덩관절의 병변 – 의사의 조언을 구한다.

금기

- 어깨 · 등 · 엉덩관절의 통증성 병변 – 의료기관에 의뢰한다.

운동 ST 15 – 스파인 롤다운 & 롤업 (지지 없이 선 자세 또는 벽에 등을 기댄 선 자세) / Exercise ST 15 – Spine roll down and up (free standing or with back against a wall)

목적/목표 근육 / Aim/Target muscles

척추, 등과 뒤쪽 엉덩근육의 유연성을 증진한다.

시작자세 / Body position

발을 골반 너비로 벌려서 서고 무릎을 약간 굽힌다. 똑바로 앞쪽을 봄으로써 척추의 정상적인 만곡을 유지한다. 팔을 신체 쪽으로 늘어뜨리고 엄지손가락을 앞쪽으로 향하게 한다(그림 6.40A).

동작 / Action

숨을 들이마신다 — 하부복근을 팽팽하게 하고 아래턱을 가슴 쪽으로 향하게 한다(그림 6.40B).

숨을 내쉰다 — 목뼈, 등뼈, 허리뼈를 연속해서 굽혀 가고 척추와 엉덩관절의 굽힘 최종 가동범위까지 바닥을 향해서 신체를 굽혀간다(그림 6.40C).

주: 목뼈에서 허리뼈까지의 척추뼈 하나하나의 관절을 움직이고 큰 공을 껴안는 것처럼 신체를 굽혀간다. 시선은 머리와 함께 움직인다. 무릎은 동작 중 약간 굽히고 있다.

숨을 들이마신다 — 가슴우리의 뒷면과 옆면에 숨을 넣는다.

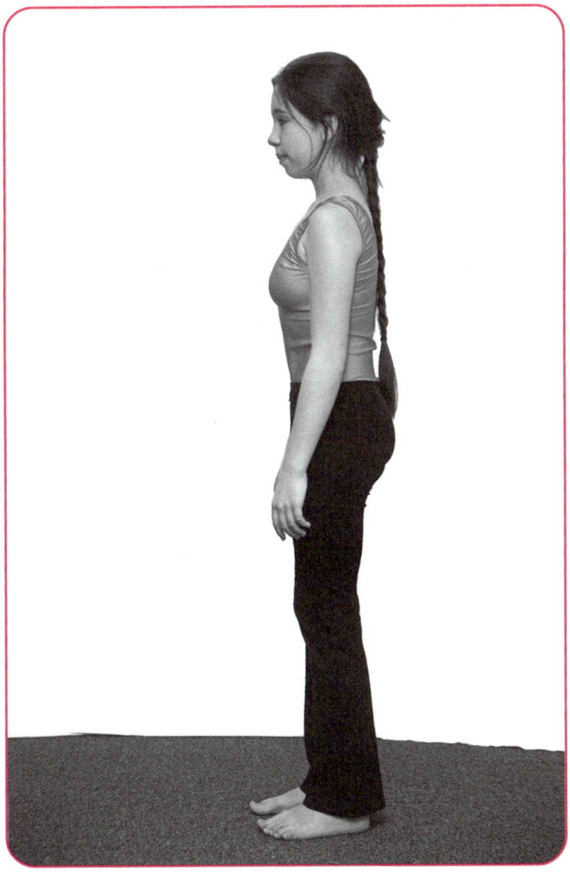

그림 6.40A

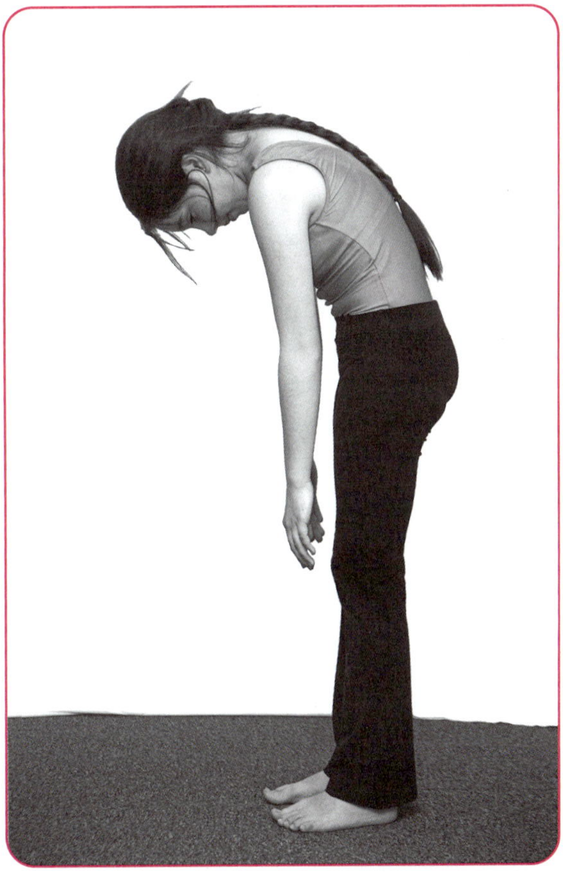

그림 6.40B

6

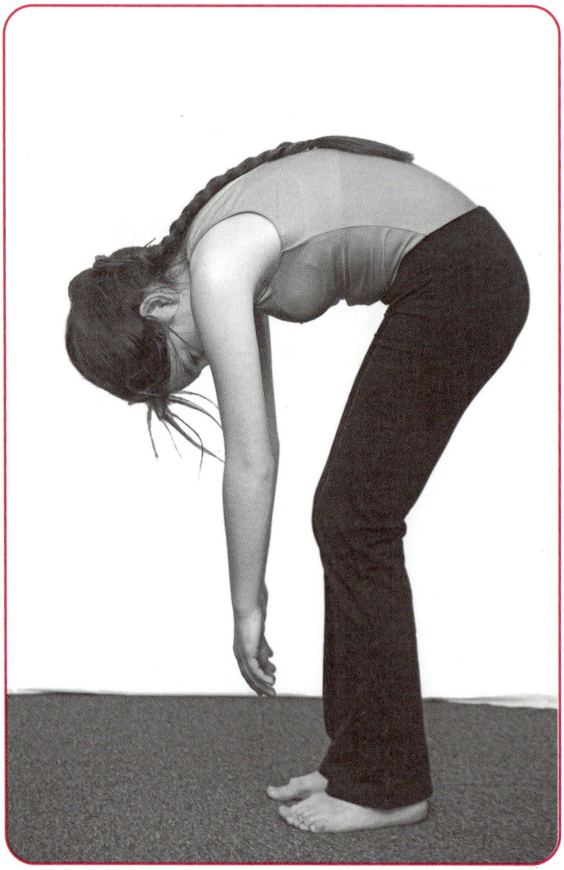

그림 6.40C

숨을 내쉰다 — 복근의 활동을 높이고 등근육군을 이완함으로써 머리와 몸통의 무게가 척추, 허리, 엉덩관절 뒷면의 근육을 견인을 하도록 한다.

주: 머리는 척추의 정점에서 늘어뜨려져 있고 팔은 어깨에서 늘어뜨려져 있도록 한다.

6

숨을 들이마신다 — 가슴우리의 뒷면과 옆면에 숨을 채워 넣는다.

숨을 내쉰다 — 복근의 관여를 증가시키고 동작을 시작하기 위해 골반 뒷면을 약간 미끄러지게 한다(벽을 사용하는 것이라면 골반 뒷면을 벽에 대고 미끄러지게 한다). 그 다음에 척추와 엉덩관절을 동시에 펴고 시작자세로 되돌아간다.

주: 목뼈에서 허리뼈까지의 척추뼈 하나하나의 관절을 움직이고 시선은 머리와 함께 움직이며, 무릎은 동작 중 약간 굽히게 한다.

실시상 주의

- 척추, 허리, 엉덩관절과 무릎관절의 병변 – 의사의 조언을 구한다.

금기

- 임신 후기; 골다공증; 어깨, 척추 또는 엉덩관절의 통증성 병변 – 의료기관에 의뢰한다.

운동 ST 16 – 스파인 컬 / Exercise ST 16 – Spine curl

목적 / *Aim*

척추와 윗등 근육의 유연성을 증진한다.

기구 / *Equipment*

의자.

목표 근육 / *Target muscles*

허리근육, 볼기근과 뒤넙다리근.

시작자세 / *Body position*

목뼈의 정상적인 만곡을 유지하고 앞쪽을 보고 앉는다. 허벅지 뒷면을 의자 위에 확고하게 올려놓도록 하고 엉덩관절은 약 90° 굽히게 한다. 팔은 신체 쪽에 둔다.

동작 / *Action*

준비하기 — 직립자세를 유지하고 팔이음뼈 안정화 근육을 서서히 활동시켜 신체 주위를 감싸는 것처럼 양팔을 교차시킨다.

숨을 들이마신다 — 하부복근을 팽팽히 하고 머리마루를 향해서 신체를 신장하고 턱을 복장뼈로 향해서 떨어뜨린다.

숨을 내쉰다 — 마치 공의 위에서 공을 넘어가는 것처럼 척추를 둥글게 굽히게 하여 등을 더 신장한다.

주: 목뼈에서 허리뼈까지의 척추뼈 하나하나의 관절을 움직이고 시선은 머리와 함께 움직인다.

숨을 들이마신다 — 가슴우리 뒷면과 옆면에 숨을 채워 넣는다.

숨을 내쉰다 — 신체를 껴안는 것처럼 하여 등을 더 둥글게 하고 팔꿈치를 허리를 향해서 끌어당기고 어깨뼈를 등을 따라서 아래로 미끄러져 내려가도록 한다.

정상호흡을 시행하기 — 5~10초간 유지하고 척주세움근과 윗등근육을 풀어준다.

숨을 들이마신다 — 양호한 복근의 조절을 유지하면서 굽힘 위치에서 되돌아오고 척추를 하나하나 펴서 시작자세로 되돌아간다.

숨을 내쉰다 — 반복한다.

3회 반복한다.

실시상 주의

- 척추, 허리, 엉덩관절과 무릎관절의 병변 – 의사의 조언을 구한다.

금기

- 임신 후기; 골다공증; 어깨, 척추 또는 엉덩관절의 통증성 병변 – 의료기관에 의뢰한다.

운동 ST 17 – 스트레칭과 함께하는 히프 롤 / Exercise ST 17 – Hip rolls with stretch

목적 / *Aim*

가슴, 상부몸통의 옆 부분, 허리, 척추와 엉덩관절 뒤쪽 근육의 유연성을 증진한다.

기구 / *Equipment*

매트, 딱딱한 침대, 하프배럴, 작은 상자.

목표 근육 / *Target muscles*

몸통과 엉덩관절 앞면의 근육.

시작자세 / *Body position*

바로 누운 자세에서 골반을 중립위치로 하고 발을 골반 너비보다 약간 넓혀 엉덩관절 · 무릎관절을 약 90° 굽힌다. 양팔을 가쪽돌림을 하고 손가락을 굽혀서 뒤로 깍지를 끼어 머리를 지지하거나 양손으로 트라페즈 침상(trapeze bed)의 수직기둥이나 다른 지지물을 잡을 수 있도록 팔을 돌린다(그림 6.41A)

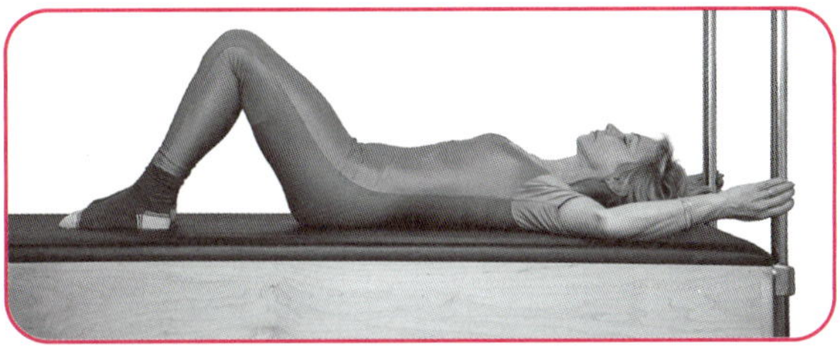

그림 6.41A

주: 동작을 하는 동안, 허리뼈와 골반에 대한 복근의 조절을 보조하기 위해 발을 하프배럴 또는 작은 상자에 올려놓고 약간 올려도 된다.

동작 / *Action*

숨을 들이마신다 — 준비

숨을 내쉰다 — 골반저근육과 하부복근을 수축시키고 등을 침대 위에서 이완시켜 골반을 오른쪽으로 넘어뜨리도록 허리에서 아래를 돌림을 한다 (그림 6.41B).

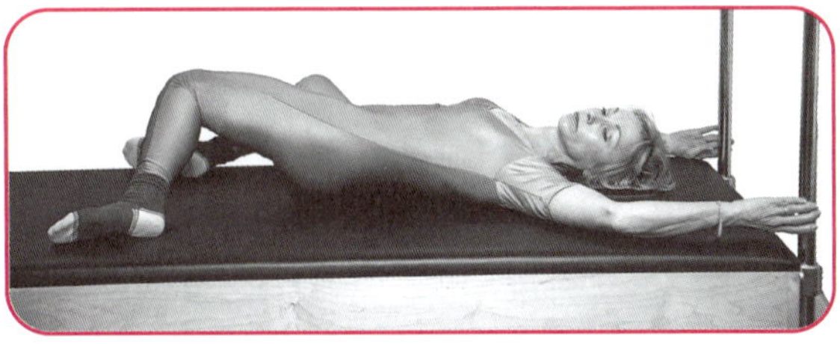

그림 6.41B

정상호흡을 시행하기 — 엉덩관절 앞면과 가슴 신장 정도를 조정하기 위해 잠시 이 자세를 유지한다.

주: 허리뼈 폄을 방지하고 허리뼈의 정상적인 만곡을 유지하는 것을 목적으로 한다.

6

오른발을 들어 올려서 왼쪽다리의 무릎 위의 허벅지 위에 놓는다(그림 6.41C).

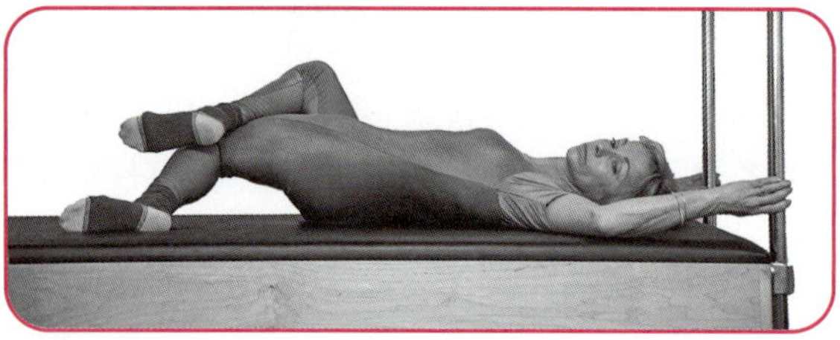

그림 6.41C

숨을 들이마신다.

숨을 내쉰다 — 하부복근에 의한 조절을 유지하면서 오른쪽 다리의 무게를 이용하여 왼쪽의 골반을 오른쪽 방향으로 당겨서 신체의 왼쪽면의 스트레칭을 증가시킨다.

주: 오른쪽 무릎은 바닥을 향해서 넘어뜨린다는 것보다도 오히려 신체로부터 떨어져가는 것처럼 한다. 머리를 동작의 방향에서 서서히 떨어져 가는 것처럼 하고 골반이 오른쪽으로 향함에 따라 하부갈비뼈를 침대를 향해서 떨어뜨린다.

정상호흡을 시행하기 — 가슴우리를 천장을 향하게 하고 갈비뼈 등면을 침대에 접촉시킨 채 몸통의 앞면과 뒷면을 신장하고 왼쪽 엉덩관절을 발끔치를 향해서 미끄러지게 한다. 골반의 안정성을 유지하고 등근육을 이완시키면서 왼쪽 엉덩관절에서 왼쪽무릎을 떼어감으로써 왼쪽 살굴부위를 신장시킨다. 30초까지 이완하고 스트레칭을 심화시킨다.

6

주: 몸통 뒷면과 가슴우리 위에서 신장이 느껴진다. 경련이나 통증을 일으키는 것이 아니라 효과성이 느껴지도록 스트레칭을 시행한다. 스트레칭이 불편하다면 동작의 범위를 감소시키거나 발을 올려서 복부의 코어조절을 돕거나 오른쪽 무릎을 지지기구로 지지하는 것을 고려한다.

숨을 들이마신다.

숨을 내쉰다 — 허리뼈에 대한 복근의 조절을 활발하게 하고 양다리와 골반을 시작자세까지 되돌린다.

왼쪽에서도 반복한다.

각각 3회 반복한다.

!

실시상 주의

- 어깨관절, 척추, 허리 그리고 엉덩관절/무릎관절의 병변 – 이 스트레칭으로 궁둥신경통, 엉치엉덩부위 긴장 그리고 또 다른 허리 문제와 관련된 증상이 경감되는 일이 있다. 필요하다면 의사의 조언을 구한다.

금기

- 요통 문제, 엉덩관절 또는 무릎관절의 병변 – 의료기관에 의뢰한다.

운동 ST 18.1 – 가슴 앞면의 스트레칭 (벽 또는 트라페즈 침상을 사용) / Exercise ST 18.1 – Front of chest stretch (using wall or trapeze bed)

목적 / *Aim*

가슴근육의 유연성을 증진한다.

기구 / *Equipment*

벽 또는 트라페즈 침상

목표 근육 / *Target muscles*

몸통, 가슴 앞면 근육.

시작자세 / *Body position*

벽의 가까이에 서서 한쪽 팔을 펴고 어깨관절을 가쪽돌림을 시켜 손바닥을 벽에 붙인다. 손은 어깨위팔관절 중심의 대략 그 선상에 두고 신체는 팔에서 약간 떨어지도록 돌린다(그림 6.42A)

동작 / *Action*

숨을 들이마신다 — 준비.

숨을 내쉰다 — 하부복근을 수축시키고 손을 벽 아래쪽으로 미끄러지도록 내려 팔이음뼈 안정화근육을 작용시키기 위해 새끼손가락으로 벽을 누른다.

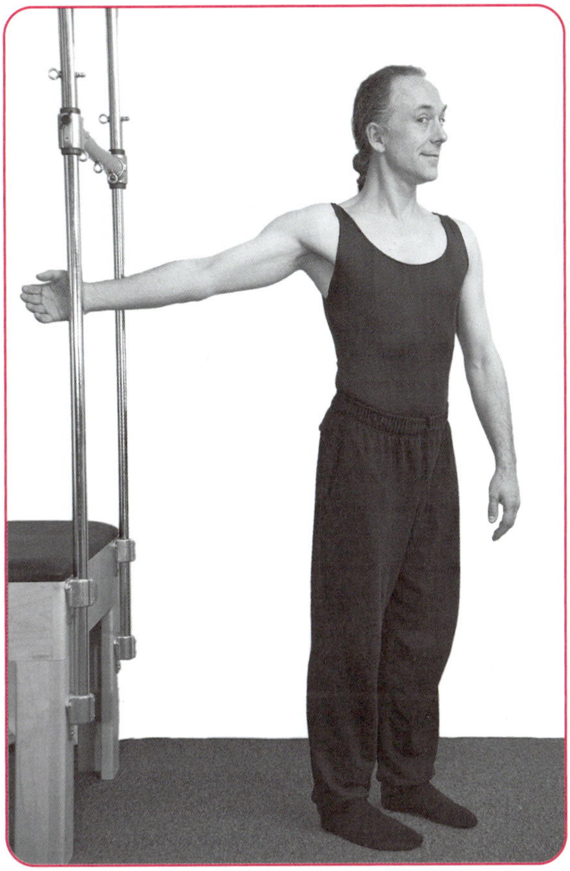

그림 6.42A

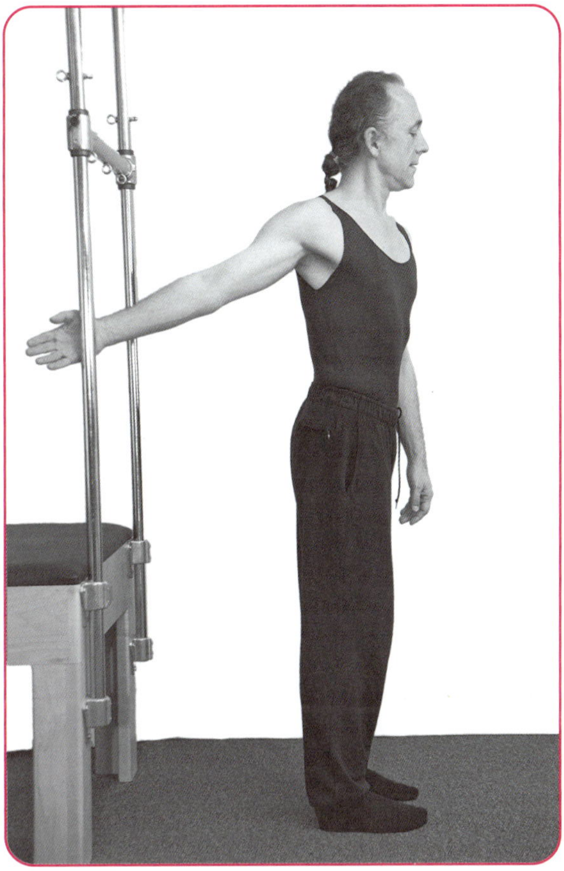

그림 6.42B

정상호흡을 시행하기 — 그 자세 그대로 손을 벽 속으로 넣는 것처럼 누르고 어깨위팔관절의 앞면을 서서히 스트레칭을 한다.

주: 최대근력의 약 60%의 힘으로 15초간 누른다.

숨을 들이마신다 — 척추와 어깨관절의 안정성을 유지한 상태에서 발과 신체를 손에서 더 떨어지도록 방향을 바꾸고 가슴 앞면을 더 스트레칭을 한다(그림 6.42B).

정상호흡을 시행하기 — 손가락, 가슴 앞면, 목구멍, 얼굴의 근육을 이완시키고 스트레칭을 15초간 유지한다. 반대쪽도 마찬가지로 시행한다.

좌 · 우 3회 반복한다.

실시상 주의

- 임신; 손목관절, 어깨 그리고 목 문제 – 의사의 조언을 구한다.

금기

- 손목관절, 어깨 · 목의 통증성 병변 – 스트레칭을 시행하기 전에 의사의 조언을 구한다.

6

운동 ST 18.2 - 가슴 앞면의 스트레칭 (타월 또는 막대를 사용)
/ Exercise ST 18.2 - Front of chest stretch (with a towel or stick)

목적 / *Aim*

가슴근육의 유연성과 어깨관절 가동성을 증진한다.

기구 / *Equipment*

타월 또는 막대.

목표 근육 / *Target muscles*

가슴의 근육.

시작자세 / *Body position*

직립자세로 머리 위에서 양손으로 타월 또는 막대를 든다. 양팔의 폭은 어깨보다도 넓게 잡지만 지나치게 넓지 않고 편안한 폭으로 한다(그림 6.43A)

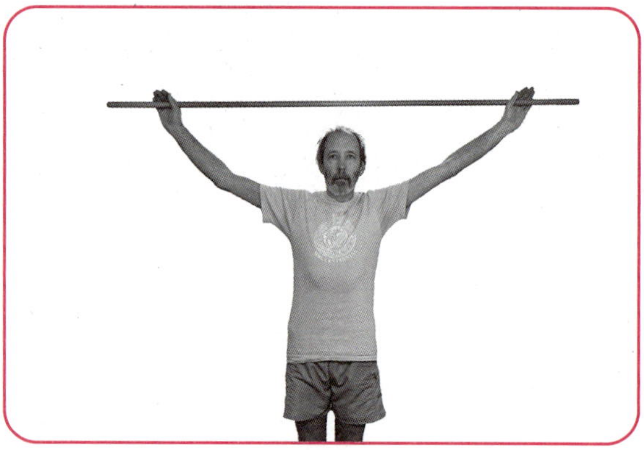

그림 6.43A

동작 / *Action*

숨을 들이마신다 — 준비

숨을 내쉰다 — 하부복근을 수축시키고 신체의 대략 가슴 중간 높이까지 막대를 이동시킨다. 어깨뼈를 내리면서 막대를 따라서 손을 뻗는다(그림 6.43B).

숨을 들이마신다 — 팔을 시작자세로 되돌린다.

숨을 내쉰다 — 하부복근을 수축시키고 막대를 머리 위에서 신체의 뒤쪽으로 이동시킨다. 이 동작을 하는 동안, 어깨나 손목관절이 무리한 자세가 되지 않도록 손을 움직여서 조정한다. 어깨위팔관절이 신장되어 있는 것을 느끼는 무리가 없는 범위에서 스트레칭을 하고 팔을 시작자세로 되돌린다(그림 6.43C).

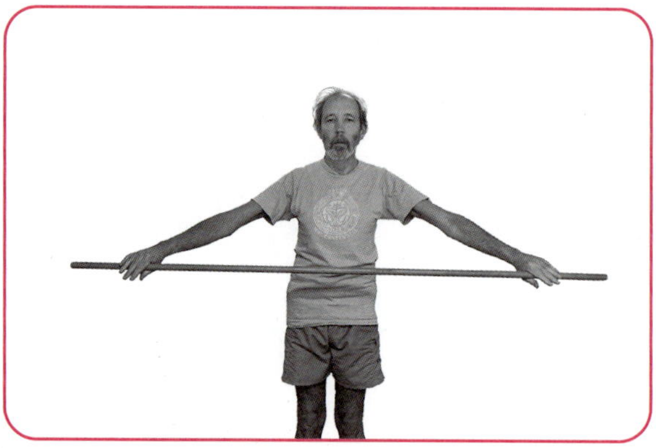

그림 6.43B

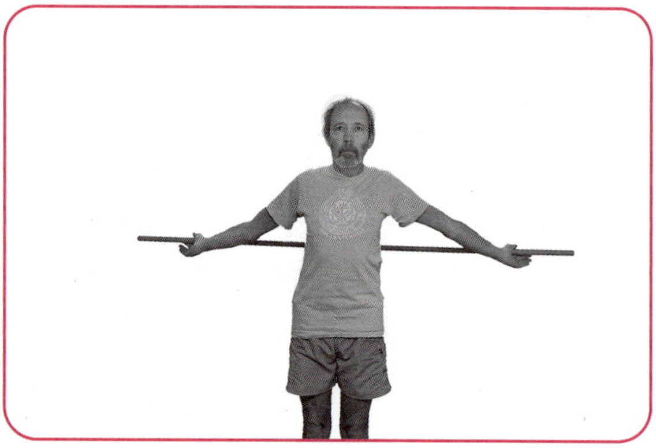

그림 6.43C

막대를 신체의 앞쪽과 뒤쪽으로 움직이는 동작을 원활하게 반복하고, 척추의 안정과 근육의 이완을 보조하기 위해 호흡을 이용하여 어깨위팔관절의 가동범위를 단계적으로 확대하여간다.

주: 운동 중에 항상 어깨위팔관절의 가동성을 최대한으로 끌어내기 위해 올바른 어깨관절의 정렬과 가슴 앞면을 연 상태를 유지한다.

실시상 주의

- 임신: 손목관절 · 어깨 · 목의 문제 – 의사의 조언을 구한다.

금기

- 손목관절 · 어깨 · 목의 통증성 병변 – 의료기관에 의뢰한다.

제 7 장

지도방법
/ The teaching process

이 단원의 목차

필라테스를 가르친다는 것은 바이올린을 연주하는 방법을 가르치는 것과 약간 유사하다. 나이젤 케네디가 콘서트에서 바이올린을 연주하고 있는 것을 곰곰이 보았다 해도 바이올린을 연주하기 위해 필요한 기술은 알 수 없을 것이다. 또한 훌륭한 바이올린 연주자의 특징을 박자가 맞다, 음정이 맞다, 음표가 정확하다 등으로 나열할 수 있을 것이지만 이것으로 바이올린을 연주할 수 있게 되지는 않는다. 오히려 어떻게 바이올린을 잡는가, 어떻게 현을 잡는가, 어떻게 조율하는가, 어느 음표에는 어느 손가락을 사용하면 되는가라는 더 기술적인 일람표 쪽이 유용할 것이다. 명인의 연주를 듣거나 훌륭한 바이올린 연주자가 무엇을 하고 있는가를 해설하는 것만으로는 바이올린을 어떻게 연주하는가를 가르치기 위해서는 불충분하다. 필라테스를 가르치는 것에서도 이 문제는 마찬가지이다.

정보를 전달하는 것이나 명인의 솜씨를 관찰하는 것으로 불충분하다면 어떻게 해서 필라테스를 가르칠 수 있는 것일까. 아마도 필라테스의 지도자의 대부분은 본능적으로 무엇을 해야 하는지 알고 있을 것이다. 그러나 더 이론적인 방법으로 이 문제를 보는 것은 필라테스를 방금 가르치기 시작한 사람에게 도움이 될 것이고 또한 경험이 풍부한 지도자가 자기 자신이 하고 있는 것에 대해서 숙고하기 위해서도 도움이 될 것이다.

- 운동을 어떻게 시행하는지를 상세하게 설명하고 어떻게 하는지 시범으로 보여준다.
- 대상자가 운동을 시행하는 것을 관찰한다.
- 대상자에게 피드백 · 지시를 준다.
- 대상자에게 재차 운동을 시행하도록 요구한다.

이것은 성인의 기술훈련의 모델로서 널리 일반적으로 인정되고 있는 것이다. 기술은 우선 그 구성요소로 분해되고 대상자가 각각의 구성요소를 추가하면서 연습하고 대처함으로서 가르치게 된다. 물론 단지 한번만의 과정을 거쳐서 시행하면 되는 것은 아니다. 대상자가 재차 운동을 시행한 후 지도자는 더 피드백과 지시를 주고 싶어지는 일도 있을 것이다. 대상자를 관찰하면서 그 동작의 도중부터 시작하고 싶어지는 일도 있을 것이다. 전반적으로 이 모델에서 연습과 피드백의 목표는 대상자가 매번 조금씩 진보하는 것이다.

이 지도의 사이클은 아래의 제목과 같이 더 상세하게 분석할 수 있다.

■ 대상자가 운동을 시행하고 있는 동안:
- 표준수준을 평가한다.
- 문제점을 확인한다.
- 언급해야 할 요소를 하나 또는 한정된 수를 선정한다.

■ 지시 :
- 언급하려고 하고 있는 요소에 대해서 설명한다.
- 잘할 수 있는 방법을 시범으로 보여준다.
- 촉각적 신호(tactile cues)를 사용하여 잘할 수 있도록 유도한다.
- 대상자에게 재차 시행을 시킨다.

대상자가 운동을 하고 있는 동안 / WHILE THE LEARNER IS DOING THE EXERCISE

이 절의 나머지에서는 이 개념들에 대해 분류하고 더 상세하게 언급한다.

매트 수업에서도 스튜디오 수업에서도 대상자의 수행하는 시간은 극히 약간의 시간 밖에는 가질 수 없다. 그 짧은 시간 동안에 대상자가 시행하고 있는 운동 방법을 분석하고 무엇을 시행해가야 할지를 결정해야 한다. 지도의 질은 무엇이 일어나고 있는지를 얼마만큼 잘 분석할 수 있는가, 그리고 언급할 준비가 되어있는가와 연관성이 있다.

7

대상자의 수준을 평가하기 / ASSESS THE STANDARD

지도는 대상자의 수준에 타당한 것이어야 한다. 대상자는 개개인마다 다른 이해, 경험, 기술, 능력을 갖고 있을 것이다. 예를 들면, 어떤 대상자는 필라테스의 이론을 아주 잘 이해하고 있으나 자기 자신의 신체에 그것을 반영할 수 없을지도 모른다. 한편, 필라테스의 경험이 풍부해도 다른 곳에서 완전히 다른 방법으로 가르침을 받은 대상자도 있을 것이다. 대상자의 수준에 맞는 지도를 할 수 있도록 대상자의 수준에 판단을 내릴 필요가 있다.

문제점을 확인하기 / Identify the problems

대상자는 운동의 어느 부분이 곤란한가, 그리고 그것이 왜 곤란한가를 확인하고 또한 얼마만큼 개선이 가능한 것인가를 확인한다. 어떠한 잘못된 움직임을 하고 있는지에 대해서 생각하는 것을 넘어서서 어째서 잘못된 움직임을 하고 있는지에 대해서 생각하기 시작할 필요가 있을 것이다. 이렇게 하여 영향을 줄 가능성이 있고 운동을 어렵게 하고 있는 특정의 문제점을 확인할 수 있을 것이다.

예를 들면, 척주의 굽힘 또는 폄을 하고 있는 동안에 특정 돌기사이관절을 움직이는 것이 어려웠다고 하자. 지도자는 그 근본 원인에 관한 생각에 대해서 이것을 넘어설 필요가 있을 것이다. 이것은 불량한 자세 또는 복근의 근육길이, 근력, 근육활동의 문제일지도 모른다. 이와 같이 내재하는 문제를 인식하여 주의를 기울임으로써 척주의 가동성은 향상될 것이다.

언급해야 할 요소 하나 (또는 한정된 수)를 선정하기 / SELECT ONE ELEMENT (OR A LIMITED NUMBER OF ELEMENTS TO COMMENT ON

대상자에게 한 번에 모든 것을 말할 수는 없다. 주

어지는 정보가 지나치게 많으면 대상자는 그것을 받아들일 수 없을 것이다. 이에 더해서 자기 자신은 필라테스에 적합하지 않다고 느껴버릴 위험성도 있다. 어떻게 하여 언급의 내용을 선정하면 되는 것일까.

기초적인 것 / Fundamental

기초적이고 동시에 다른 문제를 야기하는 근저에 있는 것을 선정하도록 노력한다. 보다 기초적인 문제의 징후에 지나지 않는 완전히 사소한 것을 선정해버리면 대상자에게 거의 도움이 되지 않는다.

예를 들면, 바로 누운 자세에서 운동을 시행하고 있을 때 목에 긴장과 비틀림이 일어난다는 문제가 있다고 하자. 주의를 기울려야 할 기초적인 문제점은 이완할 수 없는 머리, 목과 척주 상부의 정렬불량이다. 운동을 위한 준비를 하는 데 시간을 들이는 일이나 적절한 지지기구를 사용해서 머리 · 목의 위치를 교정하거나 몸통의 정렬을 체크하는 것 같은 세부사항에 주의를 기울임으로써 그 해답을 찾아낼 수 있을 것이다. 이 기초적인 문제들에 배려를 하는 것은 운동 중의 다른 많은 문제를 회피하는 데에도 도움이 된다.

반복해서 일어나는 문제 / Recurrent

선정한 문제가 그 대상자에게 반복해서 일어나는지 어떤지도 생각할 필요가 있다. 대상자와 함께 필라테스에 열중할 많은 기회를 얻고 있는 것이라면 분명히 그렇게 할 수 있을 것이다. 다른 운동에서 다른 방법으로 나타나는 반복해서 일어나는 문제에 대처한다면 대상자에게 많은 이익을 가져다 줄 것이다.

대상자를 가장 잘 개선시키는 데 도움이 되는 것 / What would help the learner improve most

대상자의 진전을 가장 저해하는 것은 무엇인지를 생각하는 것도 필요하다. 대상자를 가장 개선시키는 도움이 될 수 있는 하나의 요소는 무엇일까. 이 의문에 대한 해답에 확신을 가질 수 없다면 필라테스 운동의 원리원칙에 내재하는 것에 대해서 재고하는 것이 그 해답을 찾아내는 도움이 될 것이다. 원리원칙은 해답을 제공해주는 일이 많다.

대상자의 수준에 적절한 것 / Appropriate to a learner of that level

대상자가 이해하고 활용할 수 있는 것 같은 수준을 다루고 있는지를 확인할 필요가 있다. 기초수준의 대상자에 대해서는 몸통의 안정성이나 척주의 가동성, 근골격계 전체에 걸친 기능을 개선하기 위해 신체에 대한 인식을 높이는 것, 양호한 정렬, 올바른 호흡패턴, 골반저근육군과 복근의 조절 등과 같은 점에 집중시키는 것이 타당할 것이다. 양호한 신체에 대한 인식과 동작의 통합의 기술이 있는 경험이 풍부한 대상자에 대해서는 정신집중이나 호흡패턴에 도전하는 것 또는 동적 자세조절, 정렬, 척주의 가동성과 안정성에 집중시키면 좋을 것이다.

시간 내에 다룰 수 있는 것 / Can be dealt with in the time

주어진 시간 내에 다룰 수 있는 것을 선정할 필요도 있다. 문제에 따라서는 다른 것에 비하여 설명하거나 시범을 보여주는 데에 시간이 걸리는 일도 있다.

다양성 / Variety

당신의 지도에 정기적으로 참여하는 대상자가 있다면 일정시간 동안 대처하고 있는 테마의 범위를 망라한다는 것을 보장하면서 지도함에 있어서 그 대상자에게 다양성과 도전을 제공할 필요가 있다. 많은 세션에 걸쳐서 같은 문제점에 대해서만 언급한다면 다른 새로운 점을 부가하거나 다른 방법으로 시행하도록 시도한다. 다양성을 제공하는 하나의 방법으로서는 기구(equipment)를 창의적으로 사용하는 방법이 있다. 예를 들면, 골반경사와 넙다리뼈 활은 폼 롤러 위에 누워서 시행하거나 더블 레그 스트레치 또는 더 헌드레드를 경사대 위에서 누운 자세가 되어 시행할 수도 있다.

다른 대상자들이 학습할 수 있는 것
/ Something others can learn from

다른 대상자들이 귀 기울여 들을지도 모르는 수업 환경에서 지도를 하고 있는 경우, 어떤 개인에게 가르치고 있는 것을 지켜보고 귀 기울여 듣고 있다는 것도 고려해야 할 것이다. 건강상태 등 개인적인 의학적 문제와 관련된 것에 대한 지도가 필요한 경우, 그러한 것을 언급한다면 다른 대상자에게 알려진다는 점에도 주의해야 한다. 보다 다수의 사람에게 이익이 되는 지도를 제공해야 한다.

운동이 어떻게 이루어져야 할 것 인가만이 아니라 대상자가 어떻게 하여 운동을 하였는지 확실하게 파악해야 하며 그렇게 함으로써 후에 대상자에게 설명할 수 있다.

다루어야 할 요소의 적절한 선택은 지도의 과정에서 가장 중요한 단계의 하나이다. 지도자기 일련의 지도의 장에서 "관찰과 분석"을 시행하는 능력은 지도의 질에 있어서 매우 중요하고 탁월한 지도자인지 아닌지를 판별하는 요소의 하나이다.

지도 / INSTRUCTION

7

언급하려는 요소와 대상자가 시행한 동작에 대해서 설명하기
/ EXPLAIN THE ELEMENT YOU ARE GOING TO COMMENT ON AND WHAT THE LEARNER DID

구체적이고 동시에 명확한 지도를 하려고 한다면 무엇에 대해서 언급하려고 하고 있는지를 설명하는 것부터 시작하는 것은 매우 유용할 것이다. 또한 대상자가 시행한 동작에 대해서 설명하는 것도 마찬가지로 유용할 것이다.

잘 할 수 있는 방법을 상세하게 설명하기/ 또는 잘 할 수 있는 방법을 시범으로 보여주기/ 또는 촉각적신호를 사용하여 대상자가 더 잘 할 수 있도록 유도하기
/ DESCRIBE HOW TO DO IT BETTER AND/OR SHOW HOW TO DO IT BETTER AND/OR GUIDE THE LEARNER TO DO IT BETTER USING TACTILE CUES

학습방법은 사람에 따라 제각기이다. 어떤 사람은 보는 것에 의해서, 또한 어떤 사람은 듣는 것에 의해서 가장 잘 학습하고 기억한다. 그 사람이 말하고 있는 것을 들으면, 그 사람이 어떻게 하여 학습하거나 기억하였는지 알 수 있는 경우도 많다. 누군가가 물체가 어떻게 보이고 있는지에 대해서 많은 것을 이야기하였다고 하면, 그 사람은 아마도 시각적 이미지를 통해서 가장 잘 학습하고 기억하고 있다 할 수 있을 것이다. 또 다른 사람은 자기 자신의 몸으로 어떻게 느끼고 있는가라는 것으로부터 가장 잘 학습하고 기억할지도 모르고, 자기의 몸으로 어떻게 느껴야 하는지를 당부 받거나 더 좋은 자세를 취하도록 유도되는 것에 대해서 더 반응하는 사람도 있다. 대상자를 돕는 데에 가장 좋은 방법을 결정할 때, 이러한 것도 고려해야 한다. 설명방법을 더 효과적이고 상상력이 풍부한 것으로 발전시켜갈 필요가 있고 나타내어 보여주어 운동을 더 잘 시행할 수 있도록 대상자를 유도할 필요가 있다. 그리고 또한, 어떤 방법이 반응을 잘 끌어내고 어떤 방법이 끌어낼 수 없는지를 예리하게 감지할 수 있도록 학습할 필요가 있다. 또한 어떻게 시행했어야가 아니라, 대상자가 시행한 동작에 대해서 대처하는 것을 잊지 않도록 한다. 목적은 어디까지나 대상자의 수준에 맞춘 보조이며 대상자가 시행하고 있는 것은 무엇인가, 그리고 그것이 얼마만큼 개선될 수 있는가, 라는 점부터 시작한다.

잘할 수 있는 방법을 상세하게 설명하기 / Describe how to do it better

운동의 순서를 설명하기 / 'Talking through'

운동이 어떠해야 하는가, 어떻게 느껴져야 하는가, 그리고 흐르는 것 같은 동작을 만들어 내는 데에 어떠한 구성요소가 관계하는지를 상세하게 설명하는 것은 간단한 일이 아니다. 동작의 순서에 대해서 대상자를 정확하게 유도하는 말을 찾아내기 위해서는 운동이 어떻게 구성되어 있는지 정확한 지식이 필요하다. 새로운 대상자에 대해서 운동의 순서에 대해서 몇 번인가 설명하는 것은 운동 안의 고유의 패턴에 대해서 이해하는 것의 도움이 될 것이다.

구두지시 / Verbal cues

대상자가 운동을 시행하고 있는 동중에 구두지시를 주는 것도 도움이 될 수 있다. 구두지시는 동작의 직전에 주고 동작이 시작된 다음부터는 일련의 동작을 시작에서부터 끝까지 유도하기 위해 동작에 선행하여 지시를 내린다. 전문적 지식이 향상됨에 따라 기술의 구체적인 요점을 강조하는 것 같은 말을 "메모"로서 부가하는 것도 적절하다.

시각적 이미지 / Visual imagery

시각적 이미지는 설명에 있어서 매우 중요하다. 시각적 이미지는 신체적인 기술을 가르치는 데에 있어서 강력한 수단이며 수행과 움직임의 질의 향상에 도움이 될 것이다. 공간, 길이, 가벼움, 지지 또는 원활한 움직임에 대한 느낌을 불러일으키는 묘사적인 말은 뇌를 자극하여 적절한 근골격계 기능을 작용시키는 데 효과적이며(구두지시를 참조) 또한 지각과 인식을 높이는 것도 가능하다.

그러나 어떤 시각적 이미지를 사용한 지시가 누구에게나 효과적인 것은 아니다. 이상적으로는 이러한 것을 극복하기 위해 어떻게 묘사하는지 다양한 이미지의 선택지를 발전시켜가야 한다. 어떤 대상자에 있어서 도움이 되는 것일지라도 다른 대상자에게는 전혀 도움이 되지 않는 경우가 있다. 최초의 접근법이 실패로 끝났어도 무엇인지 의존해야 하는 것이 따로 있다. 즉, 같은 대상자에 대해서 다른 묘사를 사용할 수 있다. 다른 지도자나 대상자와의 이미지로 실험해 볼 필요가 있다. 실험과 시간, 실행은 참으로 창의적이고 효과적인 것이 될 때까지 당신의 지도에서 이 영역을 발전시키는 데 도움이 될 것이다

논의 / Discussion

한 개인, 특히 질병이나 손상에서 회복과정에 있는 사람을 지도할 때에 전체 교습과정을 통해서 논의와 말에 의한 피드백을 하는 것은 안전하고 효과적인 지도를 위해 필수적일 것이다. 그러나 집단교습인 경우, 오랜 시간이 걸리는 논의를 하는 것은 시기적으로 부적절할 것이다. 중요한 문제가 발생하면 교습이 끝난 다음에 논의될 것임을 암시하는 것이 도움이 될 것이다.

잘할 수 있는 방법을 행동으로 보여주기 / Demonstrate how to do it better

대상자의 수준에 맞춰서 행동으로 보여줄 필요가 있다. 운동을 행동으로 보여주는 것은 지도자가 얼마만큼 잘 할 수 있는지를 보여주거나 그 운동의 다음 단계는 무엇인지를 보여주는 것을 목표로 하는 것이 아니라 대상자가 어떻게 잘 향상될 수 있는지를 목표로 하는 것이다. 대상자가 지도자의 수준에 도달하여 있지 않다면 지도자의 수준에서 행동으로 보여주는 것은 아무런 도움이 되지 않고 지도자가 과시하는 것이 대상자에게 불쾌감을 줄 것이다. 그러나 많은 대상자에 있어서 행동으로 보여주는 것은 학습과정의 중요한 부분이기 때문에 언제라도 행동으로 보여줄 수 있도록 해야 한다. 운동을 설명하는 동안이나 설명 전에 운동을 행동으로 보여주는 것은 매우 유용하다.

촉각적 신호를 사용하여 잘 할 수 있도록 유도하기 / Guide the learner to do it better using tactile cues

때로는 "손을 사용한" 접근법("hands on" approach). 이 가장 우수한 경우도 있다. "hands on"은 지도자에게 정보를 제공하고 대상자가 적절한 근골격 기능을 체험하는 것을 돕는다. 예를 들면, 지도자의 터치에 의해서 척주의 신장, 안정성, 가동성을 촉진하고 근육활동이나 해부학적 자세를 수정할 수 있다.

명확한 방향부여를 위해 손을 사용해야 하고 전달하고 싶은 것을 확실하게 전달할 수 있도록 자신감을 갖고 필요한 만큼 충분한 압력을 가할 필요가 있다. 사람에 따라서는 촉각자극(tactile stimuli)에 더 민감한 등, 개개인에서 다른 반응을 하기 때문에 이러한 것을 고려해야 한다. 다음 사항은 더 효과적인 "hands on" 지도에 도움이 되는 것이다.

- 무엇인가를 하기 이전에 대상자와 "hands on" 지도에 대해서 논의하고 대상자의 쾌적한 영역의 경계가 어디까지인지를 이해한다.
- 신체적 접촉에 의해서 무엇이 달성되는지를 이해하고 적절한 지시를 선택한다.
- 대상자의 해부학적 방향성(위치관계)과 그들의 개인 공간(접촉되기 싫어하는 부위)을 침해함이 없이 단서를 사용하는 방법을 고려한다.
- 접촉하여 바로 정확한 해부학적 기준점을 확인할 수 있도록 한다.
- 대상자에게 접촉하는 것을 예고하고 온화하고 확실하게 손을 놓는다(사전에 동의를 얻었음에도 불구하고 반대로 반응하는 사람도 있다는 것을 알아둔다).
- 단서(cues)를 정확하게 알려준다. - 예를 들면 넓은등근의 근육활동을 촉진 또는 향상시키기 위해서는 양손이 그 근육이 수축하는 방향을 따라서 이동해야 할 것이고, 앉은 자세에서 척주의 신장을 촉진하기 위해서는 양손은 척주의 바닥에서부터 위쪽으로 향해서 이동해야 할 것이다.
- 손은 자신감 있게 그러나 부드럽게 사용하며 개개인에 따라서 다르게 반응한다는(간지럼을 잘 타거나 통증 문턱값이 낮은 사람 등) 것을 항상 인지한다.
- 일단 단서를 주었으면 손을 조심스럽게 그러나 확실하게 뗀다.
- 단서를 재차 제공하기 전에 시행한 단서의 효과판정을 시행한다.

이 책에서는 이 분야의 지도자가 권장하는 촉각적 신호(tactile cues)를 전체에 걸쳐서 제시하고 있다.

신호의 타이밍도 중요하다. 예를 들면, 어깨관절의 모음 · 폄에서 넓은등근의 활동인 경우, 양손은 넓은등근 활동이 일어나기 직전에 접촉하고 그 이후 운동이 일어나는 것을 유도하는 데 사용한다. 대상자가 쾌적한 리듬과 페이스를 찾아낼 수 있도록 고려한다.

지도를 더욱 향상시키는 방법 / FURTHER WAYS TO IMPROVE YOUR TEACHING

대상자가 어떻게 느끼고 있는가를 고려하기 / CONSIDER THE LEARNER's FEELINGS

자신감 / Confidence

대상자 자신의 입장에서 보면 운동과 자신의 신체에 대한 자신감에는 상당한 개인차가 있을 것이다. 이것을 고려해야 한다. 어떤 대상자는 자기 자신의 신체에 대해서 당혹감을 가져 스튜디오에 있는 것을 어색하게 느낄지도 모른다. 특히 유년기나 청년기에 운동이나 스포츠의 학습에 대한 고통을 동반한 기억이 있으면 운동 중의 자기의 이미지가 나쁘거나 전체적인 자신감이 결여되어 있는 경우가 있다.

지도자로서는 이러한 문제를 인식하여 대처해야 할 것이고 이것은 보람이 있는 일이 될 수 있다. 지도자의 접근법은 변화를 가져오기 위해 즉, 운동은 즐거운 것이고 마음을 풍요롭게 하는 것이라고 대상자를 설

7

득하기 위해 매우 중요하다. 비판적이 아니라 용기를 북돋아주는 것 같은 긍정적 접근법, 또는 학습하는 것에 대한 책임을 대상자 자신에게 넌지시 주는 것은 자신감과 자존감을 배양하는 데에 도움이 될 것이다.

만지는 것을 싫어하는 대상자 / Learners who do not like being touched

이것은 확실히 어려운 문제이며 학습에서 실질적인 장벽의 하나가 될 수 있다. 구두지시와 이미지 단서와 함께 시범을 뒷받침하기 위해 지도방법을 조정해야 한다. 대상자와 대화를 함으로써 신체의 접촉이 어느 정도 허용될지도 모른다. 이들의 다른 접근법을 시도하는 것으로도 학습이 진전되지 않고 아직도 대상자가 접촉하는 것을 거부하고 있는 경우, 앞 항목을 고려하여 보건 분야의 전문가에게라도 상담해야 할 것이다. 또는 대상자가 지도자에 대해서 어떤 특정의 문제의식을 갖고 있는 일도 있을 수 있고 이 경우에는 다른 지도자가 적임자가 될 것이다.

충분한 개인 공간 / Sufficient personal space

대상자 모두가 쾌적하게 느끼는 충분한 개인 공간을 확보해야 한다. 대상자는 불쾌하더라도 그것을 말하지는 않을 것이지만, 신체 언어(body language)로 살펴야 한다. 대상자가 서로 부딪칠 것 같이 붐비는 상태였다면 학급 안에서 각각의 위치를 바꿔주어야 한다. 또는 학습을 시종일관해서 촉각적 신호가 아니라 구두지시나 시각적 단서로 시행하고 대상자의 신체 위에 서거나 밀거나 하는 일이 없도록 한다. 추가로, 촉각적 신호를 사용할 때는 반드시 자기 신체와 대상자의 신체 사이에 거리를 유지하도록 한다.

대상자와의 관계 / The relationship with the teacher

대상자와는 어느 정도까지 밀접한 관계에 있어야 하는 것일까. 대상자와의 관계를 평가하고 조절해야 한다. 이것은 대상자 각각의 요구를 반영하면서 쾌적하다고 느껴지는 개인적 경계를 판단하는 것을 의미한다. 지원이나 조언을 구하는 대상자는 자기 자신에게 특정된 접근법에 반응할 가능성이 있는 한편, 이러한 접근법을 싫어할 뿐만 아니라 불쾌하게 생각하는 대상자도 있을 것이다. 초기 평가와 세션의 전반에서 취해야 할 최선의 접근법을 보여줄 것이지만, 그러나 주의 깊게 직관력을 가지고 요구될 때에는 그 접근법을 즉각 변경할 수 있도록 해두는 것도 중요하다.

의사소통의 장벽을 피하고 극복하기 / AVOID AND OVERCOME BARRIERS TO COMMUNICATION

언어 / Language

말은 솔직하고 명료하며 동시에 간결성을 유지해야 한다. 뜻도 모르는 애매한 표현은 피해야 한다. 이야기하는 속도에도 의식해야 한다. 또한 목소리의 질, 음조, 음량, 억양에도 의식해야 한다. 예를 들면, 적절한 표현과 속도로 이야기하는 것은 의사소통에 도움이 되는 한편, 둔탁하고 억양이 없는 목소리로 말하는 것은 대상자를 "의기초침"하게 만든다. 침묵하거나 이야기 도중에 잠시 멈추는 것은 대상자가 이야기를 들은 것을 되돌아보고 받아들이는 데에 도움이 된다.

문화적 차이 / Cultural differences

특히 다른 문화를 가진 나라에서 온 대상자나 모국어가 다른 대상자를 지도하는 경우는 오해가 발행하는 일이 있다. 언어가 다른 경우, 운동을 어떻게 시행하는지를 설명하기보다는 다른 방법에 의한 지도에 의존하기를 원할지도 모른다. 대상자가 가지는 문화적 배경이나 가치관에 대한 인식이 있다면 그것도 효과적으로. 의사소통을 하여 오해를 피하는 도움이 될 것이다.

청각장애 / Hearing impairments

대상자 중에 청각장애를 가진 사람이 있을 가능성에도 배려해야 한다. 청각장애는 특히 고령자에게 많이 관찰된다. 지도자는 상황에 대해서 민감해야 되고 효과적인 학습이 방해되지 않도록 방책을 강구할 필요가 있다. 여기서 필요한 것은 학급 중에서 대상자의 위치를 바꾸는 것일 것이다. 또는 구두지시 이외의 방법에 의한 지도에 중점을 둘 필요가 있다.

주의력 산만 / Other distractions

주의력이 산만해지는 것은 특히 따뜻한 기후에 창문을 열고 있을 때, 자동차 소리 등 외부로부터 소음에 의해서 일어나는 일이 있다. 이들의 문제가 지속되고 심한 경우에는 다른 장소로 스튜디오를 이전하는 것도 필요할 것이다. 이 밖에도 주의력을 산만하게 하는 것으로서는 대상자가 지각하여 참여하는 것, 학급 안에서 지껄임, 지도자가 실내를 움직이면 삐걱하는 소리가 나는 마루판, 소리가 시끄러운 난방 등이 있다. 소리가 큰, 질이 나쁜 음악을 사용하는 것도 주의력을 산만하게 한다. 주의를 산만하게 하는 원인을 최소한으로 하여가야 한다.

긍정적이지만 과장하지 않기 / BE POSITIVE BUT DON't OVERDO IT

이것은 무엇이 잘못되었는지가 아니라 그것이 어떻게 개선될 수 있는지에 집중한다는 것을 의미한다. 대상자가 진전을 보였을 때 반드시 그것을 전달한다. 그러나 지나치게 칭찬해서는 안 되고 그렇지 않을 때 모든 것이 성과가 훌륭하다고 말해서는 안 된다. 그렇지 않으면 불성실하게 들려 대상자는 진정한 칭찬과 세간의 일반적인 진부한 말과의 구분을 할 수 없게 될 것이다.

가르치고 있는 것을 모범으로 하기 / MODEL WHAT YOU ARE TEACHING

지도자는 모범이라는 것을 잊어서는 안 된다. 지도자의 행동은 모든 대상자가 보고 있다. 대상자의 학습의 대부분은 지도자도 대상자도 인식하지 못할 때 지도자를 보고 있는 것에 의해서 이루어진다. 따라서 지도자의 행동의 모두는 가르치고 있는 것과 모순되지 않는 것이어야 한다. 이것은 시범을 보여주고 있을 때만이 아니라 스튜디오의 가까이에 서 있을 때나 걷고 있을 때에도 그렇다는 것을 의미한다.

제 8 장

보건과 안전
/ Health and safety

이 단원의 목차

안전하고 효과적인 실행 / SAFE, EFFECTIVE PRACTICE

여기서는 운동의 환경이나 지도자의 보건, 적절한 운동의 사용, 계속적인 의뢰의 절차, 우량하고 윤리적인 업무를 위한 법률관계 등, 폭넓은 문제를 다룬다.

공식 지침(official guidance)은 모든 지도자가 정통해야 할 다양한 정보로부터 얻어진다.

영국 안전보건청은 안전보건위원회의 요망에 따라서 보건장관의 주도 하에 행동규범을 작성하고 있다.

인가된 행동규범의 최신 정보는 Workplace Health, Safery and Welfare Regulation의 최신 간행물을 참조할 것을 권장한다. 안전보건위원회(HSC)에 의해서 논의되고 영국정부 간행물발행소(TSO)에서 간행, 판매된 다수의 간행물이 있다.

필라테스의 지도자가 고려해야 할 중요한 문제에 대해서는 아래에 나타내어 보여준다.

운동 공간 / THE WORKING SPACE

운동 공간은 자택이나 마을회관, 피트니스 클럽에서부터 특별 설계된 필라테스 스튜디오까지 다양하게 있다. 공간의 물리적 매개변수에 대한 전체적인 통제는 항상 가능한 것은 아닐지라도 아래의 가이드라인은 안전한 운동 공간을 제공한다.

이상적으로는 이들 공간은 다음과 같아야 한다.

- 운동이 가능한 정도의 자연광선과 같은 정도의 밝기가 있고 비상등의 설비가 있다.
- 가벼운 운동복을 입기 때문에 환기가 잘된 쾌적한 온도이다.
- 적절하게 유지관리가 된 이용하기 쉬운 방화설비와 비상구가 있다.
- 충분한 바닥 면적이 있고 장애물이 없어 지도자가 움직여 돌아다닐 수 있는 여유 공간이 있다.
- 청결하고 미끄러지지 않는 평탄한 바닥면이 있다.

- 충분한 공간의 탈의실과 화장실 등의 설비가 있다.
- 음향 시스템 등의 전자기기를 사용하기 위한 안전한 전기설비가 있다.
- 충분한 방범설비와 조명이 있는 입구와 출구의 통로가 있다.
- 금연규정이 있다.
- 영국적십자사나 세인트존스 응급서비스 등의 기관의 응급처치 인정자격을 포함하는 지도 스태프의 유효한 인증자격.
- 보험.
- 공적 책임보험.
- 건물 · 물품보험.
- 인명상해의 예방.
- 시설 내에서 스태프, 대상자 등의 외상 예방.

부록 1 / Appendix 1

의뢰인 기록양식의 견본			
이름		생년월일	
주소			
자택 전화번호:		직장 전화번호 :	
진료의뢰	있음/없음	의뢰서	있음/없음
직업			
부상한 경우의 연락처			
기본 병력			
질환:			
고혈압	간질	당뇨병	천식
심질환	관절염	위장의 문제	
문제:			
목의 문제	허리의 문제	관절의 문제	
병력/수술:			
복용하는 약:			
전반적인 건강상태			
키(m)	체중(kg)		
흡연	있음/없음	적당한 음주량	
최근 운동 세션과 주당의 횟수			
마케팅(marketing)			
우리들에 대해서 어디서 알았습니까?			
나는 자신의 책임 하에 운동하는 것을 동의합니다.			
서명 :		날짜 :	

부록 2 / Appendix 2

자세평가표의 견본		
이름		첫 번째 평가일
직업		2회째 평가일
잘 쓰는 손	연령	성별

연직 정렬(plumb alignment)		
옆면	좌	우
뒷면	좌	우

정적 관찰				
발	엎침	뒤침	내번족	외반족
발목관절	아킬레스힘줄 단축	아킬레스힘줄 비대	안쪽복사 수준	
종아리	과다발달	낮은 발달		
무릎관절	과다폄(젖힘)	안굽이무릎(내번슬)	밖굽이무릎(외반슬)	오금의 주름수준
볼기부분	과다발달	낮은 발달	볼기주름 수준	
골반	다리의 가쪽돌림	다리의 안쪽돌림	경사	비틀기 동작
허리	척추앞굽음(전만)	평탄	척추뒤굽음(후만)	동작
등	척추뒤굽음(후만)	평탄	어깨뼈 모음/벌림	어깨뼈 올림
척추 정렬	머리-목뼈	목뼈 - 등뼈	가슴우리 - 골반	골반 - 다리
근육발달	등세모근	마름근	넓은등근	척주세움근
가슴우리	내림	올림	돌림	수준
어깨	낮은 위치	높은 위치	앞쪽	안쪽돌림
팔	엎침	뒤침	높은 위치(좌/우)	낮은 위치(좌/우)
목	과다폄(젖힘)	단축	근육의 낮은 발달	근육의 과다 발달
머리	앞쪽	뒤쪽	경사	돌림

유연성과 근육길이 검사				
앞굽힘	범위		관찰	
팔의 올림	좌		우	
엉덩관절 굽힘근	좌		우	
넙다리근막긴장근	좌		우	
뒤넙다리근	좌		우	
몸통 옆굽힘	좌		우	
하중부하를 하고 있다고 느끼는 위치	엄지두덩		발꿈치	

자세관찰

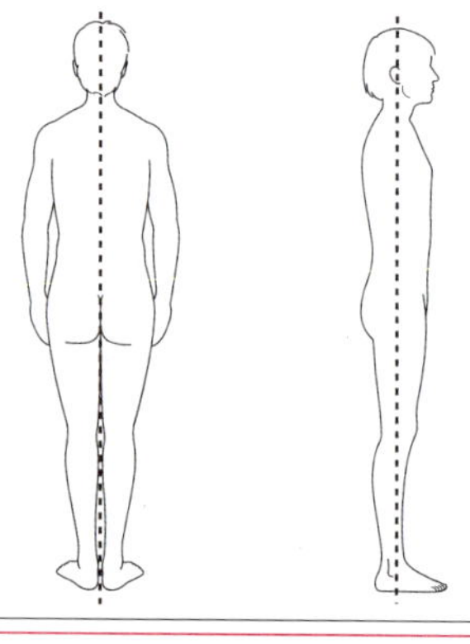

주기

권장 프로그램

자세평가표를 위한 표기의 예

X = 자세불량이 있다. L = 왼쪽, R = 오른쪽, B = 양쪽, E = 균등

Ant = 앞, Post = 뒤, + = 과다발달, — = 낮은 발달

부록 3 / Appendix 3

해부학에 관한 권장도서 / SUGGESTED FURTHER READING ON ANATOMY

해부학은 아주 흥미로운 과목이다. 인체해부에 대한 지식은 고대그리스에서부터 레오나르도 다빈치에 이르기까지 학자의 주제였다. 오늘날에는 해부도나 교과서, 참고서, 시체해부 등, 그 지식을 얻기 위해 많은 다른 정보 소스가 있다.

21세기 오늘날에는 인체해부를 더 깊이 학습하려고 하는 학생을 위해 많은 CD나 DVD, 기타의 대화형 미디어 등이 있다. 이러한 정보 소스를 제시하기 전에 우리들 자신의 신체가 아마도 가장 중요한 정보 소스라는 것은 기억해둘 가치가 있다. 우리들은 자기 자신의 교수 요목(syllabus)을 항상 지니고 다니므로 자신의 신체나 동료학생을 연구함으로써 많은 것을 학습할 수 있다.

마지막으로 10년 이상 해부를 가르쳐왔고 최상의 서적에 대해서 자주 질문을 받은 나의 대답은 그 사람 자신이 읽기 쉽고 학습하기 쉬운 책이 그 사람에게 최상의 서적이 된다는 것이다.

Stuart Porter, Salford 2008

인체해부에 대해서 권장되는 유용한 서적 / Suggested useful sources of further information on human anatomy:

1. Palastanga, Field and Soames: Anatomy and human movement, 5E Elsevier 2006

   이 책은 팔다리 · 척주의 해부를 매우 잘 도해하고 상세하게 설명하고 있다. 그런데도 사용하기 쉬운 지침서로 되어있다. 또한 생체역학과 기능해부에 대한 제시도 상세하고 유용하다.

2. Porter : The anatomy colouring and workbook, 2E Elsevier 2008

   이 초보자 수준의 책은 운(rhymes)과 다른 기억보조장치를 사용해서 그 사람의 기억을 되살리게 되어 있고 인간해부의 그들의 이해를 돕기 위해 독자에게 쌍방향 연구와 색채작업을 주는 인간해부의 보다 편안한 가이드이다.

3. Drake, Vogl and Mitchell: Gray's anatomy for students: with Student Consult Access, Elsevier 2004

   이 책은 몇 백 개나 되는 해부학 문제의 저장고는 물론 이미지 저장고, 쌍방향 표면해부 도구를 포함하는 부속 웹사이트가 있다. 이 책은 완전한 해부학을 발전시키고 해부학의 학습을 임상 실행으로 확실하게 연결시키는 임상해부학의 필수적 요소를 제시하고 있다. 이 책에는 신체부위별로 구성되고 각 단원에는 부위 내의 구조의 기능을 설명한 개요가 있다. 특히 필라테스를 학습하는 사람에 있어서 도움이 되는 것은 각 단원이 멋진 사진에 해부도를 겹치게 한 표면해부학의 항을 삽입하였다는 것이다.

4. Thomas Myers: Anatomy Trains: Myofascial meridians for manual and movement therapists, 2E, Elsevier 2008

   건강한 운동과 자세의 변형에서 근막의 역할을 이해하는 것은 바디워커(body worker)나 운동치료사에 있어서 매우 중요하다. 이 책은 처음으로 상세하게 기술되는 근막망(fascial net) 내의 근육 안에서 신체 중 폭넓게 관계를 가지는 근막/근골격계 해부의 독특한 "전체의 시스템" 론을 제시하고 있다. 저자는 철도 또는 철로의 비유를 사용해서 어떻게 하여 긴장의 패턴이 근막의

“그물코(webbing)를 통해서 전달되고 자세의 보상이나 운동의 안정성을 가져오는가를 설명하고 있다. 이해하고 응용하기 쉬운 약식으로 저술한 이 책은 인체에서 근막 시스템의 해부와 기능을 포괄적으로 설명하고 있다.

찾아보기
/ Idex

ㄱ

ㄴ

ㄷ

ㄹ

ㅁ

ㅂ

ㅅ

ㅇ

ㅍ

ㅎ